ENCYCLOPÉDIE PRATIQUE

HOMÉOPATHIE

PRINCIPES & TRAITEMENTS

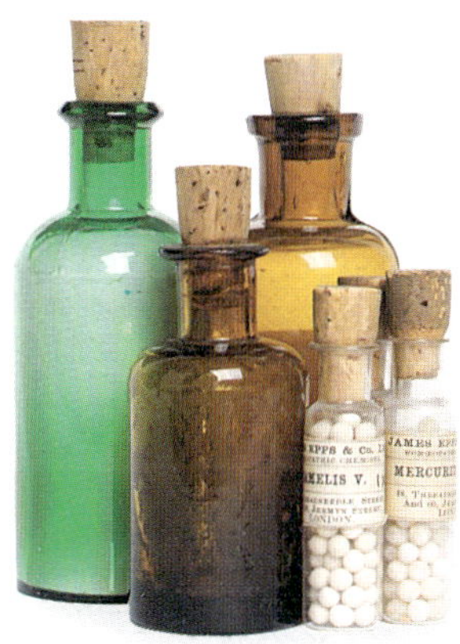

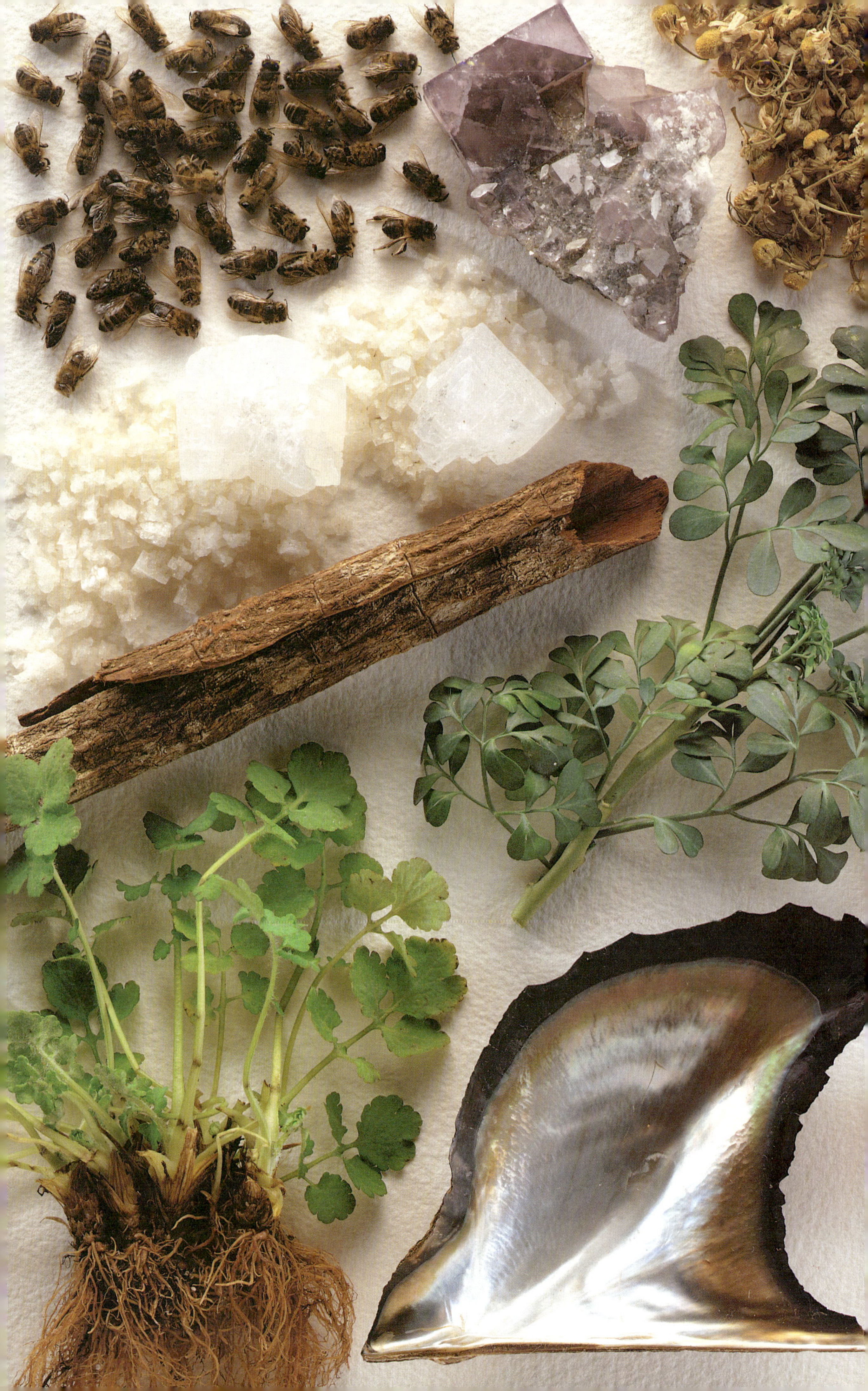

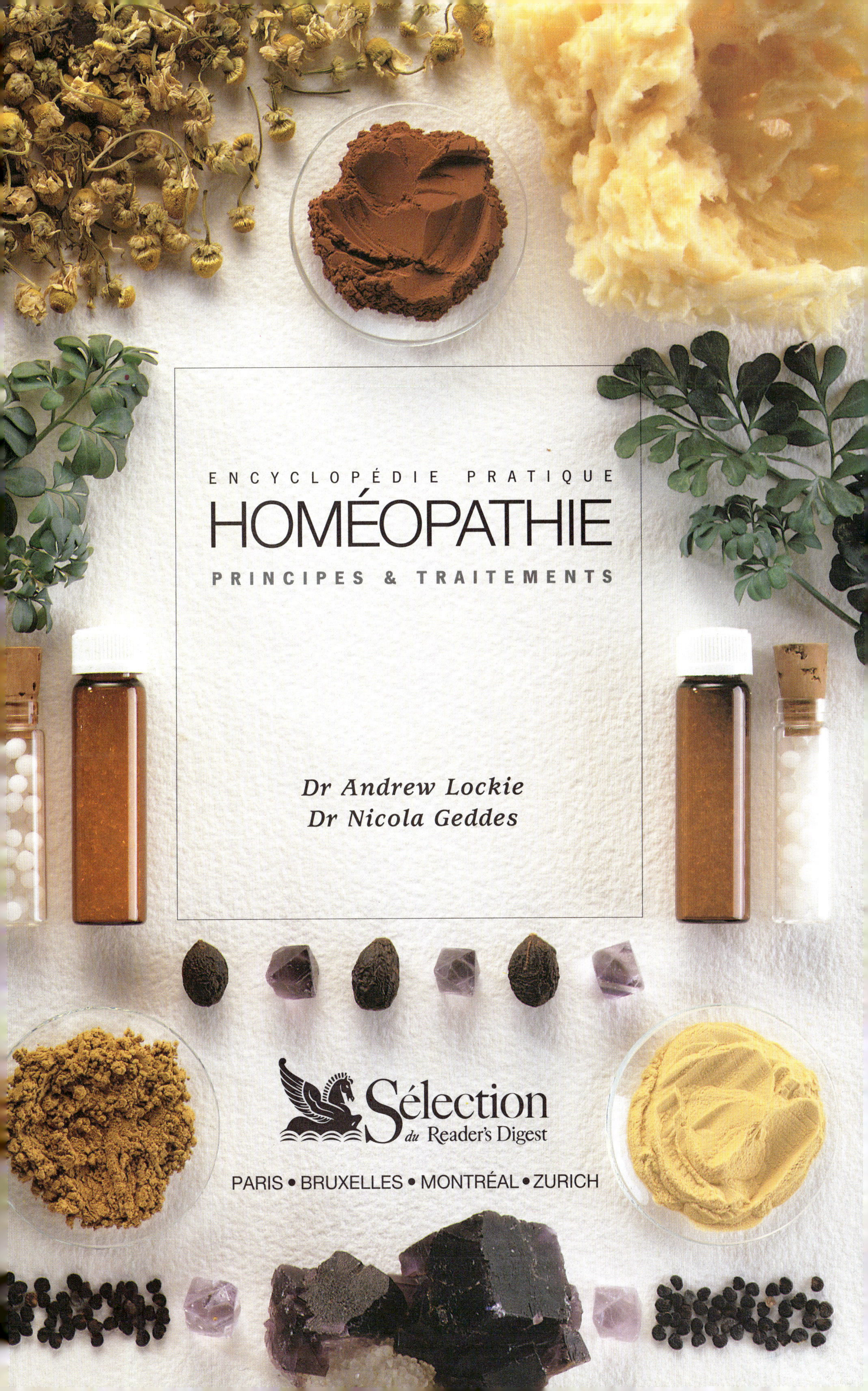

ENCYCLOPÉDIE PRATIQUE

HOMÉOPATHIE

PRINCIPES & TRAITEMENTS

Dr Andrew Lockie
Dr Nicola Geddes

Sélection du Reader's Digest

PARIS • BRUXELLES • MONTRÉAL • ZURICH

UN LIVRE DORLING KINDERSLEY

HOMÉOPATHIE
Encyclopédie pratique
est l'adaptation française de *The Complete Guide to Homeopathy*

Édition originale
Direction de l'ouvrage : Blanche Sibbald, Jennifer Jones
Maquette : Tracy Timson, Robyn Tomlinson, Karen Sawyer
Conception graphique : Deborah Swallow
Montage PAO : Karen Ruane
Direction éditoriale : Rosie Pearson, Mary-Clare Jerram
Direction artistique : Carole Ash, Tracy Killick
Fabrication : Maryann Rogers, Bethan Blase
Photographes : Andy Crawford, Steve Gordon

Adaptation française
Direction éditoriale : Gérard Chenuet
Responsable de l'ouvrage : Servane Wattel
Lecture-correction : Béatrice Le Squer-Argentier, Catherine Decayeux,Emmanuelle Dunoyer
Suivi technique : Olpan

Avec la collaboration de :
Jean-Luc Allier, Micheline Deltombe, Denis Laforgue, enseignants à la faculté de médecine de Bobigny, département homéopathie (consultants)
Gérard Gagnepain, Sylvain Soussan (montage PAO)
Nicole Duclos, Edith Ochs, Caroline Rivolier (traduction)
Marie-Thérèse Ménager (index),
Agence Media (couverture et mises à jour)

AVERTISSEMENT
Le contenu de ce livre a été établi à des fins pédagogiques et de référence. En cas de problèmes graves ou de longue durée, ne tentez pas d'établir vous-même, et sans avis médical, un diagnostic ou un traitement. Pas d'automédication sans l'autorisation de votre médecin lorsque vous avez un traitement médical en cours. Consultez toujours un médecin si les symptômes persistent. Avant toute prise de remède ou de complément alimentaire, reportez-vous aux pages 152-153, 208-209 et 224, et respectez les précautions d'emploi indiquées dans *Traitement des affections courantes*, pp. 154-223.

Note des auteurs
Les noms des remèdes homéopathiques sont sous leur forme abrégée courante. Les types constitutionnels ont les mêmes noms.

DEUXIÈME ÉDITION

ISBN : 2-7098-1369-6

SOMMAIRE

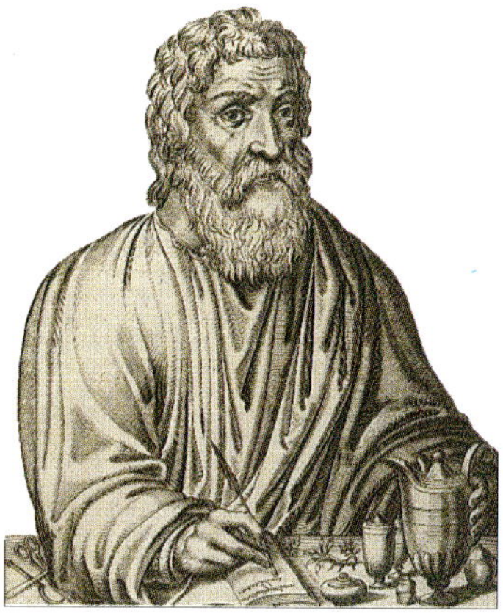

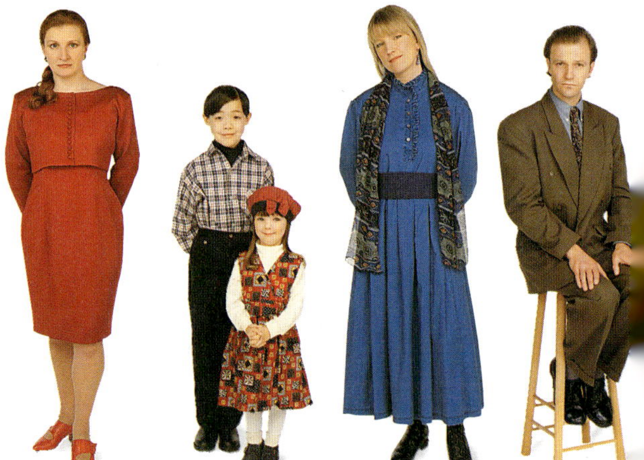

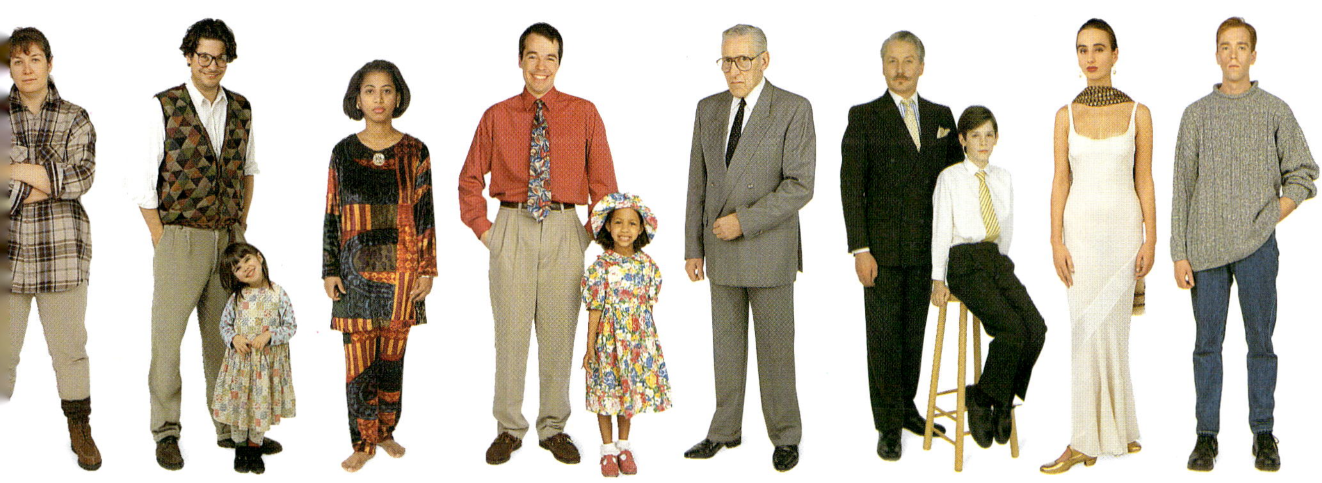

Introduction

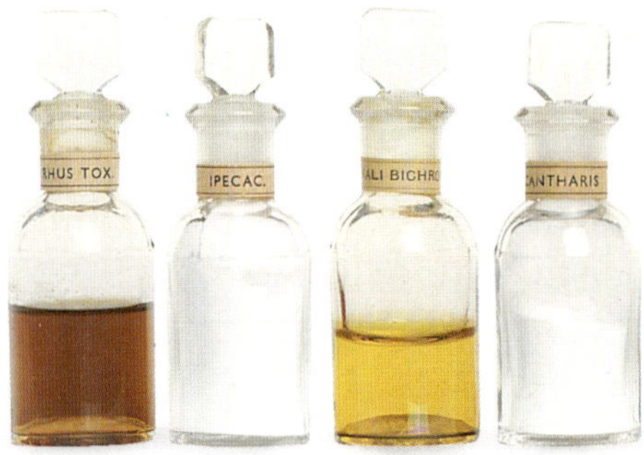

Le nombre de personnes faisant appel à l'homéopathie a considérablement augmenté. Pourtant, rares sont celles qui comprennent réellement cette médecine et les malentendus persistent sur ses principes comme sur ses modes d'action. Ce livre se donne pour but d'expliquer, en termes simples, ce qu'est l'homéopathie et comment en tirer le meilleur parti, sans risques, pour soigner des maux courants.

Prenons l'exemple de trois personnes souffrant de la même maladie. En médecine classique, le praticien prescrira vraisemblablement le même type de traitement aux trois patients, car les symptômes physiques observés seront les mêmes. En homéopathie, la démarche est différente, elle est globale. Pour traiter une maladie, l'homéopathe va prendre en compte tous les aspects – physiques et psychiques – spécifiques à l'individu et étudier très précisément les symptômes et la façon dont chaque patient réagit. Ainsi, pour une même affection, un individu peut être irritable, l'autre larmoyant, alors qu'un troisième trouvera difficile de se concentrer. Le remède choisi correspondra au mieux à l'ensemble des symptômes observés chez l'individu, de sorte que chacun peut bénéficier d'un traitement adapté à son cas particulier.

En plus de leur action sur les maux courants, les remèdes homéopathiques aident le système de défense de l'individu à réagir. Mais le traitement de fond prescrit par l'homéopathe nécessite une auto-observation attentive et la volonté de s'en tenir à un plan d'action déterminé. De même, il est nécessaire que le praticien voie régulièrement son patient afin de vérifier l'efficacité de son traitement et d'ajuster ou de modifier celui-ci si nécessaire. Le bénéfice en sera une impression accrue de bien-être, d'énergie et de résistance à la maladie.

Si vous pouvez traiter un problème mineur, un rhume par exemple, chez vous par l'homéopathie, consultez toujours un médecin si le mal dégénère. Si vous contractez des rhumes à répétition, cela signifie probablement que votre système immunitaire est affaibli et que vous avez besoin de l'homéopathie pour traiter les causes sous-jacentes, ou le terrain. Il faut consulter un médecin pour tout problème qui lui serait soumis en temps normal ou au cas où des analyses et des examens seraient nécessaires.

La popularité croissante de l'homéopathie est due en partie à une réaction contre la médecine classique. Si la majorité des gens s'entend à reconnaître que celle-ci a largement contribué à améliorer la santé, beaucoup se sont rendu compte qu'elle ne pouvait tout guérir et que nombre de traitements s'accompagnaient d'effets secondaires, parfois intolérables. Les systèmes de médecine globale, tels que l'homéopathie, ne se limitent pas à la symptomatologie d'une maladie, ils mettent l'accent sur la prévention, l'adoption d'une bonne hygiène de vie (régime alimentaire, exercice physique, réduction du stress, etc.) et sur la responsabilisation de l'individu face à son traitement. « En chaque patient réside un médecin, disait le docteur et philosophe Albert Schweitzer (1875-1965) [...] Et le mieux que nous puissions faire en tant que médecins, c'est de mettre nos patients en contact avec le médecin qui est en eux. »

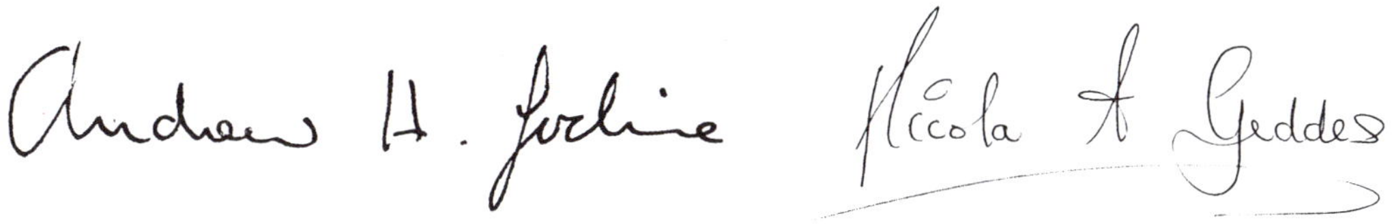

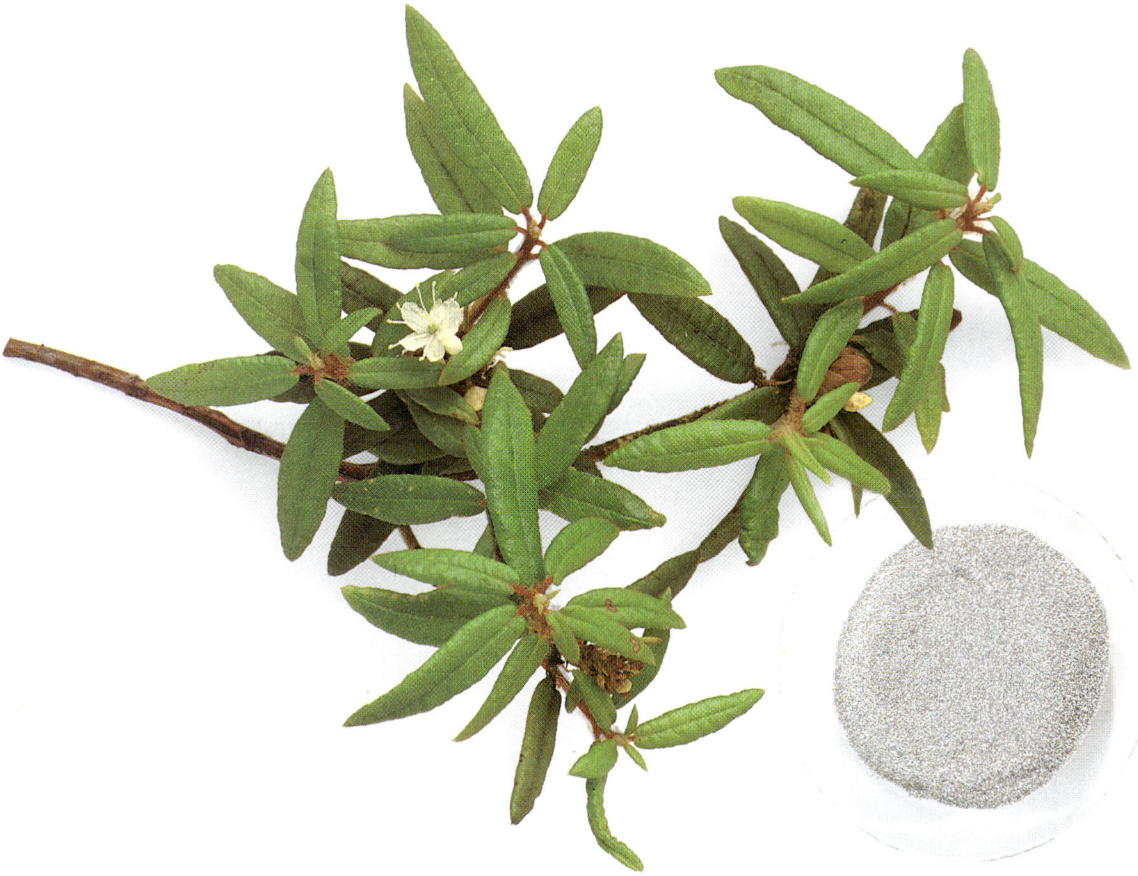

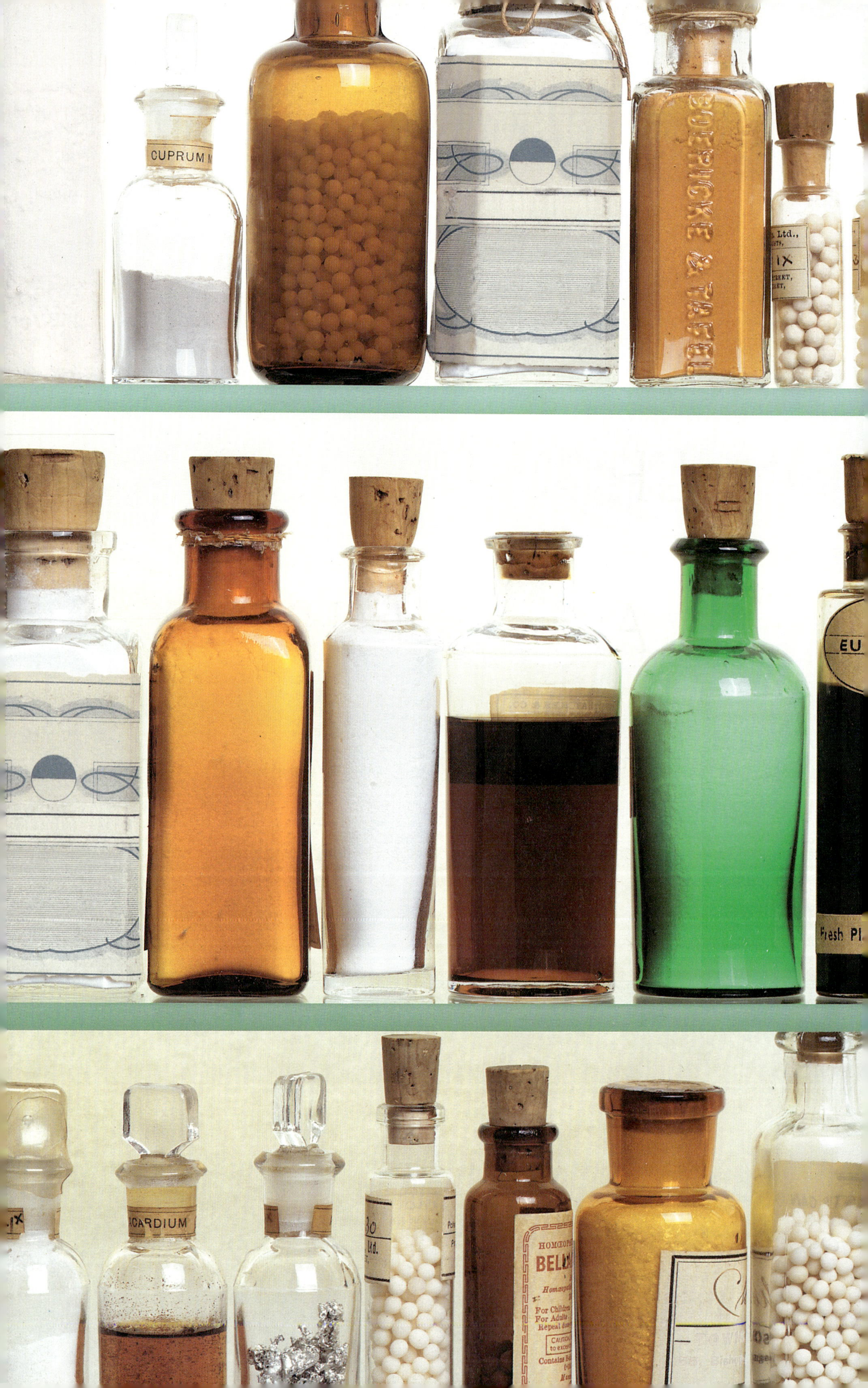
CUPRUM
BOERICKE & TAFEL
EU
Fresh Pl
ACARDIUM
For Children
For Adults

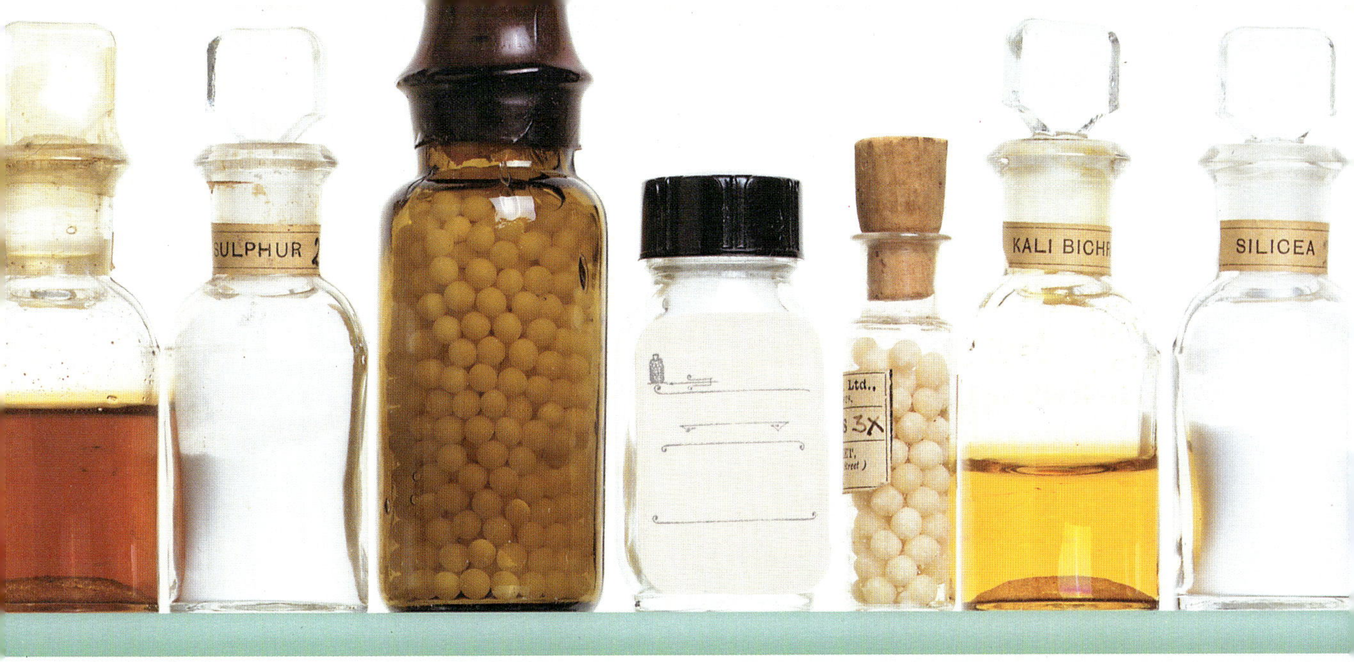

L'HOMÉOPATHIE D'HIER À AUJOURD'HUI

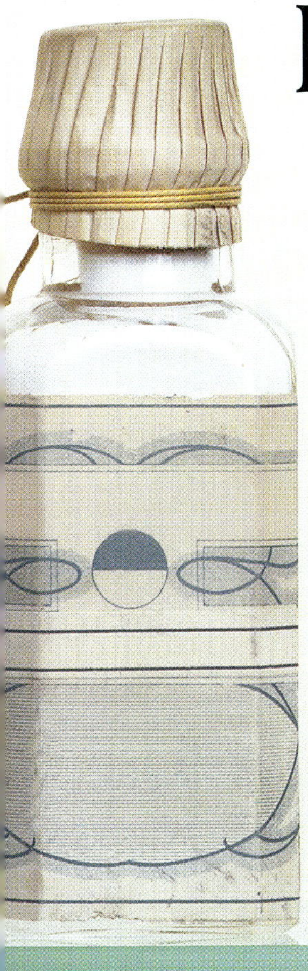

Les principes et la pratique de l'homéopathie sont restés quasiment inchangés depuis leur apparition, il y a environ 200 ans. Cette partie passe en revue l'histoire de l'homéopathie et montre comment sont fabriqués les remèdes. Elle explique également les concepts clés de l'homéopathie, qui sont essentiels pour en comprendre le fonctionnement.

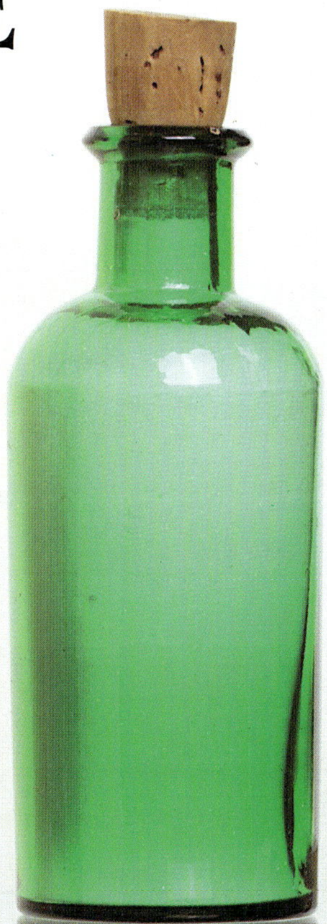

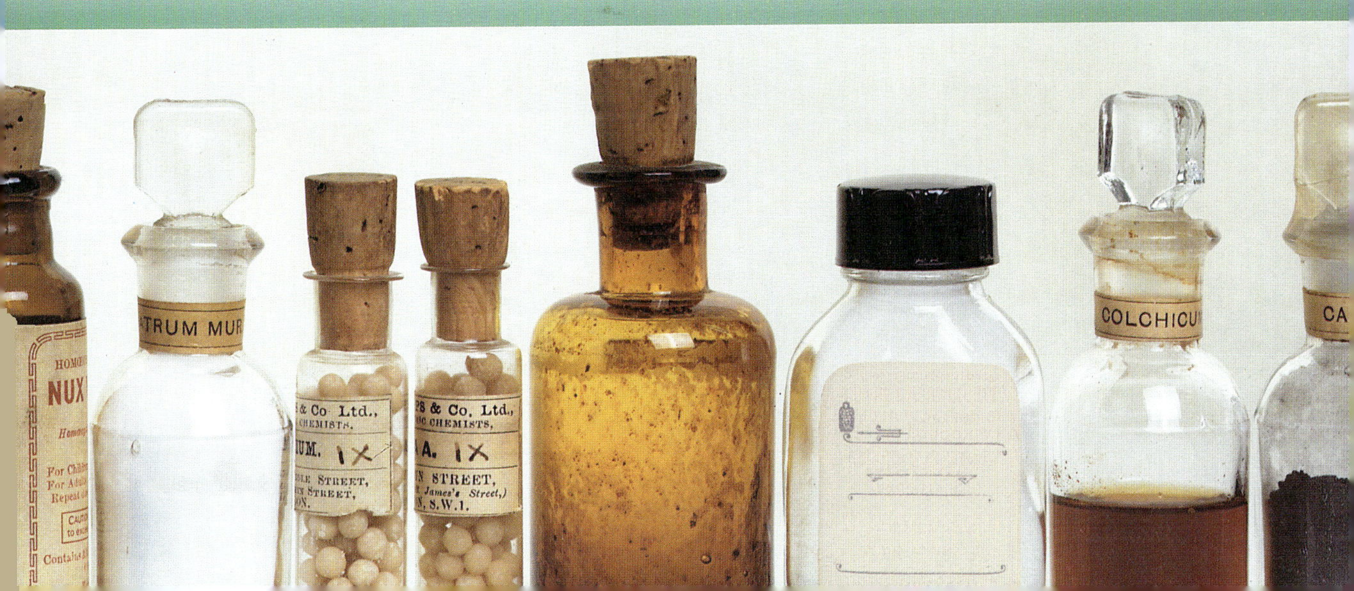

LES ORIGINES DE L'HOMÉOPATHIE

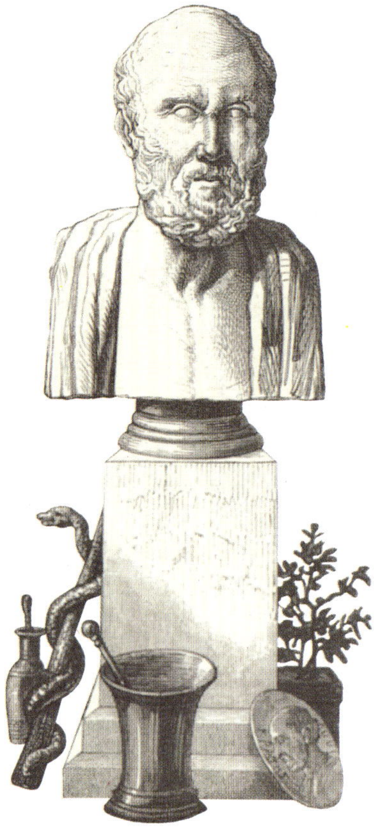

Hippocrate *(460-377 avant J.-C.) Considéré comme le père de la médecine, il affirmait que la maladie était due à des causes extérieures, qui n'avaient rien de divin. Pour lui, les symptômes individuels déterminaient le remède, et le corps avait le pouvoir de guérir spontanément.*

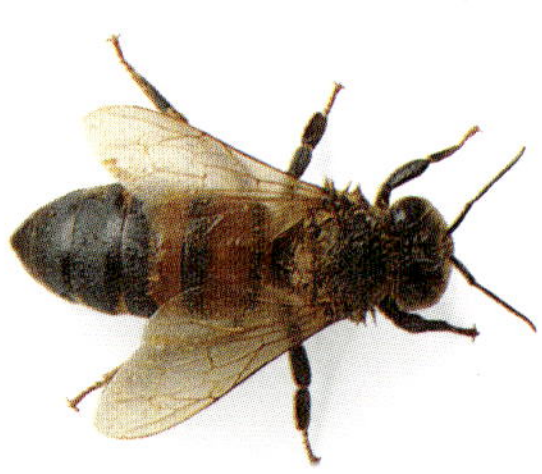

Abeille *En homéopathie, on applique la loi des semblables. Ainsi, les piqûres d'insectes sont traitées avec un remède à base d'abeille.*

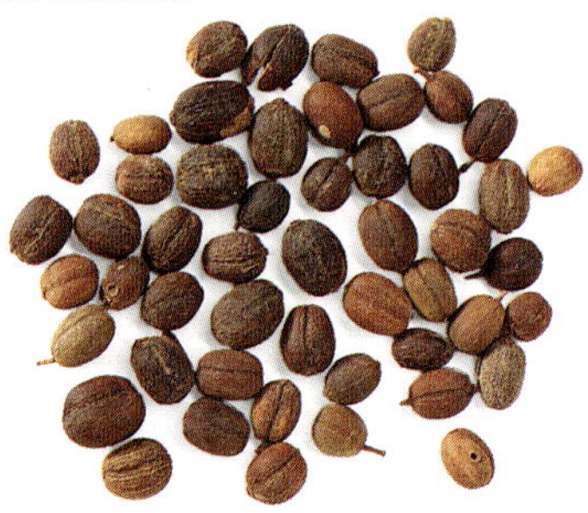

Grains de café non grillés *Le café provoque des insomnies. Coffea, issu de grains de café non grillés, est prescrit dans le cas d'agitation et de troubles du sommeil.*

À la base de l'homéopathie, il y a la loi des semblables – c'est-à-dire le fait qu'une maladie doit être traitée par une substance capable de produire chez un sujet sain des symptômes similaires à ceux qui se manifestent chez le malade.

Le principe remonte à Hippocrate, médecin grec du ve siècle avant J.-C. Il est considéré comme le père de l'histoire de la médecine, parce qu'il fut le premier à penser que la maladie était le résultat de forces naturelles et non d'influences divines.

Au centre de ses croyances figurait l'idée que l'observation attentive des symptômes individuels et les réactions de chacun à la maladie devaient être prises en compte avant de conclure un diagnostic. Il croyait aussi que les forces de guérison du patient devaient influencer le choix du traitement et qu'il fallait les favoriser. Hippocrate possédait une collection de plusieurs centaines de remèdes. L'un des meilleurs exemples qu'il donna de la loi des semblables porte sur l'emploi de la racine de *Veratrum album* (l'hellébore blanc) dans le traitement du choléra. À fortes doses, cette racine hautement toxique est un purgatif violent qui conduit à une grave déshydratation, laquelle rappelle les symptômes du choléra.

Or, la plupart des thérapeutiques de l'époque reposaient sur la loi des contraires, qui soutenait qu'une maladie devait être traitée par une substance capable d'induire chez une personne saine les symptômes opposés. Soigner la diarrhée par une substance telle que l'hydrate d'aluminium, qui constipe, est un exemple de l'application de la loi des contraires.

LES INFLUENCES ROMAINES

Du Ier au Ve siècle, les Romains ont accompli de gros progrès en médecine. Ils ont introduit un grand nombre de plantes dans la pharmacopée et souligné l'importance de la prévention en matière d'hygiène publique. Des médecins tels que Celse, Galien et Dioscoride ont approfondi la connaissance et la compréhension de la structure et du fonctionnement du corps humain. Mais nul n'accordait d'importance à la théorie d'Hippocrate fondée sur la loi des semblables et sur l'idée d'une prescription individuelle pour chaque individu.

Au cours du haut Moyen Âge, en Europe, après le déclin de l'Empire romain, la médecine n'accomplit guère de progrès. Bien que les traditions grecques et romaines aient survécu en Perse et dans l'Empire musulman, il fallut attendre le XVIe siècle pour voir l'étude médicale reprendre et avancer en Europe.

DES IDÉES NOUVELLES

Malgré une meilleure compréhension du fonctionnement du corps humain, la nature de la maladie, et surtout de ses causes, restait indissociable de la notion d'une puissance mystique. Ce n'est qu'au début du XVIe siècle, avec l'œuvre du médecin suisse Paracelse (1493-1541), que les causes de la maladie furent associées à des forces extérieures, telles qu'une contamination des aliments ou de la boisson.

Theophrastus Bombastus von Hohenheim a adopté le nom de Paracelse en hommage au médecin romain Celse, mais aussi pour signifier qu'il avait surpassé celui-ci. Il revient à Paracelse d'avoir établi les fondements de la chimie moderne en se concentrant sur l'expérimentation pratique plutôt que sur l'alchimie et sa quête pour la transformation de métaux élémentaires en métaux précieux. Il affirmait que les plantes et les métaux contenaient des ingrédients actifs qui pouvaient être prescrits pour correspondre à telle maladie. Cette croyance reposait en partie sur l'idée que l'apparence extérieure d'une plante donnait une indication sur les maladies qu'elle pouvait guérir, théorie connue sous le nom de « théorie des signatures ». Ainsi, *Chelidonium majus* (la chélidoine) servait à traiter le foie et la vésicule parce que le suc jaune de la plante ressemblait à de la bile. Paracelse croyait également qu'une substance toxique qui provoquait une maladie pouvait aussi, à petites doses, soigner cette maladie. Enfin, pour lui, les praticiens devaient prendre en compte la faculté naturelle du corps à guérir spontanément. Là encore, la loi des semblables était invoquée, mais les autres médecins ne lui accordaient aucun crédit. Elle resta lettre morte pendant 3 siècles, jusqu'à l'apparition de l'homéopathie.

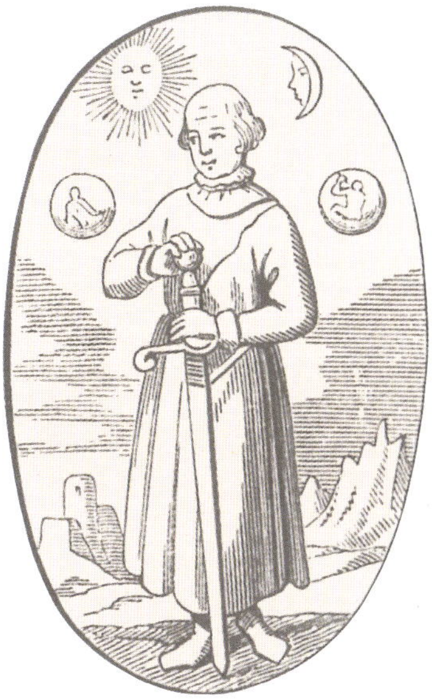

Paracelse *Cet alchimiste et médecin transforma l'attitude à l'égard de la santé en plaidant en faveur de l'utilisation de médecines naturelles.*

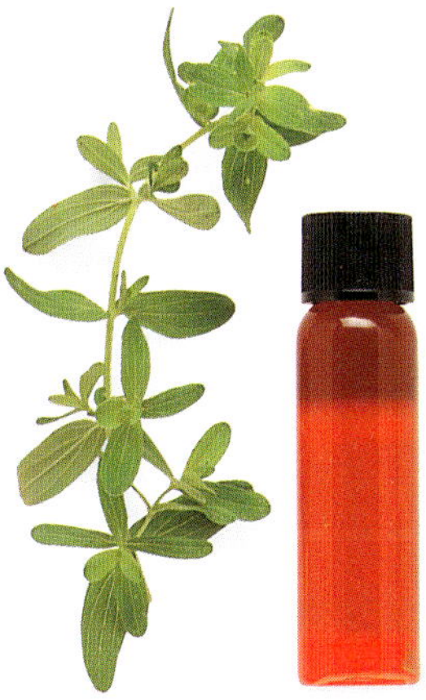

L'herbe de saint Jean *D'après la « théorie des signatures », son huile rouge sang pouvait guérir les plaies.*

LES PRATIQUES MÉDICALES

Du XVIe au XIXe siècle, le savoir médical progressa sans relâche en Europe. Les grands herbiers, tels *The Herbal or General History of Plantes,* de John Gerard (1545-1612), et *The Pharmacopoeia of Herbal Medicine,* de Nicholas Culpeper (1616-1654), rédigés en latin, furent traduits et publiés en anglais. Ainsi, les gens ordinaires pouvaient désormais y accéder. Nombre des principales plantes curatives et autres remèdes furent utilisés plus tard par l'homéopathie.

Malgré les progrès de la connaissance médicale, la santé se détériorait à mesure que l'industrialisation entraînait les gens vers les villes surpeuplées, de sorte que l'hygiène publique était en déclin. La pratique médicale adopta des méthodes de plus en plus agressives, allant de la saignée à la purge. On vit se multiplier les traitements à base de produits hautement toxiques, tels l'arsenic, le plomb et le bismuth, qui souvent raccourcissaient la vie du malade ou l'affaiblissaient au point qu'il était hors d'état de se plaindre. C'est dans ce contexte que l'homéopathie vit le jour.

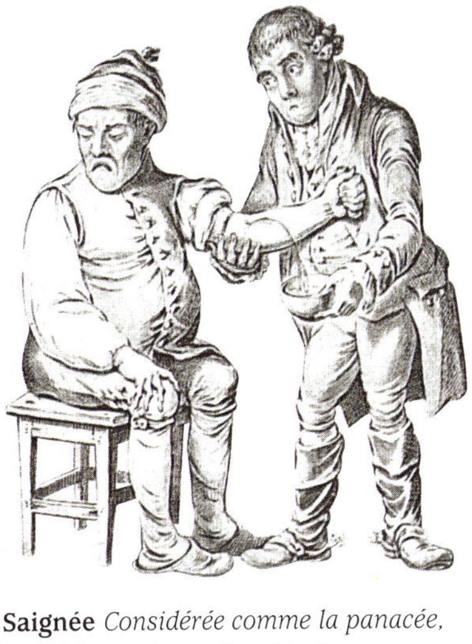

Saignée *Considérée comme la panacée, la phlébotomie par l'application de ventouses ou de sangsues était une pratique fort répandue.*

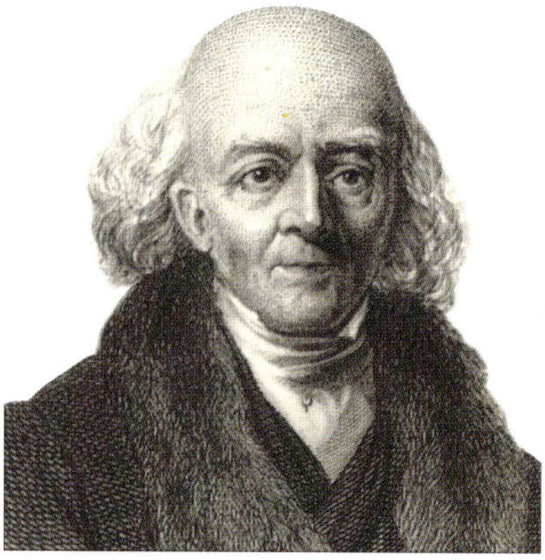

Samuel Hahnemann *(1755-1843)*
Médecin et chimiste, il est le fondateur de l'homéopathie, un nouveau système médical dont le nom signifie littéralement « traitement par le semblable ».
Ce système repose sur le principe qu'un produit pris en quantités infinitésimales soignera les symptômes qu'il provoque quand il est pris en grandes quantités.

L'ŒUVRE D'HAHNEMANN

Samuel Christian Hahnemann, le fondateur de l'homéopathie, est né à Meissen, en Saxe, en 1755. Malgré des origines modestes, il reçut une bonne instruction et étudia la chimie et la médecine dans les universités de Leipzig, Erlangen et Vienne. Après avoir obtenu son diplôme de médecine, en 1779, il s'installa comme praticien.
Bien qu'il consacrât le plus clair de son temps à soigner des malades, il gagnait également un peu d'argent en publiant des articles et des livres sur la médecine et la chimie. Dans ces écrits, il protestait contre les pratiques médicales brutales de l'époque, en particulier la saignée, la purge et les doses élevées de médicaments prescrites aux patients, avec souvent des effets secondaires redoutables. Il plaidait en faveur d'une meilleure hygiène publique et insistait sur l'importance d'une alimentation raisonnable, de l'air frais et des habitations moins bondées. En un temps où les conditions d'hygiène étaient lamentables et le surpeuplement chose courante, il recommandait des bains réguliers et la propreté de la literie. Finalement, Hahnemann perdit toute confiance en la pratique médicale conventionnelle et cessa d'exercer pour se consacrer à la traduction.
À la fin du XVIIIe siècle, l'Europe entra dans une période de bouleversements sociaux majeurs. Avec la révolution industrielle survinrent de grands progrès technologiques ainsi que de nouvelles découvertes scientifiques. En médecine, un travail considérable fut accompli pour identifier et extraire les éléments actifs des végétaux. Une percée importante fut accomplie en Allemagne en 1803 par Friedrich Serturner, qui parvint à isoler la morphine du pavot.

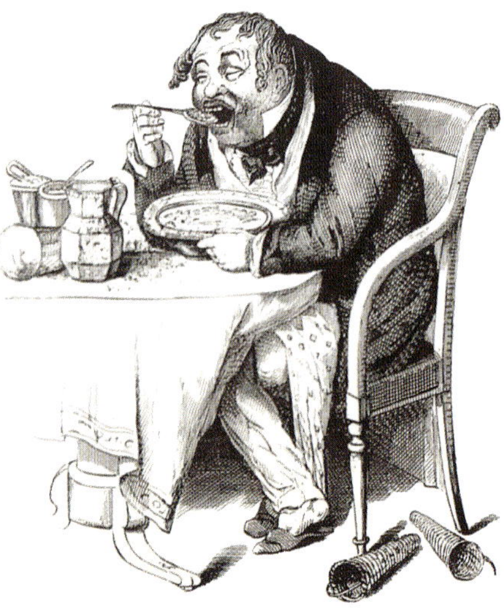

Pas d'excès *Hahnemann croyait en l'efficacité d'une alimentation saine et d'une bonne hygiène. Il s'élevait contre la gloutonnerie ainsi que l'abus d'alcool et de café.*

LA PREMIÈRE PATHOGÉNÉSIE

En 1790, alors qu'il traduisait *le Traité de matière médicale,* du Dr William Cullen, Hahnemann tomba sur un passage consacré au quinquina, ou bois du Pérou, qui allait changer sa vie, et du même coup celle de beaucoup d'autres gens. Dans son livre, Cullen déclarait que la quinine, une substance purifiée tirée de l'écorce de cinchona, ou quinquina, avait un effet positif contre la malaria en raison de ses qualités astringentes. Cela arrêta Hahnemann, qui, en tant que chimiste, savait que d'autres astringents beaucoup plus puissants restaient sans effet contre la malaria. Il décida de se pencher sur la question. Pendant plusieurs jours, il s'administra de la quinine et nota en détail ses réactions. À sa grande surprise, il commença à présenter un à un les symptômes de la malaria, alors qu'il n'avait pas la maladie. Les symptômes se reproduisaient chaque fois qu'il prenait une dose de quinine et duraient plusieurs heures. S'il ne prenait pas de quinine, il n'avait rien. Était-ce pour cela que la quinine soignait la malaria ? Pour vérifier sa théorie, il donna des doses de quinine, expérience qu'il nomma pathogénésie, à son entourage, en observant scrupuleusement les réactions de chacun. Il renouvela l'expérience avec d'autres substances en usage dans la médecine, telles que l'arsenic et la belladonne. Ces pathogénésies étaient menées avec grande rigueur, les sujets n'ayant pas le droit de boire ou de manger des produits – comme l'alcool, le thé, le café, ou des mets salés ou épicés – qui pouvaient perturber les résultats.

Comprendre les symptômes

Hahnemann constata que les réactions de chacun variaient : certains manifestaient de légers symptômes en réaction à une substance, tandis que d'autres avaient des réactions fortes avec une série de symptômes. Ceux qui se manifestaient le plus couramment avec telle substance, il les appela des symptômes de première ligne, ou symptômes clés. Les symptômes de deuxième ligne étaient moins courants, ceux de troisième ligne rares ou idiosyncrasiques. La combinaison des symptômes formait l'« image du remède » de chaque substance testée.
Hahnemann poursuivit ses expériences et pathogénésies, expérimentant un vaste choix de produits naturels. Il avait redécouvert le principe de la loi des semblables, et son œuvre allait annoncer l'avènement d'un nouveau système médical.

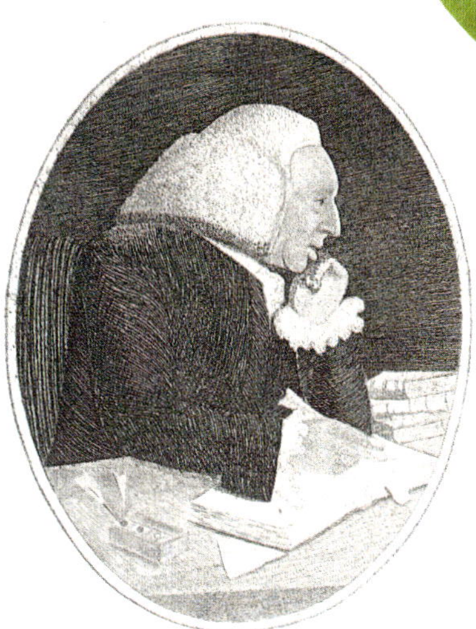

Dr William Cullen *(1710-1790)*
Ce grand chimiste et médecin écossais était considéré comme un spécialiste des substances médicinales.

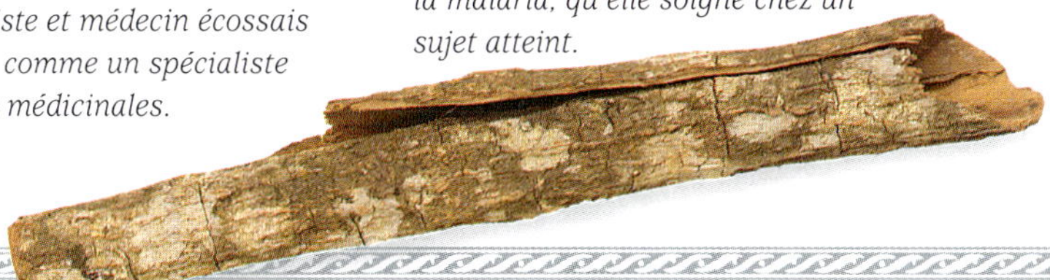

Le quinquina *Cette écorce fournit la quinine, qui fut la première substance expérimentée du point de vue de la pathogénésie. Elle provoque chez un sujet sain les mêmes symptômes que la malaria, qu'elle soigne chez un sujet atteint.*

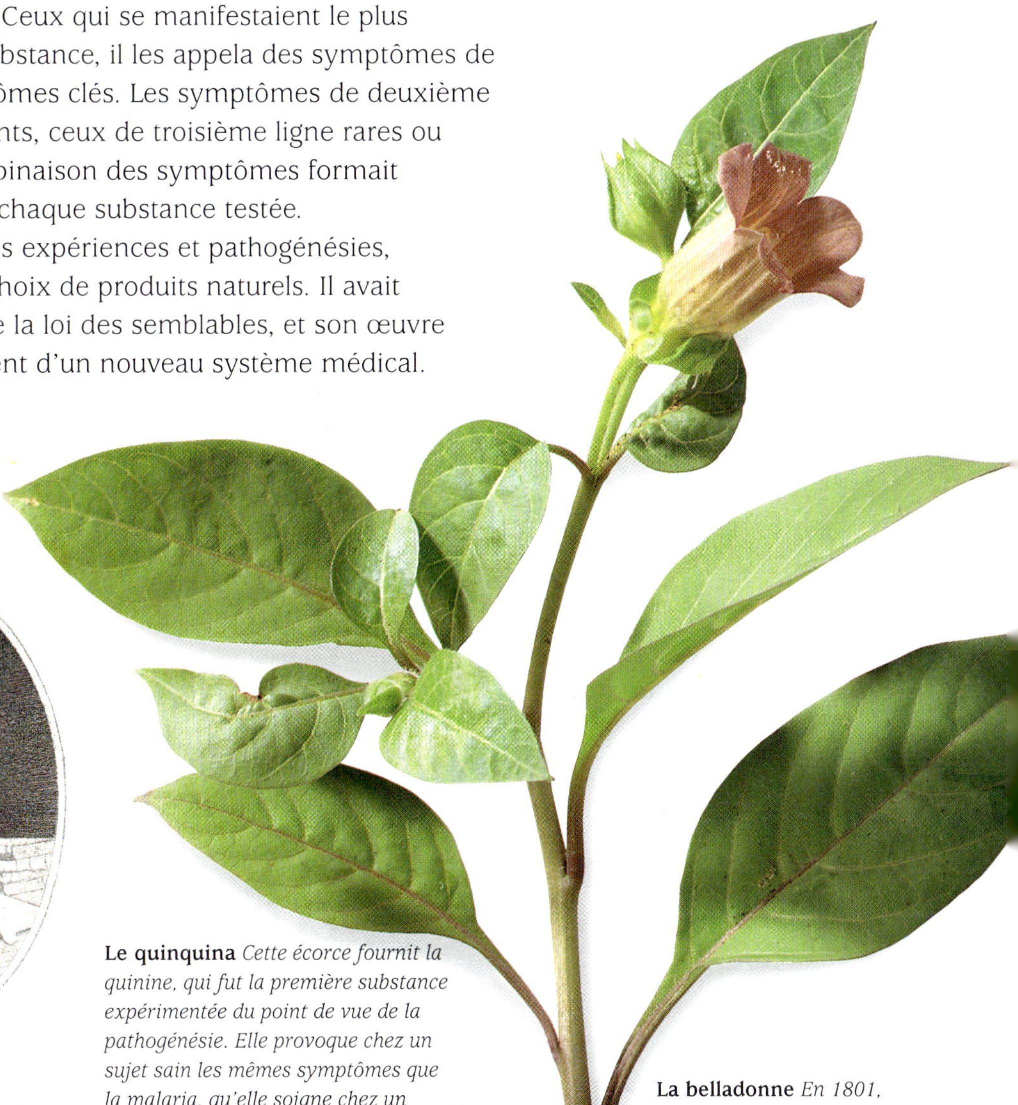

La belladonne *En 1801, Hahnemann publia les résultats d'une étude sur l'utilisation de la « belle-dame » pour soigner la scarlatine.*

LE DÉVELOPPEMENT DE L'HOMÉOPATHIE

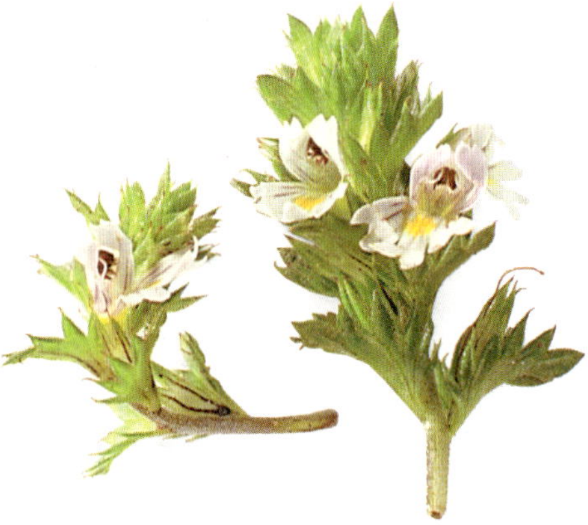

L'euphrasia Euphrasia officinalis *fut l'une des premières plantes expérimentées par Hahnemann. À fortes doses, elle irrite les yeux ; à petites doses, elle a un pouvoir curatif.*

Au bout de 6 ans d'expérimentations sur différentes substances, Hahnemann avait accumulé beaucoup d'informations. Après ces observations attentives et avec les images de remède qu'il avait compilées, il se lança dans la phase suivante de son travail, qui consista à tester chaque substance sur les malades pour voir s'il se produisait une amélioration. Toutefois, avant de commencer, il ausculta chaque patient, l'interrogea sur ses symptômes, sur les facteurs améliorants ou aggravants, son état de santé général, son mode de vie et sa conception de l'existence.

En notant tous ces détails, il put établir l'image pathologique de chacun de ses patients. Il fit ensuite concorder ce tableau avec l'image médicamenteuse de chaque substance et, quand il eut établi l'analogie la plus proche, fut en mesure de prescrire un remède. Le traitement était d'autant plus efficace que la concordance était grande.

De nouveaux principes médicaux

Hahnemann réalisa qu'il avait découvert un nouveau système médical, où un produit et une maladie produisant des symptômes similaires s'annulaient réciproquement et, du même coup, rendaient la santé au patient. Il résuma ce phénomène sous la célèbre formule *« similia similibus curentur »,* « les semblables soignent les semblables », définissant ainsi la règle fondamentale de l'homéopathie.

En 1796, Hahnemann publia son *Essai sur un nouveau principe pour démontrer la valeur curative des substances médicinales.* Il évoquait pour la première fois dans cet ouvrage ce nouveau système médical. « On devrait imiter la nature, qui, certaines fois, guérit une maladie chronique par une autre additionnelle, déclarait-il. On devrait appliquer à la maladie à guérir, surtout si elle est chronique, le remède qui possède la faculté de produire la maladie artificielle la plus ressemblante, et la première sera guérie. » Il appela ce principe thérapeutique l'homéopathie, du grec *homeo*, semblable, et *pathos*, souffrance.

En 1810, il exposa les principes de son système dans *l'Organon de l'art de guérir* et, 2 ans plus tard, commença à enseigner l'homéopathie à l'université de Leipzig.

La valise médicale *Il y eut des praticiens homéopathes dès 1812. Ils transportaient généralement avec eux tout un arsenal de remèdes.*

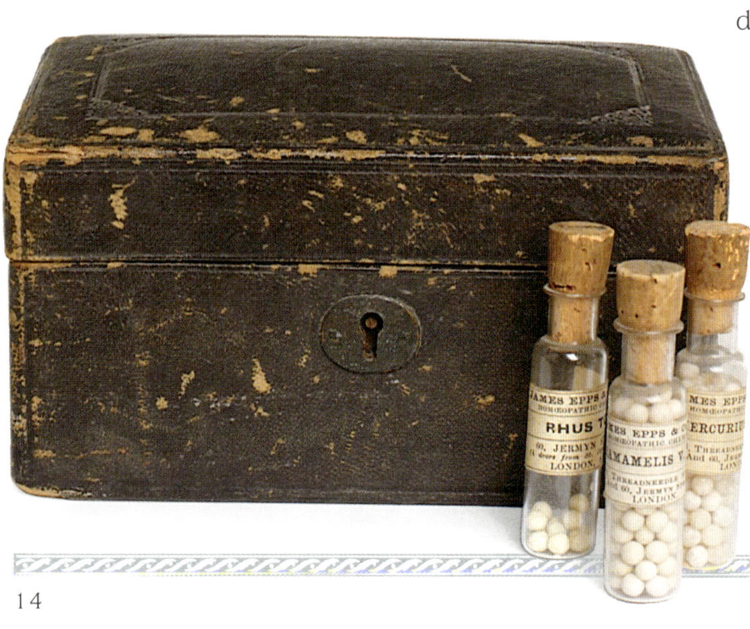

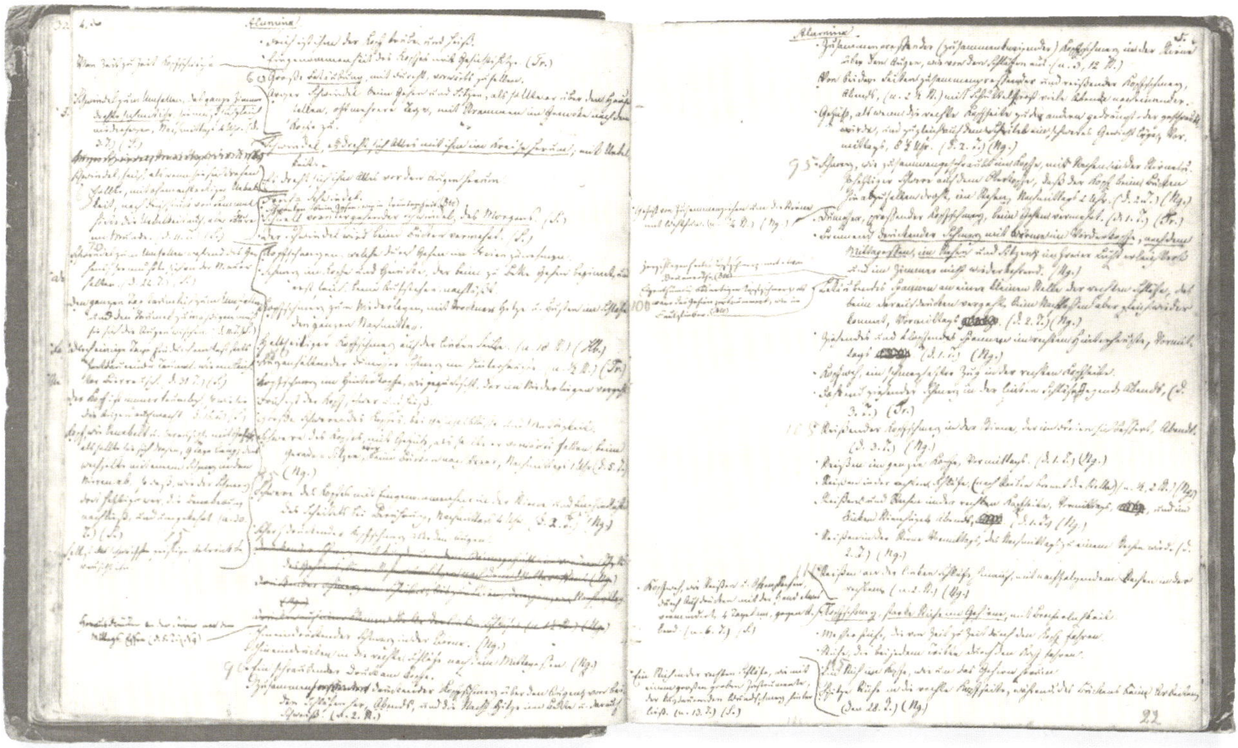

Les écrits *Une page du manuscrit d'Hahnemann,* Traité des maladies chroniques, *publié en 1828, où sont relevées les pathogénésies menées par lui et par ses collaborateurs.*

DES REMÈDES DILUÉS

Certains des médicaments administrés étant toxiques, Hahnemann les donnait à ses patients en doses infimes, diluées. Pourtant, certains d'entre eux se plaignaient de voir leurs symptômes empirer avant d'aller mieux. Afin d'éviter ces aggravations, comme il les appelait, il modifia la méthode de dilution. Il inventa un procédé en deux temps qui consistait d'abord à diluer chaque remède par « succussion », en le secouant vigoureusement et en le frappant sur une surface dure à chaque étape de la dilution. Par cette opération, la substance dégageait son énergie.

À la grande surprise d'Hahnemann, non seulement les médicaments ainsi dilués cessèrent de provoquer des aggravations aussi fortes, mais ils semblaient agir plus vite et avec plus d'efficacité que les solutions plus concentrées. C'est pourquoi il appela ces nouveaux remèdes homéopathiques des « dynamisations ». En homéopathie, la dynamisation indique la dilution, ou la force, du remède.

Durant toute sa vie, Hahnemann continuera d'expérimenter de nouvelles dilutions, obtenant des solutions de plus en plus faibles et, paradoxalement, de plus en plus puissantes. Les remèdes devinrent si dilués qu'ils ne contenaient plus une seule molécule de la substance d'origine, mais ils conservaient leur pouvoir.

De son vivant, Hahnemann a réussi à prouver l'efficacité d'une centaine de remèdes. Il croyait qu'il ne fallait prescrire qu'un seul remède à la fois durant la période la plus courte possible pour stimuler le pouvoir de guérison du corps.

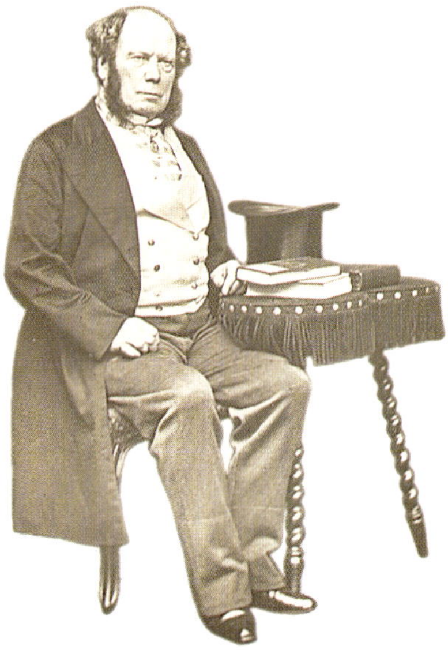

Le Dr Quin (1799-1878) *C'est en grande partie à lui que l'Angleterre doit l'introduction de l'homéopathie. Atteint du choléra en 1831, il fut guéri grâce à* Camphor, *un remède homéopathique.*

LES PARTISANS D'HAHNEMANN

Au cours du XIXe siècle, la philosophie d'Hahnemann franchit les frontières allemandes et gagna rapidement le reste de l'Europe, avant de se répandre en Asie et en Amérique. Bien que ses adversaires fussent nombreux à l'intérieur de la profession médicale, l'homéopathie fut reconnue dans plusieurs pays et sa réputation ne cessa de grandir. En 1831, une épidémie de choléra éclata en Europe centrale. Hahnemann prescrivit le remède *Camphor* pour traiter la maladie. Les résultats obtenus furent remarquables. L'un des fidèles d'Hahnemann, le Dr Frederick Foster Hervey Quin, fut sauvé par *Camphor.* En 1832, il ouvrit un cabinet homéopathique à Londres, où il fonda, en 1849, le premier hôpital homéopathique. En France, c'est Benoît Mure (1809-1858) qui ouvre le premier dispensaire homéopathique, rue de la Harpe, à Paris. Il va propager l'homéopathie à l'étranger, où il installe plusieurs dispensaires, en particulier au Brésil. Pierre Jousset (1818-1910) participe à la création de l'hôpital Saint-Jacques, à Paris, à vocation homéopathique, et toujours d'actualité. Léon Vannier (1880-1963) lance en 1912 la revue *l'Homéopathie française* et fait paraître son ouvrage *l'Introduction à l'étude de l'homéopathie* en 1919. Il participe à la création des Laboratoires homéopathiques de France (1926) et fonde le Centre homéopathique de France (1931). Léon Vannier laisse une vingtaine d'ouvrages, dont *la Pratique de l'homéopathie.* Chef de file souvent contesté, il aura marqué profondément l'homéopathie française.

Le London Homeopathic Hospital
En 1849, le Dr Quin fonda le premier hôpital homéopathique anglais.

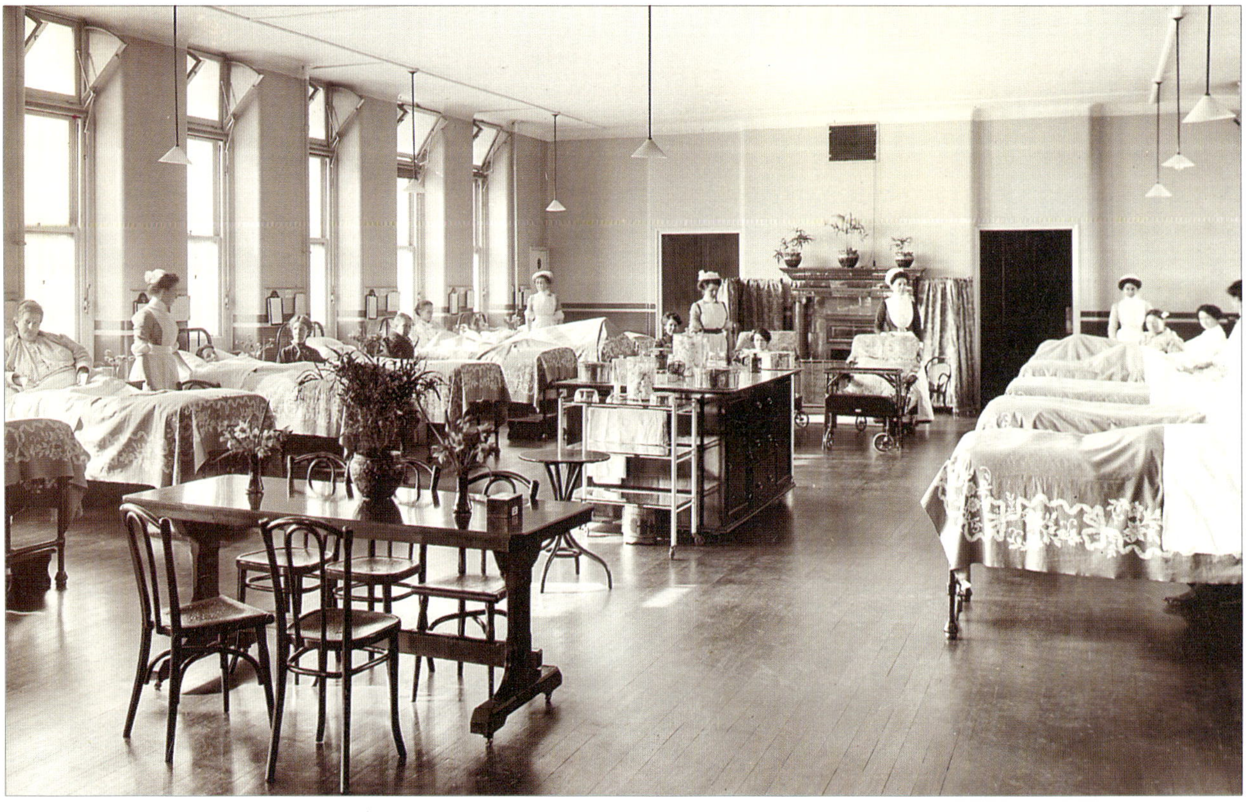

L'INFLUENCE D'HERING ET DE KENT

L'homéopathie fut introduite aux États-Unis dans les années 1820 et devint rapidement populaire. Les Drs Constantine Hering (1800-1880) et James Tyles Kent (1849-1916) furent deux importants homéopathes américains qui poursuivirent l'œuvre d'Hahnemann en expérimentant des remèdes, et en introduisant des idées et des pratiques nouvelles dans l'homéopathie.

Les lois de la guérison exposées par le Dr Hering expliquent comment la maladie est soignée par l'homéopathie. Il y a trois principes de guérison : les symptômes se déplacent du haut du corps vers le bas, de l'intérieur vers l'extérieur, et des organes les plus importants vers les moins importants. Hering croyait aussi que la guérison évoluait en sens inverse de l'apparition des symptômes. Ainsi, on se sent généralement meilleur moral avant même la disparition des symptômes physiques.

Le Dr Kent remarqua que différents types de personnes réagissaient plus fortement à certains remèdes. Selon lui, des personnes ayant des types physiques et des personnalités similaires avaient tendance à souffrir du même type de maladies. Ces idées servirent de base à sa théorie selon laquelle on devait prescrire les remèdes en tenant compte d'une typologie émotionnelle et physique en plus des symptômes. Il classait les individus par « types constitutionnels ». Ainsi, le type *Nat. mur.* avait un physique en forme de poire, le teint mat, était difficile, renfermé, manifestait un penchant pour le sel et souffrait de constipation. Kent prescrivait des remèdes à haute dilution d'après le type constitutionnel du patient et ses symptômes physiques, ce qui donna naissance à l'homéopathie classique.

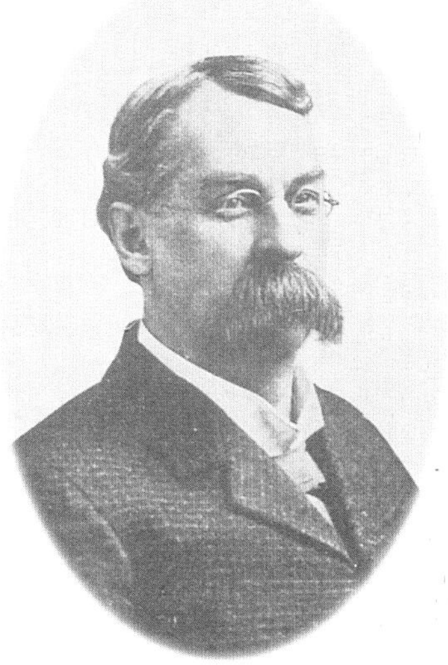

Le Dr James Tyles Kent (1849-1916)
L'homéopathie classique est basée sur l'œuvre de Kent, un homéopathe américain. On lui doit l'établissement de types constitutionnels, associés à un certain type de prescriptions. Pour lui, les symptômes physiques de la maladie et les caractéristiques psychiques de la personne devaient entrer en compte dans le choix du traitement.

DILUTIONS ÉLEVÉES CONTRE DILUTIONS FAIBLES

Vers la fin du XIXe siècle, l'homéopathe anglais Richard Hughes (1836-1902) commença à remettre en question la prescription de dilutions plus élevées à certains types de constitutions. Pour lui, seule l'information pathologique devait servir de base au diagnostic. Il était également favorable à l'utilisation de dilutions plus faibles. La division entre les partisans de Kent, qui utilisaient des dilutions plus élevées et croyaient que les caractéristiques psychiques et morales devaient entrer en ligne de compte au même titre que les symptômes physiques, et ceux de Hughes, qui utilisaient des dilutions faibles sur la base des seuls symptômes physiques, conduisit à une scission dans l'homéopathie. C'est ainsi que cette thérapeutique, qui était devenue une rivale sérieuse de la médecine classique, se retrouva bientôt en position de faiblesse et, dans les années 1920, elle était pratiquement hors jeu. Toutefois, elle connaît depuis lors un véritable renouveau dans le monde, et l'homéopathie est désormais pleinement reconnue par bon nombre de praticiens de la médecine classique.

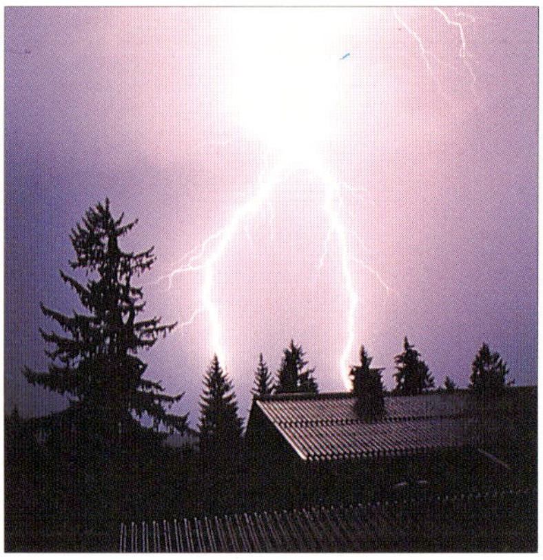

Les effets du temps *Afin d'individualiser le tableau symptomatologique, l'homéopathe cherche à savoir comment des facteurs généraux, tels que le temps, les saisons et le moment du jour, influent sur les symptômes du patient.*

LE PRINCIPE DE LA FORCE VITALE

Hahnemann avait quelque difficulté à comprendre comment agissaient les remèdes. En effet, le remède s'avérait d'autant plus efficace que le niveau de dilution était élevé. Il devait donc y avoir dans le corps une énergie subtile qui réagissait aux infimes stimulations des médications et lui permettait ainsi de se soigner. Il appela cette énergie la force vitale. Celle-ci aide le corps à bien fonctionner en coordonnant ses défenses contre la maladie. Si cette force est perturbée par le stress, une mauvaise alimentation, le manque d'exercice, des antécédents familiaux ou des modifications du milieu, la maladie survient.

Les symptômes de la maladie sont la manifestation extérieure de tentatives de la force vitale pour rétablir l'équilibre et remettre de l'ordre. La médecine classique admet également ce concept de force vitale comme pouvoir spontané de guérison du corps. Mais elle lui attribue moins d'importance que l'homéopathie, où elle joue un rôle central dans la compréhension de l'action des médicaments et du processus de guérison.

MALADIES AIGUËS ET MALADIES CHRONIQUES

L'homéopathie distingue les maladies aiguës des maladies chroniques. Dans le cas d'une maladie aiguë à évolution limitée, comme un rhume, on tombe brusquement malade, la maladie suit son cours puis elle s'élimine, avec ou sans traitement.

Par opposition, dans les cas chroniques, on souffre d'affections

COMMENT AGIT LA FORCE VITALE

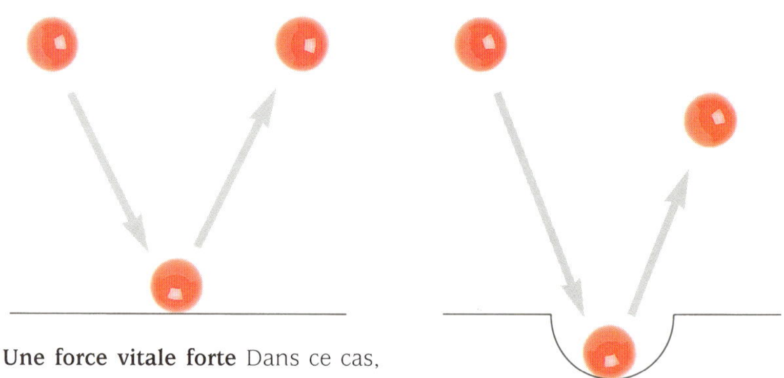

Une force vitale forte Dans ce cas, les causes du stress, même graves, qui l'agressent de temps à autre sont rapidement éliminées. Le corps récupère rapidement ; la santé n'est pas altérée.

Une force vitale faible Le corps n'a pas l'énergie suffisante pour combattre la maladie, qui peut s'installer et affaiblir encore davantage la force vitale.

Le vitalisme *Ces deux diagrammes illustrent la différence entre une grande et une faible force vitale. Représentez-vous la force vitale sous la forme d'un trampoline, les causes de stress étant comme des balles qui tombent dessus et rebondissent. Les remèdes homéopathiques redynamisent la force vitale.*

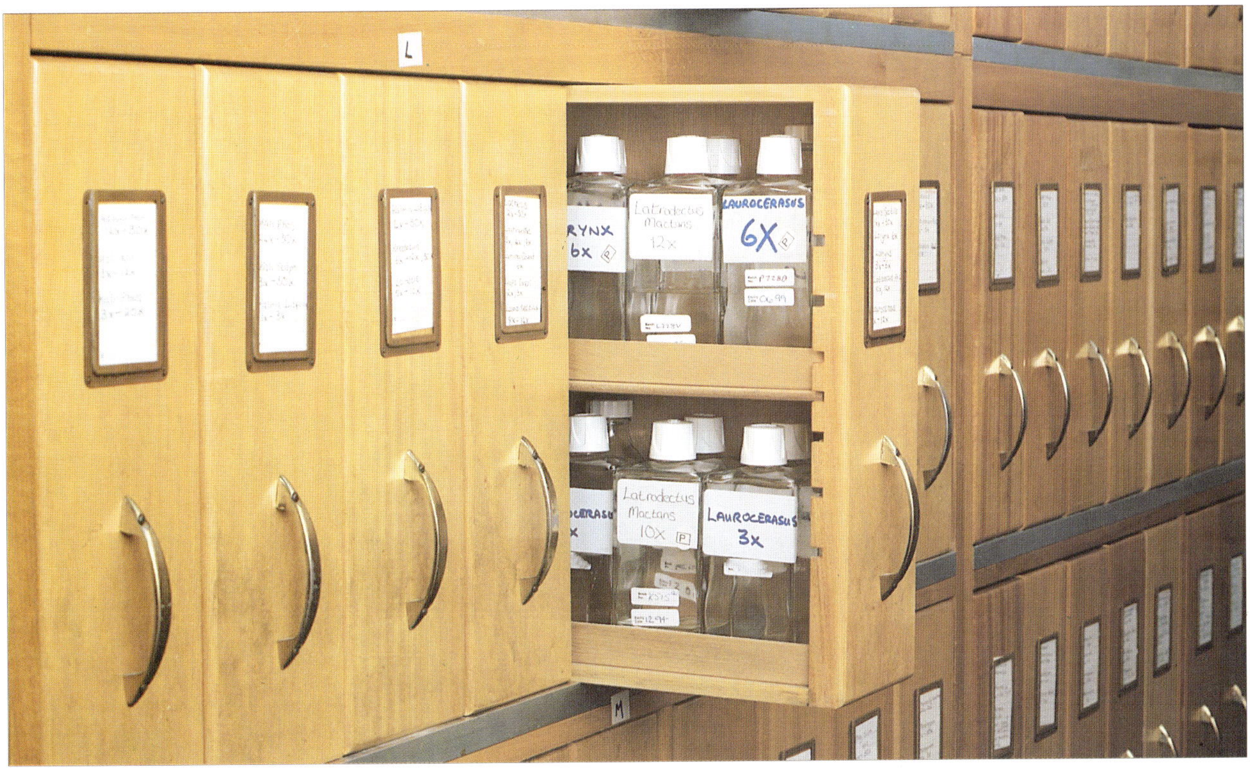

La dynamisation des remèdes *Plus la dilution est grande, plus la dynamisation est élevée. Des remèdes à faible dynamisation servent généralement à traiter des maladies aiguës, alors que des dynamisations plus élevées interviennent dans la thérapeutique de maux chroniques.*

continues ou récurrentes, telles que certaines infections, ou de maladies de dégénérescence, comme l'arthrite. Malgré une série de victoires et de défaites mineures de la force vitale, et des rechutes qui peuvent être suivies de rémissions, la tendance générale est à une détérioration.

Les remèdes homéopathiques accélèrent la guérison en stimulant la force vitale, qui, momentanément en baisse, est tout à fait capable de rebondir. Les médications la dynamisent et favorisent le retour à la normale. Pour s'assurer que la force vitale réagit avec le maximum d'efficacité, les homéopathes doivent choisir le remède correspondant le plus possible à l'image de la maladie. C'est pourquoi la consultation homéopathique prend en compte le caractère, les niveaux de stress, le mode de vie, le degré d'activité physique, les habitudes et les préférences alimentaires, l'hérédité et les effets sur le patient de facteurs généraux tels que le climat. Le relevé méthodique des points forts et des points faibles d'un individu permet à l'homéopathe de prescrire le meilleur remède et de fixer la dilution.

LES MIASMES

Hahnemann s'est rendu compte que certains individus, sujets à des affections fréquentes et aiguës, semblaient toujours présenter de nouveaux symptômes et ne recouvraient jamais une santé parfaite. C'est donc, conclut-il, qu'une faiblesse profondément ancrée, ou « miasme », devait faire obstacle au remède. En homéopathie, un miasme est l'effet chronique d'une maladie sous-jacente, ou maladie de terrain, déjà présente chez un individu ou chez les générations précédentes.

LA FABRICATION DES REMÈDES

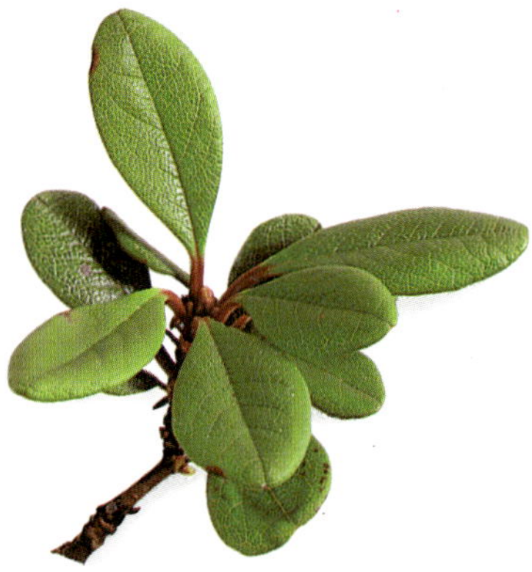

Rhododendron de Sibérie

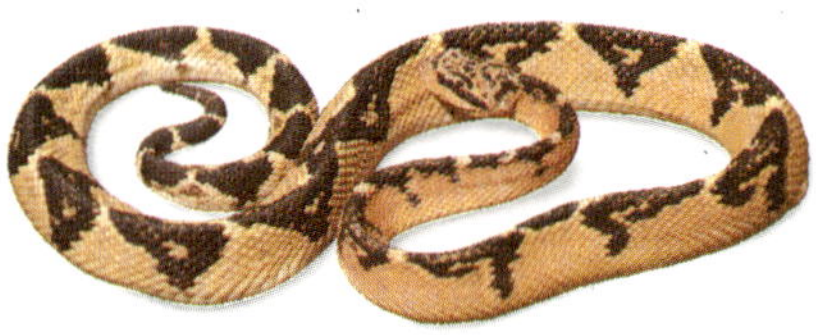

Trigonocéphale

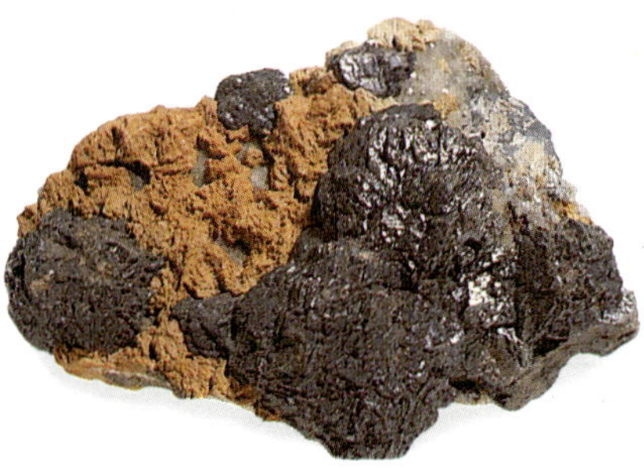

Zinc

L'origine des substances *Les remèdes homéopathiques sont élaborés à partir d'extraits végétaux, animaux et minéraux. Certains proviennent de substances toxiques, telles que le venin de serpent et le mercure, d'autres de simples aliments, comme l'avoine et l'oignon.*

Les médicaments homéopathiques sont obtenus à partir d'extraits végétaux, animaux et minéraux dilués à divers degrés afin d'éviter les effets secondaires indésirables. Paradoxalement, l'effet thérapeutique est inversement proportionnel à la dilution. Le procédé de fabrication est très précis. Pour des remèdes dérivés de substances solubles, tels des extraits d'animaux ou de végétaux, le matériau brut est dissous dans un mélange d'alcool et d'eau contenant approximativement 90 % d'alcool et 10 % d'eau distillée (cette proportion varie en fonction de la substance). On laisse le mélange reposer pendant 2 à 4 semaines, en secouant de temps à autre, et on le presse dans un tamis. Le liquide obtenu s'appelle teinture mère, ou teinture. Les substances non solubles, telles que l'or, le carbonate de calcium et les graphites, sont préalablement soumises à la trituration, procédé au cours duquel on les broie continuellement jusqu'à ce qu'ils deviennent solubles. L'extrait est ensuite dilué et utilisé de la même manière que les autres substances.

LA DYNAMISATION DES REMÈDES

Pour produire différentes dynamisations, la teinture mère est diluée dans un mélange alcool-eau selon l'échelle décimale (x) ou centésimale (CH : centésimale hahnemannienne). Entre chaque stade de dilution, la teinture est dynamisée, c'est-à-dire secouée vigoureusement. À l'échelle décimale, le facteur de division est de 1/10 et, à l'échelle centésimale, il est de 1/100. Pour obtenir 1 CH d'*Allium cepa*, par exemple, on ajoute à 1 goutte de teinture mère 99 gouttes d'alcool-eau, et on dynamise. Pour produire un potentiel de 2 CH, 1 goutte de 1 CH

LA FABRICATION D'*ALLIUM CEPA*

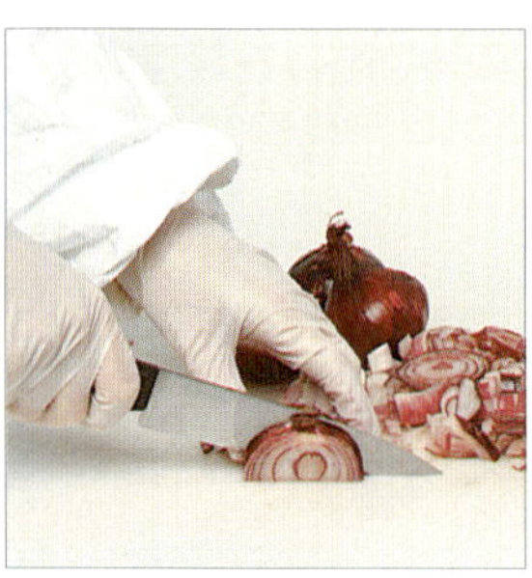

1 Les oignons frais sont lavés et pelés, puis hachés grossièrement.

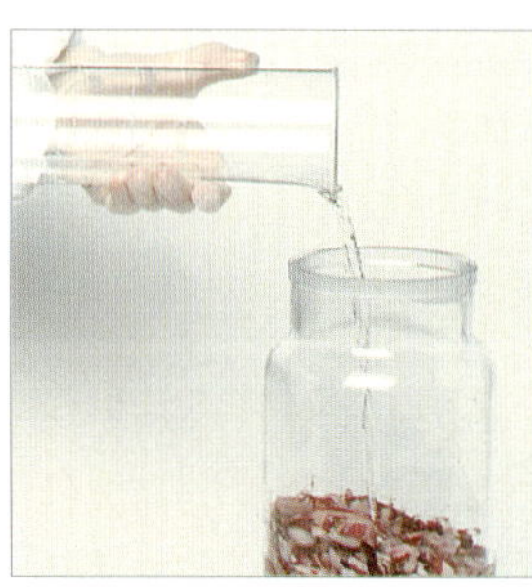

2 Les oignons hachés sont mis dans de grands bocaux en verre et recouverts d'un mélange alcool-eau.

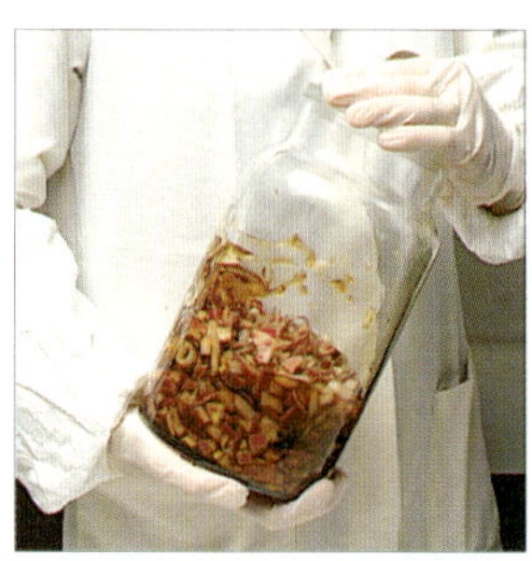

3 On ferme hermétiquement le bocal et on laisse reposer pendant 2 à 4 semaines, en secouant de temps à autre.

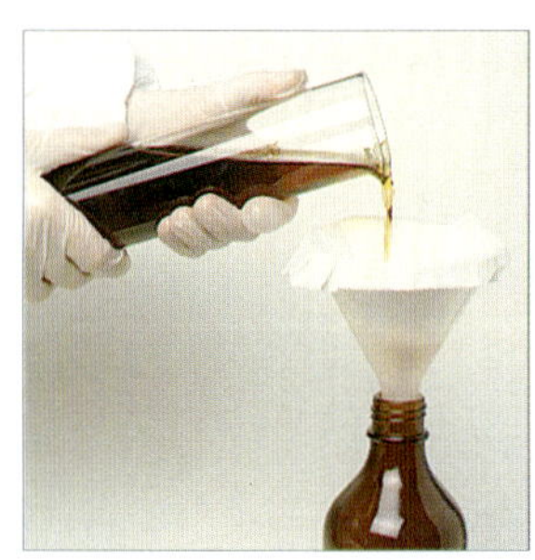

4 Le mélange est pressé dans un grand tamis, puis on filtre le liquide brunâtre, appelé teinture mère, dans un flacon de verre teinté.

est additionnée à 99 gouttes du mélange alcool-eau, et on agite. Le chiffre du remède indique combien de fois il a été dilué et dynamisé ; *Allium cepa* 4 CH a été dilué et dynamisé quatre fois.

L'EXPÉRIMENTATION HOMÉOPATHIQUE

Lorsque le remède a été dilué au-delà de 15 CH, il est peu probable qu'il conserve encore une molécule du produit souche. C'est principalement pour cette raison que l'homéopathie est considérée avec autant de scepticisme par nombre de praticiens et de scientifiques de la médecine classique. Malgré les succès obtenus par les homéopathes et leurs patients, la preuve scientifique est nécessaire pour que l'homéopathie soit acceptée plus largement. Il existe trois grands types de preuve : premièrement, l'expérimentation clinique doit prouver que l'homéopathie fonctionne ; deuxièmement, il faut prouver que des remèdes hautement dilués ont un effet quantifiable sur des organismes vivants ; troisièmement, la dynamisation doit trouver une explication scientifique. Malgré ses succès lors de l'épidémie de choléra au XIXe siècle, puis, pendant la Première Guerre mondiale, pour traiter les brûlures au gaz ypérite, il faudra attendre 1986 pour voir l'homéopathie s'imposer en démontrant, dans des essais contrôlés, qu'elle améliorait la prévention du rhume des foins.

En 1995, une équipe de l'université de Glasgow a également démontré par l'expérimentation que la dose 30 CH de pollen et d'acarien était plus efficace que des placebos pour traiter respectivement le rhume des foins et l'asthme. Il reste toutefois beaucoup à faire en ce domaine ! Aucune théorie n'a encore été avancée pour expliquer de manière convaincante l'effet thérapeutique des remèdes dynamisés, et cela probablement en raison des limites actuelles de la science médicale ; nul doute que l'avenir sera à même de nous faire comprendre le phénomène de la dynamisation.

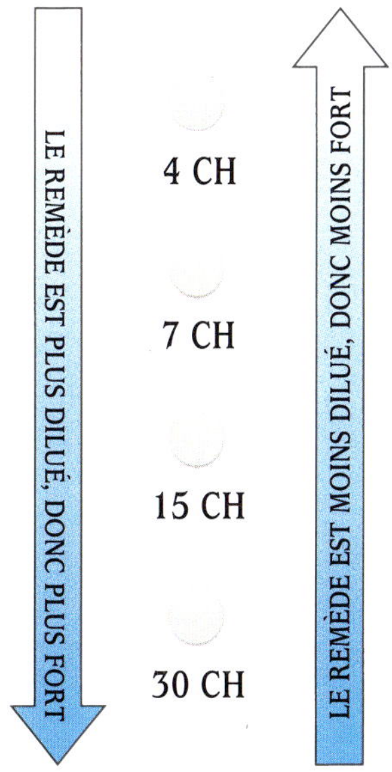

La force des remèdes Elle augmente avec la dilution et le chiffre indiqué. Un remède moins dilué aura un chiffre moins élevé et sera moins fort.

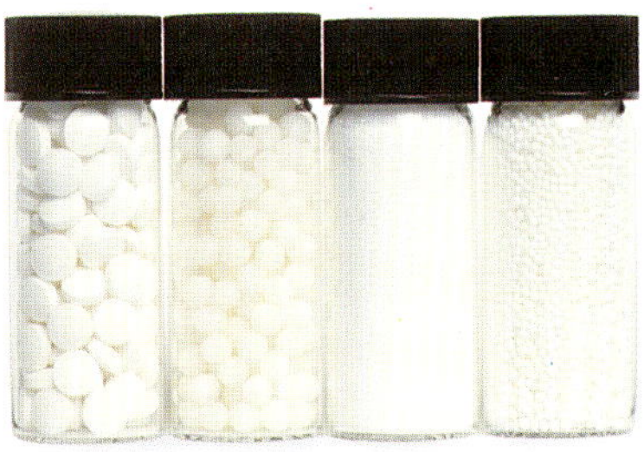

Les remèdes *On les trouve en comprimés, granules, poudre et doses de mini-granules.*

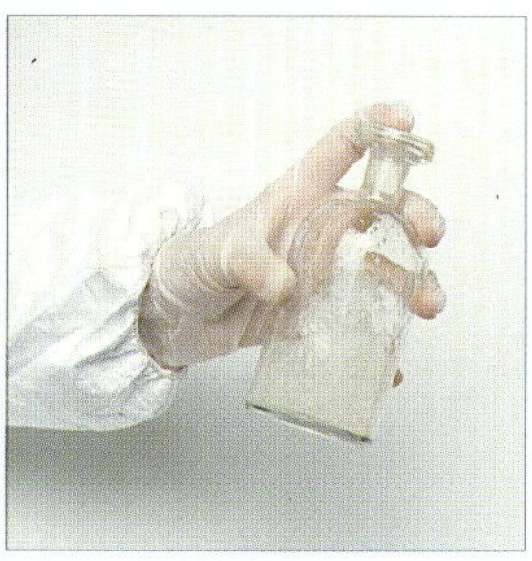

5 On ajoute 1 goutte de teinture mère à 99 gouttes d'alcool coupé d'eau. On agite.

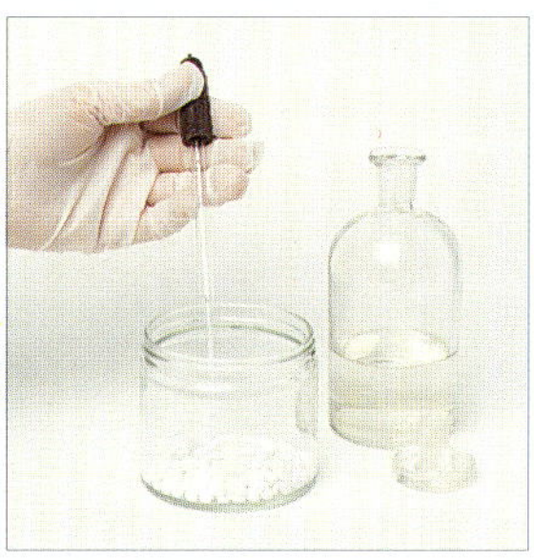

6 On dilue et on agite la mixture plusieurs fois. Quelques gouttes d'un remède dynamisé sont ajoutées à des cachets de lactose.

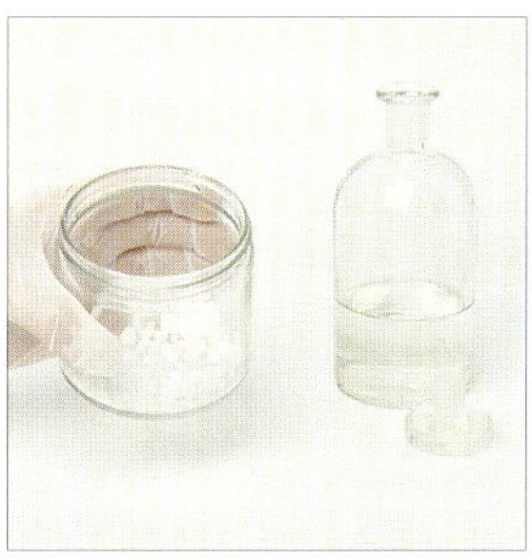

7 On fait tournoyer les cachets de lactose pour qu'ils soient tous imprégnés uniformément.

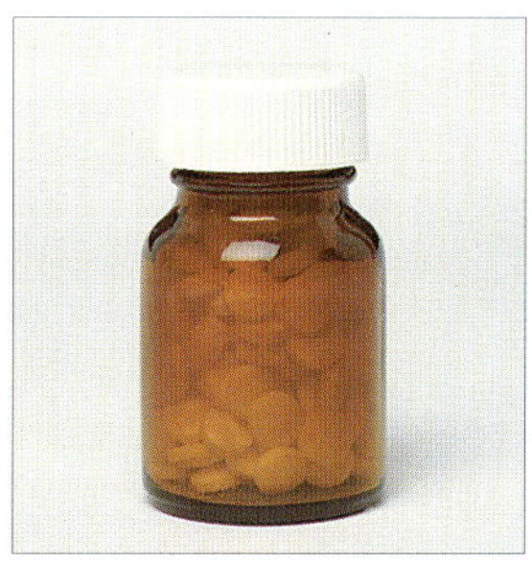

8 On place ensuite les cachets dans un flacon de verre teinté hermétiquement clos, que l'on range à l'abri de la lumière.

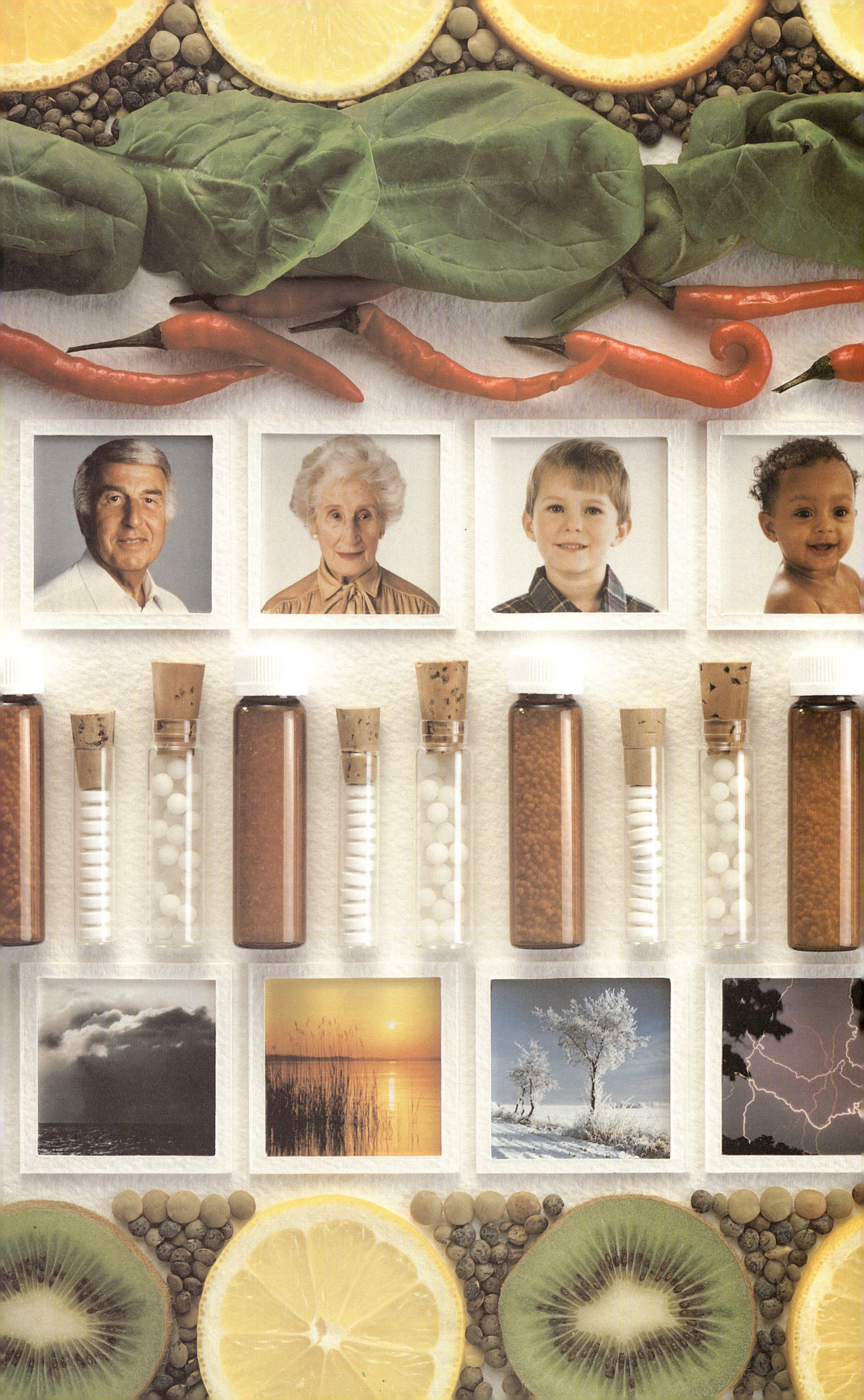

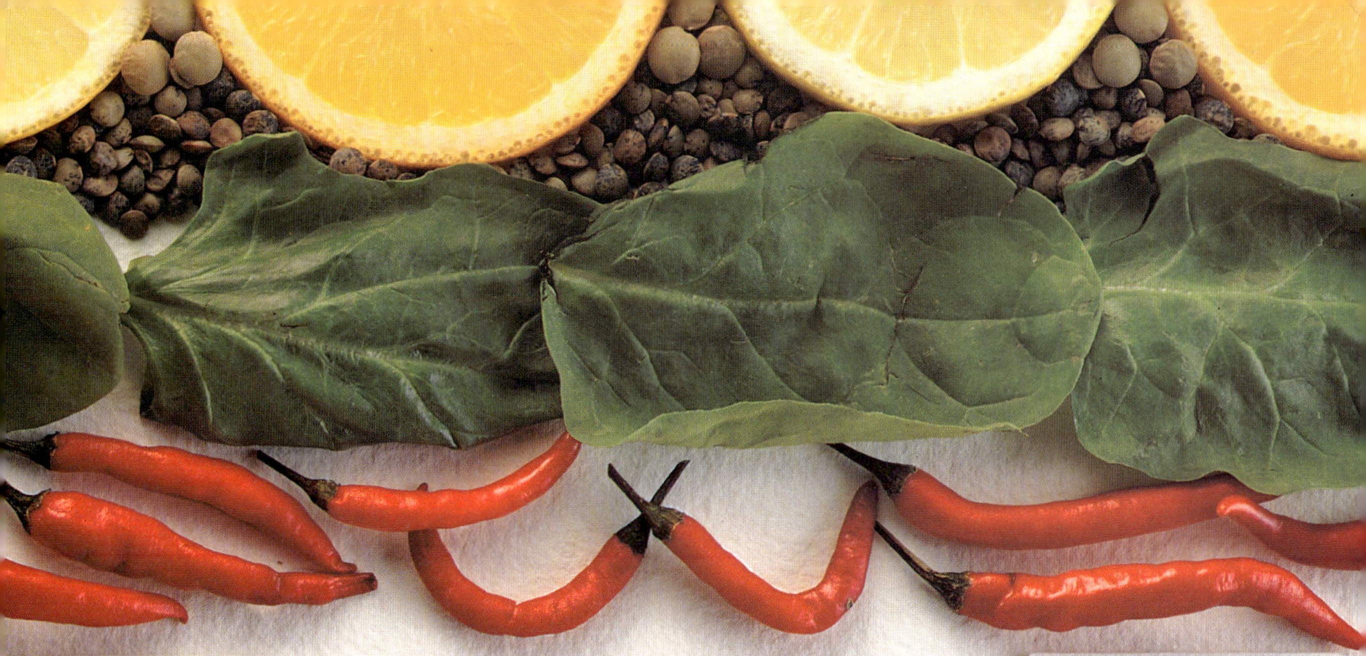

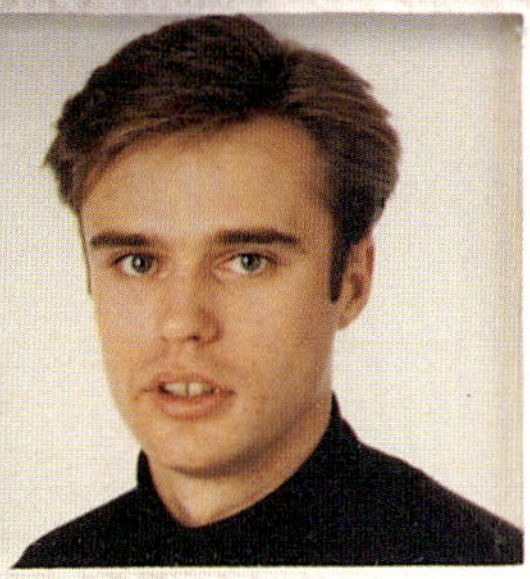

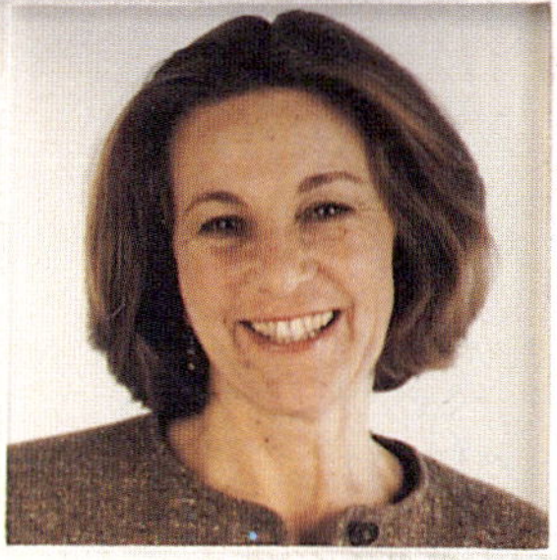

VOTRE ÉTAT DE SANTÉ

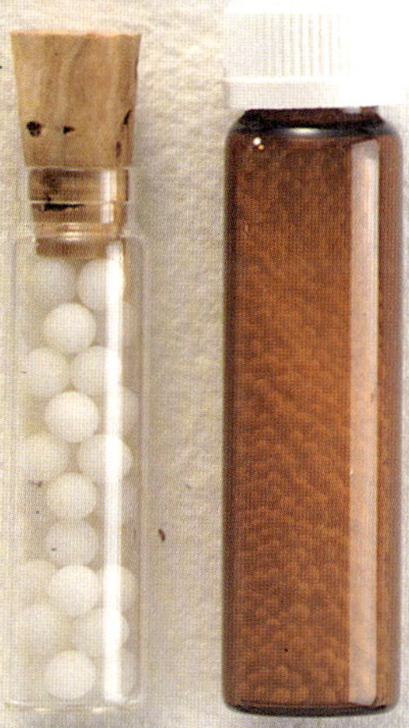

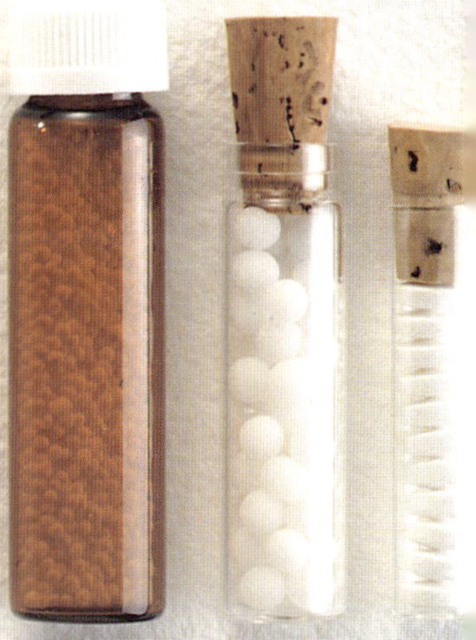

Être en bonne santé ne veut pas seulement dire ne pas souffrir de maladie ; le bien-être concerne aussi bien le psychique que le physique. En homéopathie, mener une vie saine, résister au stress et avoir une vision positive de la vie jouent un rôle important dans la prévention de la maladie.

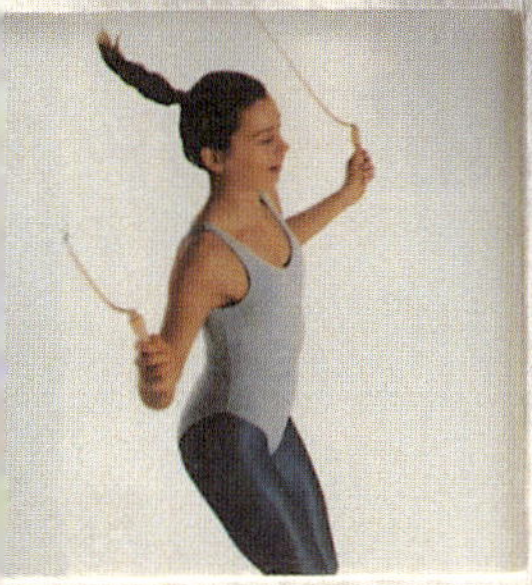

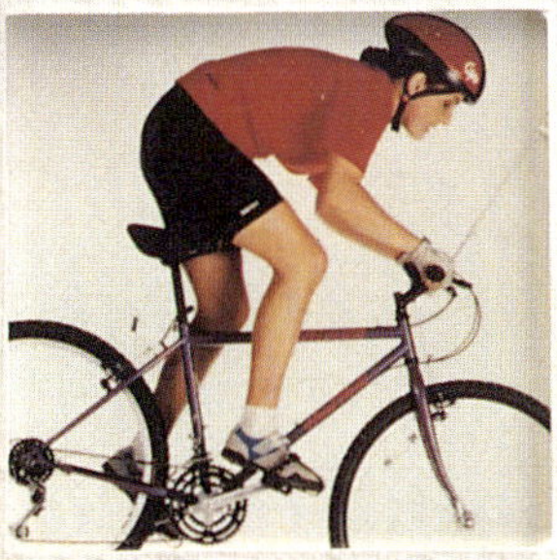

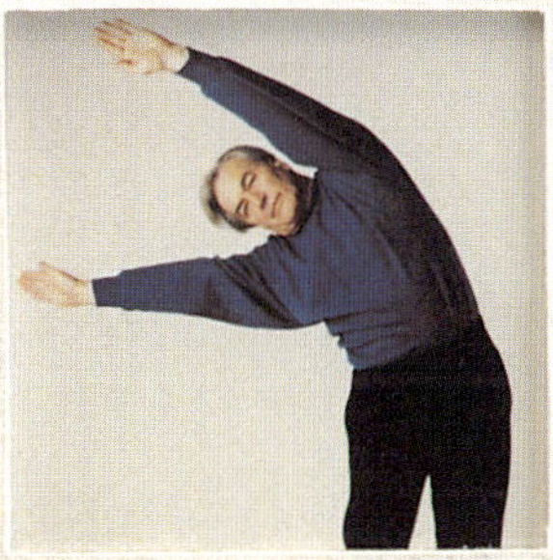

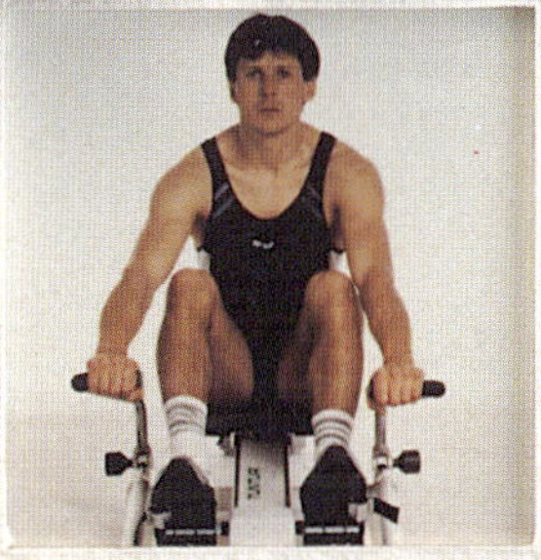

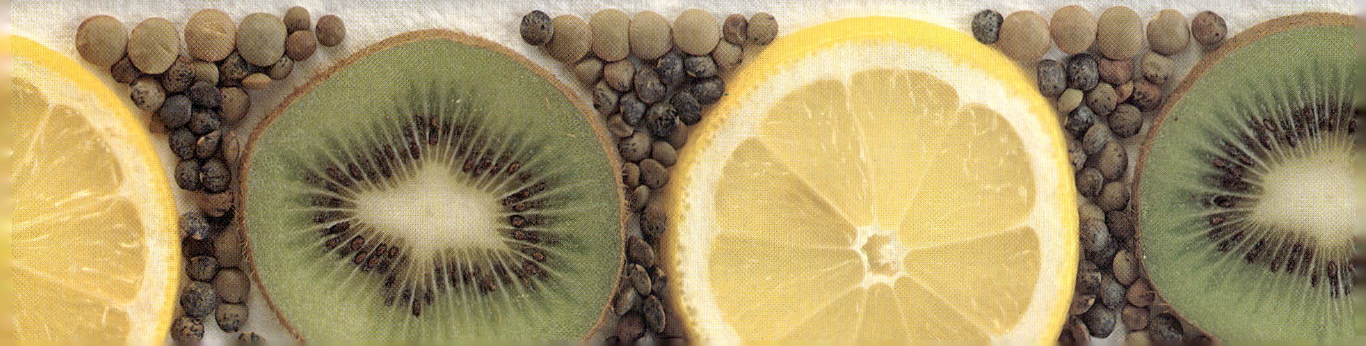

LES TYPES CONSTITUTIONNELS

En termes homéopathiques, la constitution est composée des caractères physiques, psychiques et intellectuels hérités et acquis. Un remède constitutionnel bien adapté, choisi en fonction de ces critères, agit de manière préventive et curative. Ainsi, une personne ayant une constitution Pulsatilla réagira bien à Pulsatilla, *quelle que soit la maladie dont elle souffre.*

LE BILAN DE L'HOMÉOPATHE

Les homéopathes classent les individus par types constitutionnels. S'ils examinent bien les symptômes, ils interrogent aussi le patient sur ses peurs, ses préférences alimentaires et ses réactions aux facteurs généraux, tels que le temps. Ils tiennent compte de sa morphologie et des points faibles de son corps. L'homéopathe choisit ensuite la médication la mieux adaptée au type constitutionnel du patient.

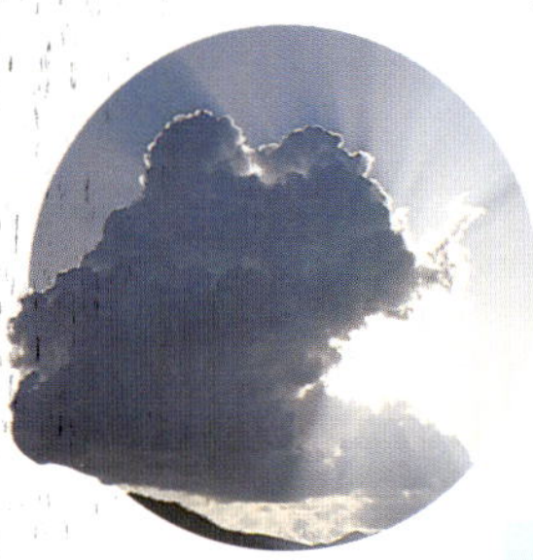

Facteurs généraux *Le temps, les saisons, la température extérieure et l'heure peuvent influer sur la condition physique.*

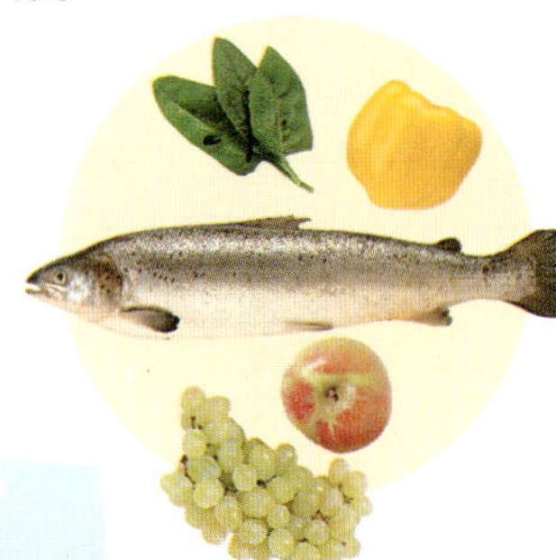

Préférences alimentaires *Certains ont un penchant pour le sucré, d'autres le détestent. Les désirs et aversions alimentaires jouent un rôle important dans l'évaluation du type constitutionnel.*

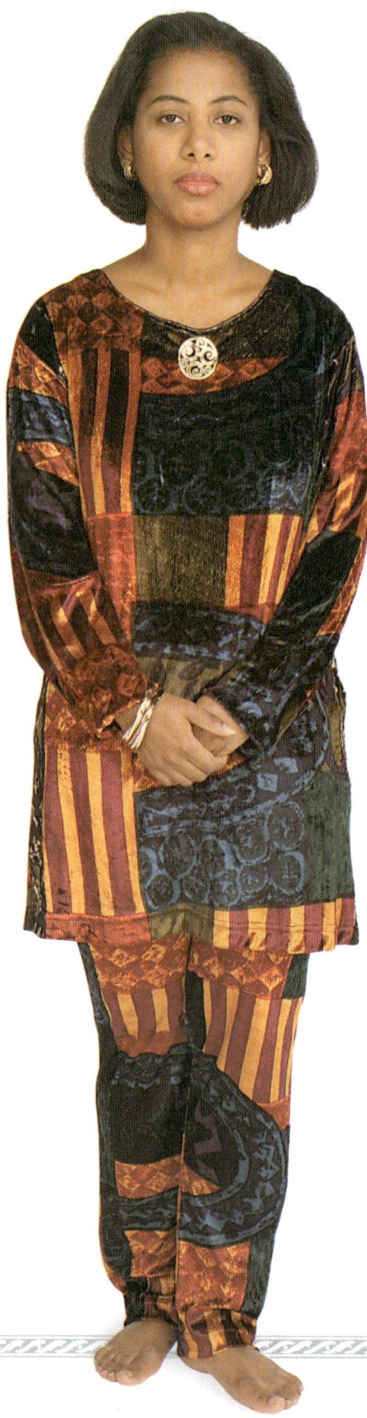

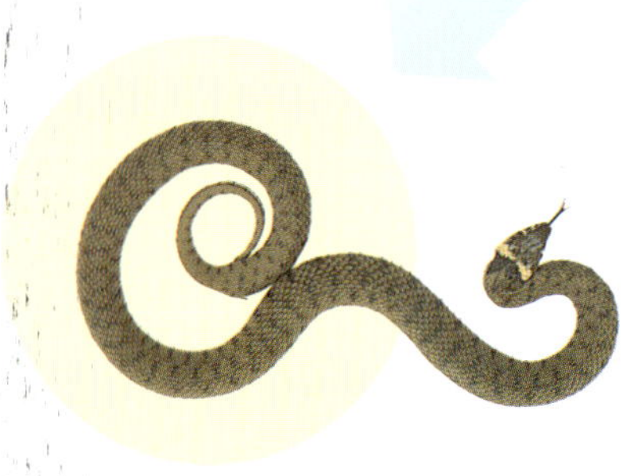

Peurs et phobies *L'homéopathe prend note des peurs tangibles, comme celle des insectes et des serpents, et des angoisses, telles que la peur de la mort, de l'échec ou de la folie.*

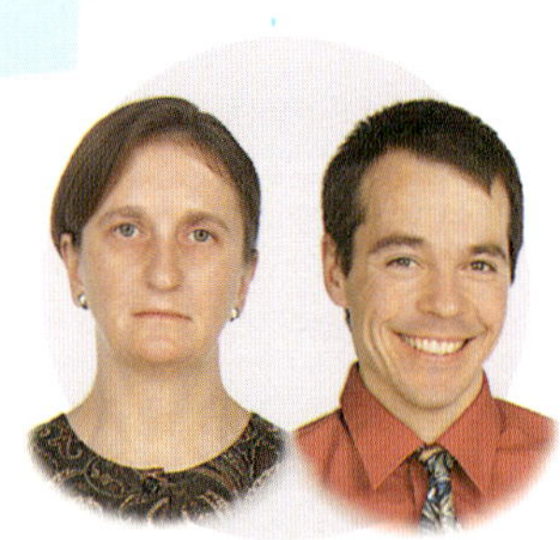

Personnalité et tempérament *Pessimisme et irritabilité, optimisme et jovialité, l'homéopathe classe les individus en fonction de ces caractéristiques émotionnelles.*

LA PRESCRIPTION CONSTITUTIONNELLE

En homéopathie, les symptômes de la maladie sont considérés comme une tentative du corps pour s'adapter à un déséquilibre de l'énergie ou de la force vitale ou pour le corriger (voir pp. 18-19).

Quand l'homéopathe se penche sur les antécédents d'un patient, il y a de fortes chances qu'il trouve plusieurs remèdes pour traiter les symptômes. Mais, connaissant le type constitutionnel de son malade, il va choisir le remède le plus approprié. Dans les affections aiguës, telles qu'un rhume ou une indigestion, les remèdes homéopathiques agissent vite et bien. Dans ce cas, le choix du médicament est aisé et ne dépend pas du type constitutionnel. En revanche, les maladies chroniques, telles que l'arthrite et d'autres maladies récurrentes, prolongées et à forme dégénérescente, sont plus difficiles à traiter et dépendent fortement du type constitutionnel. Dans les affections aiguës comme dans les affections chroniques, l'homéopathe examine le malade dans sa totalité pour découvrir le déséquilibre qui a déclenché le problème. C'est particulièrement important pour les maladies chroniques, où l'abord par le type constitutionnel permet de mieux déchiffrer les causes sous-jacentes de la maladie traitée.

LES ANTÉCÉDENTS

Louise, 37 ans, qui souffre depuis peu de polyarthrite rhumatoïde, consulte un homéopathe. Comme un médecin traditionnel, celui-ci l'ausculte, mais il l'interroge également sur ses préférences alimentaires, ses réactions à certains facteurs tels que le temps, cherchant à découvrir ce qui pourrait être à l'origine d'un stress.

Le médecin apprend alors que Louise a perdu sa mère 1 an et demi avant le déclenchement de ses douleurs. Tandis qu'elle en parle, des larmes lui viennent aux yeux, et elle se sent gênée. Outre le chagrin qu'elle ressent, Louise se sent coupable d'une dispute qu'elle a eue avec sa mère peu avant sa mort. Mais elle a réprimé ces sentiments et vaqué à ses occupations comme s'il ne s'était rien passé.

L'homéopathe découvre ensuite que Louise a une forte attirance pour le chocolat et le sel, qu'elle ajoute copieusement à ses aliments. Elle déteste le gras, n'est pas à l'aise par temps chaud et aime la proximité de la mer.

Pour l'homéopathe, l'état émotionnel de Louise est capital dans le choix d'une thérapeutique. Il est problable que la répression du chagrin et du sentiment de culpabilité a provoqué un déséquilibre de la force vitale et un affaiblissement du système immunitaire. La polyarthrite rhumatoïde est une tentative de son corps pour surmonter ce déséquilibre. Bien que ses préférences alimentaires et sa réaction aux conditions climatiques n'aient pas changé depuis la mort de sa mère, elles font partie intégrante de sa thérapeutique.

Après avoir étudié tous ces critères, l'homéopathe prescrit une dose de *Nat. mur.* à Louise, estimant que ce produit correspond à son profil physique. Au bout de 1 mois, l'homéopathe constate que le remède a eu de bons résultats. Louise s'est laissée aller à son chagrin et a exprimé son sentiment de culpabilité. En retour, la douleur s'est atténuée et la polyarthrite rhumatoïde a disparu.

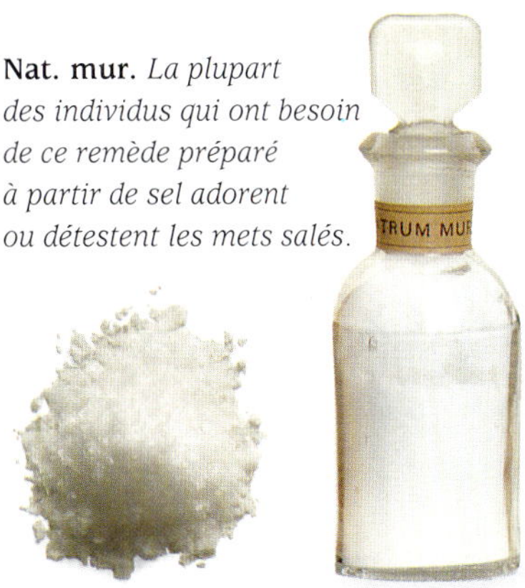

Nat. mur. *La plupart des individus qui ont besoin de ce remède préparé à partir de sel adorent ou détestent les mets salés.*

RÉPONSES À VOS QUESTIONS

Q Est-il possible de déterminer le type constitutionnel d'une personne en bonne santé, ou n'est-il apparent que sur un malade ?

R Une personne saine appartient à un type constitutionnel, quel que soit le déséquilibre de son énergie et de sa vitalité, ou force vitale. Si elle est malade, les caractéristiques de son type constitutionnel deviennent plus marquées à mesure que les symptômes de la maladie se développent.

Q Lorsqu'un type constitutionnel est établi, reste-t-il constant tout au long de la vie ou risque-t-il de se modifier à mesure que l'individu vieillit ?

R Certaines personnes conservent le même type constitutionnel durant toute leur vie, d'autres changent au cours des années. Ainsi, la plupart des bébés correspondent au type constitutionnel *Calc. carb.* En grandissant, certains vont conserver le même type. D'autres vont s'amincir, dépasser la taille moyenne caractéristique de leur type et devenir des *Calc. phos.*, des *Silicea* ou des *Phosphorus*. Le tempérament des individus, avec leur sensibilité et leur caractère différents, est en partie héréditaire et en partie conditionné par l'environnement.

Q Peut-il y avoir un mélange de plusieurs types ?

R Tout à fait. Comme un oignon, formé de plusieurs pelures, un individu peut laisser apparaître différentes caractéristiques constitutionnelles à mesure que le traitement progresse.

Q Peut-on prendre plusieurs remèdes à la fois ?

R Mieux vaut se limiter à un seul. Si l'affection est aiguë et qu'aucune cause sous-jacente n'est décelée, un remède indépendant de tout type constitutionnel suffira. En revanche, une maladie chronique, récurrente, peut nécessiter un remède aigu suivi d'un remède de type constitutionnel.

MODE DE VIE ET SANTÉ

Bien que la disposition génétique joue un rôle dans le diagnostic, le mode de vie de chacun peut également prévenir, provoquer ou aggraver la maladie. C'est pourquoi l'homéopathe tient compte d'éléments tels que l'alimentation, la sédentarité, les niveaux de stress et le sommeil.

L'attitude psychique a une grande importance, une vision négative de la vie limitant le bien-être émotionnel et provoquant une tension qui pèse sur la force vitale (voir pp. 18-19). Moins cette charge pèsera sur le corps et l'esprit, plus la médication homéopathique agira et aura un effet durable.

L'ALIMENTATION

Le régime méditerranéen, qui privilégie les aliments riches en glucides (pâtes, riz, pain, etc.), les fruits, les légumes et le poisson (plutôt que la viande rouge), l'huile d'olive, à la place du beurre, est l'un des plus sains qui puissent exister. L'abus de graisses animales saturées et de sucre favorise l'obésité et les maladies comme le diabète, les affections cardiaques. Or beaucoup d'individus préfèrent les aliments sucrés ou gras aux fruits et légumes riches en fibres. Ces penchants guident l'homéopathe pour évaluer l'état général du patient et lui indiquent son type constitutionnel.

La règle des deux fois par semaine

Cette règle d'or a pour but de simplifier l'établissement des menus en assurant une alimentation plus saine : les produits des groupes 1 à 5 ne doivent pas y figurer plus de deux fois par semaine. Et, si vous avez de mauvaises habitudes, tâchez de ne pas y succomber plus de deux fois par semaine (à défaut de vous en abstenir...). Les aliments complets peuvent être consommés sans limites. Ce régime équilibré allège le système digestif tout en assurant les besoins nutritionnels. Réduisez ou supprimez le sel et, si vous aimez le sucré, mangez des barres de muesli, des fruits séchés, des gâteaux ou des biscuits à la farine complète et au sucre non raffiné.

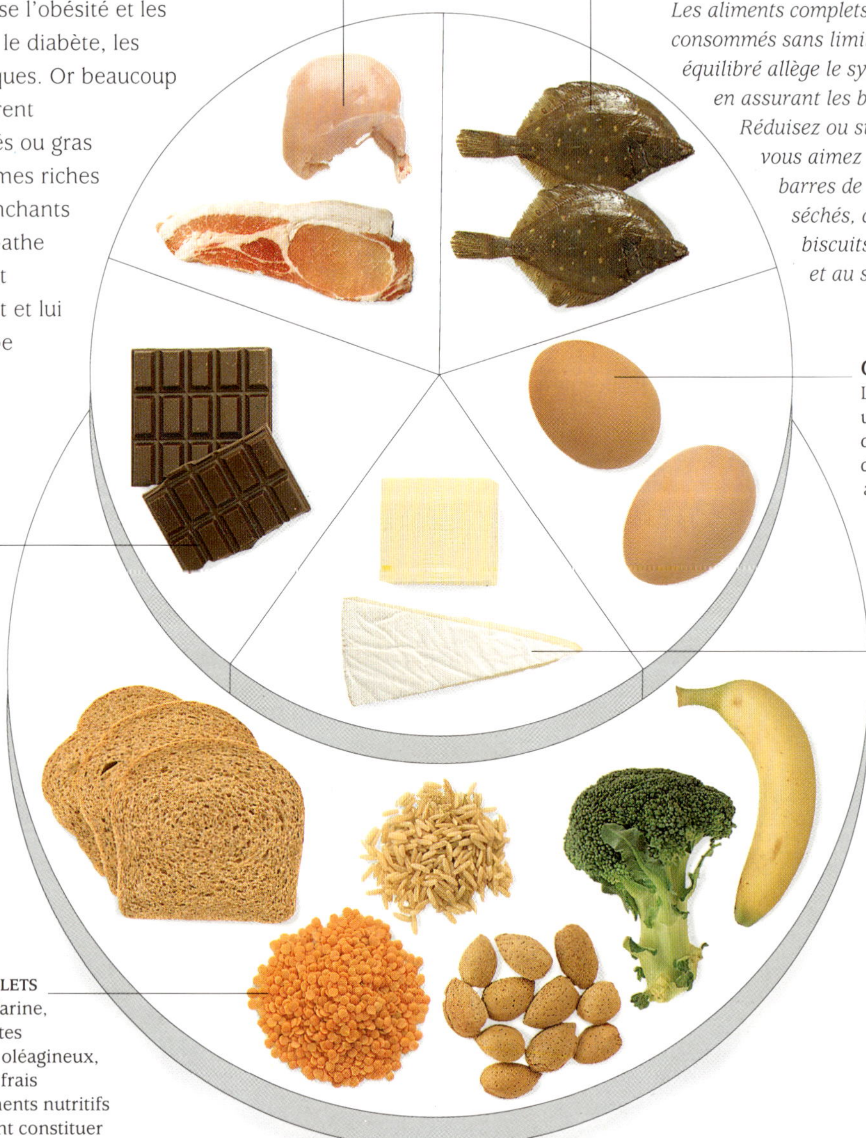

GROUPE 1
La viande et la volaille sont riches en protéines, mais elles contiennent des graisses animales saturées. Mieux vaut ne pas en abuser.

GROUPE 2
Ne mangez pas de poisson plus de deux fois par semaine ; choisissez de préférence un poisson gras, qui apporte des acides gras essentiels.

GROUPE 3
Les œufs sont une excellente source de protéines, mais ils doivent être consommés avec modération en raison de leur taux élevé de cholestérol.

GROUPE 4
Parmi les produits laitiers, le fromage et le beurre sont particulièrement riches en graisses saturées et en sel et doivent être consommés avec modération.

GROUPE 5
Les aliments contenant du sucre raffiné, tels que le chocolat, les biscuits et les pâtisseries, sont riches en calories mais ont une faible valeur nutritionnelle.

LES ALIMENTS COMPLETS
Le pain complet, la farine, les céréales et les pâtes complètes, les fruits oléagineux, les fruits et légumes frais fournissent des éléments nutritifs essentiels et devraient constituer la base d'un régime équilibré.

L'EXERCICE PHYSIQUE

À côté de gens énergiques par nature et incapables de se détendre, d'autres sont apathiques, négligent le sport, manquent de dynamisme et prennent du poids. L'homéopathe tient compte du physique et du niveau de sédentarité de l'individu pour déterminer son type constitutionnel. Le type *Arsen. alb.*, par exemple, est toujours en mouvement et toujours pressé. Le type *Sulfur*, en revanche, est indolent et paresseux, et *Sepia* se sent généralement fatigué. L'homéopathe encourage à l'exercice physique régulier. En effet, la majorité des gens évitent de plus en plus l'effort et mènent une vie trop sédentaire, alors que le corps humain, conçu pour avoir une activité musculaire, ne fonctionne pas bien s'il en est privé.

La meilleure façon de vous mettre à l'exercice physique est d'exploiter vos déplacements quotidiens : marchez d'un bon pas jusqu'à la station de métro, descendez du bus quelques stations plus tôt, ne garez pas votre voiture tout près de votre lieu de travail... Tâchez de vous isoler chaque jour quelques minutes pour faire un peu de gymnastique, en commençant par des mouvements doux. Intensifiez progressivement vos mouvements, jusqu'à ce que vous les fassiez avec assez d'énergie pour respirer à fond et transpirer, ce qui est bon pour le cœur et le système cardio-vasculaire.

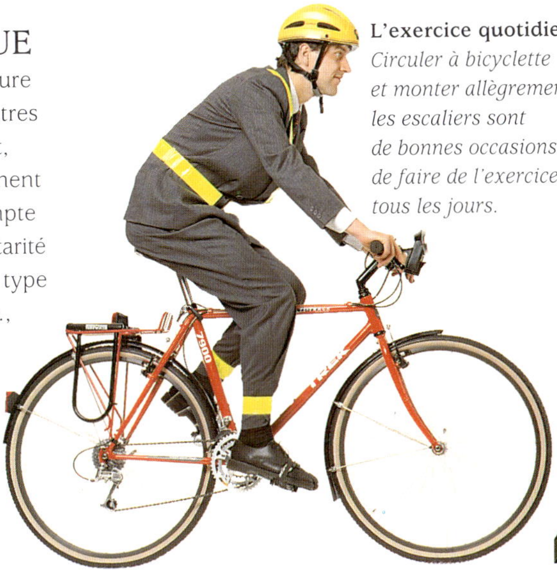

L'exercice quotidien *Circuler à bicyclette et monter allègrement les escaliers sont de bonnes occasions de faire de l'exercice tous les jours.*

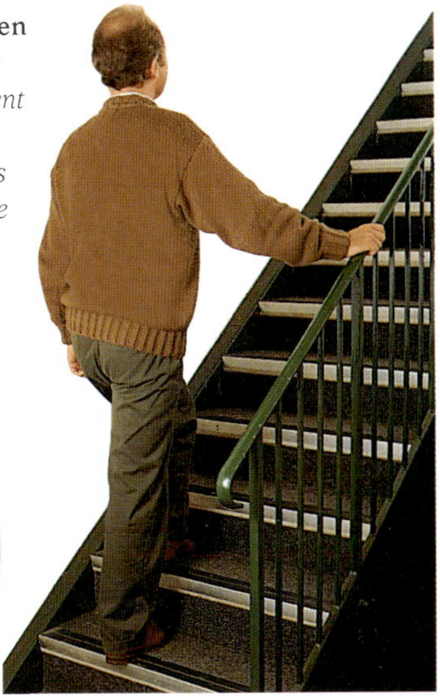

L'ENVIRONNEMENT

Le temps, les saisons, le moment de la journée et les variations de température agissent différemment sur chacun. Pour l'homéopathe, l'incidence de ces facteurs extérieurs et la façon dont ils influent sur la symptomatologie d'une maladie sont riches d'enseignements et l'aident à déterminer un type constitutionnel. Par exemple, l'approche de l'orage provoque une migraine chez certains alors que d'autres s'en trouvent détendus et rassurés. Quelqu'un qui souffre d'une douleur au genou se sentira mieux avec une application chaude, mais moins bien dans une atmosphère surchauffée. D'autres caractéristiques, comme se sentir plus dynamique et créatif au réveil, ou avoir du mal à sortir du lit et être en pleine forme le soir, sont également précieuses pour le médecin.

La réaction à l'air marin *Certains sont revigorés par l'air marin, d'autres le trouvent épuisant. Il est intéressant pour l'homéopathe de savoir si une affection spécifique, tel l'asthme, est améliorée ou aggravée par l'air marin.*

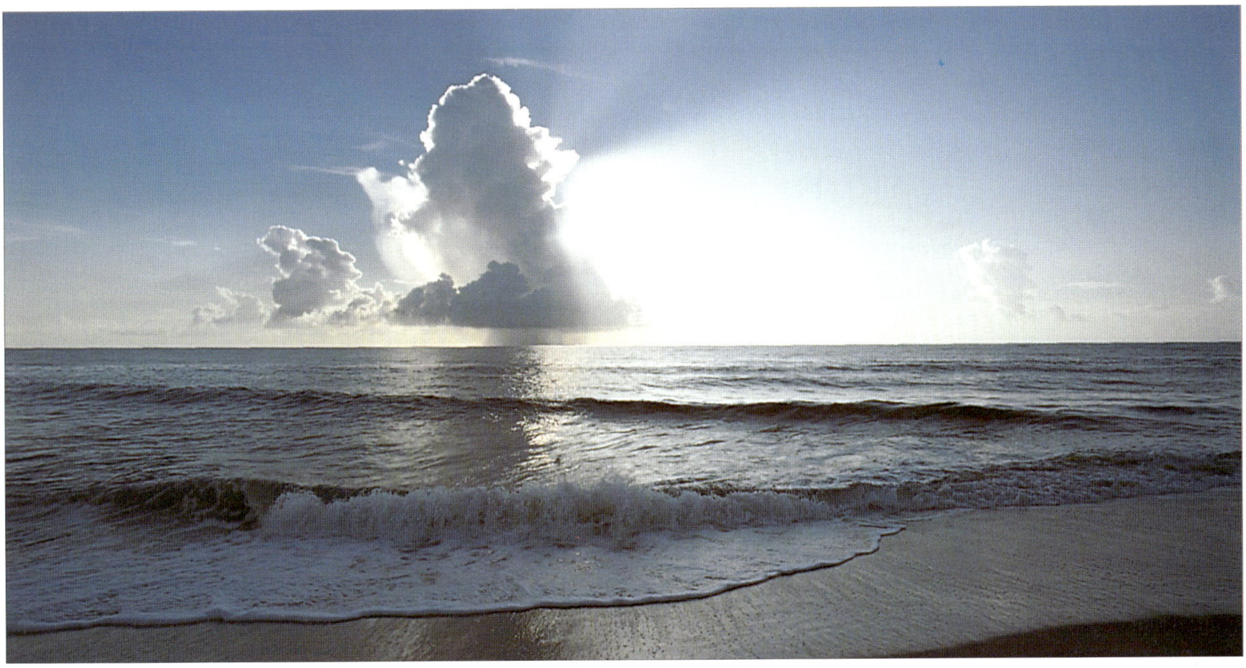

L'IMPORTANCE DU SOMMEIL

Le manque de sommeil est une cause aggravante de stress et peut aboutir à une maladie. Un grand nombre de gens souffrent du manque de repos et de sommeil dû à un stress physique ou psychique prolongé.

Paradoxalement, plus on est fatigué, plus on semble débordant d'énergie, et moins on arrive à dormir.

Le rythme du sommeil, les rêves et la position habituelle du dormeur sont parfois pris en compte par l'homéopathe dans la sélection du type constitutionnel

L'INFLUENCE DU STRESS

Tout ce qui pèse sur le fonctionnement du corps peut être défini comme une tension dont chacun est affecté de manière différente. Ainsi, certains résistent bien au stress en milieu professionnel et se révèlent plus efficaces, alors que d'autres en deviennent irritables et se sentent vite débordés.

À dose raisonnable, le stress peut améliorer les performances et l'efficacité. C'est seulement lorsqu'il atteint un niveau trop élevé que la fatigue survient. Ici encore, le point de rupture n'est pas le même pour tout le monde. Il convient alors de se calmer et de se reposer afin de ne pas laisser place à l'épuisement et à la maladie.

Le stress provoque une poussée d'hormones telles que l'adrénaline, la noradrenaline et les corticostéroïdes. À court terme, celles-ci entraînent une accélération des rythmes respiratoire et cardiaque, fragilisent l'estomac et accroissent la tension musculaire.

À long terme, le stress mène à une longue liste d'affections : hypertension, chute des cheveux, problèmes de peau, ulcères de la bouche, asthme, angine, gastrite, ulcères de l'estomac, tics nerveux, entérite, troubles de la vésicule, troubles cardiaques, cancer, troubles pulmonaires et, même, tendances suicidaires. Il cause l'aggravation de maladies telles que la sclérose en plaques, le diabète et l'herpès. Certains sujets deviennent dépendants de l'état d'excitation causé par l'adrénaline et, recherchant délibérément le grand frisson, se tournent vers les sports dangereux ou recherchent de l'aide dans la drogue et sont rapidement frappés d'épuisement.

Il est généralement facile de se débarrasser d'un stress aigu ou à court terme ; c'est souvent un incident banal qui brise la tension. Le stress à long terme ou chronique pose plus de problèmes et s'accompagne la plupart du temps d'une perte de motivation, voire de désespoir, et peut aller jusqu'à la folie.

Le stress apparaît dans les cas de chômage ou de pauvreté. Il est courant dans les familles désunies et est fréquemment lié à un manque de communication. L'éloignement de sa famille ou de ses amis, la solitude ou encore un programme d'activités trop chargé en un délai réduit sont des facteurs aggravants. Toute difficulté qui ne peut être partagée ou résolue, comme les problèmes sexuels ou familiaux, favorise le stress.

CALMER LE STRESS

Toute activité qui relaxe le corps et calme l'esprit dissipe le stress. Ces activités varient selon les individus : faire du sport, prendre un bain chaud, partir en vacances, aller au cinéma, faire l'amour..., autant d'occupations qui permettent à nombre de personnes de conserver leur équilibre. À d'autres, elles ne suffisent pas, et il leur faut une technique interne pour accéder à la paix de l'esprit. Le yoga, le tai-chi, la respiration profonde, la technique d'Alexander (une méthode de travail sur les postures corporelles), la psychothérapie et la méditation s'avèrent alors fort utiles.

Une vision objective des événements en période de stress est très importante, car elle limite la vulnérabilité de l'individu et lui permet de mieux faire face. Dans l'ensemble, les optimistes surmontent mieux le stress que les pessimistes. Ces derniers gardent difficilement leur calme et sont vite submergés. Une attitude positive aide à mieux gérer ces moments de crise.

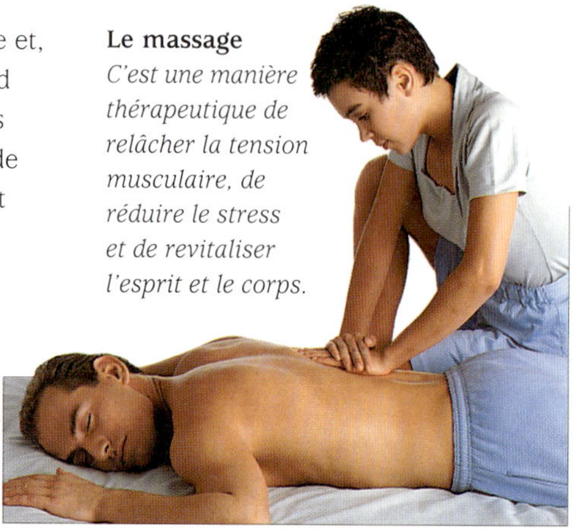

Le massage *C'est une manière thérapeutique de relâcher la tension musculaire, de réduire le stress et de revitaliser l'esprit et le corps.*

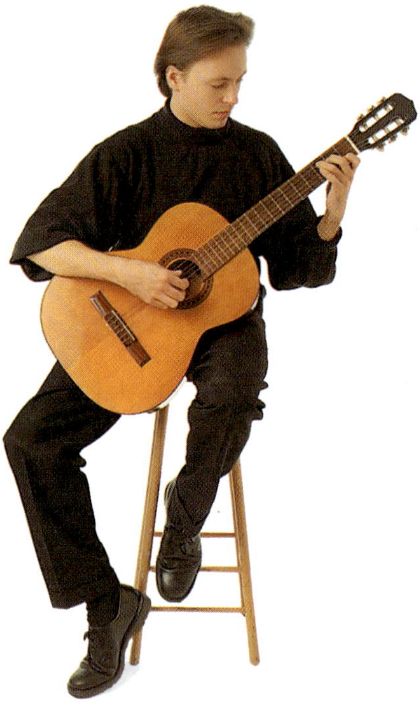

La musique *Jouer ou écouter de la musique sont d'excellents moyens de se détendre et de se libérer l'esprit.*

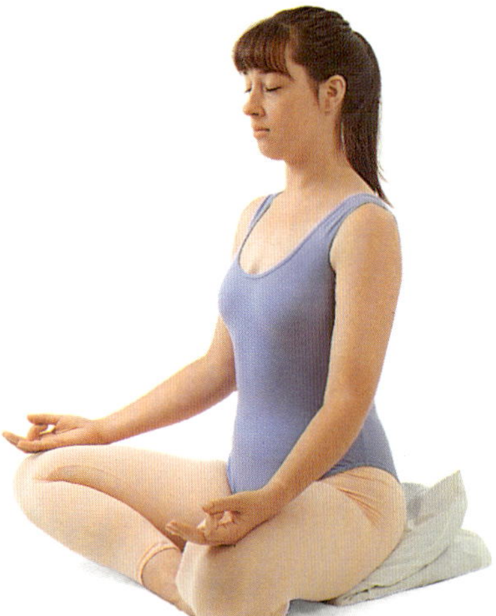

La méditation *Elle calme l'esprit et contribue à réduire le stress.*

COMMENT MESURER LE STRESS

Le questionnaire qui suit permet d'évaluer le stress. Le total indique le niveau de stress que vous avez subi ainsi que les risques de maladies liées au stress. Toutefois, ce questionnaire n'est rien de plus qu'un guide et ne tient pas compte des réactions de chacun face au stress.

Marquez vos points	
Oui/toujours	1
Probablement/généralement	2
Peut-être/cela dépend	3
Rarement/pas beaucoup	4
Non/jamais	5

Additionnez vos points. Si vous totalisez moins de 50 points, vous réagissez sans doute bien. Un total plus élevé indique que vous êtes vulnérable au stress.

QUESTIONS

1. Mangez-vous au moins un repas chaud et équilibré par jour ?	☐	**11.** Allez-vous régulièrement chez des amis ?	☐
2. Avez-vous 7 heures de sommeil pendant 4 nuits par semaine au moins ?	☐	**12.** Avez-vous un réseau d'amis et de relations ?	☐
3. Donnez-vous et recevez-vous souvent des témoignages d'affection ?	☐	**13.** Avez-vous un(e) ami(e) proche à qui vous confier ?	☐
4. Avez-vous à moins de 50 km de la famille sur qui vous pouvez compter ?	☐	**14.** Êtes-vous en bonne santé ?	☐
5. Faites-vous de l'exercice au point de transpirer au moins deux fois par semaine ?	☐	**15.** Exprimez-vous vos sentiments quand vous êtes en colère ou inquiet ?	☐
6. Fumez-vous moins de 10 cigarettes par jour ?	☐	**16.** Discutez-vous régulièrement de vos problèmes quotidiens avec ceux qui vous entourent ?	☐
7. Buvez-vous de l'alcool moins de cinq fois par semaine ?	☐	**17.** Avez-vous des distractions au moins une fois par semaine ?	☐
8. Avez-vous un poids moyen pour votre taille ?	☐	**18.** Gérez-vous votre temps de manière à vous garder un moment de tranquillité chaque jour ?	☐
9. Avez-vous des revenus conformes à vos besoins ?	☐	**19.** Buvez-vous moins de 3 tasses de café par jour ?	☐
10. Puisez-vous de la force dans une foi religieuse, philosophique ou autre ?	☐	**20.** Avez-vous une vision optimiste de la vie ?	☐

Extrait de The Susceptibility Scale of the Stress Audit, *conçu par Lyle H. Miller, Alma Dell Smith et Larry Rothstein, du Medical Center de l'université de Boston, et reproduit avec leur autorisation.*

TOTAL

COMMENT VENIR À BOUT DU STRESS

En suivant cette ligne de conduite, vous réduirez la tension.

- Ne vous occupez que des choses sur lesquelles vous pouvez agir.
- Ne réglez qu'un problème à la fois.
- Exposez vos problèmes à votre entourage et écoutez ses conseils.
- Agissez, même si vous devez vous tromper. Rappelez-vous que tout le monde peut faire des erreurs.
- Ne ressassez pas les vieilles rancunes.
- Détendez-vous tous les jours.
- Trouvez des occupations qui vous sortent de l'isolement.
- Fixez-vous des horaires pour les repas, le sommeil, l'exercice, la détente.
- Oubliez vos problèmes après 20 h si vous le pouvez.
- Le cas échéant, acceptez de reconnaître que vous êtes dépassé par les événements, et allez chercher de l'aide auprès d'un proche ou d'un spécialiste.

LE QUESTIONNAIRE DU TYPE CONSTITUTIONNEL

Le questionnaire des pages 32 à 45 est une version simplifiée des questions posées par un homéopathe lors d'une première consultation. Il vous montrera l'importance que l'homéopathe accorde à la personnalité et au tempérament de ses patients. Il vous permettra aussi de savoir à quel type, parmi les 15 présentés plus loin, vous ressemblez le plus. Il vous aidera à mieux vous connaître et à savoir comment fonctionne l'homéopathie. Toutefois, vous n'en saurez pas suffisamment pour faire de l'automédication « constitutionnelle », car il faut des années d'expérience pour y parvenir.

COMMENT REMPLIR LE QUESTIONNAIRE

Il est divisé en quatre parties :

- **Personnalité et tempérament**
- **Préférences alimentaires**
- **Peurs et phobies**
- **Modalités**

1 Répondez rapidement – vous ne devez pas mettre plus de 10 minutes – à la totalité du questionnaire.

2 Cochez les cases qui correspondent le mieux à votre cas. Si la question ne vous concerne pas, ne cochez pas.

Cochez uniquement les cases qui vous concernent.

Colonnes des remèdes

Comptez 5 points par médicament inscrit dans la colonne « Énormément ».

QUESTIONNAIRE

32

PERSONNALITÉ ET TEMPÉRAMENT

PERSONNALITÉ ET TEMPÉRAMENT	ÉNORMÉMENT Comptez 5 points par remède	BEAUCOUP Comptez 3 points par remède	UN PEU Comptez 1 point par remède
PLEURE FACILEMENT (sans raison apparente)	☑ NM PULS SEP SULF	☐ NM PULS EP SULF	☐ GRAPH LYC
PLEURE QUAND ON LE REMERCIE	☐ LYC	☑ LYC (comptez 5)	☐ LYC
PLEURE D'ANGOISSE	☐ GRAPH	☐ GRAPH (comptez 5)	☑ ARS NM
PLEURE SUR LUI-MÊME	☐ CALC PULS	☑ CALC PULS	☐ CALC PULS
PLEURE EN ÉCOUTANT DE LA MUSIQUE	☐ GRAPH NM	☐ GRAPH NM	☑ NV
SOULAGÉ PAR LES PLEURS	☐ LACH PULS	☑ LACH PULS	☐ GRAPH LYC
PLEURE AVANT LES RÈGLES	☐ PULS	☐ PULS	☑ LYC NM PHOS SEP
AIME QU'ON COMPATISSE	☐ PHOS PULS	☑ PHOS PULS	☐ PHOS PULS
DÉTESTE QU'ON COMPATISSE	☐ IGN NM SEP SIL	☐ IGN NM SEP SIL	☑ ARS
EST COMPATISSANT	☐ PHOS PULS	☑ PHOS PULS	☐ IGN NM NV
MANQUE DE COMPASSION (surtout envers sa famille)	☐ PHOS SEP	☐ PHOS SEP	☑ LYC PHOS SEP
SOUPIRE FRÉQUEMMENT	☐ IGN	☑ IGN (comptez 5)	☐ GRAPH NM NV PULS SEP

Répondez au questionnaire et remplissez le tableau d'évaluation ci-contre. Totalisez les points de chaque remède et reportez-les p. 46.

TABLEAU D'ÉVALUATION N° 1

Argentum nit. ARG	Arsen. alb. ARS	Calc. carb. CALC	Graphites GRAPH	Ignatia IGN	Lachesis LACH	Lycopodium LYC	Merc. sol. MERC	Nat. mur NM	Nux vomica NV	Phosphorus PHOS	Pulsatilla PULS	Sepia SEP	Silicea SIL	Sulfur SULF
								5			5	5		5
						5								
	1							1						
		3									3			
									1					
					3						3			
						1		1		1		1		
										3	3			
	1													
										3	3			
						1				1		1		
				5										
ARG	ARS	CALC	GRAPH	IGN	LACH	LYC	MERC	NM	NV	PHOS	PULS	SEP	SIL	SULF
0	2	3	0	5	3	7	0	7	1	8	17	7	0	5

VOTRE ÉTAT DE SANTÉ

Comptez 3 points par médicament inscrit dans la colonne « Beaucoup », sauf indication contraire.

Comptez 1 point par médicament inscrit dans la colonne « Un peu ».

Nom abrégé de 15 remèdes clés

Les points supplémentaires sont entre parenthèses.

Additionnez les remèdes dans chaque colonne et reportez ces chiffres dans les tableaux récapitulatifs correspondants, pp. 46-47.

COMMENT CALCULER

1 Après avoir complété le questionnaire, remplissez le tableau d'évaluation.
Comptez 5 points pour une case cochée dans la colonne « Énormément », 3 points pour une case cochée dans « Beaucoup », 1 point pour une case cochée dans la colonne « Un peu ».

2 Inscrivez les chiffres dans la colonne des remèdes correspondants sur le tableau d'évaluation adjacent.
Il arrive que des cases situées dans la colonne « Énormément » mentionnent un nombre de points supérieur. Dans ce cas, ne cochez que le chiffre indiqué entre parenthèses.

QUESTIONNAIRE

ÉNORMÉMENT Comptez 5 points par remède	BEAUCOUP Comptez 3 points par remède	UN PEU Comptez 1 point par remède
☐ NM PULS SEP SULF	☐ NM PULS SEP SULF	☑
☐ LYC	☑ LYC (comptez 5)	☐

Ce remède mentionne un chiffre supérieur. Comptez 5 points au lieu de 3.

Si aucun remède ne figure à côté de la case, ne comptez rien.

TABLEAU D'ÉVALUATION

Argentum nit. ARG	Arsen. alb. ARS	Calc. carb. CALC	Graphites GRAPH	Ignatia IGN	Lachesis LACH	Lycopodium LYC	Merc. sol. MERC	Nat. mur. NM	Nux vomica NV	Phosphorus PHOS	Pulsatilla PULS	Sepia SEP	Silicea SIL	Sulfur SULF
				5				5						

Reportez dans la colonne des remèdes les chiffres correspondant à la colonne cochée

LE CALCUL FINAL

1 Faites le total de points de chaque remède et inscrivez-le au bas de la colonne correspondante.

2 Après avoir rempli les tableaux d'évaluation, reportez les totaux dans les tableaux récapitulatifs correspondants, pp. 46-47.

3 Reportez les totaux des tableaux récapitulatifs sur le tableau de calcul final et additionnez les chiffres remède par remède une dernière fois.

TABLEAU D'ÉVALUATION

ARG	ARS	CALC	GRAPH	IGN	LACH	LYC	MERC	NM	NV	PHOS	PULS	SEP	SIL	SULF
0	2	3	0	5	3	7	0	7	1	8	17	7	0	5

Inscrivez au bas des colonnes le nombre de points totalisé par chaque remède.

Reportez ces chiffres sur les tableaux récapitulatifs correspondants, pp. 46-47.

LE RÉSULTAT

Le chiffre le plus élevé obtenu dans le tableau de calcul final représente le type constitutionnel qui vous correspond le mieux. Si le même chiffre apparaît plusieurs fois, vous êtes probablement un mélange de plusieurs types. Comparez-les et choisissez le plus proche de vous.

TYPE CONSTITUTIONNEL DU DICTIONNAIRE DES REMÈDES

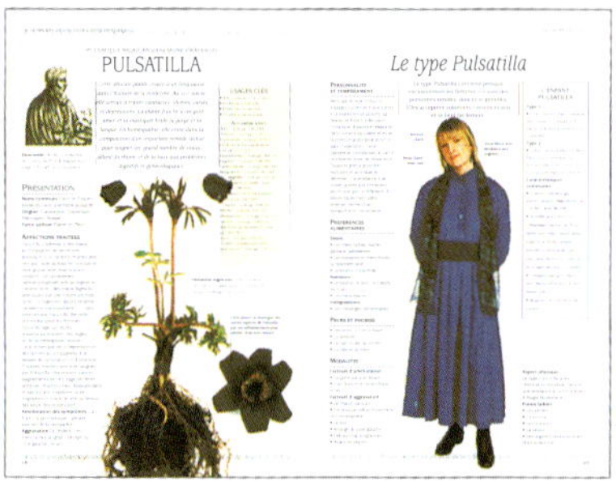

Choisir un type constitutionnel
Le chiffre le plus élevé indique à quel type constitutionnel vous appartenez. Consultez la page où son profil est brossé, et voyez si vous vous reconnaissez.

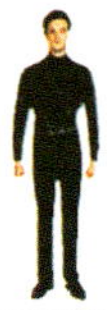
ARGENTUM NIT. *voir pp. 52-53*

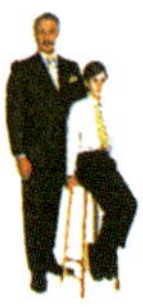
ARSEN.ALB. *voir pp. 50-51*

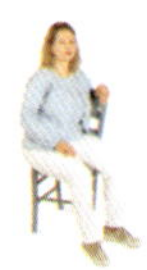
CALC.CARB. *voir pp. 54-55*

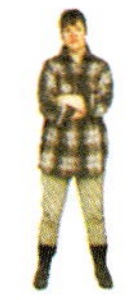
GRAPHITES *voir pp. 56-57*

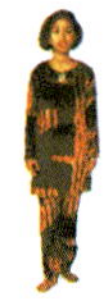
IGNATIA *voir pp. 60-61*

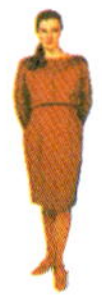
LACHESIS *voir pp. 62-63*

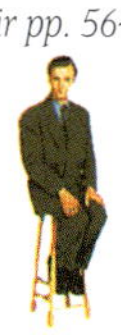
LYCOPODIUM *voir pp. 64-65*

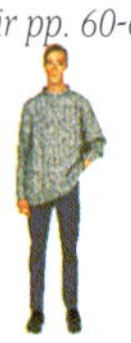
MERC. SOL. *voir pp. 58-59*

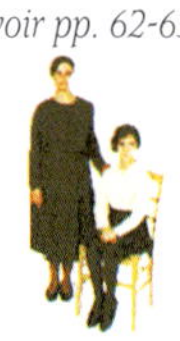
NAT. MUR. *voir pp. 66-67*

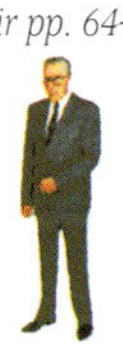
NUX VOMICA *voir pp. 76-77*

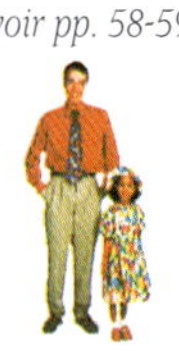
PHOSPHORUS *voir pp. 68-69*

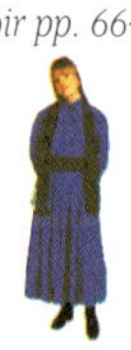
PULSATILLA *voir pp. 70-71*

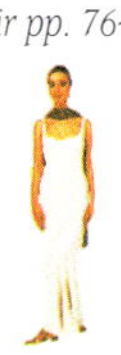
SEPIA *voir pp. 72-73*

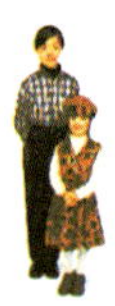
SILICEA *voir pp. 74-75*

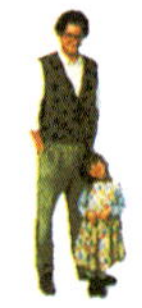
SULFUR *voir pp.78-79*

PERSONNALITÉ ET TEMPÉRAMENT

PERSONNALITÉ ET TEMPÉRAMENT	ÉNORMÉMENT Comptez 5 points par remède	BEAUCOUP Comptez 3 points par remède	UN PEU Comptez 1 point par remède
PLEURE FACILEMENT (sans raison apparente)	NM PULS SEP SULF	NM PULS EP SULF	GRAPH LYC
PLEURE QUAND ON LE REMERCIE	LYC	LYC (comptez 5)	LYC
PLEURE D'ANGOISSE	GRAPH	GRAPH (comptez 5)	ARS NM
PLEURE SUR LUI-MÊME	CALC PULS	CALC PULS	CALC PULS
PLEURE EN ÉCOUTANT DE LA MUSIQUE	GRAPH NM	GRAPH NM	NV
SOULAGÉ PAR LES PLEURS	LACH PULS	LACH PULS	GRAPH LYC
PLEURE AVANT LES RÈGLES	PULS	PULS	LYC NM PHOS SEP
AIME QU'ON COMPATISSE	PHOS PULS	PHOS PULS	PHOS PULS
DÉTESTE QU'ON COMPATISSE	IGN NM SEP SIL	IGN NM SEP SIL	ARS
EST COMPATISSANT	PHOS PULS	PHOS PULS	IGN NM NV
MANQUE DE COMPASSION (surtout envers sa famille)	PHOS SEP	PHOS SEP	LYC PHOS SEP
SOUPIRE FRÉQUEMMENT	IGN	IGN (comptez 5)	GRAPH NM NV PULS SEP

Répondez au questionnaire et remplissez le tableau d'évaluation ci-contre.
Totalisez les points de chaque remède et reportez-les p. 46.

TABLEAU D'ÉVALUATION N° 1

Argentum nit. ARG	Arsen. alb. ARS	Calc. carb. CALC	Graphites GRAPH	Ignatia IGN	Lachesis LACH	Lycopodium LYC	Merc. sol. MERC	Nat. mur. NM	Nux vomica NV	Phosphorus PHOS	Pulsatilla PULS	Sepia SEP	Silicea SIL	Sulfur SULF
ARG	ARS	CALC	GRAPH	IGN	LACH	LYC	MERC	NM	NV	PHOS	PULS	SEP	SIL	SULF

PERSONNALITÉ ET TEMPÉRAMENT

PERSONNALITÉ ET TEMPÉRAMENT	ÉNORMÉMENT Comptez 5 points par remède	BEAUCOUP Comptez 3 points par remède	UN PEU Comptez 1 point par remède
Tendance à ressasser ou à bouder	☐ IGN NM	☐ IGN NM	☐ ARS
Irritable pour un rien	☐ NV	☐ NV	☐ ARS CALC NM PHOS
Irritable avant les règles	☐ SEP	☐ SEP	☐ LACH LYC NM NV PULS
Facilement en colère	☐ LYC NV	☐ LYC NV	☐ PHOS
Tyrannique (surtout en famille)	☐ LYC	☐ LYC (comptez 5)	☐ LYC
Ne supporte pas la contradiction	☐ IGN LYC SEP	☐ IGN LYC SEP	☐ NV SIL
Porté à la contradiction	☐ IGN LACH	☐ IGN LACH	☐ ARS LYC MERC SEP
Impulsif	☐ ARG IGN PULS	☐ ARG IGN PULS	☐ ARS
Changeant et inconstant	☐ IGN	☐ IGN	☐ GRAPH
Jaloux	☐ LACH NV	☐ LACH NV	☐ LYC PULS
Suspicieux	☐ ARS LACH LYC	☐ ARS LACH LYC	☐ MERC NV PHOS SULF
Critique	☐ ARS GRAPH SULF	☐ ARS GRAPH SULF	☐ LACH LYC MERC NV PHOS

Répondez au questionnaire et remplissez le tableau d'évaluation ci-contre.
Totalisez les points de chaque remède et reportez-les p. 46.

TABLEAU D'ÉVALUATION N° 2

Argentum nit. ARG	Arsen. alb. ARS	Calc. carb. CALC	Graphites GRAPH	Ignatia IGN	Lachesis LACH	Lycopodium LYC	Merc. sol. MERC	Nat. mur. NM	Nux vomica NV	Phosphorus PHOS	Pulsatilla PULS	Sepia SEP	Silicea SIL	Sulfur SULF
ARG	ARS	CALC	GRAPH	IGN	LACH	LYC	MERC	NM	NV	PHOS	PULS	SEP	SIL	SULF
☐	☐	☐	☐	☐	☐	☐	☐	☐	☐	☐	☐	☐	☐	☐

PERSONNALITÉ ET TEMPÉRAMENT

PERSONNALITÉ ET TEMPÉRAMENT	ÉNORMÉMENT Comptez 5 points par remède	BEAUCOUP Comptez 3 points par remède	UN PEU Comptez 1 point par remède
MÉTICULEUX	☐ ARS NV PULS	☐ ARS NV PULS	☐ CALC GRAPH NM
SOUCIEUX DE PRÉCISION/ D'EXACTITUDE	☐ ARS	☐ ARS	☐ PULS
CONSCIENCIEUX POUR DES QUESTIONS BANALES	☐ ARS IGN SIL SULF	☐ ARS IGN SIL SULF	☐ LYC NV PULS
VANITEUX	☐ LYC SULF	☐ LYC SULF	☐ LYC PULS SULF
ÉGOCENTRIQUE	☐ LYC SULF	☐ LYC SULF	☐ LACH PULS SIL
AMBITIEUX	☐ NV	☐ NV	☐ ARS IGN LACH LYC SULF
AIME FAIRE DES THÉORIES	☐ SULF	☐ SULF	☐ LACH SEP
PESSIMISTE	☐ ARS	☐ ARS	☐ NV
S'INQUIÈTE POUR UN RIEN	☐ ARS CALC IGN	☐ ARS CALC IGN	☐ LYC NM PULS SULF
ANGOISSÉ EN PRÉSENCE DES AUTRES	☐ LYC	☐ LYC (comptez 5)	☐ LYC
ANGOISSÉ QUAND ON COMPTE SUR LUI	☐ ARS LYC	☐ ARS LYC	☐ ARG IGN
ANGOISSÉ AVEC UN SENTIMENT D'URGENCE	☐ ARG NM	☐ ARG NM	☐ ARG NM

Répondez au questionnaire et remplissez le tableau d'évaluation ci-contre.
Totalisez les points de chaque remède et reportez-les p. 46.

TABLEAU D'ÉVALUATION N° 3

Argentum nit. ARG	Arsen. alb. ARS	Calc. carb. CALC	Graphites GRAPH	Ignatia IGN	Lachesis LACH	Lycopodium LYC	Merc. sol. MERC	Nat. mur. NM	Nux vomica NV	Phosphorus PHOS	Pulsatilla PULS	Sepia SEP	Silicea SIL	Sulfur SULF
ARG	ARS	CALC	GRAPH	IGN	LACH	LYC	MERC	NM	NV	PHOS	PULS	SEP	SIL	SULF
☐	☐	☐	☐	☐	☐	☐	☐	☐	☐	☐	☐	☐	☐	☐

PERSONNALITÉ ET TEMPÉRAMENT

PERSONNALITÉ ET TEMPÉRAMENT	ÉNORMÉMENT Comptez 5 points par remède	BEAUCOUP Comptez 3 points par remède	UN PEU Comptez 1 point par remède
ANXIEUX ET PRUDENT	☐ ARS	☐ ARS	☐ IGN LYC PULS
ANXIEUX ET INDÉCIS	☐ GRAPH	☐ GRAPH (comptez 5)	☐ GRAPH
ACCOMMODANT ET PASSIF	☐ PULS SIL	☐ PULS SIL	☐ ARS IGN LYC NM NV PHOS
MANQUE DE CONFIANCE	☐ LYC SIL	☐ LYC SIL	☐ NM NV PULS
PEUR DE L'OPINION DES AUTRES	☐ NV PULS	☐ NV PULS	☐ LYC
ÉVITE D'ENTREPRENDRE PAR PEUR DE L'ÉCHEC	☐ ARG ARS LYC SIL	☐ ARG ARS LYC SIL	☐ ARG ARS LYC SIL
N'OSE PAS PARLER EN PUBLIC (mais en a la capacité)	☐ LYC SIL	☐ LYC SIL	☐ LYC SIL
APPRÉHENDE AVANT DE FAIRE QUELQUE CHOSE	☐ ARG LYC NM	☐ ARG LYC NM	☐ ARS SIL
INHIBÉ	☐ MERC	☐ MERC	☐ LYC NM PULS SIL
IMPRESSIONNABLE	☐ PHOS	☐ PHOS	☐ ARG
VIF D'ESPRIT	☐ IGN LACH PHOS	☐ IGN LACH PHOS	☐ NV SULF
D'ESPRIT LENT	☐ ARS CALC PHOS PULS	☐ ARS CALC PHOS PULS	☐ GRAPH SEP SULF

Répondez au questionnaire et remplissez le tableau d'évaluation ci-contre.
Totalisez les points de chaque remède et reportez-les p. 46.

TABLEAU D'ÉVALUATION N° 4

Argentum nit. ARG	Arsen. alb. ARS	Calc. carb. CALC	Graphites GRAPH	Ignatia IGN	Lachesis LACH	Lycopodium LYC	Merc. sol. MERC	Nat. mur. NM	Nux vomica NV	Phosphorus PHOS	Pulsatilla PULS	Sepia SEP	Silicea SIL	Sulfur SULF
ARG ☐	ARS ☐	CALC ☐	GRAPH ☐	IGN ☐	LACH ☐	LYC ☐	MERC ☐	NM ☐	NV ☐	PHOS ☐	PULS ☐	SEP ☐	SIL ☐	SULF ☐

PERSONNALITÉ ET TEMPÉRAMENT

PERSONNALITÉ ET TEMPÉRAMENT	ÉNORMÉMENT Comptez 5 points par remède	BEAUCOUP Comptez 3 points par remède	UN PEU Comptez 1 point par remède
BAVARD, CHANGE SOUVENT DE SUJET	LACH	LACH (comptez 5)	LACH
A TENDANCE À REMETTRE À PLUS TARD	LYC	LYC (comptez 5)	SULF
AGITÉ AU TRAVAIL	GRAPH	GRAPH (comptez 5)	GRAPH
ANXIEUX AU RÉVEIL	GRAPH LACH	GRAPH LACH	LYC NV PHOS
INQUIET POUR SA SANTÉ	ARG LYC PHOS	ARG LYC PHOS	CALC PULS SEP
RÉPRIME SON CHAGRIN APRÈS UN DEUIL	IGN NM	IGN NM	IGN NM
AFFECTUEUX	PHOS	PHOS PULS	ARS IGN NM
SE SENT MEILLEUR MORAL APRÈS UN EFFORT PHYSIQUE	SEP	SEP	IGN
N'AIME PAS QU'ON LE TOUCHE	NM SEP	NM SEP	IGN LACH SIL
CLAIRVOYANT	PHOS	PHOS (comptez 5)	CALC LACH SIL
FAIBLE LIBIDO (femme)	NM SEP	NM SEP	GRAPH LACH LYC PHOS SULF
FAIBLE LIBIDO (homme)	GRAPH LYC	GRAPH LYC	IGN

Répondez au questionnaire et remplissez le tableau d'évaluation ci-contre.
Totalisez les points de chaque remède et reportez-les p. 46.

TABLEAU D'ÉVALUATION N° 5

Argentum nit. ARG	Arsen. alb. ARS	Calc. carb. CALC	Graphites GRAPH	Ignatia IGN	Lachesis LACH	Lycopodium LYC	Merc. sol. MERC	Nat. mur. NM	Nux vomica NV	Phosphorus PHOS	Pulsatilla PULS	Sepia SEP	Silicea SIL	Sulfur SULF
ARG	ARS	CALC	GRAPH	IGN	LACH	LYC	MERC	NM	NV	PHOS	PULS	SEP	SIL	SULF

PRÉFÉRENCES ALIMENTAIRES

PRÉFÉRENCES ALIMENTAIRES	ÉNORMÉMENT Comptez 5 points par remède	BEAUCOUP Comptez 3 points par remède	UN PEU Comptez 1 point par remède
GOÛT POUR LES BOISSONS ET LES ALIMENTS CHAUDS	ARS	ARS (comptez 5)	LYC
DÉGOÛT POUR LES ALIMENTS CHAUDS	GRAPH PHOS PULS	GRAPH PHOS PULS	CALC IGN LACH LYC SIL
GOÛT POUR LES ALIMENTS CRUS	SIL SULF	SIL SULF	CALC IGN
PERD L'APPÉTIT PENDANT LES RÈGLES	IGN	IGN (comptez 5)	LYC PULS
NE SUPPORTE PAS LES MÉLANGES D'ALIMENTS	LYC	LYC	PULS SIL
MANGE EN S'EMPIFFRANT	LYC PULS	LYC PULS	CALC SULF
NE SUPPORTE PAS LES FRUITS	ARS PULS	ARS PULS	LYC SEP
DÉTESTE LES FRUITS	IGN PHOS PULS	IGN PHOS PULS	ARS IGN PHOS PULS
AIME LES ŒUFS (surtout à la coque)	CALC	CALC	PULS
DÉTESTE LES ŒUFS	PULS SULF	PULS SULF	PHOS
NE SUPPORTE PAS LES HARICOTS ET LES POIS	LYC	LYC	CALC
AIME LES FÉCULENTS	LACH LYC	LACH LYC	CALC NM SULF

Répondez au questionnaire et remplissez le tableau d'évaluation ci-contre.
Totalisez les points de chaque remède et reportez-les p. 46.

TABLEAU D'ÉVALUATION N° 1

Argentum nit. ARG	Arsen. alb. ARS	Calc. carb. CALC	Graphites GRAPH	Ignatia IGN	Lachesis LACH	Lycopodium LYC	Merc. sol. MERC	Nat. mur. NM	Nux vomica NV	Phosphorus PHOS	Pulsatilla PULS	Sepia SEP	Silicea SIL	Sulfur SULF
ARG	ARS	CALC	GRAPH	IGN	LACH	LYC	MERC	NM	NV	PHOS	PULS	SEP	SIL	SULF

PRÉFÉRENCES ALIMENTAIRES

PRÉFÉRENCES ALIMENTAIRES	ÉNORMÉMENT Comptez 5 points par remède	BEAUCOUP Comptez 3 points par remède	UN PEU Comptez 1 point par remède
AIME LE PAIN ET LE BEURRE	☐ MERC	☐ MERC (comptez 5)	☐ IGN PULS
AIME LES ALIMENTS RICHES ET GRAS	☐ NV SULF	☐ NV SULF	☐ ARS PHOS SIL
NE DIGÈRE PAS LES ALIMENTS RICHES ET GRAS	☐ GRAPH PULS	☐ GRAPH PULS	☐ AR LYC SEP SULF
AIME LES GLACES	☐ PHOS	☐ PHOS	☐ CALC PULS SIL
AIME LE BEURRE DE CACAHUÈTE	☐ PULS	☐ PULS (comptez 5)	☐ PULS
AIME LE FROMAGE	☐ ARG PHOS	☐ ARG PHOS	☐ CALC IGN PULS SEP
AIME L'HUILE D'OLIVE	☐ ARS LYC	☐ ARS LYC	☐ CALC SULF
N'AIME PAS LE PORC	☐ PULS	☐ PULS	☐ SEP
AIME LE SUCRÉ	☐ ARG LYC SULF	☐ ARG LYC SULF	☐ ARS CALC PHOS PULS SEP
N'AIME PAS LE SUCRÉ	☐ GRAPH	☐ GRAPH	☐ ARG ARS LYC MERC PHOS SULF
AIME LE SUCRÉ MAIS NE LE DIGÈRE PAS	☐ ARG LYC SULF	☐ ARG LYC SULF	☐ CALC PHOS PULS
AIME LE SUCRÉ ET LE SUPPORTE	☐ ARS SEP	☐ ARS SEP	☐ ARS SEP

Répondez au questionnaire et remplissez le tableau d'évaluation ci-contre.
Totalisez les points de chaque remède et reportez-les p. 46.

TABLEAU D'ÉVALUATION N° 2

Argentum nit. ARG	Arsen. alb. ARS	Calc. carb. CALC	Graphites GRAPH	Ignatia IGN	Lachesis LACH	Lycopodium LYC	Merc. sol. MERC	Nat. mur. NM	Nux vomica NV	Phosphorus PHOS	Pulsatilla PULS	Sepia SEP	Silicea SIL	Sulfur SULF
ARG	ARS	CALC	GRAPH	IGN	LACH	LYC	MERC	NM	NV	PHOS	PULS	SEP	SIL	SULF
☐	☐	☐	☐	☐	☐	☐	☐	☐	☐	☐	☐	☐	☐	☐

PRÉFÉRENCES ALIMENTAIRES

PRÉFÉRENCES ALIMENTAIRES	ÉNORMÉMENT Comptez 5 points par remède	BEAUCOUP Comptez 3 points par remède	UN PEU Comptez 1 point par remède
Ne supporte pas les pâtisseries	PULS	PULS	LYC PHOS
Aime le salé	ARG NM PHOS	ARG NM PHOS	CALC
N'aime pas le salé	GRAPH	GRAPH	MERC NM SEP
Aime les huîtres	LACH	LACH	CALC LYC NM SULF
N'aime pas le poisson	GRAPH	GRAPH	PHOS
Ne supporte pas les fruits de mer	LYC	LYC (comptez 5)	LYC
Aime le citron	SEP	SEP	MERC NM PULS
Aime les condiments	SEP	SEP	ARS IGN LACH SULF
N'aime pas les tomates	PHOS	PHOS (comptez 5)	PHOS
Aime les mets épicés	NV PHOS SULF	NV PHOS SULF	ARS
Ne supporte pas l'ail	PHOS	PHOS (comptez 5)	PHOS
Ne supporte pas l'oignon	LYC	LYC	IGN PULS SULF

Répondez au questionnaire et remplissez le tableau d'évaluation ci-contre.
Totalisez les points de chaque remède et reportez-les p. 46.

TABLEAU D'ÉVALUATION N° 3

Argentum nit. ARG	Arsen. alb. ARS	Calc. carb. CALC	Graphites GRAPH	Ignatia IGN	Lachesis LACH	Lycopodium LYC	Merc. sol. MERC	Nat. mur. NM	Nux vomica NV	Phosphorus PHOS	Pulsatilla PULS	Sepia SEP	Silicea SIL	Sulfur SULF
ARG	ARS	CALC	GRAPH	IGN	LACH	LYC	MERC	NM	NV	PHOS	PULS	SEP	SIL	SULF

PRÉFÉRENCES ALIMENTAIRES

PRÉFÉRENCES ALIMENTAIRES	ÉNORMÉMENT Comptez 5 points par remède	BEAUCOUP Comptez 3 points par remède	UN PEU Comptez 1 point par remède
AIME LE LAIT	ARS CALC MERC NM NV PHOS SIL	ARS CALC MERC NM NV PHOS SIL	ARS CALC MERC NM NV PHOS SIL
NE SUPPORTE PAS LE LAIT	CALC SEP SULF	CALC SEP SULF	ARS LYC NM NV PHOS PULS
RÉTICENT À TÉTER LORSQU'IL ÉTAIT BÉBÉ	SIL	SIL	CALC MERC
NE SUPPORTE PAS LES BOISSONS CHAUDES	LACH PHOS PULS SULF	LACH PHOS PULS SULF	LACH PHOS PULS SULF
NE SUPPORTE PAS LES BOISSONS GLACÉES	ARS	ARS	NV PULS
AIME LES BOISSONS PÉTILLANTES	PHOS	PHOS (comptez 5)	PHOS
AIME L'ALCOOL	ARS LACH NV SULF	ARS LACH NV SULF	CALC LYC PHOS PULS SEP
NE SUPPORTE PAS LA BIÈRE	NV	NV (comptez 5)	LYC PULS SIL SULF
BOIT PEU	PULS	PULS (comptez 5)	ARG ARS LYC SEP
AIME LE CAFÉ	NV	NV (comptez 5)	ARS
N'AIME PAS LE CAFÉ	CALC NV	CALC NV	MERC NM PHOS SULF
NE SUPPORTE PAS LE CAFÉ	IGN NV	IGN NV	MERC PULS

Répondez au questionnaire et remplissez le tableau d'évaluation ci-contre.
Totalisez les points de chaque remède et reportez-les p. 46.

TABLEAU D'ÉVALUATION N° 4

Argentum nit. ARG	Arsen. alb. ARS	Calc. carb. CALC	Graphites GRAPH	Ignatia IGN	Lachesis LACH	Lycopodium LYC	Merc. sol. MERC	Nat. mur. NM	Nux vomica NV	Phosphorus PHOS	Pulsatilla PULS	Sepia SEP	Silicea SIL	Sulfur SULF
ARG	ARS	CALC	GRAPH	IGN	LACH	LYC	MERC	NM	NV	PHOS	PULS	SEP	SIL	SULF

Peurs et phobies

PEURS ET PHOBIES	ÉNORMÉMENT Comptez 5 points par remède	BEAUCOUP Comptez 3 points par remède	UN PEU Comptez 1 point par remède
Les endroits élevés	☐ ARG	☐ ARG	☐ SULF
Les lieux clos	☐ ARG LYC NM PULS	☐ ARG LYC NM PULS	☐ CALC IGN
La foule, les lieux publics	☐ ARG LYC NM NV PULS	☐ ARG LYC NM NV PULS	☐ ARG LYC NM NV PULS
Les souris	☐ CALC	☐ CALC (comptez 5)	☐ CALC
Les serpents	☐ LACH	☐ LACH (comptez 5)	☐ CALC
L'eau	☐ LACH PHOS	☐ LACH PHOS	☐ LACH PHOS
L'orage	☐ PHOS	☐ PHOS	☐ CALC GRAPH MERC NM SEP
Les objets pointus (ex. : les seringues)	☐ SIL	☐ SIL (comptez 5)	☐ ARS MERC NM
Les fantômes	☐ ARS LYC PHOS PULS SULF	☐ ARS LYC PHOS PULS SULF	☐ CALC SEP
L'obscurité	☐ PHOS	☐ PHOS	☐ ARS CALC LYC NM PULS
Les cambrioleurs	☐ ARS NM	☐ ARS NM	☐ ARG IGN LACH MERC PHOS
La solitude	☐ ARG ARS LYC PHOS	☐ ARG ARS LYC PHOS	☐ PULS SEP

Répondez au questionnaire et remplissez le tableau d'évaluation ci-contre.
Totalisez les points de chaque remède et reportez-les p. 47.

Tableau d'évaluation n° 1

Argentum nit. ARG	Arsen. alb. ARS	Calc. carb. CALC	Graphites GRAPH	Ignatia IGN	Lachesis LACH	Lycopodium LYC	Merc. sol. MERC	Nat. mur. NM	Nux vomica NV	Phosphorus PHOS	Pulsatilla PULS	Sepia SEP	Silicea SIL	Sulfur SULF
ARG	ARS	CALC	GRAPH	IGN	LACH	LYC	MERC	NM	NV	PHOS	PULS	SEP	SIL	SULF
☐	☐	☐	☐	☐	☐	☐	☐	☐	☐	☐	☐	☐	☐	☐

PEURS ET PHOBIES

PEURS ET PHOBIES	ÉNORMÉMENT Comptez 5 points par remède	BEAUCOUP Comptez 3 points par remède	UN PEU Comptez 1 point par remède
ÊTRE EN RETARD	ARG	ARG	NM
SOUFFRIR MORALEMENT	NM	NM (comptez 5)	IGN
L'INTOXICATION (alimentaire ou liée à la pollution)	ARS LACH	ARS LACH	ARS LACH
LA MALADIE	ARS PHOS	ARS PHOS	ARG CALC NV
LA FOLIE	CALC PULS	CALC PULS	ARG GRAPH MERC NM NV PHOS SEP
LE CANCER	ARS CALC PHOS	ARS CALC PHOS	ARS CALC PHOS
LA MORT	ARS CALC GRAPH NV PHOS	ARS CALC GRAPH NV PHOS	ARG LACH LYC MERC NM PULS
LA SANTÉ DE LA FAMILLE	MERC	MERC (comptez 5)	ARS PHOS
L'ÉCHEC PROFESSIONNEL	LYC NV	LYC NV	ARG NM PHOS SIL SULF
LE MANQUE D'ARGENT	ARS	ARS	CALC SEP
LA PERTE DE SON SANG-FROID	ARG	ARG	IGN NM
L'EXERCICE PHYSIQUE OU INTELLECTUEL	SIL	SIL (comptez 5)	PHOS

Répondez au questionnaire et remplissez le tableau d'évaluation ci-contre.
Totalisez les points de chaque remède et reportez-les p. 47.

TABLEAU D'ÉVALUATION N° 2

Argentum nit. ARG	Arsen. alb. ARS	Calc. carb. CALC	Graphites GRAPH	Ignatia IGN	Lachesis LACH	Lycopodium LYC	Merc. sol. MERC	Nat. mur. NM	Nux vomica NV	Phosphorus PHOS	Pulsatilla PULS	Sepia SEP	Silicea SIL	Sulfur SULF
ARG	ARS	CALC	GRAPH	IGN	LACH	LYC	MERC	NM	NV	PHOS	PULS	SEP	SIL	SULF

MODALITÉS

MODALITÉS	ÉNORMÉMENT Comptez 5 points par remède	BEAUCOUP Comptez 3 points par remède	UN PEU Comptez 1 point par remède
A CHAUD ; ÉTAT AGGRAVÉ PAR LA CHALEUR	☐ PULS SULF	☐ ARG PULS SULF	☐ ARG PULS SULF
LES AFFECTIONS EMPIRENT DANS UNE PIÈCE MAL AÉRÉE	☐ GRAPH LYC PULS SULF	☐ GRAPH LYC PULS SULPH	☐ ARG MERC
A CHAUD AUX PIEDS AU LIT (les sort des couvertures)	☐ PULS SULF	☐ PULS SULF	☐ CALC PHOS
FRILEUX ; ÉTAT AGGRAVÉ PAR LA CHALEUR	☐ MERC PULS	☐ MERC PULS	☐ CALC GRAPH LACH LYC NM
FRILEUX ; ÉTAT AMÉLIORÉ PAR LA CHALEUR	☐ ARS NV	☐ ARS NV	☐ CALC IGN PHOS SEP SIL
TRANSPIRE ET SENT DES PIEDS	☐ GRAPH LYC PULS SIL	☐ GRAPH LYC PULS SIL	☐ CALC PHOS SEP SULF
LES AFFECTIONS EMPIRENT QUAND IL TRANSPIRE	☐ MERC SEP	☐ MERC SEP	☐ CALC PHOS PULS SULF
TRANSPIRE DE LA TÊTE EN DORMANT	☐ CALC	☐ CALC (comptez 5)	☐ MERC SIL
LES AFFECTIONS EMPIRENT APRÈS UNE LONGUE STATION DEBOUT	☐ PULS SEP SULF	☐ PULS SEP SULF	☐ CALC SIL
LES AFFECTIONS EMPIRENT PAR TEMPS FROID ET HUMIDE	☐ ARS CALC SIL	☐ ARS CALC SIL	☐ ARG GRAPH LACH LYC MERC PULS SULF
LES AFFECTIONS EMPIRENT PAR TEMPS FROID ET SEC	☐ NV	☐ NV	☐ ARS SIL
LES AFFECTIONS EMPIRENT QUAND IL Y A DU VENT	☐ LYC NV PHOS PULS	☐ LYC NV PHOS PULS	☐ ARS LACH SIL

Répondez au questionnaire et remplissez le tableau d'évaluation ci-contre.
Totalisez les points de chaque remède et reportez-les p. 47.

TABLEAU D'ÉVALUATION N° 1

Argentum nit. ARG	Arsen. alb. ARS	Calc. carb. CALC	Graphites GRAPH	Ignatia IGN	Lachesis LACH	Lycopodium LYC	Merc. sol. MERC	Nat. mur. NM	Nux vomica NV	Phosphorus PHOS	Pulsatilla PULS	Sepia SEP	Silicea SIL	Sulfur SULF
ARG ☐	ARS ☐	CALC ☐	GRAPH ☐	IGN ☐	LACH ☐	LYC ☐	MERC ☐	NM ☐	NV ☐	PHOS ☐	PULS ☐	SEP ☐	SIL ☐	SULF ☐

MODALITÉS

MODALITÉS	ÉNORMÉMENT Comptez 5 points par remède	BEAUCOUP Comptez 3 points par remède	UN PEU Comptez 1 point par remède
SE SENT MIEUX À L'AIR MARIN	☐ NM PULS	☐ NM PULS	☐ NM PULS
SE SENT MOINS BIEN À L'AIR MARIN	☐ NM SEP	☐ NM SEP	☐ ARS
ADORE REGARDER L'ORAGE	☐ SEP	☐ SEP (comptez 5)	☐ LYC
A LA MIGRAINE AVANT L'ORAGE	☐ PHOS	☐ PHOS	☐ SEP SIL
SENSIBLE AUX ODEURS	☐ GRAPH IGN LYC NV PHOS SEP	☐ GRAPH IGN LYC NV PHOS SEP	☐ ARS CALC SULF
SENSIBLE À L'ODEUR DU TABAC	☐ IGN	☐ IGN	☐ NV PULS SEP
YEUX SENSIBLES À LA LUMIÈRE DU SOLEIL	☐ GRAPH NM SULF	☐ GRAPH NM SULF	☐ ARS IGN MERC PHOS
SENSIBLE AU MOINDRE BRUIT	☐ NV SIL	☐ NV SIL	☐ LYC PHOS SEP
A MAL À LA TÊTE OU SE SENT FAIBLE S'IL SAUTE UN REPAS	☐ GRAPH LYC PHOS SIL SULF	☐ GRAPH LYC PHOS SIL SULF	☐ GRAPH LYC PHOS SIL SULF
SE SENT MIEUX S'IL JEÛNE	☐ NM	☐ NM (comptez 5)	☐ SIL
SE SENT MIEUX APRÈS UNE COURTE SIESTE	☐ PHOS	☐ PHOS (comptez 5)	☐ NV
LES AFFECTIONS SE CALMENT À L'ARRIVÉE DES RÈGLES	☐ LACH	☐ LACH (comptez 5)	☐ CALC PHOS PULS SEP SULF

Répondez au questionnaire et remplissez le tableau d'évaluation ci-contre.
Totalisez les points de chaque remède et reportez-les p. 47.

TABLEAU D'ÉVALUATION N° 2

Argentum nit. ARG	Arsen. alb. ARS	Calc. carb. CALC	Graphites GRAPH	Ignatia IGN	Lachesis LACH	Lycopodium LYC	Merc. sol. MERC	Nat. mur. NM	Nux vomica NV	Phosphorus PHOS	Pulsatilla PULS	Sepia SEP	Silicea SIL	Sulfur SULF
ARG ☐	ARS ☐	CALC ☐	GRAPH ☐	IGN ☐	LACH ☐	LYC ☐	MERC ☐	NM ☐	NV ☐	PHOS ☐	PULS ☐	SEP ☐	SIL ☐	SULF ☐

MODALITÉS

MODALITÉS	ÉNORMÉMENT Comptez 5 points par remède	BEAUCOUP Comptez 3 points par remède	UN PEU Comptez 1 point par remède
AGGRAVATION APPARENTE ENTRE 4 ET 8 H ET 16 ET 20 H	☐ LYC	☐ LYC (comptez 5)	☐ SULF
AGGRAVATION APPARENTE ENTRE 4 ET 6 H ET 16 ET 18 H	☐ SEP	☐ SEP (comptez 5)	☐ LYC SULF
AGGRAVATION APPARENTE ENTRE 1 ET 2 H	☐ ARS	☐ ARS (comptez 5)	☐ ARS
AGGRAVATION APPARENTE ENTRE 2 ET 5 H	☐ NV	☐ NV (comptez 5)	☐ SULF
AGGRAVATION DES TROUBLES AU PRINTEMPS	☐ CALC LACH LYC	☐ CALC LACH LYC	☐ NM PULS SEP SIL SULF
AGGRAVATION DES TROUBLES VERS LA PLEINE LUNE	☐ ARG ARS CALC LYC PHOS PULS SIL	☐ ARG ARS CALC LYC PHOS PULS SIL	☐ GRAPH LACH MERC SEP SULF
AGGRAVATION DES TROUBLES LE MATIN ET LE SOIR	☐ SEP	☐ SEP	☐ CALC GRAPH LYC PHOS
AGGRAVATION DES TROUBLES DU LEVER AU COUCHER DU SOLEIL	☐ MERC	☐ MERC (comptez 5)	☐ MERC
ÉVITE DE SE COUCHER SUR LE CÔTÉ GAUCHE	☐ PHOS PULS	☐ PHOS PULS	☐ ARG NM SEP SULF
ÉVITE DE SE COUCHER SUR LE CÔTÉ DROIT	☐ MERC	☐ MERC	☐ NV PHOS
A TENDANCE À SE PLAINDRE DE DOULEURS AU CÔTÉ GAUCHE	☐ ARG GRAPH LACH PHOS SEP SULF	☐ ARG GRAPH LACH PHOS SEP SULF	☐
A TENDANCE À SE PLAINDRE DE DOULEURS AU CÔTÉ DROIT	☐ ARS CALC LYC NV PULS	☐ ARS CALC LYC NV PULS	☐

Répondez au questionnaire et remplissez le tableau d'évaluation ci-contre.
Totalisez les points de chaque remède et reportez-les p. 47.

TABLEAU D'ÉVALUATION N° 3

Argentum nit. ARG	Arsen. alb. ARS	Calc. carb. CALC	Graphites GRAPH	Ignatia IGN	Lachesis LACH	Lycopodium LYC	Merc. sol. MERC	Nat. mur. NM	Nux vomica NV	Phosphorus PHOS	Pulsatilla PULS	Sepia SEP	Silicea SIL	Sulfur SULF
ARG	ARS	CALC	GRAPH	IGN	LACH	LYC	MERC	NM	NV	PHOS	PULS	SEP	SIL	SULF
☐	☐	☐	☐	☐	☐	☐	☐	☐	☐	☐	☐	☐	☐	☐

RÉSULTATS DU QUESTIONNAIRE

Reportez sur ce tableau de calcul final le total de vos points figurant sur les quatre cartes. Votre score final le plus élevé indique un ou plusieurs types constitutionnels qui l'emportent sur les autres. Consultez les profils correspondants (voir pp. 50 à 79). Ne vous inquiétez pas si vous ne ressemblez pas au personnage figurant sur la page : chaque type constitutionnel comporte une infinité de variantes, et l'on peut passer d'un type à un autre à différentes étapes de la vie. Il faut plusieurs années de pratique à un homéopathe pour établir la meilleure concordance.

TABLEAUX RÉCAPITULATIFS

PERSONNALITÉ ET TEMPÉRAMENT

Totalisez les points dans chaque colonne de remèdes

	ARG	ARS	CALC	GRAPH	IGN	LACH	LYC	MERC	NM	NV	PHOS	PULS	SEP	SIL	SULF
TABLEAU D'ÉVALUATION N° 1															
TABLEAU D'ÉVALUATION N° 2															
TABLEAU D'ÉVALUATION N° 3															
TABLEAU D'ÉVALUATION N° 4															
TABLEAU D'ÉVALUATION N° 5															
TOTAL															

(Transcrivez ces chiffres sur le tableau de calcul final)

PRÉFÉRENCES ALIMENTAIRES

Totalisez les points dans chaque colonne de remèdes

	ARG	ARS	CALC	GRAPH	IGN	LACH	LYC	MERC	NM	NV	PHOS	PULS	SEP	SIL	SULF
TABLEAU D'ÉVALUATION N° 1															
TABLEAU D'ÉVALUATION N° 2															
TABLEAU D'ÉVALUATION N° 3															
TABLEAU D'ÉVALUATION N° 4															
TOTAL															

(Transcrivez ces chiffres sur le tableau de calcul final)

PEURS ET PHOBIES

Totalisez les points dans chaque colonne de remèdes

	ARG	ARS	CALC	GRAPH	IGN	LACH	LYC	MERC	NM	NV	PHOS	PULS	SEP	SIL	SULF
TABLEAU D'ÉVALUATION N° 1															
TABLEAU D'ÉVALUATION N° 2															
TOTAL															

(Transcrivez ces chiffres sur le tableau de calcul final)

MODALITÉS

Totalisez les points dans chaque colonne de remèdes

	ARG	ARS	CALC	GRAPH	IGN	LACH	LYC	MERC	NM	NV	PHOS	PULS	SEP	SIL	SULF
TABLEAU D'ÉVALUATION N° 1															
TABLEAU D'ÉVALUATION N° 2															
TABLEAU D'ÉVALUATION N° 3															
TOTAL															

(Transcrivez ces chiffres sur le tableau de calcul final)

CALCUL FINAL

Totalisez les points dans chaque colonne de remèdes

	ARG	ARS	CALC	GRAPH	IGN	LACH	LYC	MERC	NM	NV	PHOS	PULS	SEP	SIL	SULF
PERSONNALITÉ ET TEMPÉRAMENT															
PRÉFÉRENCES ALIMENTAIRES															
PEURS ET PHOBIES															
MODALITÉS															
TOTAL															

Le chiffre le plus élevé indique quel type constitutionnel vous est le plus proche. Si ce chiffre se retrouve dans plusieurs colonnes, il se peut que vous soyez un mélange de plusieurs types.

LES TYPES CONSTITUTIONNELS

ARGENTUM NIT. voir pp. 52-53
ARSEN. ALB. voir pp. 50-51
CALC. CARB. voir pp. 54-55
GRAPHITES voir pp. 56-57
IGNATIA voir pp. 60-61
LACHESIS voir pp. 62-63
LYCOPODIUM voir pp. 64-65
MERC. SOL. voir pp. 58-59
NAT. MUR. voir pp. 66-67
NUX VOMICA voir pp. 76-77
PHOSPHORUS voir pp. 68-69
PULSATILLA voir pp. 70-71
SEPIA voir pp. 72-73
SILICEA voir pp. 74-75
SULFUR voir pp. 78-79

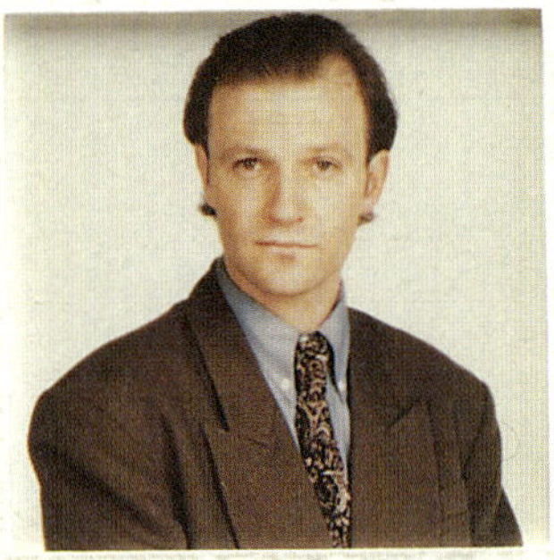
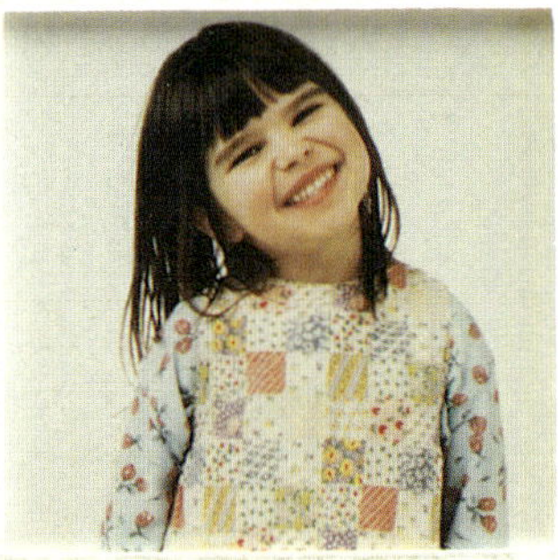
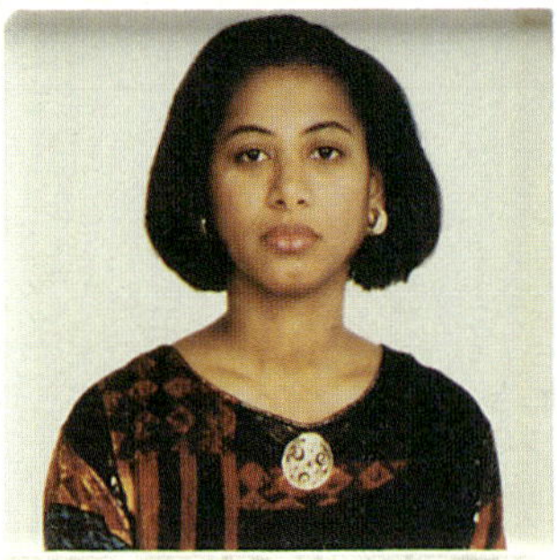

DICTIONNAIRE

DES

REMÈDES HOMÉOPATHIQUES

Un dictionnaire illustré réunissant 150 remèdes, et précisant leur origine, leur histoire, leur usage médical et les facteurs qui peuvent améliorer ou aggraver les symptômes traités.

Remarque *Les remèdes sont classés à leur nom latin et dans l'ordre alphabétique à l'intérieur de chaque partie.* *Pour une explication des types constitutionnels, voir pp. 24-25, et pour la pathogénésie homéopathique, voir pp.12-15.*

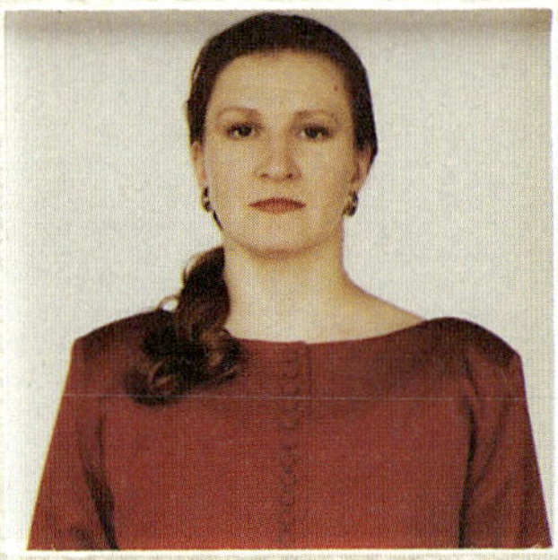
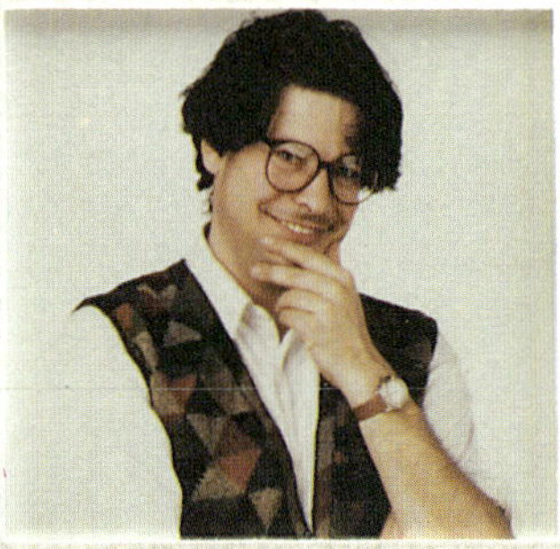
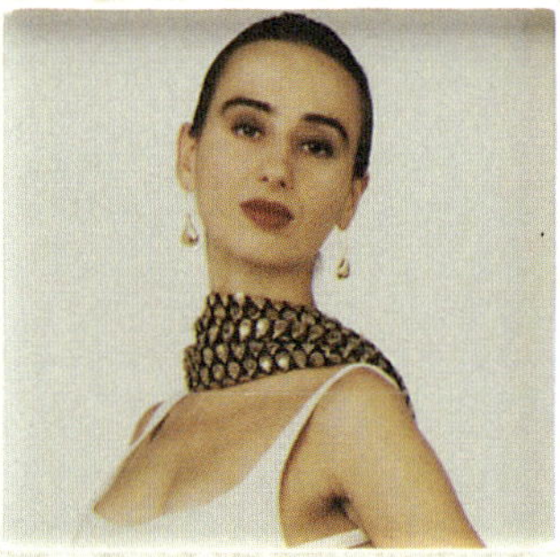

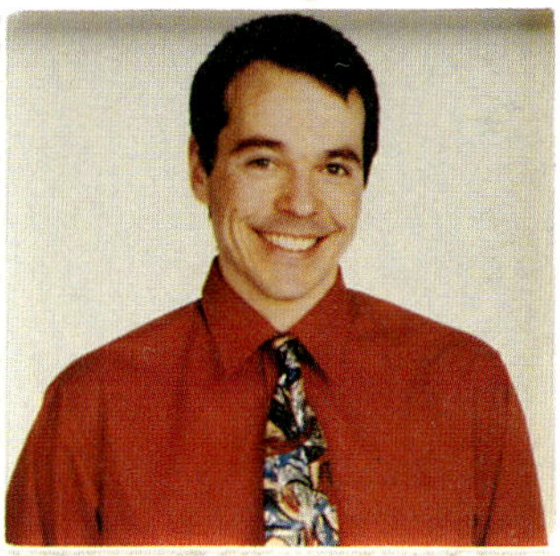
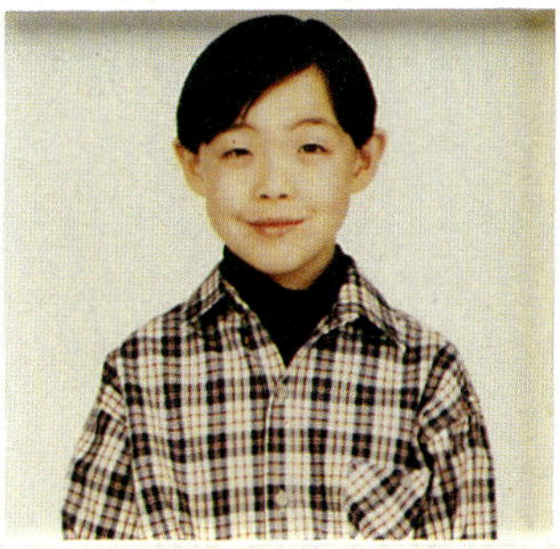
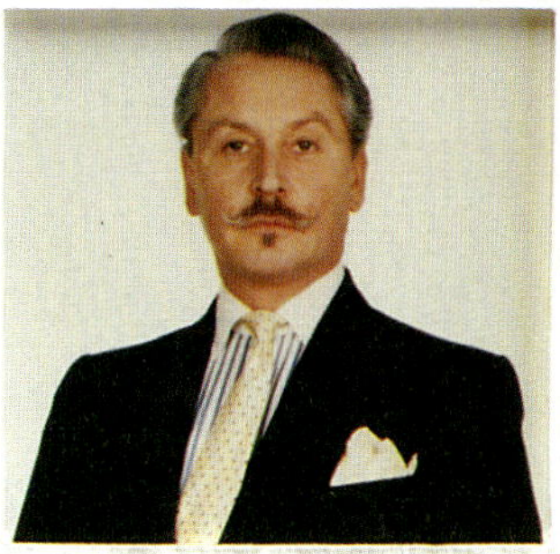

LES REMÈDES CLÉS

Les 15 remèdes clés ont un large champ d'automédication et sont utilisés régulièrement par les homéopathes pour leur efficacité dans le traitement de nombreuses affections courantes ou chroniques. Ils correspondent à certains des types constitutionnels les plus courants, représentés par une série de portraits types psychiques et physiques caractéristiques.

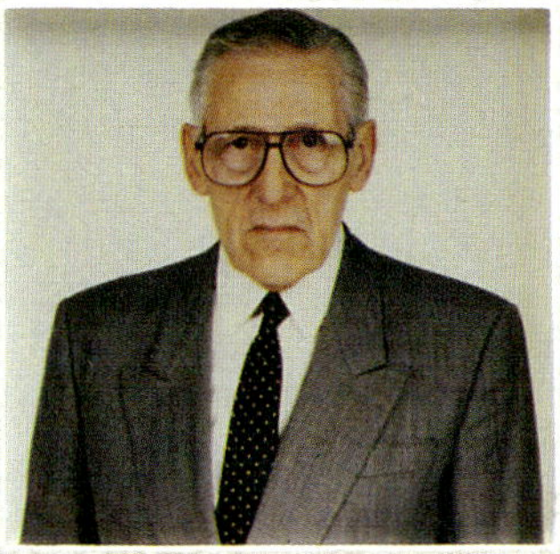
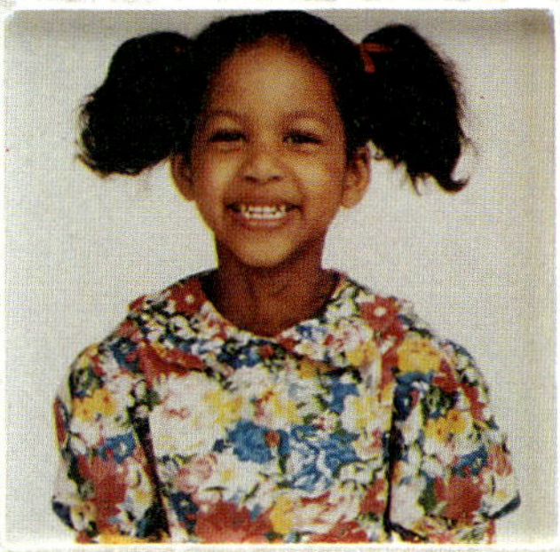
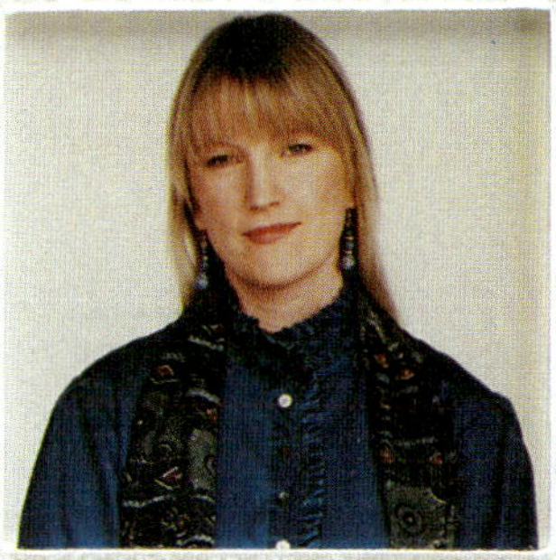

ACIDUM ARSENICOSUM / ARSENICUM ALBUM

ARSEN. ALB.

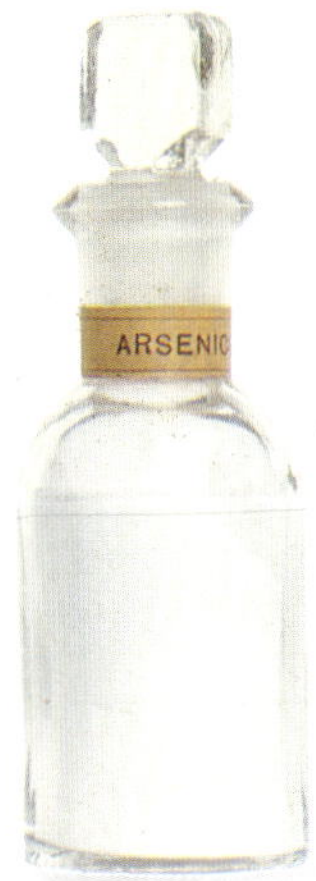

Arsen. alb. *Ce remède traite les symptômes allant des sensations de brûlure à la peur.*

L'arsenic est depuis longtemps un poison reconnu. C'est une substance métallique que rien ne peut détruire. Un empoisonnement aigu provoque une sensation de brûlure de l'appareil digestif, avec vomissements et convulsions ; il peut être mortel. L'arsenic fut utilisé en médecine pour traiter la syphilis. Le remède homéopathique, obtenu à partir d'un composé d'arsenic, agit sur les muqueuses du tube digestif et du système respiratoire.

USAGES CLÉS

- Affections caractérisées par une sensation de brûlure soulagée par le chaud
- Anxiété et peur provoquées par une insécurité bien ancrée
- Troubles digestifs et inflammation des muqueuses, surtout de l'appareil digestif

AUTOMÉDICATION

Anxiété – voir pp. 190-191
Aphte – voir pp. 164-165
Fatigue – voir pp. 196-197
Fièvre chez l'enfant – voir pp. 218-219
Gastro-entérite – voir pp. 182-183

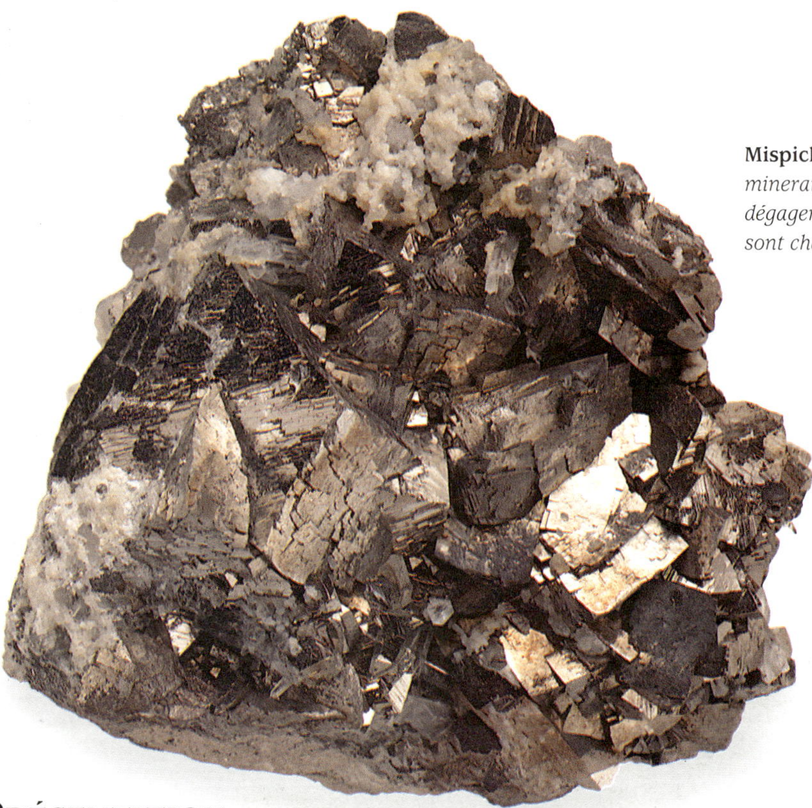

Mispickel *C'est le principal minerai de l'arsenic. Les cristaux dégagent une odeur d'ail lorsqu'ils sont chauffés ou frappés.*

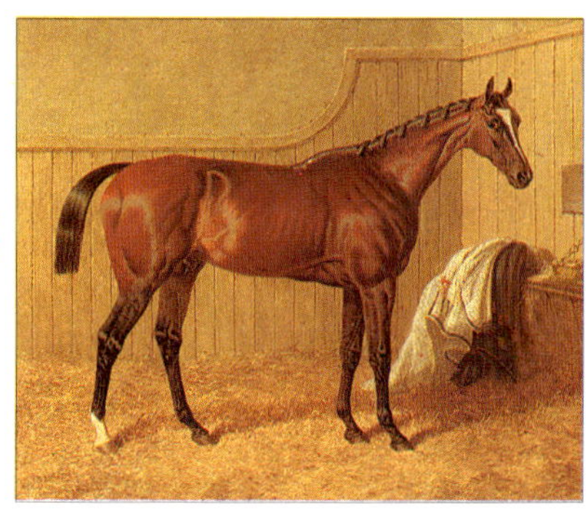

Fortifiant musculaire *Autrefois, on administrait l'oxyde d'arsenic blanc aux hommes et aux animaux pour accroître leur vigueur et leur force musculaire.*

PRÉSENTATION

Nom commun Oxyde d'arsenic.
Origine Mispickel, que l'on trouve en Suède, Allemagne, Norvège, Angleterre et au Canada.
Partie utilisée Oxyde d'arsenic.

AFFECTIONS TRAITÉES

On administre *Arsen. alb.* dans les cas d'anxiété et de peur causées par un sentiment d'insécurité et une hypersensibilité. Ce remède traite une grande variété de troubles digestifs, y compris l'intoxication alimentaire entraînant brûlures, vomissements, indigestion, diarrhée, et gastro-entérite due à un abus de fruits et de légumes mûrs, de mets glacés et d'alcool. Les enfants atteints de fièvre et de diarrhée avec grave déshydratation sont soulagés par cette médication. *Arsen. alb.* agit sur l'asthme avec insuffisance respiratoire grave, les ulcères de la bouche avec sensation de brûlure, les lèvres desséchées par un nez coulant, la fatigue liée à une maladie telle que l'asthme, l'anémie ou la tension psychique, l'inflammation ophtalmologique avec l'œil piquant et larmoyant, les migraines avec vertiges et vomissements, et la rétention d'eau, surtout au niveau des chevilles. *Arsen. alb.* est excellent pour les malades qui souffrent d'une douleur brûlante tout en ayant froid. Le chaud les soulage, mais ils préfèrent avoir la tête au frais. Il est donné en cas de fièvre, lorsque la personne, chaude au toucher, ressent un froid intérieur, ou inversement.
Amélioration des symptômes Le mouvement ; les boissons chaudes ; le chaud ; allongé la tête relevée.
Aggravation Les boissons et aliments froids ; le froid ; sur le côté affecté ; entre minuit et 3 h du matin.

Le type Arsen. alb.

Personnalité et tempérament

L'aspect physique, les idées et le comportement du type *Arsen. alb.* indiquent un goût du détail. Pour réduire leur sentiment d'insécurité, ces gens élaborent des plans tous azimuts afin de parer à toutes les éventualités et mettent de l'argent de côté. Ils sont perfectionnistes mais, partisans du tout ou rien, ils peuvent renoncer à leurs efforts si la perfection leur échappe. Exprimant des opinions fortes, ils manquent de tolérance pour autrui.

Préférences alimentaires

Désirs

- Les boissons et aliments chauds, le café
- Les aliments gras : l'huile d'olive
- Les aliments sucrés (qu'il tolère bien)
- Les aliments acides : condiments, citrons, vinaigre
- L'alcool

Peurs et phobies

- La solitude, les cambrioleurs
- L'obscurité, les fantômes
- Le manque d'argent
- Les maladies incurables et la mort
- La santé de leurs proches
- Les intoxications alimentaires et la pollution

Modalités

Facteurs d'amélioration

- La chaleur
- En bougeant
- Allongé avec la tête relevée

Facteurs d'aggravation

- Le temps froid, sec, venteux
- Le froid
- Des boissons et des aliments froids
- Entre minuit et 3 h du matin
- Sur le côté affecté

Les personnes de ce type sont tendues, agitées, ambitieuses, préoccupées par leur santé et celle de leur famille. Elles sont pessimistes et n'ont de cesse d'être rassurées. Personnifiant l'élégance et la distinction, ces individus ne supportent ni le désordre ni l'à-peu-près.

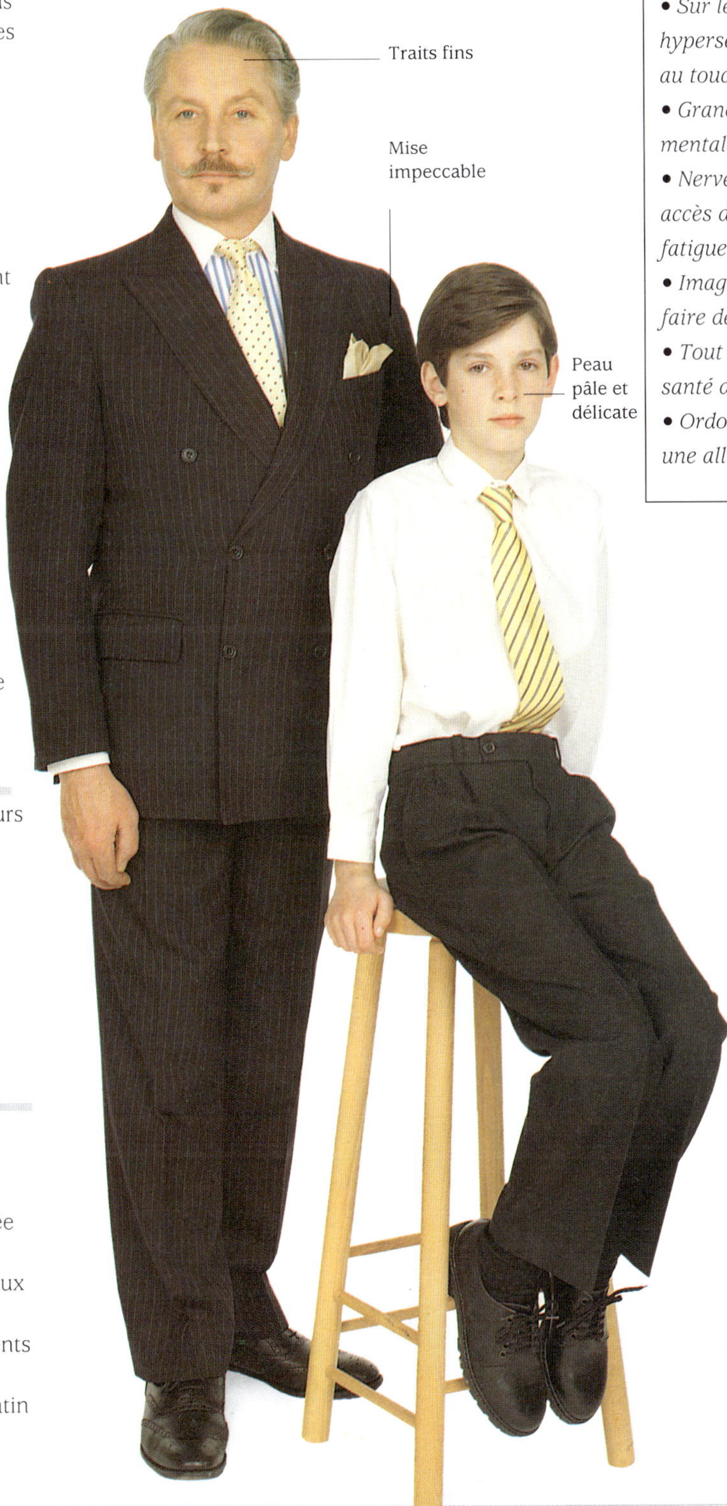

L'enfant Arsen. alb.

- *Mince et délicat, les traits fins, la peau et les cheveux délicats. Rougit facilement sous sa pâleur.*
- *Sur le qui-vive, craintif et hypersensible aux odeurs, au toucher et au bruit.*
- *Grande agilité physique et mentale.*
- *Nerveux, avec de brusques accès d'activité, mais se fatigue vite.*
- *Imagination vive ; peut faire des cauchemars.*
- *Tout l'inquiète, surtout la santé de ses parents.*
- *Ordonné, il déteste avoir une allure négligée.*

Aspect physique

Les personnes de ce type sont minces. Toujours impeccables et d'allure aristocratique, elles ont les traits fins, une peau claire et délicate, le front marqué de rides soucieuses. Elles ont les gestes vifs et nerveux.

Points faibles

- L'estomac et les intestins
- Le foie
- Le système respiratoire
- Les muqueuses
- La peau
- Le cœur

ARGENTUM NITRICUM

ARGENTUM NIT.

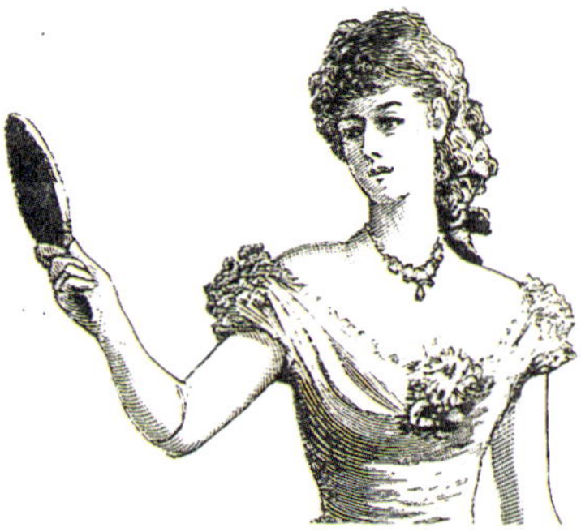

Fond de miroir *Le nitrate d'argent fut longtemps utilisé comme surface réfléchissante derrière les glaces.*

Le nitrate d'argent (un composé de l'argent) est caustique et antibactérien. Il était utilisé jadis en médecine pour cautériser les plaies et les verrues, ainsi que dans le traitement de l'épilepsie. À forte dose, le nitrate d'argent est très toxique et occasionne de graves difficultés respiratoires. Il attaque la peau, les reins, le foie, la rate et l'aorte. Argentum nit. *est principalement employé pour traiter les problèmes nerveux et digestifs.*

USAGES CLÉS

- Anxiété, peurs et phobies
- Problèmes digestifs provoqués par une excitation nerveuse et par un abus de sucre
- Indisposition s'accompagnant d'un désir de mets sucrés

AUTOMÉDICATION

Diarrhée – voir pp. 182-185
Laryngite – voir pp 178-179
Peur – voir pp. 192-193

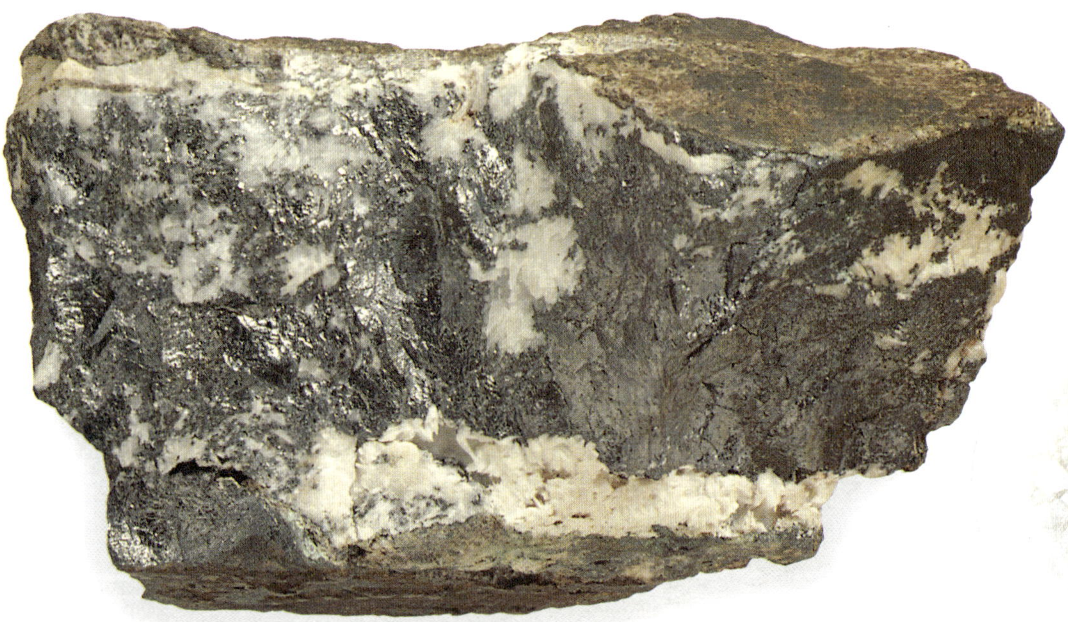

L'acanthite
Le nitrate d'argent, dont est tiré Argent. nit.*, est extrait de l'acanthite, le principal minerai d'argent.*

Cristaux de nitrate

PRÉSENTATION

Noms communs Pierre infernale, pierre du diable, caustique lunaire.
Origine L'acanthite, que l'on trouve en Norvège, aux États-Unis et en Amérique du Sud.
Partie utilisée Nitrate d'argent.

AFFECTIONS TRAITÉES

Ce remède est utilisé contre tout type de peur et d'anxiété produites par une imagination hyperactive, ainsi que le trac des comédiens, la claustrophobie et l'angoisse devant des situations inattendues. Ces peurs et ces phobies s'accompagnent souvent du sentiment superstitieux de l'imminence d'une catastrophe – un immeuble qui s'écroule, par exemple – ou encore de l'impression d'être dominé par un comportement irréfléchi et des pulsions dangereuses auxquelles on a du mal à résister, comme sauter d'une fenêtre élevée. Des sueurs ou des palpitations générées par l'angoisse sont aussi calmées par *Argentum nit.* Ce remède soigne des troubles digestifs, tels diarrhées, flatulences et vomissements, et des migraines au démarrage lent, avec élancements, causées par un abus de sucre ou une surexcitation nerveuse. *Argentum nit.* agit contre la douleur qui s'améliore avec la pression et l'air frais mais s'aggrave quand le patient bouge ou parle : asthme, douleurs coliqueuses pendant le sevrage, verrues, laryngite avec enrouement, mal de gorge, épilepsie et vertiges. Ce remède est prescrit en cas de sensation pesante de l'utérus préalable à un prolapsus ou aux règles. Il est bon également pour l'inflammation des muqueuses, notamment celles des yeux, et soigne la conjonctivite. Les affections traitées par *Argentum nit.* sont habituellement situées du côté gauche.
Amélioration des symptômes L'air frais ; les pressions ; la fraîcheur.
Aggravation Le chaud ; la nuit ; couché sur le côté gauche ; le stress émotionnel ou le surmenage ; parler ou bouger ; pendant les règles.

Le type Argentum nit.

On retrouve souvent des individus du type *Argentum nit.* dans des emplois qui requièrent un esprit vif et une bonne mémoire, où l'accent est mis sur la performance. Ce sont des sujets qui pensent, parlent et agissent rapidement.

Personnalité et tempérament

Les personnes de ce type sont extraverties, joviales et impressionnables. Elles ont du mal à brider leur esprit et leurs émotions, rient et pleurent facilement, perdent leur sang-froid. Cela peut les mettre dans un état d'agitation et d'appréhension constant, qui se transforme en une peur par anticipation, comme celle de rater le train ou d'oublier son texte avant la représentation. L'anxiété et l'inquiétude permanentes peuvent mener à des frayeurs irrationnelles, telles celles d'être enseveli sous un immeuble ou de sauter impulsivement de très haut.

Préférences alimentaires

Désirs
- Les aliments salés
- Les aliments sucrés

Indispositions
- Les aliments froids

Autres facteurs
- Aime ou déteste le fromage
- A envie de sucré, mais le supporte assez mal

Peurs et phobies

- Les hauteurs et les étages élevés
- Les espaces clos, la foule
- L'échec professionnel
- Être en retard
- La solitude, les cambrioleurs
- Perdre son sang-froid, la folie
- Les maladies incurables, la mort

Modalités

Facteurs d'amélioration
- Un environnement frais

Facteurs d'aggravation
- La chaleur
- La nuit
- Couché du côté droit
- Le stress ou le surmenage
- Pendant les règles

L'enfant Argentum nit.

- *Fait plus vieux que son âge.*
- *Déteste les pièces insuffisamment aérées.*
- *Nerveux, excitable et souvent craintif, il peut être nauséeux ou bien tomber malade à l'idée d'aller en classe.*
- *Tendance à l'insomnie due à ses angoisses.*
- *Envie de salé et de sucré, qui peut déclencher des diarrhées. Les bébés élevés au sein ont la colique et la diarrhée si la mère mange sucré.*

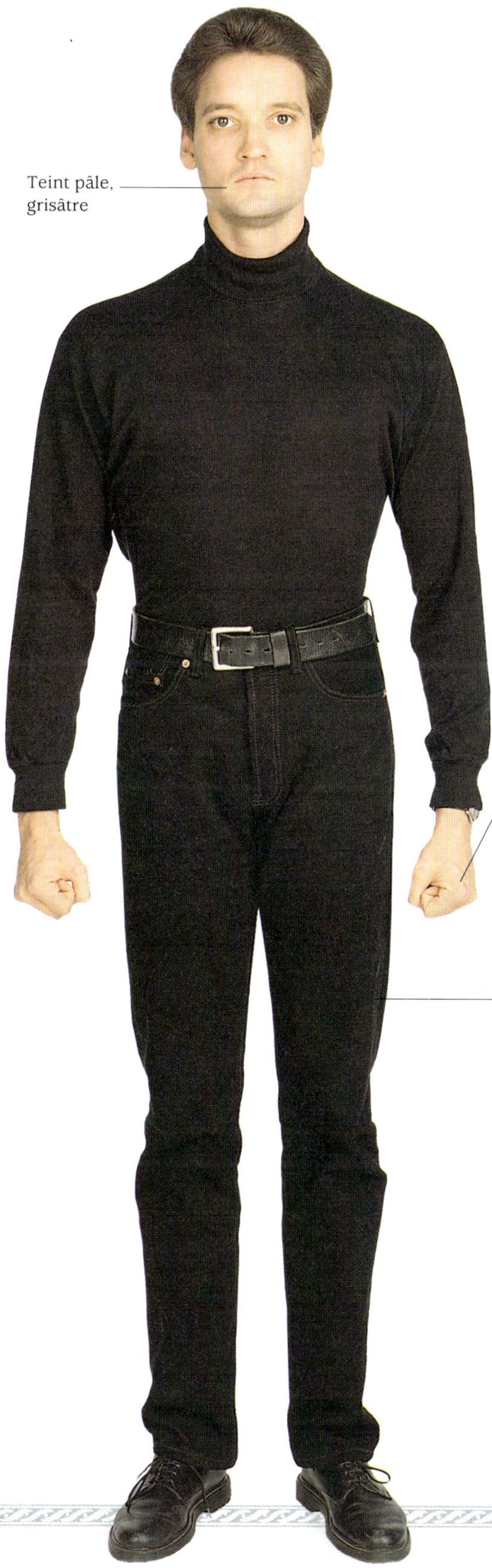
Teint pâle, grisâtre
Tendu, nerveux et agité
Les affections se situent généralement du côté gauche

Aspect physique
Les personnes du type *Argentum nit.* ont les traits creusés et des rides précoces, ce qui leur donne l'air surmené ou prématurément vieilli. Elles sont parfois prises de sueurs soudaines, abondantes, nerveuses.

Points faibles
- Les nerfs
- Les muqueuses, en particulier celles de l'estomac, de l'intestin et des yeux
- Le côté droit du corps

CALCIUM CARBONICUM HAHNEMANNI

CALC. CARB.

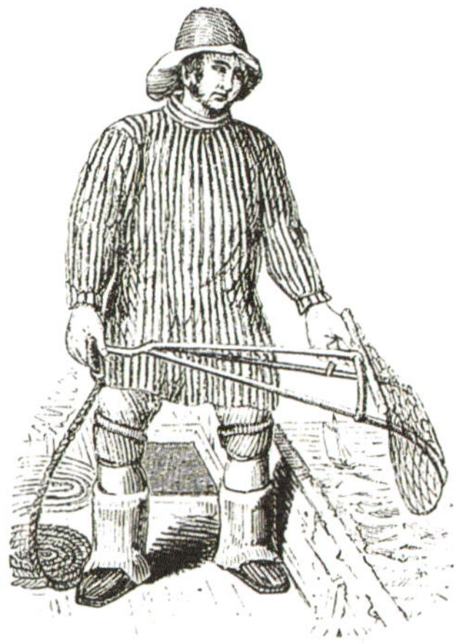

Dragueur d'huîtres *L'huître est une denrée précieuse recherchée et récoltée depuis des siècles.*

Le remède homéopathique Calc. carb. *est obtenu à partir de carbonate de calcium, qui provient des coquilles d'huître. Le carbonate de calcium fait partie des nombreux sels de calcium utilisés en homéopathie.* Calc. carb. *agit surtout sur les os et les dents. C'est un remède tout à fait conseillé pour les douleurs osseuses, les articulations, les fractures qui mettent du temps à se ressouder et les percées dentaires douloureuses des bébés.*

USAGES CLÉS

- Croissance lente des os et des dents
- Douleurs dans les os et les articulations
- Affections caractérisées par les angoisses, transpiration aigre, sensibilité au froid

AUTOMÉDICATION

Anxiété – voir pp. 190-191
Fatigue – voir pp. 196-197
Ménopause – voir p. 206-207
Otite – voir pp. 218-219
Ménorragie – voir pp. 204-205
Syndrome prémenstruel – voir pp. 204-205
Vaginite mycosique – voir pp. 202-203

Coquille d'huître *On gratte la couche intermédiaire de la coquille avec un instrument pointu.*

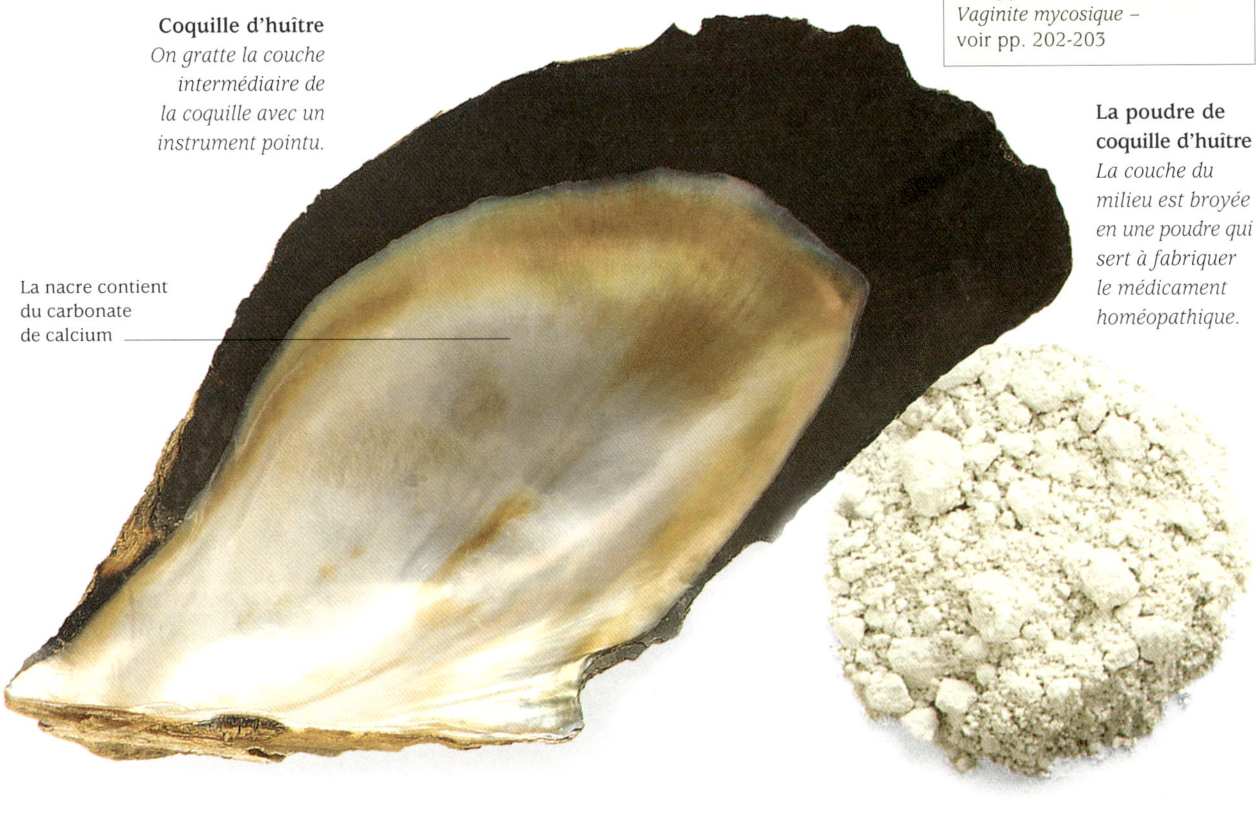

La nacre contient du carbonate de calcium

La poudre de coquille d'huître *La couche du milieu est broyée en une poudre qui sert à fabriquer le médicament homéopathique.*

PRÉSENTATION

Nom commun Carbonate de calcium.
Origine La nacre extraite de la coquille d'huître.
Partie utilisée Carbonate de calcium.

AFFECTIONS TRAITÉES

Calc. carb. traite une croissance lente des os et des dents, les douleurs dans les os et les articulations, telles que le mal de dos et les fractures lentes à se ressouder, et les percées dentaires douloureuses chez les bébés. Il agit en cas de migraines du côté droit. Les infections de l'oreille, avec écoulement nauséabond, et les infections oculaires où le blanc de l'œil – surtout le droit – rougit réagissent à *Calc. carb.* Il est efficace dans les cas suivants : eczéma, aphte, syndrome prémenstruel, règles abondantes, symptômes de la ménopause et troubles digestifs. On le prescrit aux personnes anxieuses, fatiguées, sensibles au froid et qui ont tendance à transpirer au moindre effort physique ou en dormant – leur sueur, aigre, est particulièrement abondante sur la poitrine et la nuque ; la constipation les guette mais, curieusement, les soulage ; leur urine a une forte odeur. Les enfants qui ont besoin de ce remède souffrent d'otites et d'amygdalites récurrentes.

Amélioration des symptômes
Couché sur le côté douloureux ; en fin de matinée ; après le petit déjeuner ; par temps sec.

Aggravation Par temps humide ; en cas de fatigue et de transpiration ; en marchant ; avant les règles.

Le type Calc. carb.

Apparemment fort et stoïque, le type *Calc. carb.* est de nature timide et contemplative. Ce sont des personnes généralement en bonne santé et passionnées par leur travail. Malades, elles deviennent légèrement dépressives et introspectives, perdent toute motivation et ont besoin d'être rassurées.

Personnalité et tempérament

Ces individus ne supportent ni la cruauté ni la pauvreté. Ils se montrent tranquilles, prudents, impressionnables et très sensibles. Ils paraissent souvent réservés, avec l'air de s'apitoyer sur eux-mêmes, mais c'est pour se donner une contenance devant les autres et se prémunir contre l'échec. Anxieux et inquiets, ils sont obsédés par ce qui les préoccupe, ce qui est irritant pour leurs proches. Ils dorment mal.

Préférences alimentaires

Désirs
- Les aliments sucrés
- L'amer : olives, condiments
- Les féculents : pain, riz
- Les boissons fraîches et les glaces
- Les œufs
- Les huîtres

Aversions
- Le lait et le café, qui peuvent provoquer des troubles digestifs

Autres facteurs
- Éprouve parfois des envies bizarres — de terre ou de craie

Peurs et phobies

- Le noir et les fantômes
- Les maladies incurables
- La mort
- Les lieux clos
- La folie
- Le manque d'argent

Modalités

Facteurs d'amélioration
- En fin de matinée
- Par temps sec

Facteurs d'aggravation
- Le froid et l'humidité
- Avant les règles
- Après transpiration ou fatigue
- Au printemps
- À la pleine lune

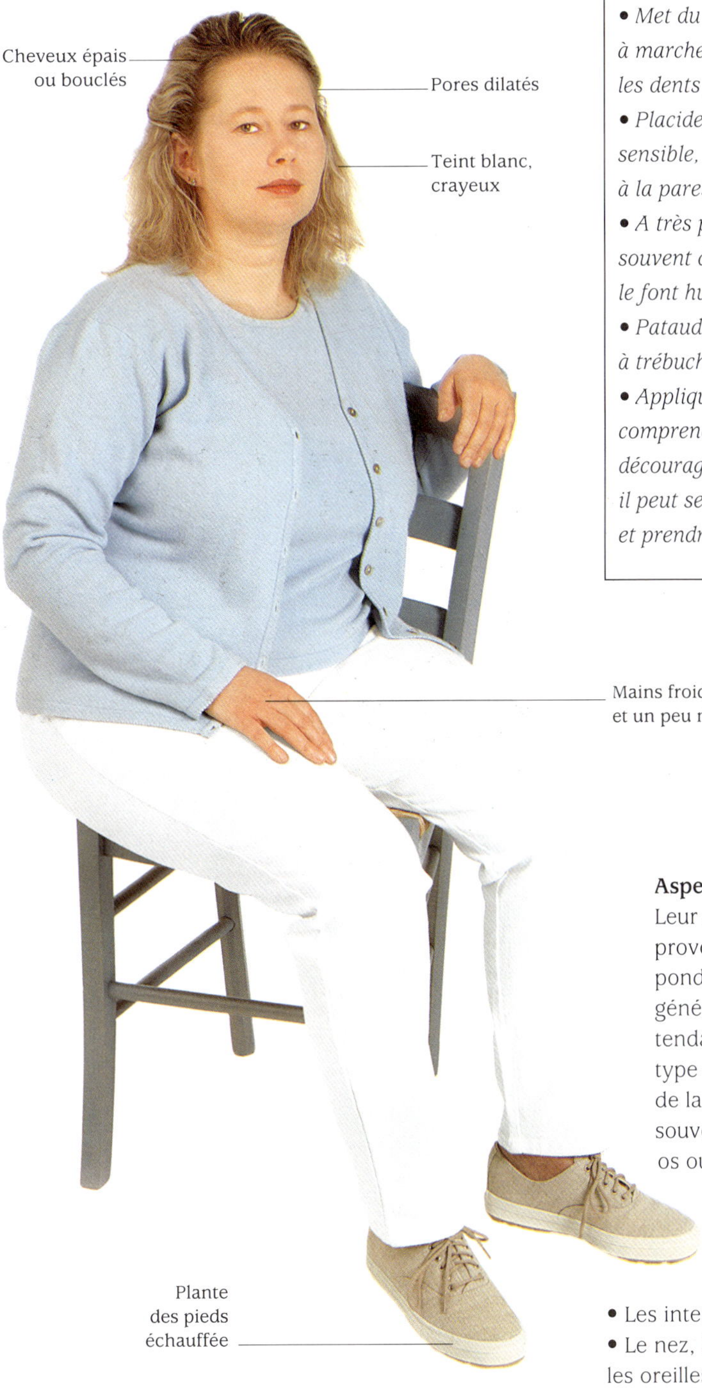
Cheveux épais ou bouclés
Pores dilatés
Teint blanc, crayeux
Mains froides et un peu moites
Plante des pieds échauffée

L'enfant Calc. carb.

- *Potelé, les traits marqués et le teint pâle.*
- *L'abdomen et la tête larges. La fontanelle tarde à se fermer.*
- *Met du temps à apprendre à marcher, à parler ; les dents poussent lentement.*
- *Placide, calme, plutôt sensible, mais enclin à la paresse.*
- *A très peur du noir et fait souvent des cauchemars qui le font hurler.*
- *Pataud, a tendance à trébucher ; pas très sportif.*
- *Appliqué à l'école, mais comprend difficilement et se décourage vite. Sans soutien, il peut se laisser dépasser et prendre du retard.*

Aspect physique

Leur solide appétit peut provoquer une surcharge pondérale, une apathie générale et engendrer une tendance à la paresse. Le type *Calc. carb.* transpire de la tête et souffre souvent d'anomalies des os ou des jointures, telles qu'une scoliose.

Points faibles
- Les os et les dents
- Les intestins
- Le nez, la gorge, les oreilles
- Les glandes
- La peau

GRAPHITES

GRAPHITES

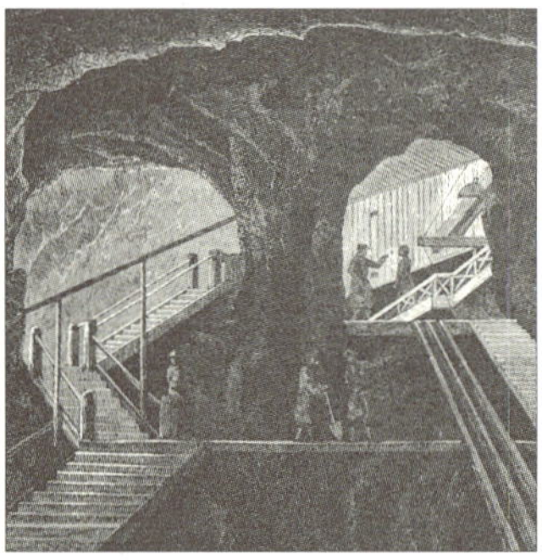

L'extraction du graphite *Le graphite est largement exploité depuis fort longtemps.*

Le graphite est une forme de carbone et le principal composant de la mine de crayon. « Graphite » vient du mot grec graphein, *qui signifie écrire. Le remède homéopathique fut expérimenté par Hahnemann, qui avait appris que les ouvriers d'une fabrique de miroirs utilisaient le graphite pour soigner l'herpès.* Graphites *est excellent pour soigner les affections de la peau et les problèmes du métabolisme.*

USAGES CLÉS

- En dermatologie, en particulier pour l'eczéma
- Déséquilibres du métabolisme qui déclenchent des problèmes cutanés, l'obésité et une malformation des ongles
- Ulcères causés par une faiblesse de la paroi stomacale

AUTOMÉDICATION

Eczéma – voir pp. 186-187
Rhinite – voir pp. 170-171

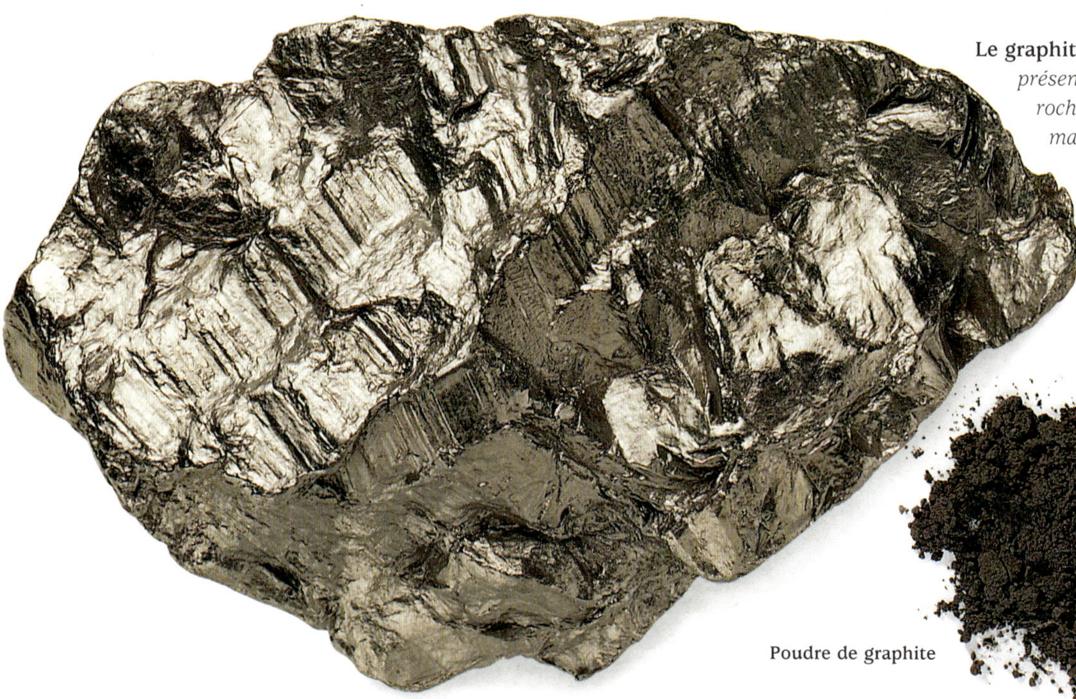

Le graphite *Ce minéral est présent dans les vieilles roches cristallines, le marbre et le granite. On réduit le graphite en poudre pour obtenir le remède homéopathique.*

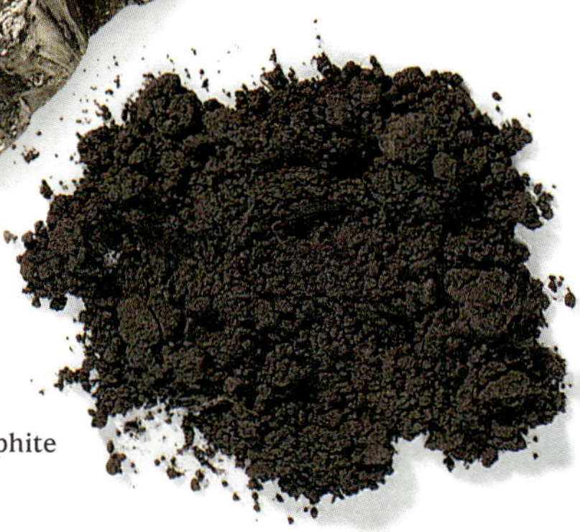

Poudre de graphite

PRÉSENTATION

Noms communs Graphite, plombagine, mine de plomb.
Origine Le graphite, présent au Sri Lanka, au Mexique, au Canada et aux États-Unis.
Partie utilisée Graphite.

AFFECTIONS TRAITÉES

Graphites est un remède clé en dermatologie, en particulier pour l'eczéma avec sécrétion à l'aspect du miel, qui survient derrière les oreilles et les genoux, sur les paumes et les mamelons. Ce remède est conseillé aux personnes souffrant d'un déséquilibre métabolique pouvant entraîner des affections cutanées, comme le psoriasis et un dessèchement de la peau ; sur les coupures qui deviennent purulentes et les cicatrices qui durcissent, ou enflent et démangent ; en cas de malformation des ongles, comme des ongles épais, cassants, qui poussent de travers. (L'obésité du type *Graphites* peut résulter d'une incapacité à assimiler correctement les éléments nutritifs.) *Graphites* soigne aussi les maux suivants : ulcères causés par une faiblesse de la paroi stomacale (qui s'améliorent en position allongée et en mangeant chaud et peuvent alterner avec des problèmes de peau), herpès, chute de cheveux, crampes et engourdissement dans les mains et les pieds, fortes suées occasionnelles avec saignements de nez. Il traite aussi la rhinite, surtout lorsqu'il est douloureux de se moucher. Il est efficace en cas de règles irrégulières, peu abondantes ou absentes, de gonflement des seins et de retard de règles avec constipation.
Amélioration des symptômes Le chaud (mais besoin d'air frais) ; le noir ; le sommeil ; après les repas.
Aggravation Le froid ; les aliments sucrés ; pendant les règles ; sur le côté gauche.

Le type Graphites

Le type *Graphites* est anxieux, timide, craintif, indécis et s'alarme facilement. Un effort intellectuel soutenu lui est difficile et il est conscient de sa lenteur dans ce domaine. Il est attiré par le travail manuel et les activités d'extérieur.

Personnalité et tempérament

Lent à réagir aux stimuli extérieurs, le type *Graphites* montre peu de dispositions pour les activités qui exigent un effort intellectuel soutenu. Porté aux sautes d'humeur, il est plutôt léthargique et grognon au réveil, mais, au cours de la journée, il s'énerve, s'impatiente et s'irrite pour un rien. Persuadé qu'il n'a pas de chance, il se décourage rapidement, s'apitoie volontiers sur lui-même et verse facilement des larmes, surtout lorsqu'il écoute de la musique.

Préférences alimentaires

Désirs

- Les boissons froides amères ou acides, comme la bière

Aversions

- Les sucreries
- Les aliments salés, le poisson et la viande

Autres facteurs

- Tendance au mal de tête s'il saute un repas
- Digère mal le porc

Peurs et phobies

- La folie

Modalités

Facteurs d'amélioration

- La chaleur (mais a besoin d'air frais)
- Après avoir mangé
- Le sommeil
- Dans le noir

Facteurs d'aggravation

- L'air froid et humide, dans les courants d'air (mais déteste le manque d'air)
- Sur le côté gauche
- Le matin et le soir
- L'emploi de stéroïdes pour supprimer des éruptions cutanées
- Pendant les règles
- Les mets sucrés

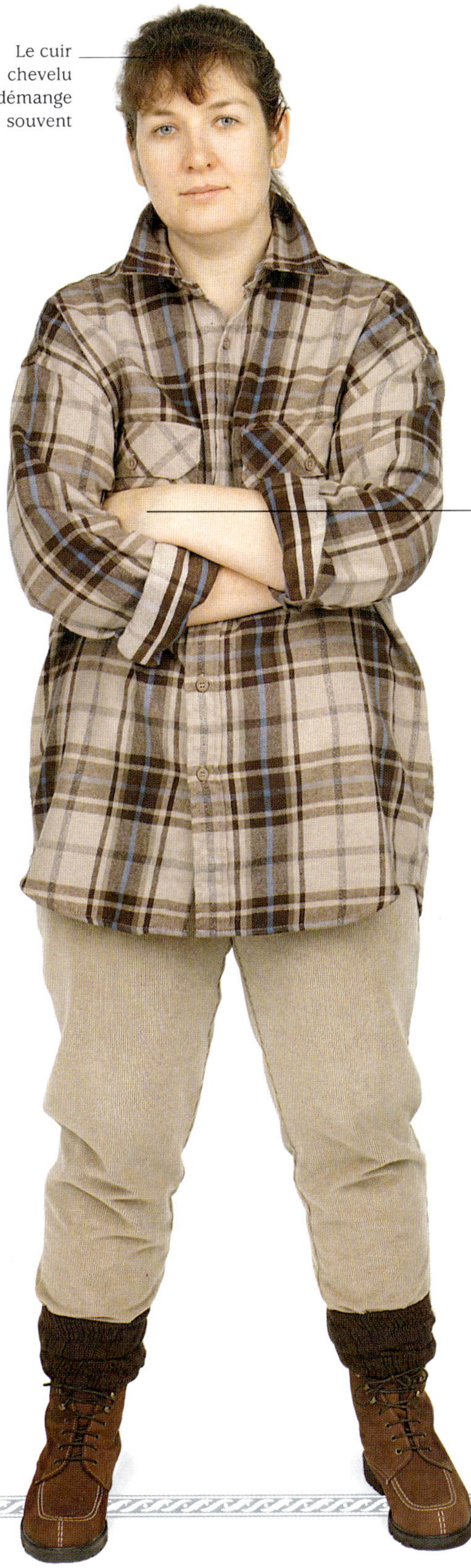
Le cuir chevelu démange souvent
La peau est sèche et se craquelle facilement

L'enfant Graphites

- *Massif ou dodu.*
- *Pâle et sensible au froid, mais rougit facilement.*
- *Peau sèche, rugueuse, qui a tendance à se fendiller.*
- *Abdomen distendu par une constipation persistante.*
- *Timide, anxieux, hésitant.*
- *Pessimiste.*
- *Lent et enclin à la paresse.*
- *Sensible au mouvement et au mal des transports.*

Aspect physique

Le type *Graphites* a généralement les cheveux foncés, les traits grossiers et une peau pâle, sèche et rugueuse. Celle-ci a tendance à se fendiller, surtout derrière les oreilles et les genoux, aux commissures des lèvres et au bout des doigts. Son cuir chevelu, souvent envahi de pellicules, le démange parfois et produit une croûte jaune. Guetté par l'excès pondéral, il peut devenir obèse s'il a un gros appétit. Il rougit et transpire facilement. Il manque plutôt d'énergie.

Points faibles

- La peau, les ongles
- Le métabolisme
- Les muqueuses
- Le côté gauche du corps

HYDRARGYRUM METALLICUM / MERCURIUS SOLUBILIS HAHNEMANNI

MERC. SOL.

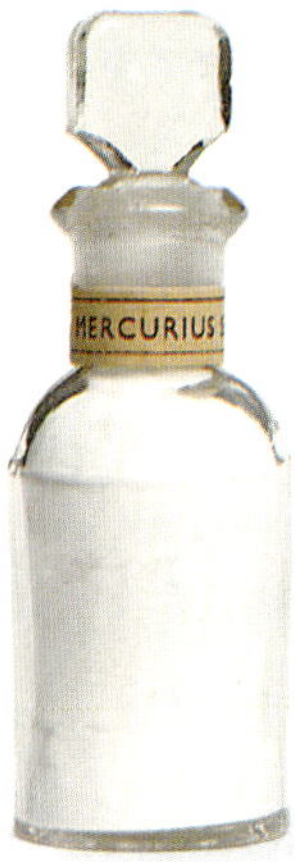
MERCURIUS

Merc. sol. *Il soigne les affections de la bouche et de la gorge, avec salivation excessive.*

Le mercure était déjà connu en Chine et aux Indes anciennes. On en a retrouvé dans une tombe égyptienne datant de 1600 av. J.-C. Bien que toxique, il était prescrit pour soigner la syphilis et pour favoriser les sécrétions du corps. Les symptômes d'une intoxication au mercure comprennent une salivation importante et des vomissements. Les maladies qui s'accompagnent de sécrétions excessives à odeur forte sont soulagées par Merc. sol.

USAGES CLÉS

- Affections accompagnées de sécrétions abondantes à odeur forte et sensibilité générale au chaud et au froid
- Affections de la bouche et de la gorge

AUTOMÉDICATION

Amygdalite – voir pp. 178-179
Gingivite – voir pp. 162-163
Mauvaise haleine – voir pp. 164-165

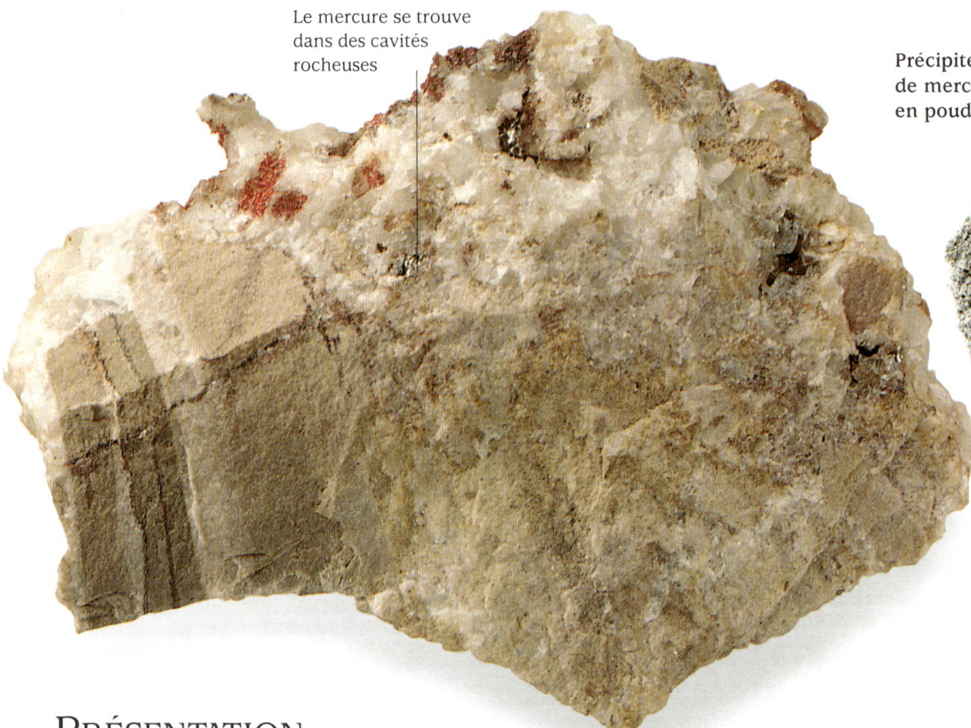
Le mercure se trouve dans des cavités rocheuses

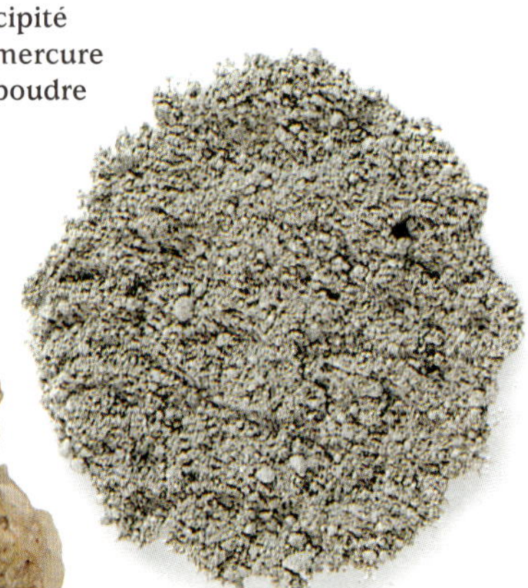
Précipité de mercure en poudre

Cinabre *Le mercure se forme souvent avec le cinabre, ou mercure sulfuré. Le mercure liquide se dissout dans l'acide nitrique dilué. Le précipité gris noirâtre qui se forme est filtré, séché et réduit en poudre, ce qui donne le mercure homéopathique.*

PRÉSENTATION

Noms communs Vif-argent, mercure.
Origine Le cinabre, principal minerai de mercure, se trouve en Espagne, en Italie, aux États-Unis, au Pérou et en Chine.
Partie utilisée Mercure.

AFFECTIONS TRAITÉES

Merc. sol. agit sur les maux accompagnés de sécrétions brûlantes, abondantes, à odeur forte, et d'une sensibilité au chaud et au froid. Il traite les problèmes de la bouche et de la gorge avec soif de boissons froides : salivation excessive, aphte buccal, gingivite (inflammation des gencives), mauvaise haleine, amygdalite, dents branlantes dans des gencives infectées, gorge enflée et rouge sombre, ulcères douloureux de la gorge. Les autres affections soulagées par *Merc. sol.* sont : toux spasmodiques, névralgies, fièvre avec sueurs abondantes, transpiration grasse, malodorante, qui glace la peau en s'évaporant et aggrave les autres symptômes ; glandes enflées ; migraine congestive, qui serre la tête comme un étau ; jointures douloureuses, maux d'oreilles avec écoulement à l'odeur fétide. *Merc. sol.* est recommandé pour les affections oculaires comme la conjonctivite chronique avec les paupières rouges, gonflées et collées ou les yeux douloureux et larmoyants ; les problèmes de nez liés à un rhume ou une allergie, comme un mucus liquide, brûlant ; les éternuements qui mettent les narines à vif ou un écoulement nasal chaud et irritant. Ce remède agit aussi sur la peau : lésions avec croûtes malodorantes dans les cheveux ; éruptions ou vésicules infectées sur la peau, écorchures et ulcères ouverts, qui piquent ou démangent.
Amélioration des symptômes Le repos ; les températures moyennes.
Aggravation Les écarts de température ; trop chaud au lit ; la transpiration ; couché sur le côté droit ; la nuit.

Le type Merc. sol.

Personnalité et tempérament

Nerveux et angoissé, le type *Merc. sol.* recherche l'ordre et la stabilité. Son profond sentiment d'insécurité le rend extrêmement conservateur, prudent et soupçonneux dans ses échanges avec les autres. C'est pourquoi il parle et il agit lentement, après un long moment de mûre réflexion. Très sensible à la critique et à la contradiction, il peut exploser de rage et éprouver le désir de tuer celui qui l'a insulté. Malade, il se sent facilement abattu, s'exprime avec hésitation et met du temps à réagir, perdant la mémoire et la volonté.

Préférences alimentaires

Désirs
- Les boissons froides : lait, bière
- Le pain et le beurre

Aversions
- La viande
- Les aliments sucrés
- Le café
- L'alcool (sauf la bière)

Autres facteurs
- Fringale permanente

Peurs et phobies

- La santé des siens
- Les cambrioleurs
- La folie
- La mort
- L'orage

Modalités

Facteurs d'amélioration
- Les températures moyennes
- Le repos

Facteurs d'aggravation
- La nuit
- Trop chaud au lit
- Couché sur le côté droit
- La transpiration
- Les changements de température

Le type *Merc. sol.* est introverti et renfermé, doté d'une forte émotivité sous-jacente. Il paraît détaché et arrogant, mais c'est une attitude d'autodéfense qu'il a du mal à maîtriser.

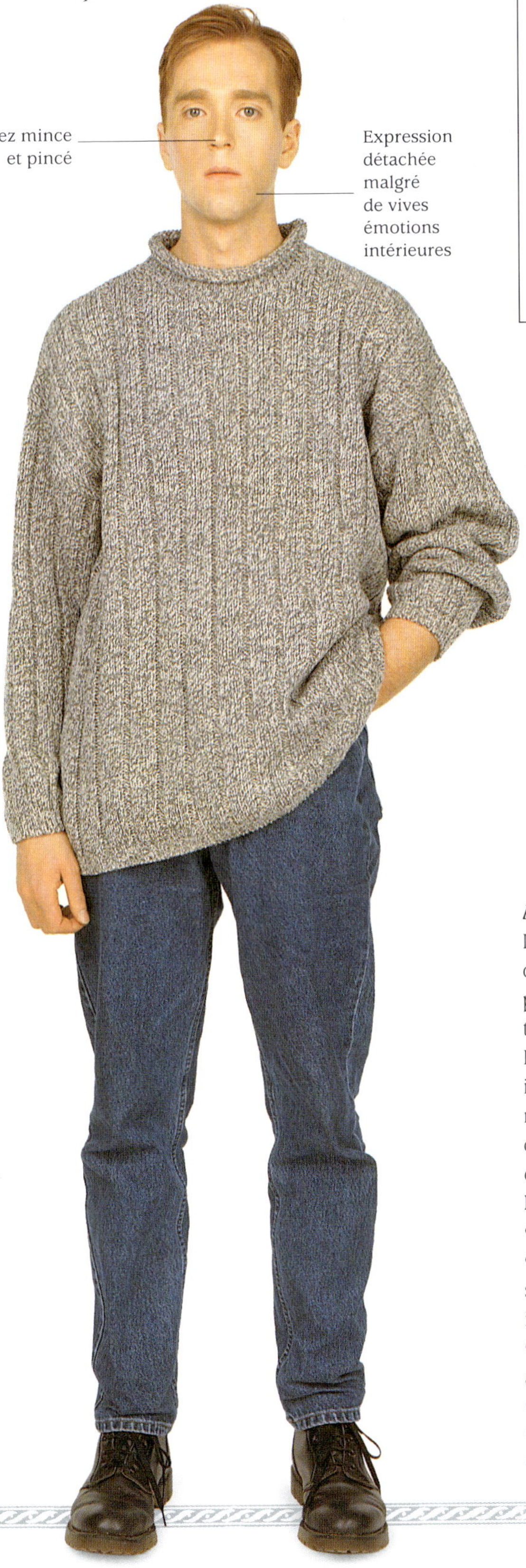

Nez mince et pincé

Expression détachée malgré de vives émotions intérieures

L'enfant Merc. sol.

- *Souvent précoce et charmeur, avec des émotions d'adulte.*
- *Prudent, sensible et irritable.*
- *Parfois timide et réservé.*
- *Tendance à bégayer.*
- *Porté aux infections ORL récurrentes.*
- *Tendance à baver en dormant.*

Aspect physique

Le type *Merc. sol.* a les cheveux plutôt clairs, une peau lisse, sans rides, translucide, et le nez pincé. L'expression du visage, impassible et détachée, ne laisse absolument pas deviner l'agitation et la hâte qui l'habitent.

Points faibles
- Le sang
- Les muqueuses des systèmes respiratoire et intestinal
- Les glandes salivaires et les amygdales
- Le foie
- Les os et les jointures
- La peau

IGNATIA AMARA / STRYCHNOS IGNATIA

IGNATIA

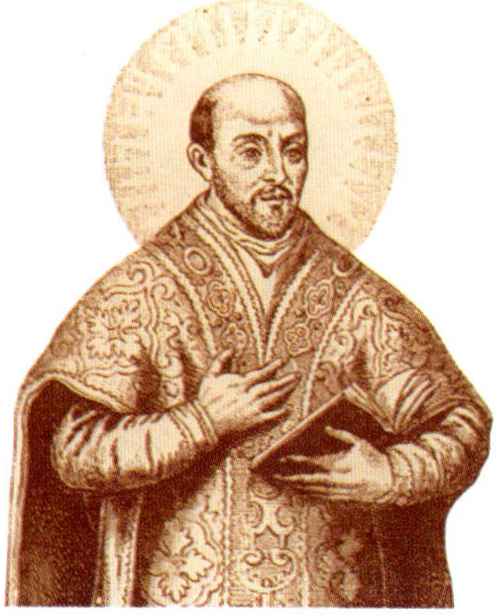

Ignace de Loyola *(1491-1556)* Ignatia amara *tient son nom de ce prêtre catholique fondateur de l'ordre des Jésuites.*

*Le remède homéopathique obtenu à partir de graines d'*Ignatia amara *soigne surtout les troubles émotionnels. Les Philippins portaient ces graines en gri-gri pour prévenir ou guérir toutes sortes de maladies. En médecine classique, les graines d'*Ignatia amara *étaient utilisées jadis pour soigner la goutte, l'épilepsie et le choléra. Elles contiennent de la strychnine, un poison violent qui agit sur le système nerveux.*

USAGES CLÉS

- Troubles émotionnels
- Chagrin violent, causé, par exemple, par un deuil ou une rupture
- Maux de tête
- Toux et maux de gorge
- Affections avec symptômes variables, contradictoires

AUTOMÉDICATION

Aménorrhée – voir pp. 206-207
Dépression – voir pp. 194-195
Deuil – voir pp. 192-193
Insomnie – voir pp. 194-195
Migraine – voir pp. 160-161

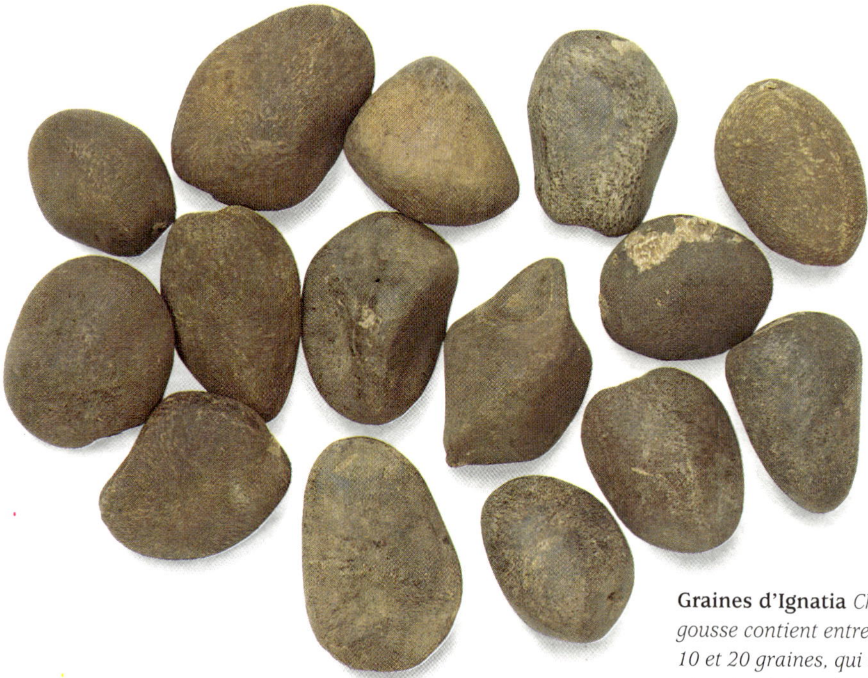

Graines d'Ignatia *Chaque gousse contient entre 10 et 20 graines, qui sont séparées de la pulpe et broyées pour l'homéopathie.*

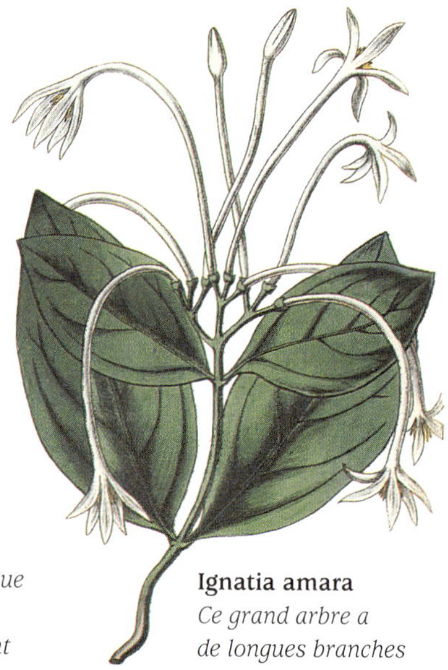

Ignatia amara *Ce grand arbre a de longues branches tordues et des fleurs blanches.*

PRÉSENTATION

Nom commun Fève de saint Ignace.
Origine Indes orientales, Chine, Philippines.
Partie utilisée Graines.

AFFECTIONS TRAITÉES

Ignatia est recommandé dans le cas d'affections dues à un chagrin, un choc, la colère et la répression de ces sentiments. C'est un remède clé pour les bouleversements émotionnels et les insomnies causées par un deuil. Il tempère d'autres états émotionnels : crises de larmes, apitoiement sur soi, autoaccusation, colère ou violence réprimée, crainte de passer pour violent, dépression, inquiétude. *Ignatia* agit sur les maux de tête qui empirent si on s'allonge du côté douloureux (avec l'impression qu'on vous enfonce un clou dans la tête), ceux qui sont consécutifs à une contrariété, et ceux des enfants qui s'aggravent avec la caféine mais s'améliorent à la chaleur. Il soulage des affections avec symptômes contradictoires, comme les maux de gorge qui s'atténuent quand on mange du solide, et des nausées et vomissements qui s'améliorent quand on s'alimente. Parmi les autres usages possibles : toux d'irritation, fièvre avec frissons et soif, évanouissement en cas de claustrophobie, sensibilité à la douleur, envies bizarres quand on est malade, et douleur dans la partie supérieure de l'abdomen. *Ignatia* est prescrit aux femmes contre le prolapsus rectal avec douleurs fulgurantes, irradiantes, aiguës, les spasmes douloureux de l'utérus pendant les règles, les hémorroïdes, la constipation avec cause émotionnelle et l'aménorrhée.

Amélioration des symptômes Allongé sur le côté douloureux ; le changement de position ; après la miction ; les pressions ; après avoir mangé ; au chaud.

Aggravation À l'air froid ; au toucher ; le chagrin, la colère ; le café ; le tabac ; les odeurs fortes.

Le type Ignatia

Le type *Ignatia* concerne surtout les femmes. Ce sont des personnes sensibles, artistes, cultivées et émotionnellement fragiles. Nerveuses, idéalistes, elles se reprochent ce qui ne va pas.

Personnalité et tempérament

Malgré une sensibilité extrême, les femmes *Ignatia* ont du mal à exprimer leurs émotions, surtout dans le chagrin. Elles se conduisent souvent de manière contradictoire : par exemple, elles sont perspicaces et irrationnelles à la fois. Elles attendent la perfection de ceux qui les entourent et, par conséquent, ont une tendance aux réactions excessives. Elles sont très sensibles à la douleur et se sentent oppressées par la foule. Souvent maussades, plutôt sèches, elles peuvent rire et pleurer simultanément. Elles ont du mal à rompre avec leur partenaire, même si elles ont perdu toute illusion amoureuse.

Préférences alimentaires

Désirs
- Les produits laitiers : beurre, fromage
- Le pain
- Le café (mais ne le supporte pas)

Aversions
- Le sucré, les fruits
- L'alcool

Peurs et phobies

- La souffrance émotionnelle
- Perdre son sang-froid
- Les lieux clos et la foule
- Les cambrioleurs

Modalités

Facteurs d'amélioration
- Le chaud
- Après les repas
- Après la miction
- Les fortes pressions
- Le changement de position

Facteurs d'aggravation
- L'air froid
- Une forte émotion, comme le chagrin et la colère
- Être touché ou caressé
- L'odeur du tabac

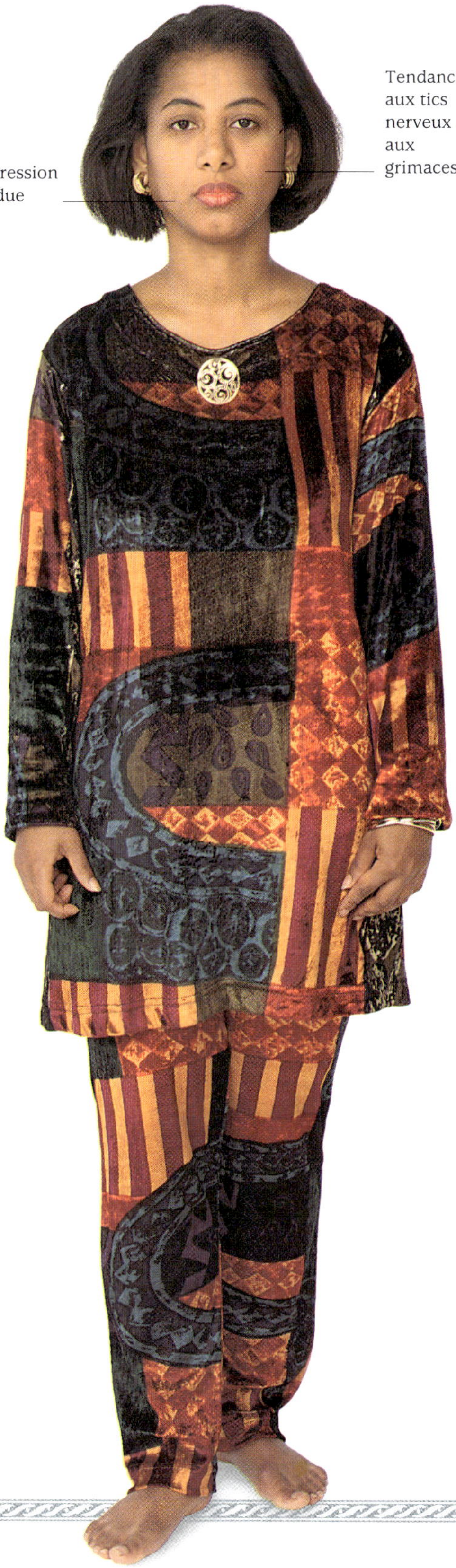

L'enfant Ignatia

- *Vif, excitable, sensible et précoce.*
- *Nerveux, l'air tendu. Extrêmement sensible au bruit. Fait souvent des grimaces en parlant.*
- *A du mal à tolérer le stress, ce qui entraîne une perte de concentration, les larmes ou la colère.*
- *Quand il est stressé, peut avoir peur de tout, même de sortir seul.*
- *Tendance aux migraines nerveuses après l'école.*
- *S'accuse des échecs.*
- *Risque de s'évanouir dans les lieux confinés.*
- *Tendance à une toux sèche, nerveuse, et à la laryngite.*

Aspect physique
Les femmes du type *Ignatia* sont généralement minces et brunes, ont souvent le visage creusé, les lèvres fendillées, des cernes et l'air tendu. Elles ont tendance à ciller, soupirer ou bâiller de façon répétée, ce qui indique qu'elles ont du mal à exprimer leurs émotions les plus profondes.

Points faibles
- L'esprit
- Le système nerveux

LACHESIS MUTA / TRIGONOCEPHALUS LACHESIS

LACHESIS

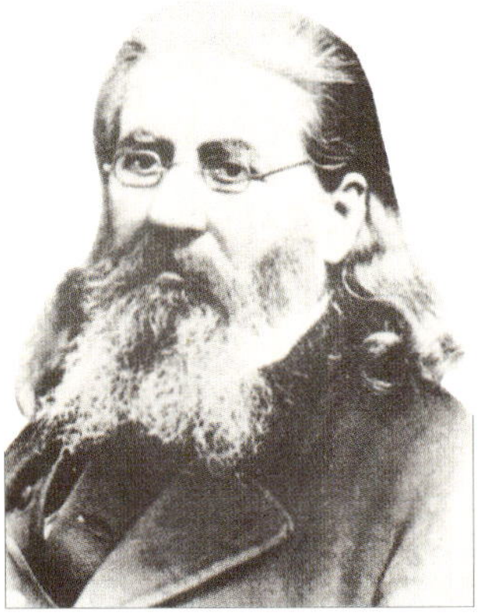

Dr Constantine Hering (1800-1880) *En essayant sur lui-même le venin de ce serpent, il a prouvé son intérêt thérapeutique.*

Grand chasseur, le trigonocéphale doit un de ses surnoms, surukuku, au bourdonnement qu'il émet lorsqu'il guette sa proie. Si la morsure de ce serpent atteint directement une veine, l'effet peut être instantané, car le venin agit sur le contrôle nerveux du cœur. Une morsure superficielle provoque un saignement abondant et un empoisonnement du sang. On a recours à Lachesis *pour les problèmes circulatoires et les troubles vasculaires.*

USAGES CLÉS

- Problèmes circulatoires et troubles vasculaires
- Ménopause et symptômes prémenstruels
- Blessures à cicatrisation lente
- Maux du côté gauche qui ont tendance à s'aggraver avec la répression d'émotions ou la suppression d'écoulements organiques

AUTOMÉDICATION

Ménopause – voir pp. 206-207

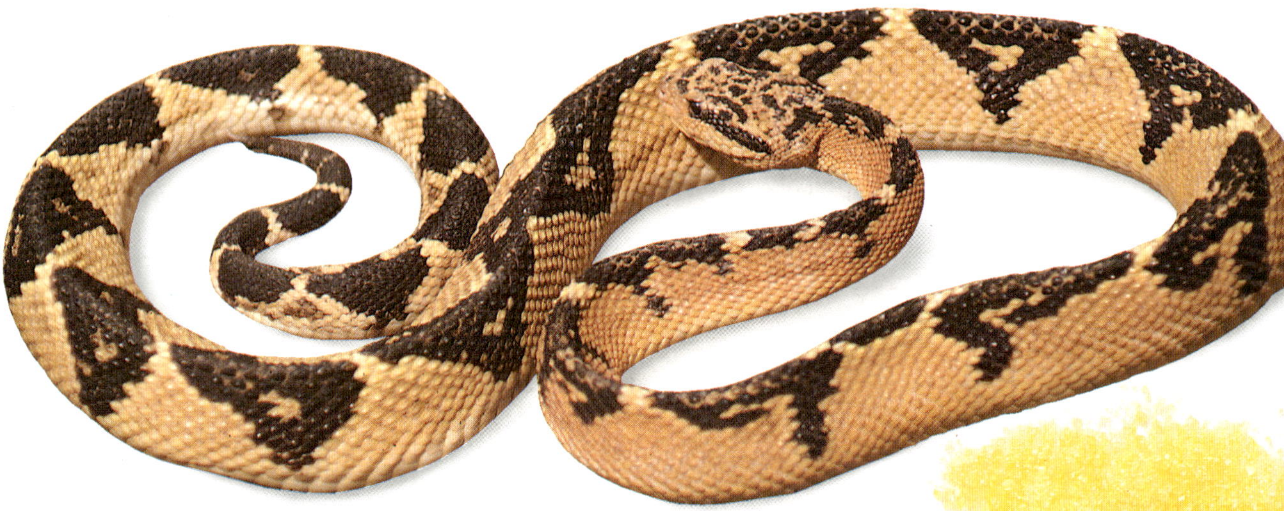

Le trigonocéphale *Son venin agit sur le sang et entraîne des troubles de la coagulation et des hémorragies. Le remède homéopathique est utilisé sur des plaies qui saignent et sont lentes à cicatriser.*

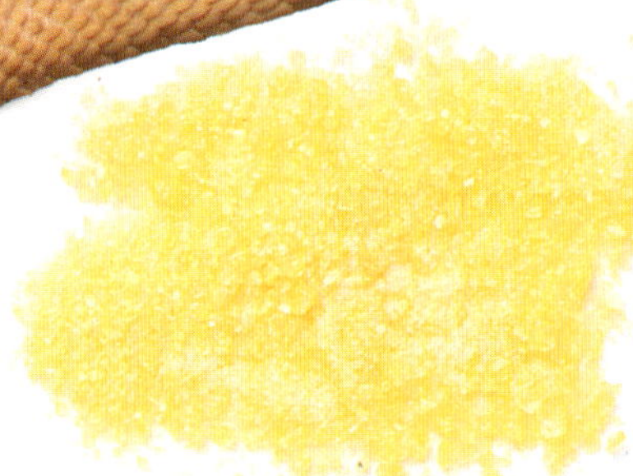

Venin séché

PRÉSENTATION

Noms communs Trigonocéphale, surukuku.
Origine Amérique du Sud.
Partie utilisée Venin frais.

AFFECTIONS TRAITÉES

Lachesis agit principalement sur le sang et la circulation et sert à traiter des veines engorgées, gonflées, comme les varices. On l'utilise aussi quand la peau du visage, des oreilles, des doigts et des orteils est violacée à cause de problèmes circulatoires. Un cœur faible, un pouls irrégulier, rapide, des palpitations, une angine de poitrine et des difficultés à respirer sont soulagés par *Lachesis*. C'est un remède clé contre les bouffées de chaleur provoquées par la ménopause. Il agit sur les spasmes douloureux des règles, dont il facilite le flux. Les maux de gorge – gorge enflée et violette, des douleurs du côté gauche et à l'oreille gauche qui empirent quand on avale – sont améliorés par ce remède. On le prescrit pour des problèmes du système nerveux, comme les crises du petit mal (crises d'épilepsie) et les évanouissements. Il s'applique aux maux suivants : plaies à cicatrisation lente, cernées de bleu ; furoncles rouges ; saignements de nez ; maux de tête du côté gauche ; fièvre, sueurs et frissons, sensations de palpitations dans certaines parties du corps ; ulcères et douleurs gastriques ; vomissement avec appendicite et douleurs gastro-intestinales ; hémorroïdes saignantes.

Amélioration des symptômes Tout écoulement organique ; après avoir mangé ; l'air frais ; les boissons froides.

Aggravation Les boissons chaudes, les bains chauds ou tièdes ; pendant le sommeil, les contacts ; sur le côté gauche ; les vêtements serrés, surtout autour de la gorge ; l'alcool, le chaud ; le plein soleil ; la ménopause.

Le type Lachesis

Le type *Lachesis* est sensible, créatif et ambitieux. Il vit intensément, avec une suractivité physique et mentale qui ne peut être soulagée que par un écoulement, tel qu'un saignement de nez ou la possibilité de s'exprimer.

Personnalité et tempérament

Dans ses relations, le type *Lachesis* se montre égocentrique et jaloux, oscillant souvent entre amour et haine pour son partenaire. Limité dans ses possibilités, il peut refuser obstinément tout engagement. Les affaires internationales le passionnent. Il aime apporter la contradiction. Malgré une grande force créatrice, il peut manquer de continuité et passe constamment d'un sujet à l'autre.

Préférences alimentaires

Désirs

- Les aliments aigres : condiments, olives
- Les féculents : riz, pain
- L'alcool
- Les huîtres

Autres facteurs

- Ne supporte pas les céréales et les boissons chaudes, excepté le café (sauf les femmes au cours de la ménopause)

Peurs et phobies

- L'eau
- L'empoisonnement
- Les cambrioleurs
- Les inconnus
- La suffocation et la mort

Modalités

Facteurs d'amélioration

- Les écoulements, telles les règles ou les selles
- Les boissons froides
- L'air frais

Facteurs d'aggravation

- Le sommeil
- Les contacts
- La chaleur
- Le plein soleil
- Les boissons chaudes
- Sur le côté gauche
- Les vêtements serrés
- La ménopause

L'enfant Lachesis

- *Nerveux, bavard et hyperactif.*
- *Tendance aux problèmes émotionnels et comportementaux, souvent dus à la jalousie, comme après la naissance d'un autre enfant.*
- *Possessif en amitié.*
- *Cherche à tester les limites des parents et enseignants en incitant ses camarades à faire des bêtises, en volant ou en maltraitant les animaux familiers.*
- *Peut faire très mal à ses camarades, car il déploie une habileté redoutable à déceler le point faible de sa victime.*

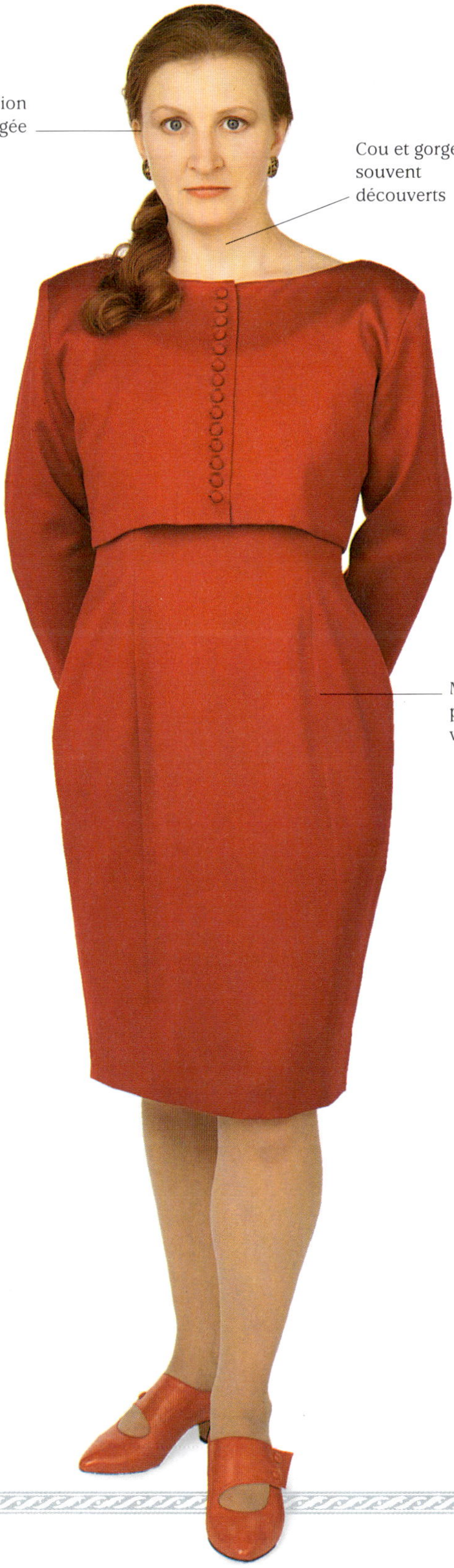
Expression fixe, figée
Cou et gorge souvent découverts
Maux aggravés par la gêne des vêtements

Aspect physique

Le type *Lachesis* concerne souvent des roux à taches de rousseur, l'air un peu bouffi, ou des bruns minces et énergiques. Ils ont le teint clair, légèrement violacé. Ils ont tendance à pointer de temps à autre le bout de la langue sur la lèvre supérieure.

Points faibles

- Le système nerveux
- Le côté gauche du corps
- Le sang et la circulation
- Les organes reproducteurs féminins

LYCOPODIUM CLAVATUM

LYCOPODIUM

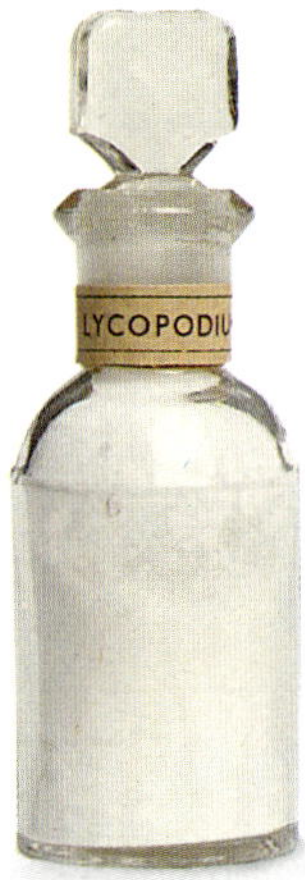

Lycopodium *C'est un remède réputé pour soigner les maux digestifs, surtout l'indigestion.*

Les savants arabes utilisaient cette plante à feuilles persistantes pour calmer les problèmes gastriques et disperser les calculs rénaux. Au XVIIe *siècle, la poudre jaune, ou poussière de lycopode, provenant des spores de la plante, était administrée pour soigner la goutte et la rétention d'urine. Cette poussière, à partir de laquelle est produit le remède* Lycopodium, *est hautement inflammable et insoluble dans l'eau.*

USAGES CLÉS

- Troubles digestifs
- Adénome de la prostate
- Problèmes rénaux et de la vésicule
- Maux situés du côté droit avec envie de sucre
- Problèmes émotionnels provoqués par l'insécurité

AUTOMÉDICATION

Anxiété – voir pp. 190-191
Ballonnements et flatulences – voir pp. 184-185
Chute de cheveux – voir pp. 188-189
Irritabilité et agressivité – voir pp. 192-193

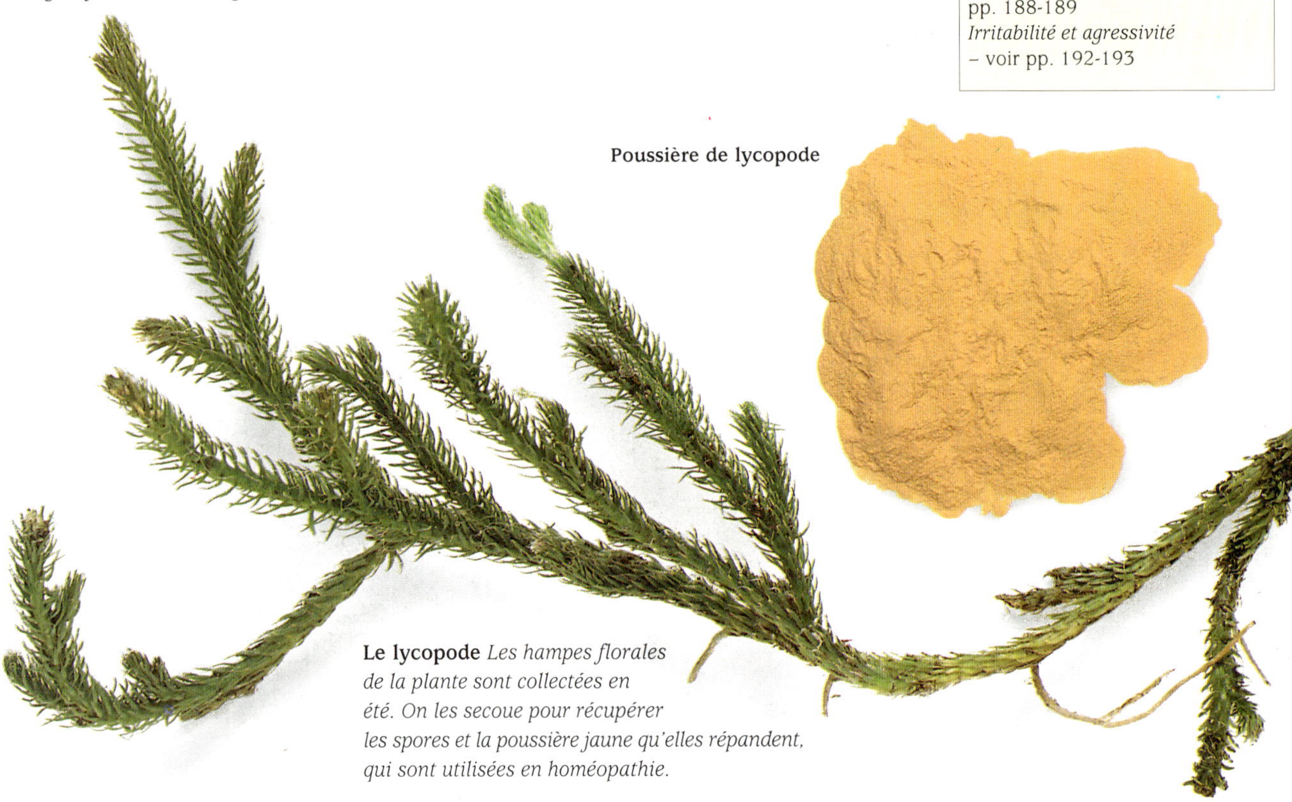

Poussière de lycopode

Le lycopode *Les hampes florales de la plante sont collectées en été. On les secoue pour récupérer les spores et la poussière jaune qu'elles répandent, qui sont utilisées en homéopathie.*

PRÉSENTATION

Noms communs Pied-de-loup, herbe aux massues, soufre végétal.
Origine Montagnes et forêts de l'hémisphère Nord.
Parties utilisées Spores et poussière.

AFFECTIONS TRAITÉES

Lycopodium soulage les maux digestifs : indigestion après un repas tardif ; état nauséeux ; vomissements ; faim vorace suivie d'inconfort après les premières bouchées ; abdomen distendu, gonflé, avec flatulences, constipation ; hémorroïdes qui saignent. Chez les hommes, *Lycopodium* est prescrit pour l'adénome de la prostate et une urine rougie avec sédiment sableux provoquée par des calculs rénaux. On le donne aussi pour traiter une incapacité à atteindre ou à maintenir une érection. La plupart des affections soulagées par ce remède se fixent du côté droit et s'accompagnent d'une envie de sucre. *Lycopodium* est recommandé pour les maux de tête de type névralgique, les maux de gorge aggravés par les boissons froides, les toux sèches persistantes, une grande fatigue après une grippe, un syndrome de fatigue chronique, la chute des cheveux et le psoriasis aux mains. Les problèmes émotionnels causés par l'insécurité, comme la nervosité, l'anxiété, l'impatience, la lâcheté, la peur de la solitude, l'insomnie, parler et rire en dormant, les frayeurs nocturnes et la peur au réveil sont atténués par *Lycopodium.*

Amélioration des symptômes Vêtements lâches ; bouger ; l'air frais ; boissons et aliments chauds ; la nuit.

Aggravation Vêtements serrés ; lieux surchauffés ; pièces étouffantes ; sur le côté droit ; entre 16 et 20 h et 4 et 8 h ; au printemps.

Le type Lycopodium

PERSONNALITÉ ET TEMPÉRAMENT

Profondément anxieux, le type *Lycopodium* exagère les faits pour se valoriser. Il refuse les changements, toujours source d'une trop forte appréhension. Sous ses airs sérieux, disciplinés et consciencieux, il ne résiste ni aux friandises ni aux tentations sexuelles. Bien que très sociable, il évite de s'engager dans des relations suivies. La faiblesse l'irrite, et il ne supporte pas la maladie.

PRÉFÉRENCES ALIMENTAIRES

Désirs

- Les mélanges
- Le chou, les légumineuses
- Les huîtres et crustacés
- Le sucré : biscuits, gâteaux, chocolat
- L'huile d'olive
- Les boissons et les mets chauds

Aversions

- Les oignons

Autres facteurs

- Se sent vite rassasié mais n'en tient pas compte

PEURS ET PHOBIES

- La solitude
- Le noir et les fantômes
- Les lieux clos et la foule
- L'échec
- La mort

MODALITÉS

Facteurs d'amélioration

- L'air frais
- L'activité
- Les boissons et mets chauds
- Les vêtements lâches
- La nuit

Facteurs d'aggravation

- Les vêtements serrés
- La diète ou les excès alimentaires
- Les pièces mal aérées
- Sur le côté droit
- Entre 4 et 8 h et entre 16 et 20 h

Les types *Lycopodium* ont un air d'assurance tranquille, de stabilité et de détachement qui inspire le respect, mais qui cache en fait un sentiment de malaise. Ce sont souvent des intellectuels aux idées conservatrices et occupant des situations prestigieuses : diplomates, directeurs, juristes, médecins...

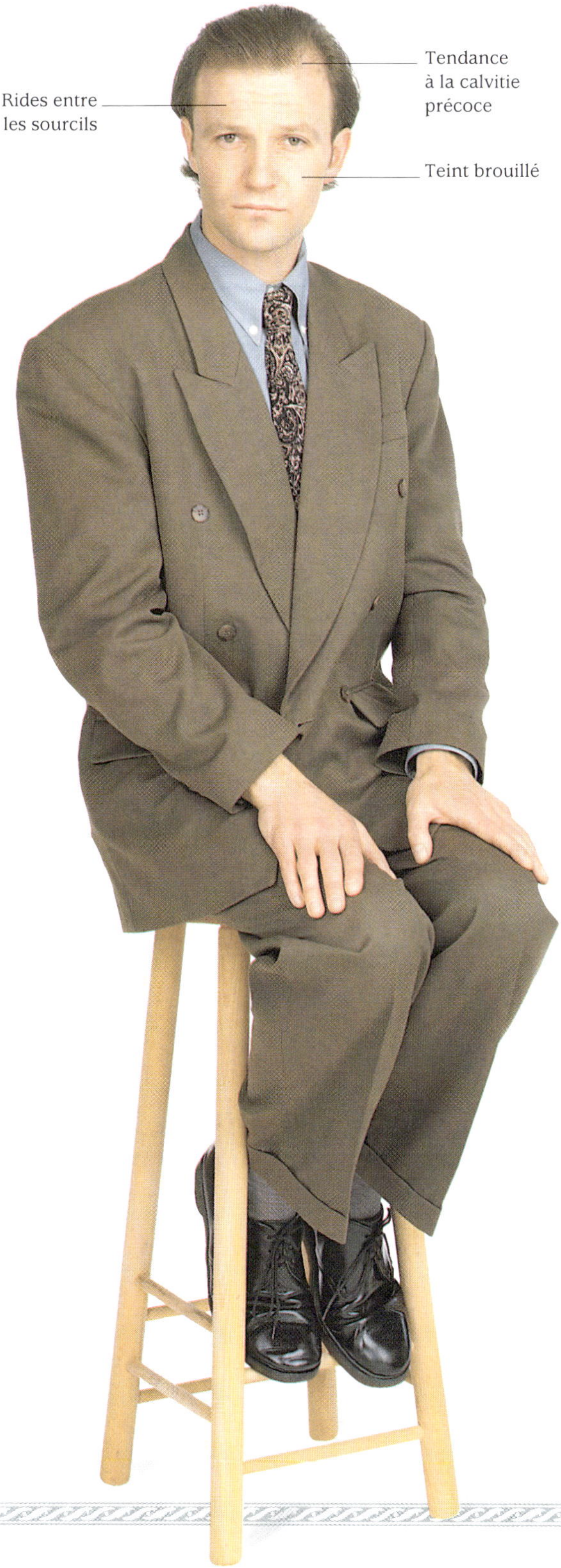
Rides entre les sourcils
Tendance à la calvitie précoce
Teint brouillé

L'ENFANT LYCOPODIUM

- *Mince, la peau jaunâtre.*
- *Abdomen légèrement distendu.*
- *Timide, besoin de se sentir sécurisé.*
- *Préfère lire et rester tranquille que d'être à l'extérieur.*
- *Tyrannique et irritable à la maison si on le laisse faire, mais consciencieux et se tient bien à l'école.*

Aspect physique

Grand et le teint jaune, le type *Lycopodium* a une allure distinguée, presque hautaine. Le haut du corps est mince et les muscles sont faiblement développés, ce qui provoque des tremblements après un effort physique. Il a souvent des rides marquées entre les yeux et grisonne ou perd ses cheveux prématurément. Les muscles faciaux se crispent et les narines ont tendance à se dilater.

Points faibles

- Le côté droit du corps
- Les organes digestifs, surtout les intestins
- Le foie
- Les reins et la vésicule
- La prostate
- Le cerveau
- Les poumons
- La peau

NATRUM CHLORATUM / NATRUM MURIATICUM

NAT. MUR.

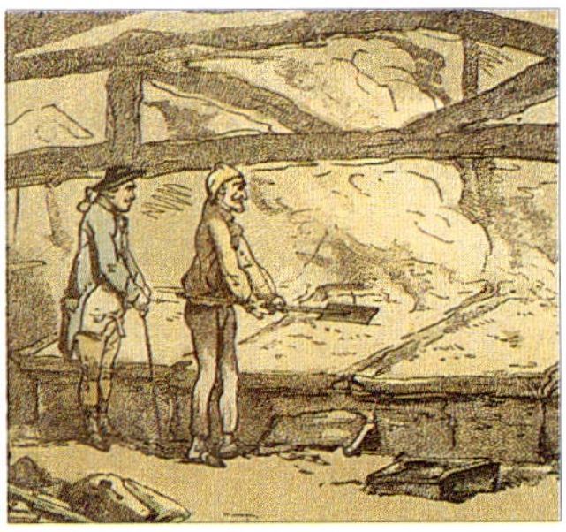

Le travail du sel *Pour obtenir le sel, on récoltait de l'eau de mer, qu'on faisait bouillir dans d'énormes chaudrons.*

Le sel, ou chlorure de sodium, a longtemps été une ressource minérale fort appréciée. Le mot salaire vient du latin salarium, *désignant la ration de sel que recevaient les soldats en guise de solde. Le chlorure et le sodium sont des oligoéléments essentiels, qu'on absorbe en quantité suffisante dans notre alimentation. En homéopathie,* Nat. mur. *a un vaste rayon d'action.*

USAGES CLÉS

- Problèmes émotionnels provoqués par des sentiments refoulés, surtout le chagrin
- Affections nasales avec écoulements à l'aspect de blanc d'œuf
- Maux généralement aggravés par la chaleur

AUTOMÉDICATION

Gingivite – voir pp. 162-163
Herpès labial – voir pp. 164-165
Rhinite – voir pp. 170-171
Rhume – voir pp. 172-173
Tension oculaire – voir pp. 166-167

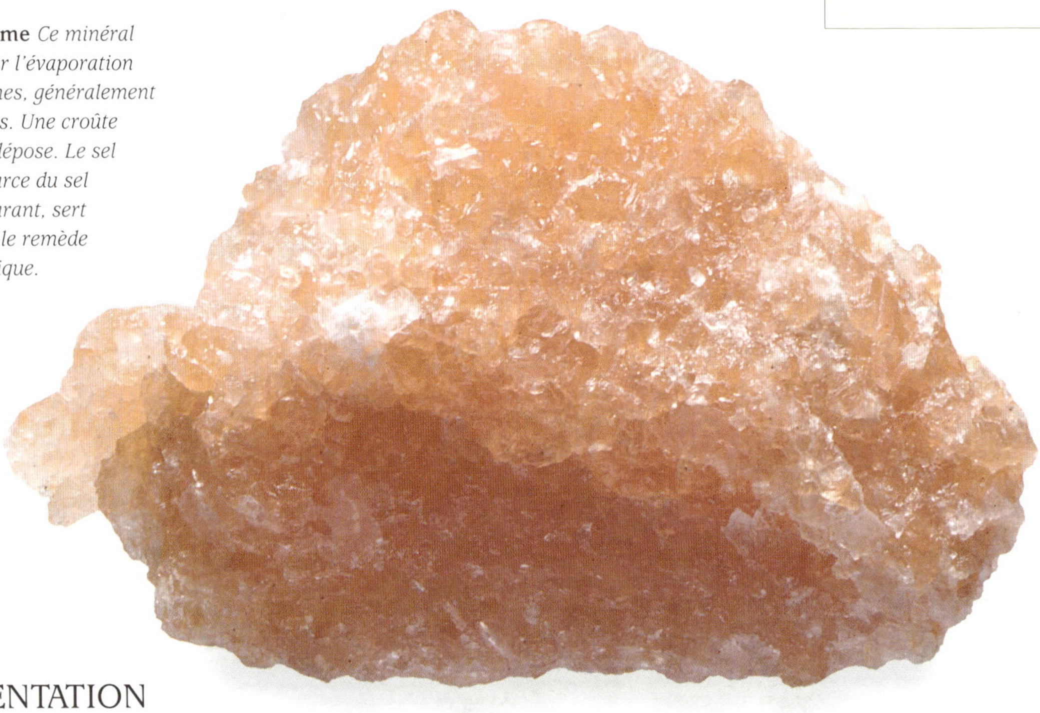

Le sel gemme *Ce minéral se forme par l'évaporation d'eaux salines, généralement dans les lacs. Une croûte épaisse se dépose. Le sel gemme, source du sel de table courant, sert à fabriquer le remède homéopathique.*

PRÉSENTATION

Noms communs Chlorure de sodium, sel gemme.
Origine Sel gemme, minéral récolté dans la mer Morte et dans des régions des États-Unis, d'Europe et de l'Inde.
Partie utilisée Chlorure de sodium.

AFFECTIONS TRAITÉES

Ce remède est prescrit en cas de problèmes émotionnels tels que l'angoisse ou la dépression provoquées par un chagrin réprimé ; pour traiter des maux nasaux avec écoulement, comme les rhumes et rhinites avec abondance de mucus clair. Des affections généralement aggravées par le chaud et souvent déclenchées par une chaleur lourde ou l'exposition au soleil brûlant sont soulagées par ce remède : migraines avec lignes en zigzag devant les yeux ; tension oculaire ; migraines après les règles ; herpès labial. Il est efficace contre les affections buccales comme la gingivite, les lèvres sèches et fendillées, les ulcères de la bouche et la mauvaise haleine. Les problèmes dermatologiques – verrues, cuticules sèches qui accrochent, furoncles et boutons douloureux – s'arrangent avec *Nat. mur.* Celui-ci agit aussi sur le goitre, l'anémie, l'indigestion, la constipation avec selles sèches, dures, fissures anales saignantes, mal de dos et retard du flot urinal. Pour les femmes, *Nat. mur.* est prescrit en cas d'absence de règles à la suite d'un choc ou d'un chagrin, de règles irrégulières et de sensation de malaise avant et après les règles. Il est conseillé pour la sécheresse du vagin et le vaginisme (douleur vaginale pendant les rapports). Les malades qui ont besoin de ce remède se sentent glacés, mais ils n'aiment pas la chaleur.

Amélioration des symptômes L'air frais ; les applications froides ; un matelas ferme ; après avoir transpiré ; la diète.

Aggravation Le temps froid, orageux ; un soleil chaud et l'air marin ; la chaleur sans air ; le surmenage ; la compassion ; entre 9 et 11 h.

Le type *Nat. mur.*

Sensible et raffiné, le type *Nat. mur.* regroupe surtout des femmes, qui souffrent de la critique. Aussi sont-elles souvent introverties tout en paraissant stoïques et autonomes. Elles s'imposent la solitude, malgré leur désir d'être entourées.

Personnalité et tempérament

Le type *Nat. mur.* concerne des individus sérieux, qui se montrent parfois maussades et découragés, surtout au réveil. Quand ils sont plongés dans leurs pensées, ils peuvent devenir impatients et cassants. Honnêtes et idéalistes, ils sont également inflexibles et ont tendance à apprendre les choses à la dure. Les affronts et les insultes les font pleurer, mais ils détestent qu'on les plaigne. La musique les émeut aux larmes.

Préférences alimentaires

Désirs
- Les mets aigres : choucroute
- La bière

Désirs mais indispositions
- Le lait
- Les féculents : pain, riz

Aversions
- La viande
- Le café

Autres facteurs
- Adore ou déteste le salé

Peurs et phobies

- Souffrir émotionnellement
- Perdre son sang-froid, la folie
- La mort
- Les lieux clos, la foule
- Le noir, les cambrioleurs
- Être en retard
- L'échec professionnel
- L'orage

Modalités

Facteurs d'amélioration
- L'air frais et la diète
- Après avoir transpiré
- Sur un matelas ferme

Facteurs d'aggravation
- Entre 9 et 11 h du matin
- Par temps froid, orageux
- Dans une chaleur étouffante, le soleil brûlant et l'air marin
- Le surmenage
- Couché du côté gauche

L'enfant Nat. mur.

- *Petit ou trop léger pour son âge.*
- *Une certaine lenteur dans l'apprentissage de la marche et du langage.*
- *Peau relativement mate, qui transpire vite et rend le visage rouge et luisant.*
- *Tendance à avoir les cuticules qui accrochent.*
- *Bien élevé, responsable, travaille bien et s'occupe de ses petits frères et sœurs.*
- *Sensible à la critique, susceptible, peut devenir un adolescent difficile.*
- *Déteste qu'on le gronde.*
- *Maux de tête fréquents dus au travail scolaire intensif.*

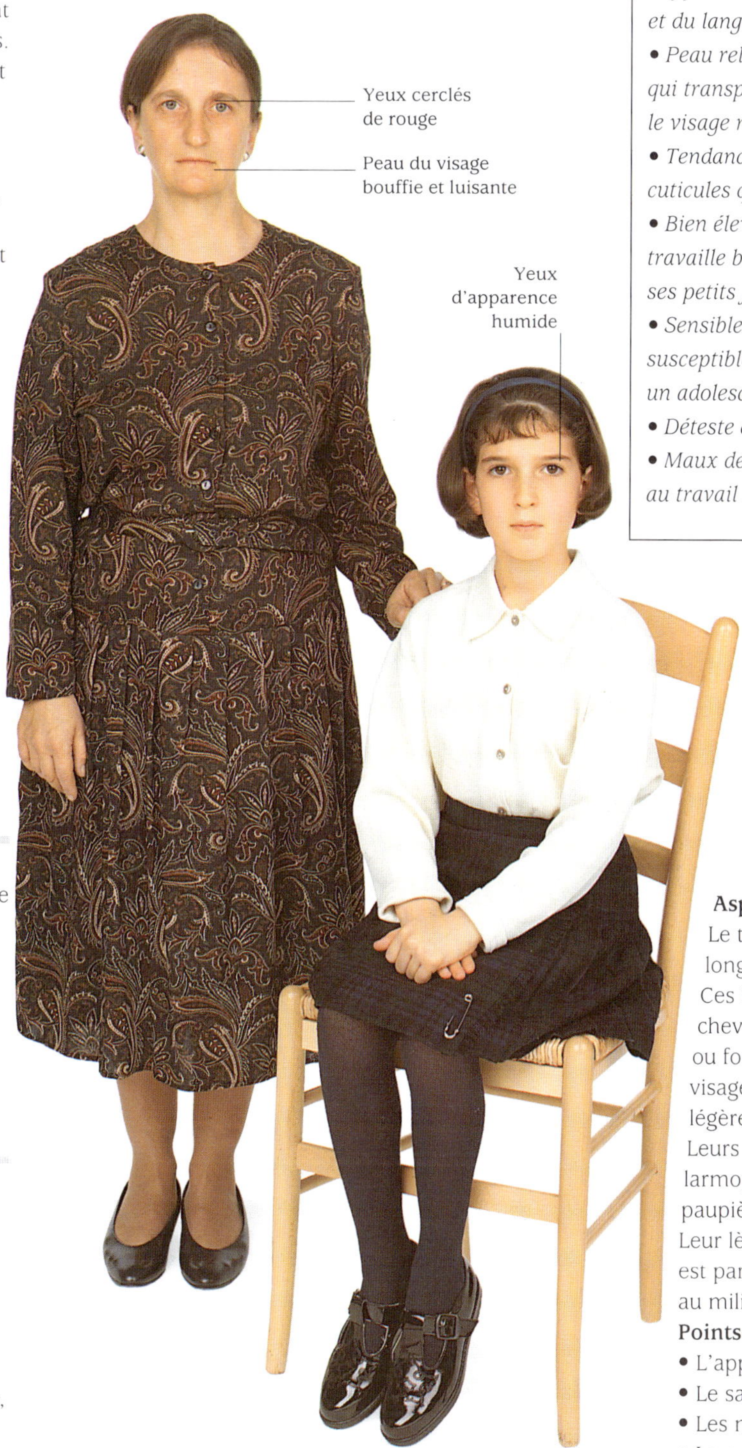
Yeux cerclés de rouge
Peau du visage bouffie et luisante
Yeux d'apparence humide

Aspect physique
Le type *Nat. mur.* est longiligne et mince. Ces individus, aux cheveux cendrés ou foncés, ont le visage bouffi, pâle, légèrement luisant. Leurs yeux sont larmoyants et leurs paupières rougies. Leur lèvre inférieure est parfois fissurée au milieu.

Points faibles
- L'appareil digestif
- Le sang
- Les muscles
- La peau
- La raison

PHOSPHORUS

PHOSPHORUS

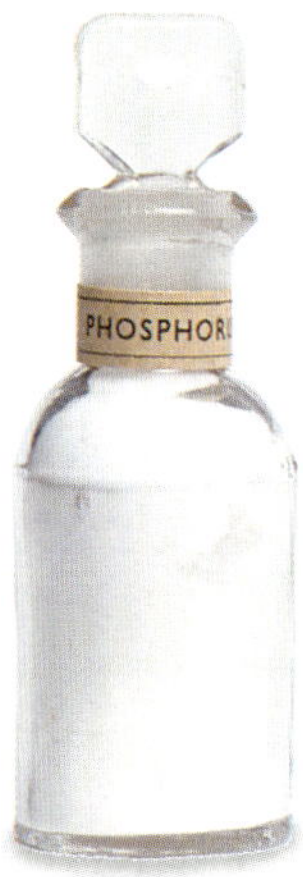

Phosphorus *Ce remède soigne, entre autres, des gencives qui saignent abondamment.*

Phosphorus est l'un des minéraux les plus importants pour le corps humain ; il est présent dans les os, les dents, l'ADN et les liquides corporels. En médecine classique, Phosphorus *servait jadis à lutter contre la malaria, la rougeole, la pneumonie, les rhumatismes, les maux de tête et l'épilepsie. En homéopathie, on l'administre aux gens anxieux ou peureux, et qui souffrent de troubles nerveux ou digestifs.*

USAGES CLÉS

- Anxiété et peurs
- Saignements et problèmes circulatoires
- Troubles digestifs
- Problèmes respiratoires
- Affections avec sensation de brûlure

AUTOMÉDICATION

Anxiété – voir pp. 190-191
Hémorragie nasale – voir p. 221
Laryngite – voir pp. 178-179
Nausées et vomissements – voir pp. 182-183

Le phosphore *Ce solide, de couleur blanc jaunâtre, est un élément non métallique. Hautement inflammable, il brille dans le noir.*

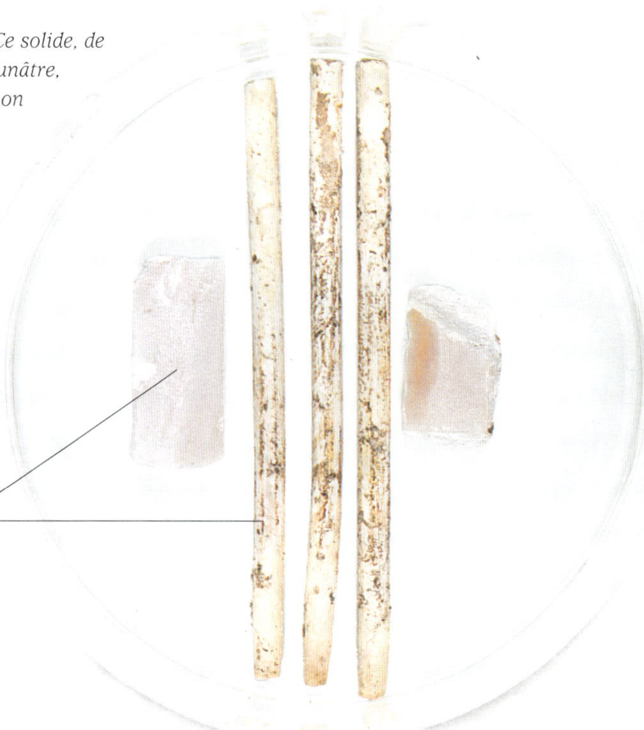

Phosphorus se conserve sous l'eau car il s'enflamme spontanément à l'air

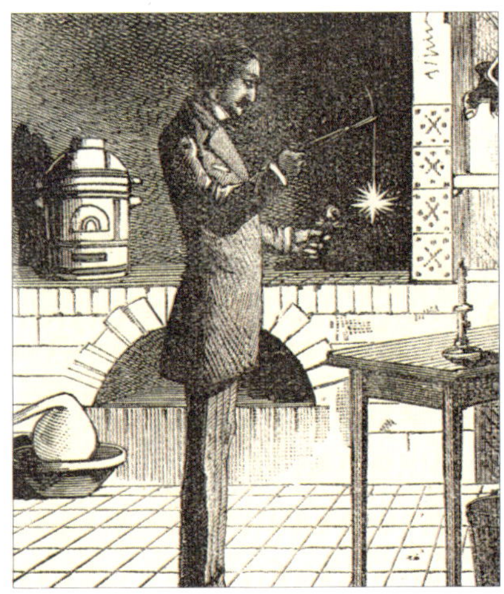

Les feux d'artifice *Le phosphore blanc ordinaire servait à la fabrication des feux d'artifice et des allumettes. Très toxique, il fut remplacé en 1845 par le phosphore rouge, qui n'est pas toxique.*

PRÉSENTATION

Nom commun Phosphore.
Origine Le phosphore, que l'on trouve dans les phosphates et la matière vivante.
Partie utilisée Phosphore.

AFFECTIONS TRAITÉES

Phosphorus est recommandé pour les peurs et les angoisses avec tension nerveuse, insomnie et épuisement ; dans les cas de problèmes circulatoires, tels que les extrémités très chaudes et les doigts glacés. Des saignements abondants – de nez, des gencives, de la muqueuse gastrique et au moment des règles – sont améliorés par *Phosphorus*. Il est indiqué pour les troubles digestifs : nausées et vomissements liés à une intoxication alimentaire ou au stress (le malade a envie de mets et de boissons glacés mais les vomit dès qu'ils atteignent l'estomac), gastro-entérite, ulcères de l'estomac qui se signalent par une salivation excessive et des aigreurs d'estomac. Des atteintes respiratoires comme l'asthme, les bronchites, la pneumonie, et qui s'accompagnent d'oppression thoracique, sont soulagées par *Phosphorus*. Ce remède est également indiqué pour atténuer une toux d'irritation suivie de haut-le-cœur et de vomissements teintés de sang. Il est utile en cas de céphalées précédant un orage ou une laryngite. Les affections présentent toutes des douleurs brûlantes. Malades, ceux qui ont besoin de ce remède détestent être seuls et veulent être consolés.
Amélioration des symptômes L'air pur ; être touché ou caressé ; le sommeil.
Aggravation Les boissons et repas chauds ; allongé du côté gauche ; le surmenage ; le matin et le soir ; par temps orageux.

Le type Phosphorus

Les personnes de type *Phosphorus* se montrent affectueuses, s'extériorisent et sont souvent dotées d'un sens artistique. Bien qu'elles soient toujours prêtes à s'impliquer, leur enthousiasme est de courte durée et elles dispersent leur énergie. Elles offrent peut-être plus qu'elles ne peuvent donner.

Personnalité et tempérament

Le type *Phosphorus* a besoin de stimuli pour laisser libre cours à son imagination fertile et ne pas devenir irritable et apathique. Plutôt optimiste, il aime capter l'attention. Toutefois, il peut perdre contenance sous une trop grande pression et manifester une curieuse indifférence à l'égard de ses proches. Souffrant et déprimé, il a besoin qu'on le plaigne et adore les caresses.

Préférences alimentaires

Désirs
- Les mets salés
- Les mets épicés
- Le lait froid
- Les glaces
- Le vin
- Le fromage
- Les friandises

Aversions
- Le poisson, les fruits, les tomates

Indispositions
- Les boissons et mets trop chauds
- Le lait

Peurs et phobies

- Le noir et les fantômes
- Les cambrioleurs et la solitude
- L'orage et l'eau
- L'échec professionnel
- La maladie et la mort

Modalités

Facteurs d'amélioration
- Le froid (air, aliments, etc.)
- Les caresses
- Couché du côté droit
- Le sommeil

Facteurs d'aggravation
- Par temps orageux
- Le matin et le soir
- Couché du côté gauche
- L'effort intellectuel et physique

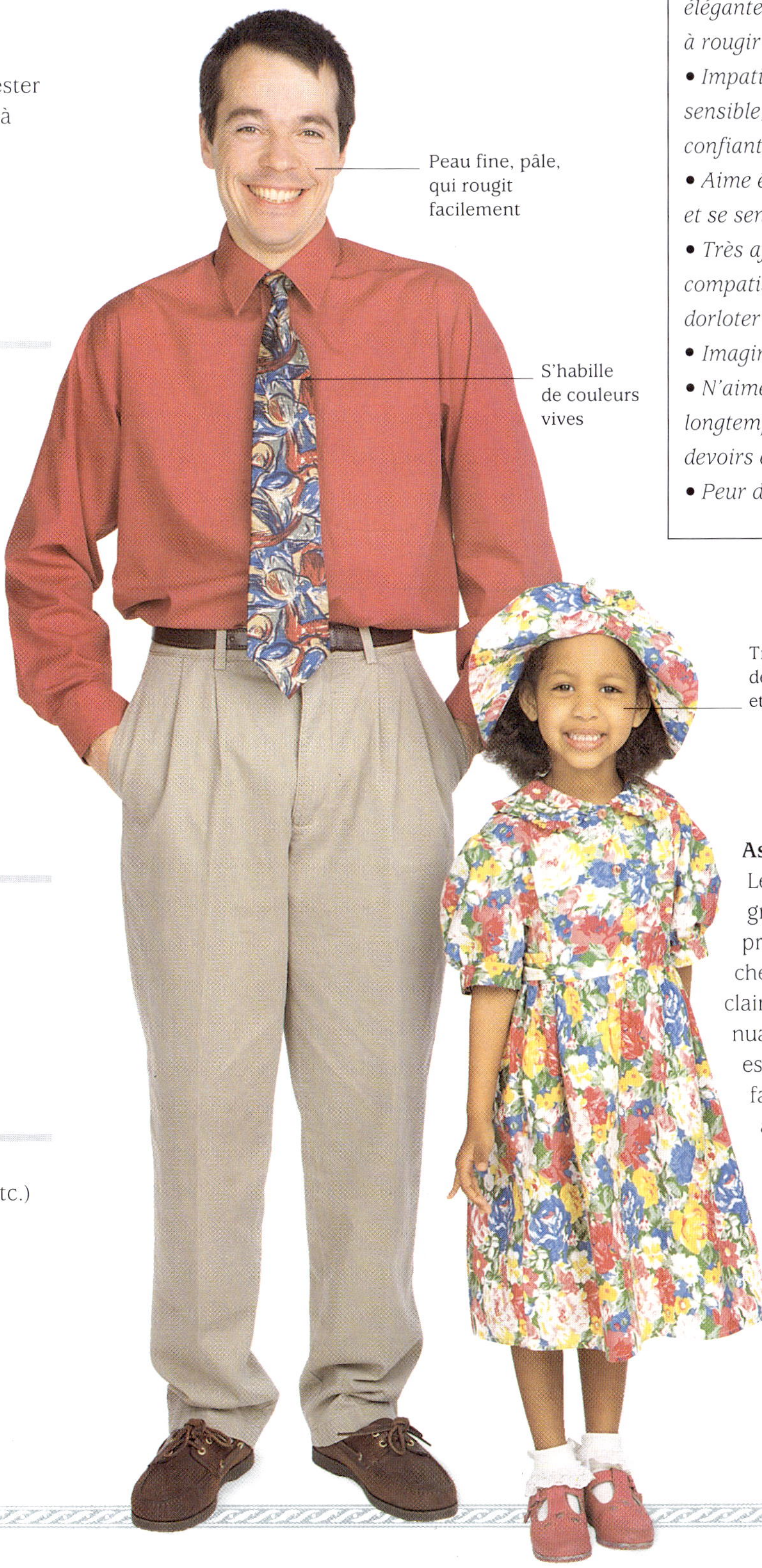
Peau fine, pâle, qui rougit facilement
S'habille de couleurs vives
Traits délicats et peau fine

L'enfant Phosphorus

- *Grand et mince pour son âge, avec parfois une pointe de roux dans les cheveux.*
- *Les traits fins, des mains élégantes et une tendance à rougir facilement.*
- *Impatient, nerveux, sensible, excitable et confiant.*
- *Aime être avec d'autres et se sentir apprécié.*
- *Très affectueux et compatissant. Adore se faire dorloter et consoler.*
- *Imaginatif et artiste.*
- *N'aime pas travailler trop longtemps. Déteste les devoirs et les examens.*
- *Peur du noir et de l'orage.*

Aspect physique

Le type *Phosphorus* est grand, mince, bien proportionné. Ses cheveux sont bruns ou clairs, souvent avec une nuance cuivrée. Sa peau est fine et pâle ; il rougit facilement. Il s'habille avec goût et audace.

Points faibles
- Le côté gauche du corps
- Les poumons
- Les organes digestifs : estomac, intestins
- Le foie
- La circulation
- Le système nerveux

PULSATILLA PRATENSIS / PULSATILLA NIGRICANS

PULSATILLA

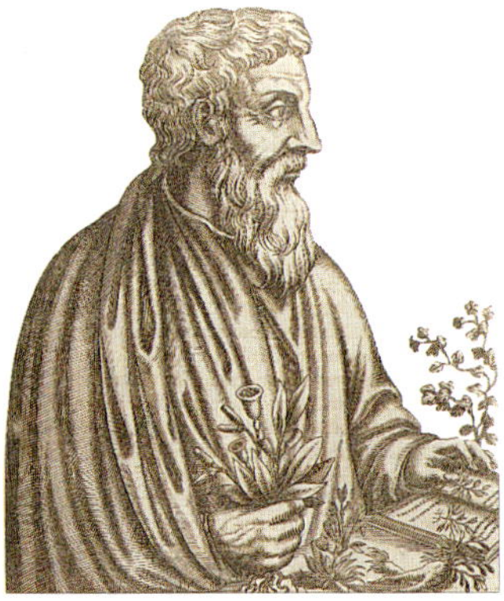

Dioscoride *(40-90) Ce botaniste grec utilisa la fleur de Pâques pour soigner les affections oculaires.*

Cette délicate plante vivace a un long passé dans l'histoire de la médecine. Au XVII*e siècle, elle servait à traiter cataractes, ulcères, caries et dépressions. La plante fraîche a un goût amer, et la mastiquer brûle la gorge et la langue. En homéopathie, elle entre dans la composition d'un important remède utilisé pour soigner un grand nombre de maux, allant du rhume et de la toux aux problèmes digestifs et gynécologiques.*

USAGES CLÉS

- Affections avec sécrétion
- Problèmes digestifs
- Problèmes féminins
- Troubles émotionnels

AUTOMÉDICATION

Acné – voir pp. 186-189
Arthrose – voir pp. 154-155
Dépression – voir pp. 194-195
Douleurs de l'accouchement – voir pp. 212-213
Dysménorrhée – voir pp. 204-205
Engelure – voir pp. 198-199
Gastro-entérite – voir pp. 182-183
Indigestion – voir pp. 180-181
Migraine – voir pp. 160-161
Nausées du matin – voir pp. 208-209
Nausées et vomissements – voir pp. 182-183
Orgelet – voir pp. 168-169
Rhume – voir pp. 172-173
Rhumatisme – voir pp. 156-157
Sinusite – voir pp. 170-171
Syndrome prémenstruel – voir pp. 204-205
Toux – voir pp. 174-175
Troubles urinaires pendant la grossesse – voir pp. 210-213

PRÉSENTATION

Noms communs Fleur de Pâques, herbe du vent, anémone pulsatille.
Origine Europe centrale et du Nord.
Partie utilisée Plante en fleur.

AFFECTIONS TRAITÉES

Pulsatilla s'adresse à des maux accompagnés de sécrétions abondantes, y compris rhumes avec nez qui coule ou bouché, sinusite et toux grasse avec mucus jaune verdâtre. Des problèmes ophtalmologiques tels qu'orgelet et conjonctivite ; des maux digestifs provoqués par une nourriture trop riche – indigestion, gastro-entérite, nausées et vomissements... – sont atténués par *Pulsatilla*. Remède primordial pour les femmes, *Pulsatilla* agit sur divers troubles au moment des règles ou de la ménopause, ainsi qu'en cas de fatigue ou de nausées matinales durant la grossesse. D'autres troubles sont bien soignés par *Pulsatilla* : dépression, varices, saignements de nez, rage de dents, arthrose, rhumatismes, douleurs dans le bas du dos, engelures, acné, migraines et maux de tête au-dessus des yeux, fièvre sans soif.

Amélioration des symptômes L'air frais ; la gymnastique ; pleurer ; susciter de la sympathie.

Aggravation La chaleur ; les mets riches ou gras ; allongé du côté gauche ; le soir.

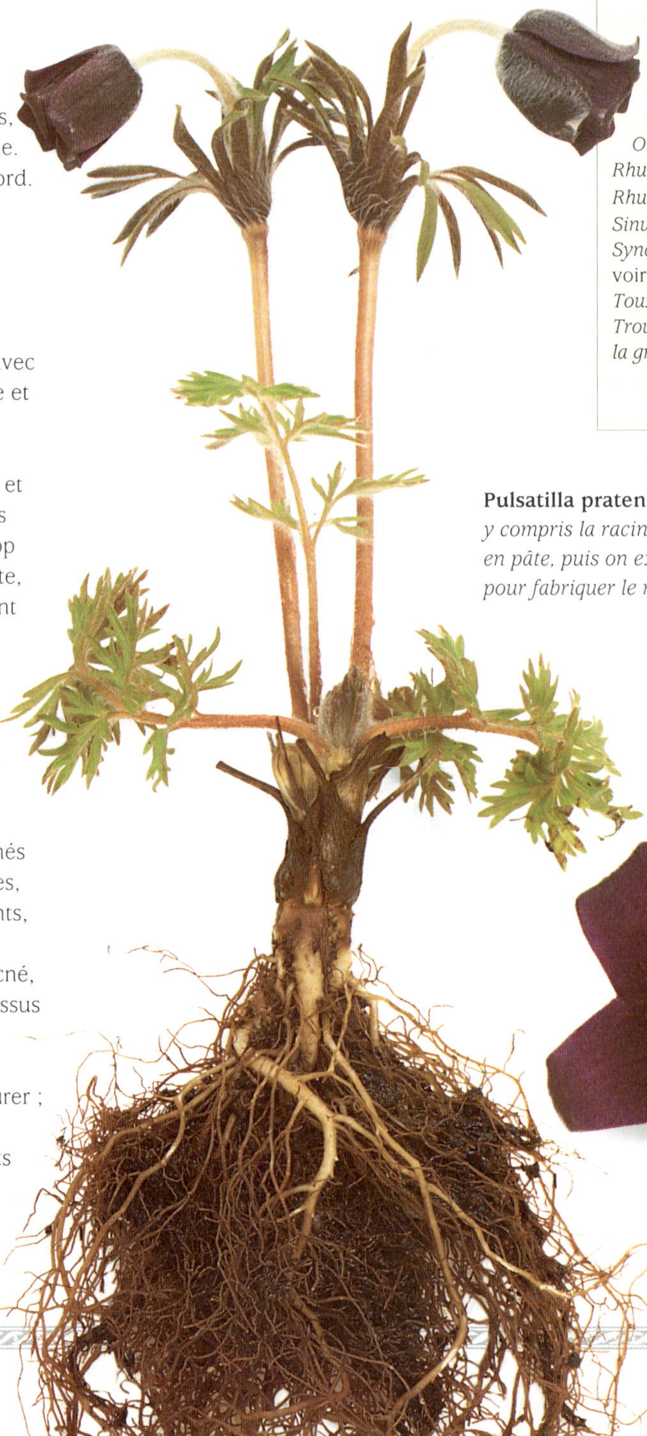

Pulsatilla pratensis *La fleur fraîche, y compris la racine, est réduite en pâte, puis on exprime le jus pour fabriquer le remède.*

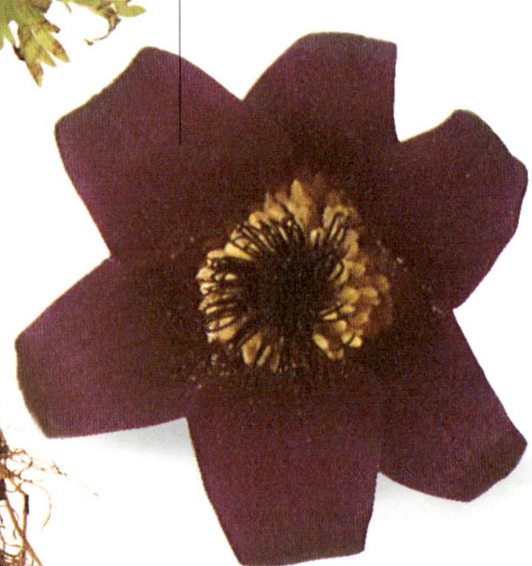

Cette plante se distingue des autres espèces de *Pulsatilla* par ses inflorescences plus petites, d'un noir violacé

Le type Pulsatilla

Personnalité et tempérament

Bien que le type *Pulsatilla* s'adapte facilement aux autres et à toutes les situations, sa flexibilité frôle l'indécision. Il manque d'autorité, exprime difficilement sa colère et évite la confrontation pour avoir la paix. Cependant, cette apparente complaisance cache une bonne dose de résistance. Toujours prêt à plaindre humains et animaux en détresse, il a tendance à se laisser guider par l'émotion plutôt que par la réflexion. Il pleure facilement sans retenue, recherchant sympathie et consolation.

Préférences alimentaires

Désirs

- Les mets riches, sucrés : gâteaux, pâtisseries...
- Les boissons et mets froids (a rarement soif)
- Le beurre d'arachide

Aversions

- Le beurre, le porc, les œufs, les fruits
- Les mets épicés et gras

Indispositions

- Les mélanges alimentaires

Peurs et phobies

- Les lieux clos et la foule
- La solitude
- Le noir et les fantômes
- La folie et la mort

Modalités

Facteurs d'amélioration

- La gymnastique douce
- L'air frais et le temps frais et sec

Facteurs d'aggravation

- Le chaud, sans air
- Un brusque rafraîchissement de l'atmosphère
- Le soir
- Allongé du côté gauche
- Debout trop longtemps
- Avant les règles

Le type *Pulsatilla* concerne presque exclusivement les femmes. Ce sont des personnes timides, douces et gentilles. Elles acceptent volontiers conseils et avis et se lient facilement.

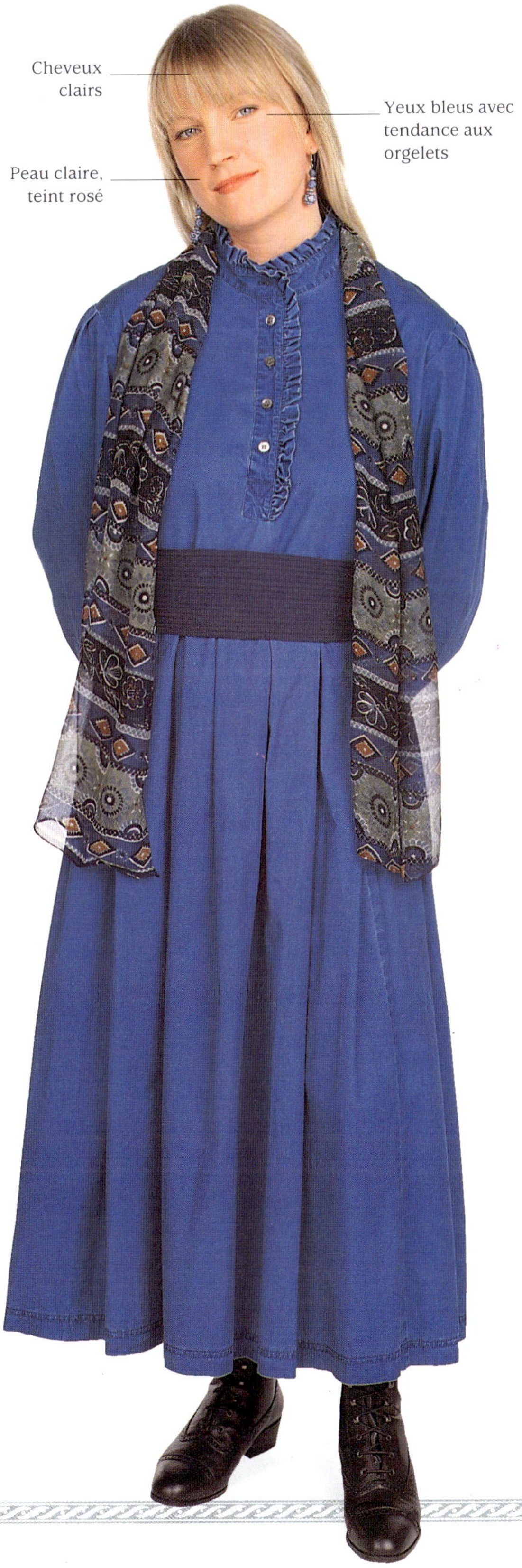
Cheveux clairs
Yeux bleus avec tendance aux orgelets
Peau claire, teint rosé

L'enfant Pulsatilla

Type 1

- *Petit, cheveux clairs, ossature fine, tendance à rougir. Vif, joyeux, affectueux, mais timide et sensible.*

Type 2

- *Potelé, cheveux plus sombres. Plus mou et larmoyant, a besoin d'affection, même s'il n'est pas prompt à y répondre.*

Caractéristiques communes

- *S'anime à mesure que la journée avance, mais énervé au coucher ; peur du noir.*
- *Sensible aux variations climatiques, surtout au froid. Même par temps chaud, durant lequel il se traîne, devient irritable et pleurniche, une glace peut lui lever le cœur ou provoquer des maux d'oreilles.*
- *Tendance aux gros rhumes avec mucus abondant. Se sent mieux dehors.*
- *Regarder en l'air lui donne le tournis.*

Aspect physique

Le type *Pulsatilla* a les cheveux et les yeux clairs et une tendance à l'embonpoint. Il rougit facilement.

Points faibles

- Les veines
- L'estomac
- Les intestins
- La vessie
- Les organes reproducteurs chez la femme

SEPIA OFFICINALIS

SEPIA

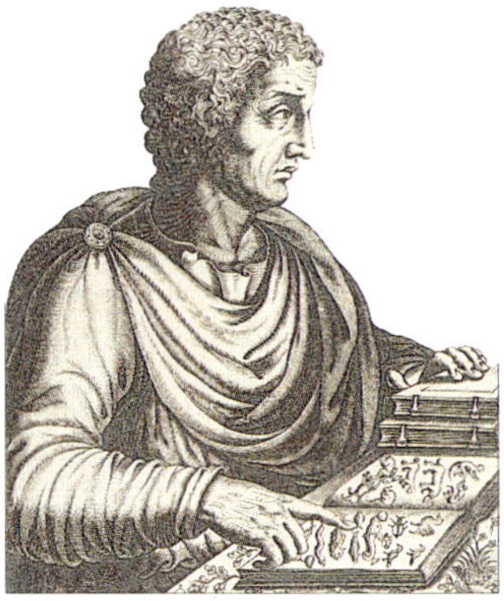

Calvitie vaincue *Dioscoride (40-90) remédiait à la chute des cheveux par l'encre de seiche.*

L'encre de seiche est depuis longtemps utilisée comme pigment par les peintres. En médecine, elle servait jadis à soigner la gonorrhée et les calculs rénaux. Hahnemann a publié l'étude de ce remède homéopathique en 1834. Il l'expérimenta après avoir observé qu'un artiste de ses amis, qui léchait fréquemment son pinceau trempé d'encre de seiche, souffrait de dépression et d'apathie déclenchées par celle-ci.

USAGES CLÉS

- Maux féminins, surtout liés à un déséquilibre hormonal, comme la venue des règles et la ménopause
- Maux accompagnés d'épuisement

AUTOMÉDICATION

Dysménorrhée – voir pp. 204-207
Ménopause – voir pp. 206-207
Ménorragie – voir pp. 204-205
Syndrome prémenstruel – voir pp. 204-205
Vaginite mycosique – voir pp. 202-203

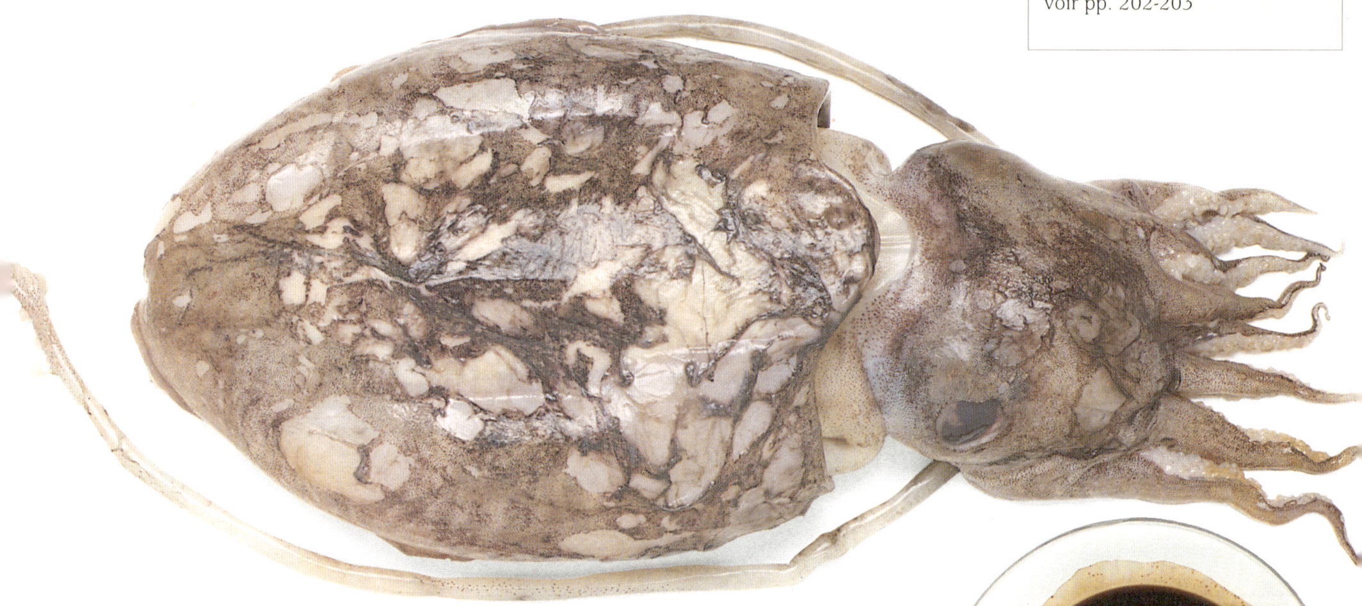

La seiche *Ce mollusque mou est cousin du poulpe et du calmar. Il change souvent de couleur pour se camoufler et projette son encre brune pour se protéger.*

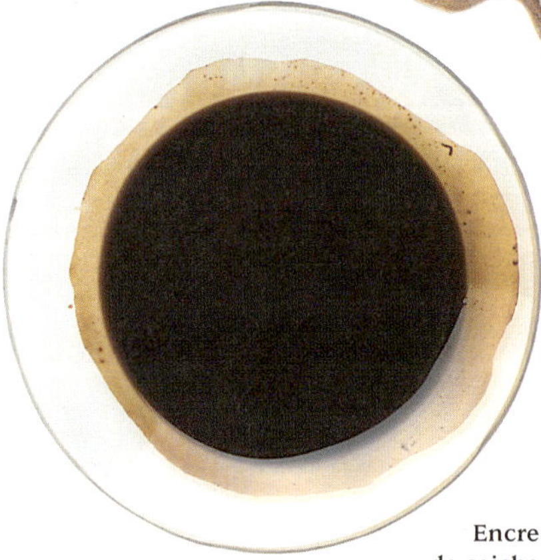

Encre de seiche

PRÉSENTATION

Nom commun Seiche.
Origine Mer Méditerranée.
Parties utilisées Pigments purs de l'encre.

AFFECTIONS TRAITÉES

Sepia agit sur l'utérus, les ovaires et le vagin. Il est prescrit pour des maux tels que le syndrome prémenstruel, les règles douloureuses ou abondantes, les bouffées de chaleur de la ménopause, les symptômes psychiques et physiques durant et après la grossesse, l'affaissement ou le prolapsus de l'utérus, et la vaginite. C'est un excellent remède pour les femmes qui n'éprouvent pas de désir sexuel ou souffrent pendant les rapports ; les femmes qui n'aiment pas qu'on les touche avant les règles, pendant la ménopause ou à la suite de problèmes émotionnels. *Sepia* est efficace pour les maux liés à l'épuisement, comme les douleurs dorsales dues à une faiblesse musculaire, et convient aux cas suivants : indigestion liée au lait ou à des graisses avec flatulences et sensibilité du ventre ; migraines avec nausées ; vertiges ; chute de cheveux ; rhinite avec un goût salé ; plaques de peau décolorées, jaune-brun, qui démangent ; sudation ; transpiration des pieds. Ce remède se donne aussi pour lutter contre des problèmes circulatoires, comme les varices.

Amélioration des symptômes Le chaud ; l'air frais ; en mangeant ; la gymnastique ; en ayant des occupations ; le sommeil.

Aggravation La fatigue physique et intellectuelle ; avant les règles ; tôt le matin et le soir ; par temps orageux ; sur le côté gauche.

Le type Sepia

Le type *Sepia* représente plutôt des femmes. Elles ont tendance à se prendre pour des martyrs et se sentent dépassées par leurs responsabilités. C'est pourquoi elles éprouvent une profonde rancœur.

Personnalité et tempérament

Les personnes de ce type sont irritables en famille, mais extraverties en société. Elles adorent danser. Entières, elles détestent la contradiction. Lorsqu'elles sont malades, elles ne supportent pas qu'on les plaigne et préfèrent s'isoler. Bien qu'il existe des hommes de type *Sepia*, ce sont plus souvent les femmes qui ont cette personnalité, qui présente souvent deux aspects. Le type *Sepia* peut en effet être indépendant, ambitieux et chercher à s'accomplir professionnellement, alors que sa dureté apparente cache une vulnérabilité profonde. Mais il peut tout aussi bien s'agir de quelqu'un qui se sent dépassé par ses responsabilités d'épouse et de mère, et ne parvient pas à s'imposer.

Préférences alimentaires

Désirs

- Les mets et boissons aigres : condiments, citrons, vinaigre
- Les aliments sucrés
- L'alcool

Indispositions

- Le lait et le porc

Peurs et phobies

- La solitude
- La pauvreté
- La folie

Modalités

Facteurs d'amélioration

- Le chaud
- Être occupé
- L'exercice intensif
- L'air frais

Facteurs d'aggravation

- Le temps maussade, orageux (mais aime aussi l'orage)
- Avant les règles
- Tôt le matin et le soir
- Sur le côté gauche

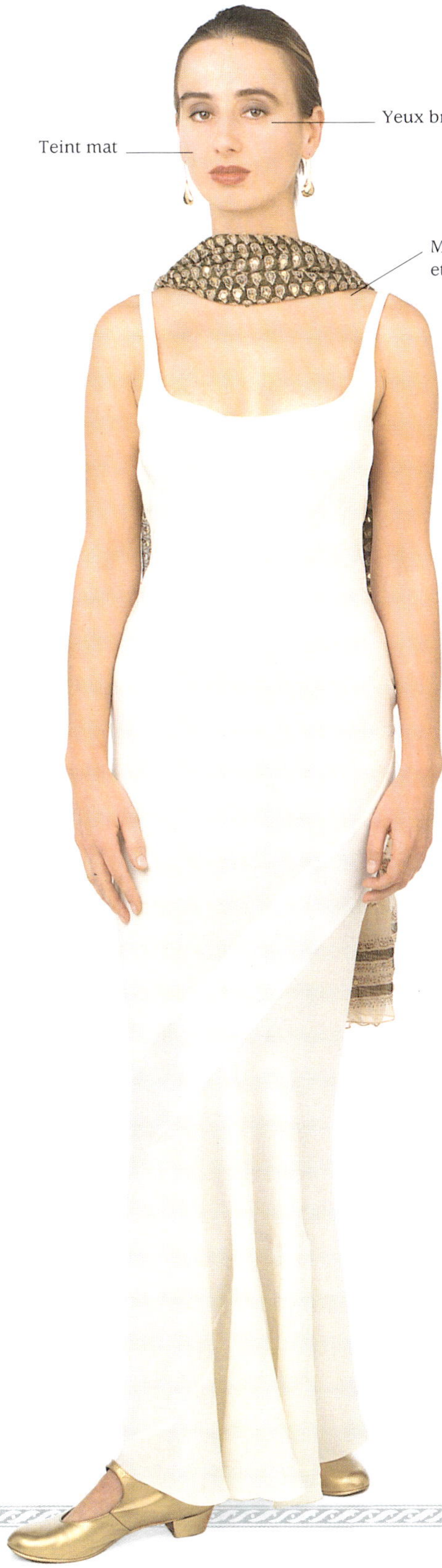

L'enfant Sepia

- *Peau mate, en sueur.*
- *Sensible au froid et aux variations climatiques.*
- *Se fatigue facilement.*
- *Tendance à défaillir quand il se lève.*
- *Nerveux, n'aime pas être seul.*
- *Tendance à être négatif, maussade, paresseux.*
- *N'aime pas les réceptions, mais s'animera s'il y est forcé, surtout s'il peut danser.*
- *Gros mangeur. Tolère mal le lait.*
- *Tendance à la constipation et à mouiller son lit dans la première partie de la nuit.*

Aspect physique

Le type *Sepia* des deux sexes est grand et mince, a les hanches étroites, les cheveux sombres, les yeux bruns. La pigmentation sur le nez et les joues forme parfois un masque jaune-brun. Les femmes *Sepia* sont séduisantes et élégantes, d'aspect anguleux, un brin masculines. Leur façon de s'asseoir jambes croisées, avec une sensation de faiblesse au niveau du bassin, leur donne un air abattu.

Points faibles

- Le côté gauche du corps
- La peau
- La circulation veineuse
- Les organes reproducteurs féminins

SILICEA TERRA / ACIDUM SILICICUM

SILICEA

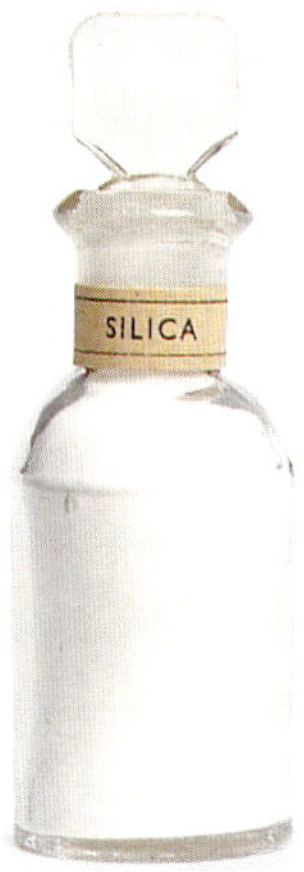

Silicea *Ce remède est excellent pour ceux qui souffrent du froid et se fatiguent facilement.*

La silice est le principal composant de la plupart des roches. Elle permet aussi aux végétaux, qui l'absorbent par la tige, de conserver leur vigueur. Dans le corps humain, la silice renforce les dents, les cheveux et les ongles et siège dans le tissu conjonctif qui maintient ensemble les diverses structures du corps. Le remède homéopathique est conseillé à ceux qui manquent de cran, au physique comme au moral.

USAGES CLÉS

- Sous-alimentation générale conduisant à des infections à répétition
- Problèmes dermatologiques, osseux
- Pour expulser un corps étranger, comme une écharde
- Troubles du système nerveux

AUTOMÉDICATION

Écharde – voir pp. 222
Migraine – voir pp. 160-161

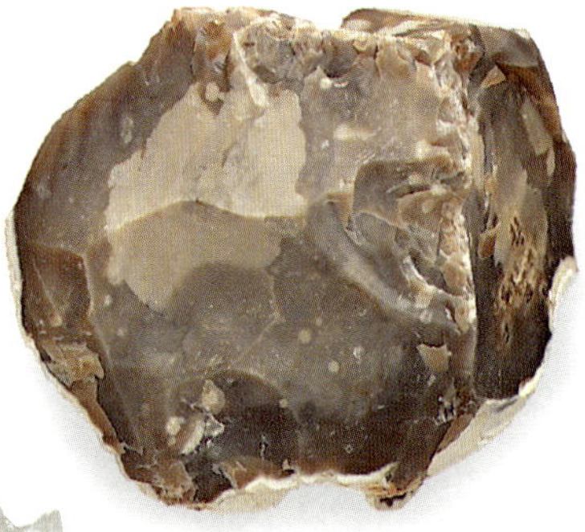

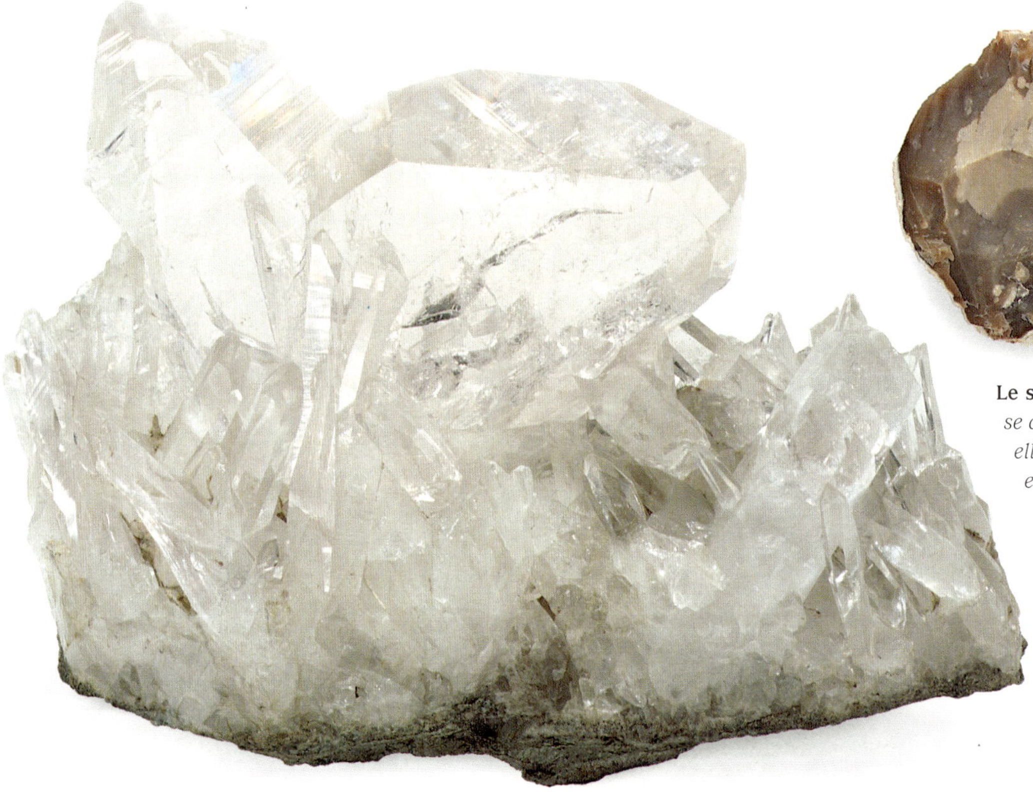

Le silex *La roche de silex se compose de silice ; elle est compacte, dure et très résistante.*

Le cristal de roche *Cette variété de quartz est incolore. Le quartz est un des minéraux les plus courants de la croûte terrestre, et on le rencontre partout.*

PRÉSENTATION

Noms communs Silice, quartz, cristal de roche, silex pur.
Origine Extrait autrefois du quartz ou du silex, maintenant fabriqué chimiquement.
Partie utilisée Silice.

AFFECTIONS TRAITÉES

Silicea est surtout utilisé contre une sous-alimentation conduisant à un affaiblissement du système immunitaire et à des infections récurrentes, tels rhumes, grippes, otites. Il soigne les problèmes de peau et d'os, tels qu'un visage au teint terreux, couvert de boutons, des ongles mous entourés de cuticules dures, des fractures lentes à se ressouder, une croissance osseuse déficiente et, chez le bébé, une fontanelle longue à se refermer. *Silicea* aide à extraire les échardes. Il agit sur les problèmes du système nerveux, comme l'incapacité à expulser les selles, et sur certaines migraines, quand la douleur naît derrière la tête pour gagner un œil. On le prescrit en cas d'otite, de rhinite chronique, de sueur abondante, et de sommeil perturbé par le stress ou le surmenage.

Amélioration des symptômes
Le temps estival, chaud, humide ; bien emmitouflé, surtout la tête.
Aggravation Le matin, par temps sec, par froid humide ; à la nouvelle lune ; en se déshabillant (on attrape froid) ; en freinant la transpiration ; en se lavant et en nageant ; couché sur le côté gauche.

Le type Silicea

Bien que tenace et obstiné, le type *Silicea* paraît fragile et passif. Aimable et sensible, il a cependant des manières abruptes, dues en grande partie à un manque de confiance en lui et à la peur des responsabilités ; ce qui le rend rigide et peu enclin à entreprendre de nouvelles tâches.

Personnalité et tempérament

Le type *Silicea* manque de vigueur physique et craint d'être submergé, mais il fait preuve d'une grande ténacité quand il décide de relever le défi. Absorbé dans une tâche, il se montre très consciencieux, obsédé par les détails, et se surmène jusqu'à l'épuisement ou l'insomnie. Ses aspirations sont tempérées par la peur de l'échec et une tendance à rester un éternel étudiant. Comme il n'est pas très autoritaire, il a parfois l'impression d'être bousculé et en tient alors rigueur à ses subordonnés. Dans ses relations personnelles, il peut refuser de s'engager par peur de trop se donner et d'en souffrir.

Préférences alimentaires

Désirs

- Les aliments froids : légumes crus, salades, glaces

Aversions

- La viande
- Le fromage
- Le lait (bébé, a pu être réticent à téter)
- Les mets chauds

Peurs et phobies

- Les objets pointus
- La fatigue (par manque de vigueur)
- L'échec professionnel

Modalités

Facteurs d'amélioration

- Chaudement emmitouflé, surtout la tête
- L'été

Facteurs d'aggravation

- Le froid humide
- La nouvelle lune
- Freiner la transpiration
- Se laver et nager
- Couché sur le côté gauche

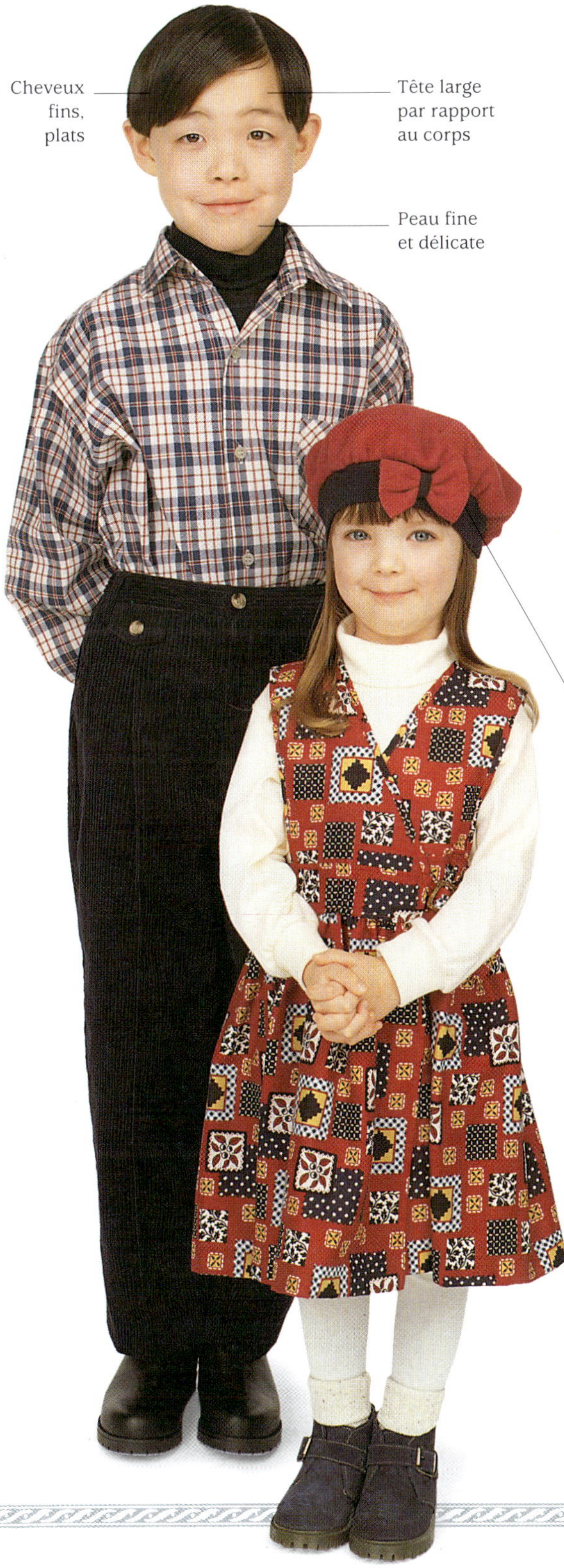
Cheveux fins, plats
Tête large par rapport au corps
Peau fine et délicate
Aime se couvrir la tête

L'enfant Silicea

- *Tête large, qui transpire, peau pâle, délicate, cheveux fins.*
- *Petit pour son âge, mais bien proportionné, avec des mains et des pieds petits.*
- *Ressent le froid intensément ; a les extrémités froides, moites.*
- *Timide, délicat, bien élevé, mais volontaire et susceptible ; garde rancune de toute contrariété ; manque de vigueur.*
- *Intelligent, vif et consciencieux, mais manque d'assurance.*
- *Ordonné et enclin à faire une fixation sur les petits objets, comme les épingles ou les bijoux.*
- *Déteste et ne tolère pas le lait.*

Aspect physique

Le type *Silicea* est mince, d'ossature légère. Il a les cheveux fins, lisses, et une apparence bien nette. Ses lèvres sont souvent fendillées et fissurées aux commissures. Ses ongles sont rugueux et jaunâtres. Les écorchures s'infectent facilement et cicatrisent lentement.

Points faibles

- Le système nerveux
- Les glandes
- Les os
- Les tissus
- La peau

STRYCHNOS NUX VOMICA

NUX VOMICA

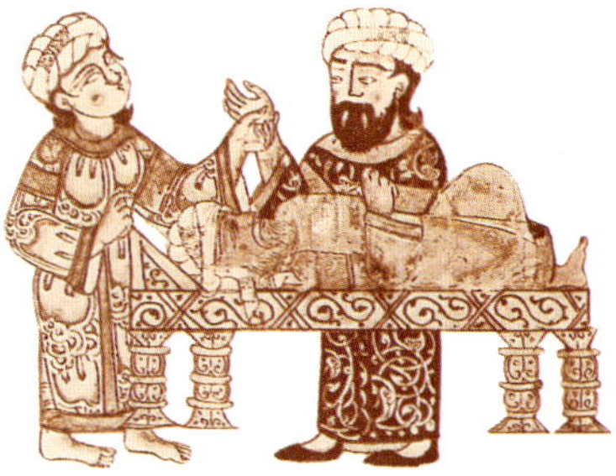

Médecins arabes Strychnos nux vomica *avait déjà un usage médicinal en Arabie au* XI*e siècle.*

Extrêmement toxique, la strychnine, extraite des graines de la noix vomique, ou Strychnos nux vomica, *était utilisée au Moyen Âge comme antidote contre la peste. À petites doses, elle stimule l'appétit, facilite la digestion et augmente la fréquence urinaire. À fortes doses, elle peut causer de graves lésions du système nerveux. Les troubles digestifs et la nervosité sont les principaux maux traités par ce remède homéopathique.*

USAGES CLÉS

- Insomnie et troubles digestifs causés par une colère rentrée
- Rhumes ; grippe

AUTOMÉDICATION

Céphalée - voir 158-160
Constipation – voir pp. 184-185
Crampes pendant la grossesse – voir pp. 210-211
Cystite – voir pp. 200-201
Douleurs de l'accouchement – voir pp. 212-213
Fatigue – voir pp. 196-197
Indigestion – voir pp. 180-181
Insomnie – voir pp. 194-195
Irritabilité – voir pp. 192-193
Troubles urinaires pendant la grossesse – voir pp. 210-213
Migraine – voir pp. 160-161
Nausées du matin – voir pp. 208-209
Rhume – voir pp. 172-173

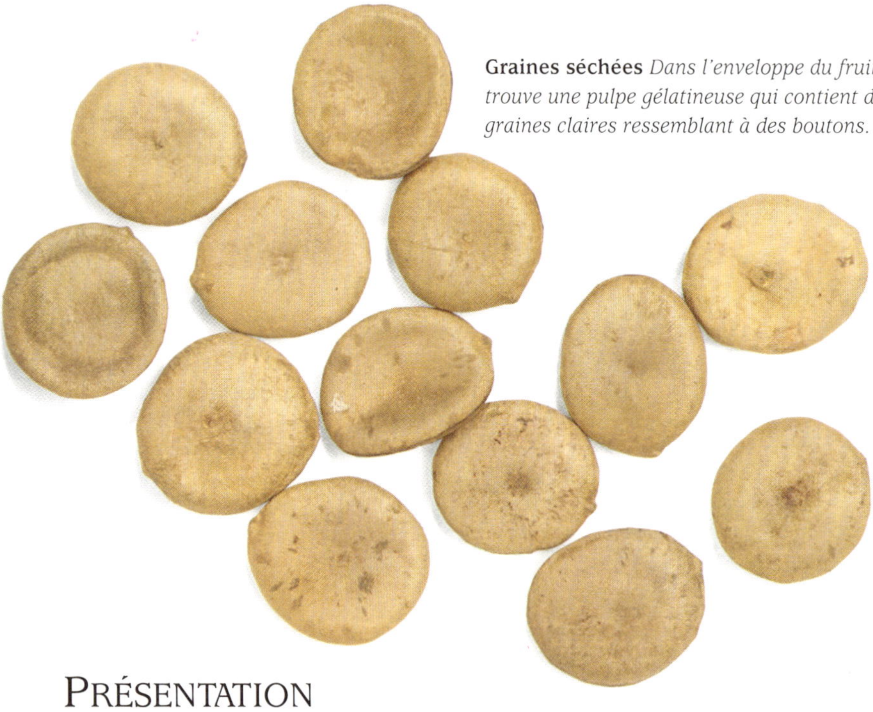

Graines séchées *Dans l'enveloppe du fruit se trouve une pulpe gélatineuse qui contient des graines claires ressemblant à des boutons.*

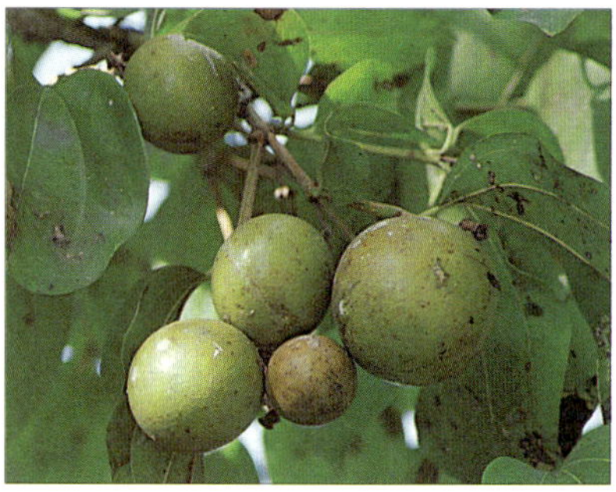

Strychnos nux vomica *Des grappes de fleurs blanc-vert sont remplacées par des fruits de la taille d'une pomme. La strychnine se trouve dans les feuilles, les graines et l'écorce de l'arbre.*

PRÉSENTATION

Nom commun Noix vomique.
Origine Pousse en Inde, Birmanie, Chine, Thaïlande, Australie.
Partie utilisée Graines.

AFFECTIONS TRAITÉES

Nux vomica est administré principalement dans les cas d'hyperexcitabilité et d'irritabilité, à des personnes frustrées parce que leurs espérances ont été déçues – ce qui les rend malades –, à celles qui ne supportent pas de ne pouvoir exprimer leur colère et chez qui un excès de stimulants peut provoquer l'insomnie. Des maux digestifs, tels qu'indigestion, vomissements, diarrhées avec crampes abdominables, nausées avec coliques, constipation et hémorroïdes entraînant des contractions rectales, sont soulagés par ce médicament. Tous ces maux peuvent être dus à des émotions rentrées, surtout la colère et l'irritation, ou à un abus de certains aliments, d'alcool ou de café. *Nux vomica* est recommandé pour soigner les rhumes avec nez bouché la nuit, qui coule le jour ; la grippe avec fièvre et courbatures, frissons, muscles douloureux ; les toux sèches, irritantes, avec douleur laryngée. Maux de tête et migraines, souvent liés à la « gueule de bois », avec la tête lourde ou fragile au réveil, ou la sensation d'avoir un clou au-dessus des yeux, sont soulagés par *Nux vomica*. Pour les femmes, *Nux vomica* traite les règles précoces, abondantes ou irrégulières, de même que les étourdissements avant les règles. Il traite aussi la cystite, une miction trop fréquente, des crampes et des nausées matinales pendant la grossesse, les douleurs au cours de l'accouchement.

Amélioration des symptômes
Le chaud ; en effectuant une forte pression ; la toilette ou les compresses ; le sommeil ; la solitude ; le soir.
Aggravation Un froid sec hivernal, un temps venteux ; entre 3 et 4 h du matin ; les stimulants ; les repas ; les mets épicés ; être touché ; le bruit ; l'épuisement intellectuel.

Le type Nux vomica

Tendu, énergique, toujours premier dans la compétition, le type *Nux vomica* se donne à fond dans le travail. Incapable d'accepter les critiques, il ne cesse pourtant de critiquer les autres et d'exiger la perfection.

Personnalité et tempérament

Le type *Nux vomica* est ambitieux, profite des défis et des décisions à prendre, et occupe souvent des postes de direction ou à responsabilités. C'est un être à l'esprit extrêmement vif, qui s'exprime bien et aisément, avec beaucoup de clarté et d'ironie. Impatient, il est toujours prêt à exploser. Dans son désir d'arriver, il peut faire appel à l'alcool ou à la drogue pour améliorer ses performances ou pour se détendre. Il est doué d'une forte libido. Malade, il est déplaisant et s'énerve vite.

Préférences alimentaires

Désirs

Les aliments riches : viandes grasses, crème, fromages entiers

Aversions et indispositions

- L'alcool
- Le café
- Les aliments épicés : piments, curries

Peurs et phobies

- L'échec professionnel
- La mort
- La foule et les lieux publics

Modalités

Facteurs d'amélioration

- La chaleur et l'humidité
- Allongé, pour une sieste ou un vrai repos
- Le soir
- Les fortes pressions
- En se lavant

Facteurs d'aggravation

- Un froid sec, hivernal, ou un temps venteux
- Si on le touche
- Le bruit
- Entre 3 et 4 h du matin
- En mangeant
- Les mets épicés
- Le surmenage intellectuel

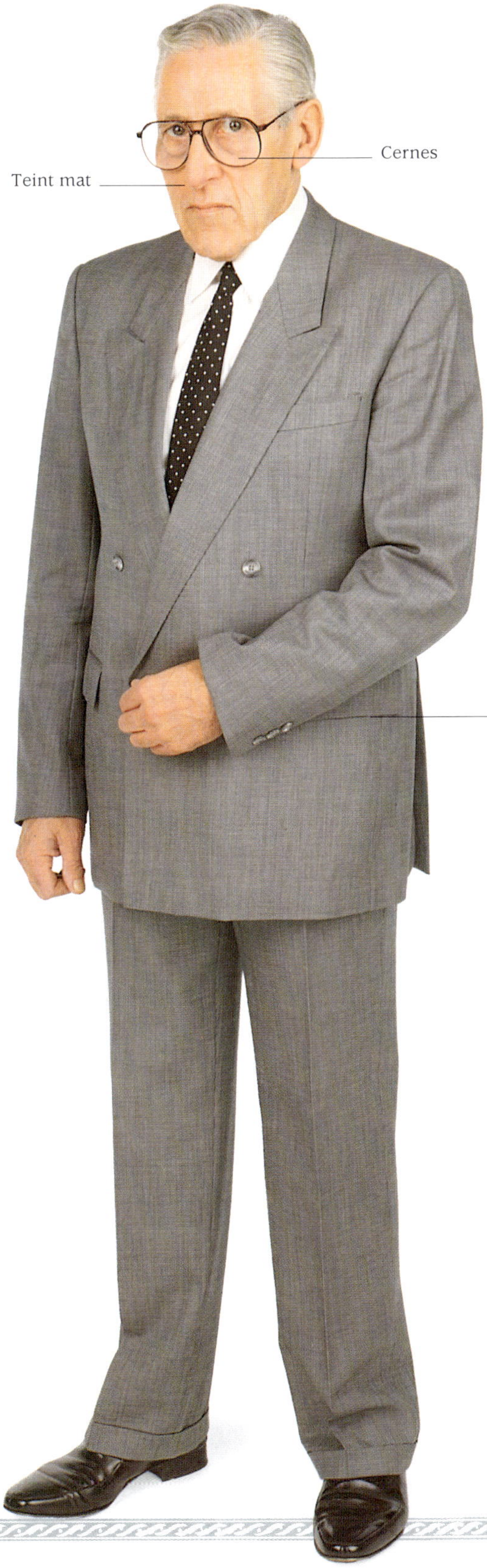

L'enfant Nux vomica

- *Nerveux, irritable et hyperactif.*
- *Déteste être contredit et sujet à de violentes colères.*
- *Consciencieux, compétitif, mais mauvais perdant et facilement jaloux.*
- *Grincheux au réveil.*
- *A souvent mal au ventre.*
- *Adolescent, risque de se rebeller et de défier l'autorité.*
- *Sens aigu de la justice et tendance à être idéaliste.*

Aspect physique

Les personnes de ce type sont minces, vives, et ont l'air nerveux, irascible. Elles ont tendance à avoir un visage ridé qui s'assombrit quand elles s'énervent, la peau mate et des cernes.

Points faibles

- L'estomac
- Les intestins
- Le foie
- Les poumons
- Les nerfs

SULFUR

SULFUR

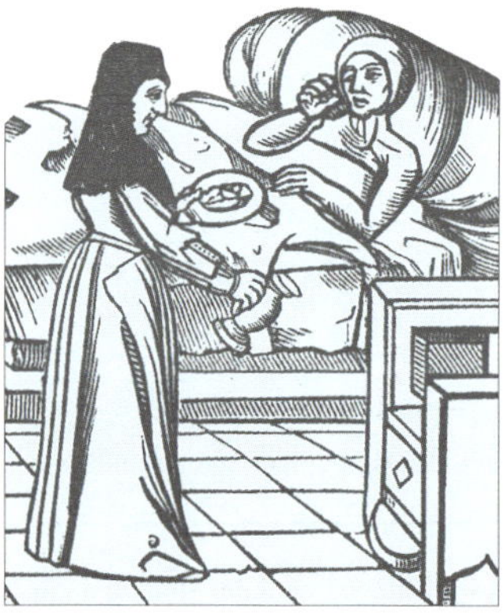

Un hôpital au XVIe siècle *On désinfectait avec des fumigations de fleur de soufre les salles réservées aux grands malades.*

Le soufre minéral se trouve dans chaque cellule du corps, et très concentré dans les cheveux, les ongles et la peau. Autrefois, on l'administrait à l'enfant sous forme de soufre sublimé et de mélasse pour le purger. En médecine classique, le soufre est encore prescrit en usage externe pour des problèmes de peau comme l'acné. Le remède homéopathique s'adresse également aux troubles dermatologiques et digestifs.

USAGES CLÉS

- En dermatologie, surtout pour l'eczéma avec une peau rouge, enflammée, brûlante, qui démange
- Troubles digestifs
- Problèmes féminins
- Stress

AUTOMÉDICATION

Diarrhée – voir pp. 182-185
Eczéma – voir pp. 186-187
Érythème fessier – voir pp. 216-217
Vaginite mycosique – voir pp. 202-203

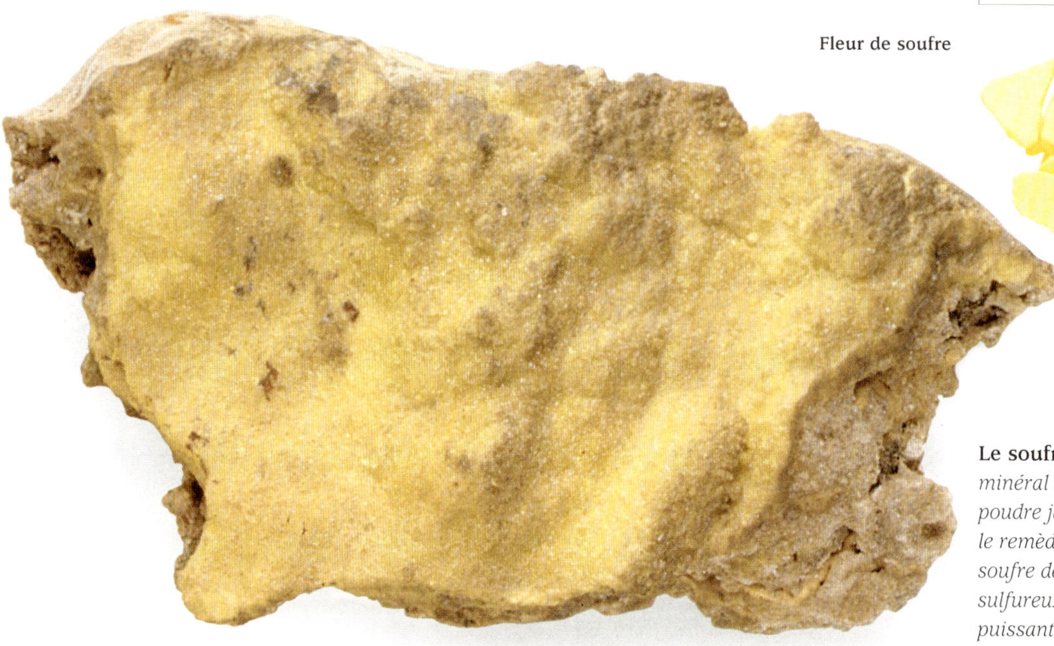

Soufre

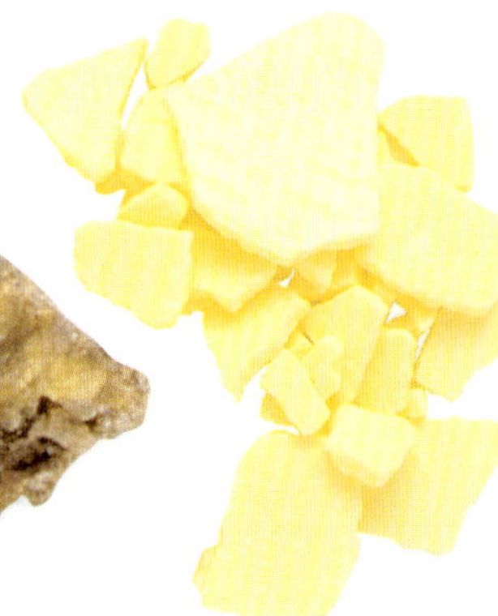

Fleur de soufre

Le soufre *On extrait du soufre minéral la fleur de soufre, une fine poudre jaune qui sert à fabriquer le remède. En brûlant, la fleur de soufre dégage de l'anhydride sulfureux, un désinfectant puissant à l'odeur très forte.*

PRÉSENTATION

Noms communs Fleur de soufre, soufre sublimé.
Origine Le soufre minéral, qu'on trouve près des cratères volcaniques et des sources chaudes en Italie, en Sicile et aux États-Unis.
Partie utilisée Soufre.

AFFECTIONS TRAITÉES

Sulfur sert surtout en dermatologie pour soigner l'eczéma, les aphtes ou l'érythème fessier, lorsque la peau semble terne, desséchée, squameuse, chaude, rouge, et pour la sécheresse du cuir chevelu. Des maux digestifs sont soulagés par *Sulfur :* tendance à régurgiter la nourriture ; indigestion aggravée par l'ingestion de lait ; vomissements avec diarrhée tôt le matin ; sensation de faim accompagnée de l'impression de défaillir aux alentours de 11 h ; hémorroïdes qui brûlent, démangent ; rougeurs, démangeaisons et fissures anales. Chez les femmes, *Sulfur* agit sur les troubles prémenstruels, tels que migraine, irritabilité et insomnie, sur les règles irrégulières ou douloureuses ainsi que sur les symptômes de la ménopause comme bouffées de chaleur, vertiges et sueurs. *Sulfur* est recommandé en cas de stress, de manque d'énergie ou de volonté ; perte de mémoire ; colère ; dépression ; sommeil perturbé avec cauchemars, réveil trop matinal. D'autres maux bénéficient de ce traitement : fièvre, migraines, conjonctivite et yeux rouges, rhinite chronique avec mucus verdâtre, toux avec éternuements, et douleurs dorsales provoquées par une station debout, penchée ou assise prolongée, ou liées aux règles. Malades, les personnes qui ont besoin de *Sulfur* sont sensibles aux mauvaises odeurs et ont plus souvent soif que faim.
Amélioration des symptômes L'air frais, chaud, sec ; allongé sur le côté droit.
Aggravation Le matin et la nuit ; l'absorption d'alcool ; le froid humide ; les pièces sans air ; la toilette ; le lit chaud ; trop de vêtements ; la station assise ou debout prolongée ; vers 11 h.

Le type Sulfur

Bien que le type *Sulfur* dépense énormément d'énergie dans la pensée créatrice, il manque d'esprit pratique. Il est pédant et égocentrique, avec un fort besoin de reconnaissance.

Personnalité et tempérament

Enclin à se montrer agressif et critique sur des détails mineurs, le type *Sulfur* peut avoir le cœur sur la main, donnant son temps et son argent sans compter. Ce sont souvent des hommes de décision, pleins d'idées et de projets, mais désordonnés. Au pire, ils sont paresseux, velléitaires, et manquent d'initiative, n'allant jamais au bout des choses. Coléreux, ils se calment vite. Ils aiment les discussions animées, mais seulement sur les sujets qui les intéressent. Comme ils vivent sur un plan intellectuel, leurs sentiments sont rarement affectés.

Préférences alimentaires

Désirs

- Le sucré
- Les aliments gras : chips, viandes grasses, crème, fromages
- Les épices : curries
- Les mets aigres
- L'alcool
- Les crudités : salades
- Les huîtres

Aversions et indispositions

- Les œufs et le lait
- Les boissons chaudes

Peurs et phobies

- L'altitude
- L'échec professionnel
- Les fantômes

Modalités

Facteurs d'amélioration

- Par temps sec, frais, doux
- La fatigue physique
- Couché du côté droit

Facteurs d'aggravation

- Les pièces sans air
- Un lit chaud
- La toilette
- La station debout prolongée
- Vers 11 h du matin

L'ENFANT SULFUR

Type 1

Bien nourri et massif, avec une solide tignasse, le teint coloré, les lèvres, les oreilles et les paupières rouges.

Type 2

Mince, les jambes maigrichonnes, l'abdomen assez large. Peau sèche, pâle, qui a tendance à se fendiller.

Traits communs

- *Solide appétit.*
- *Air débraillé.*
- *Intelligent et curieux, avec une bonne mémoire. Adore les livres, mais peu d'intérêt pour le travail scolaire.*
- *Très fier de ses trésors.*
- *Excité le soir, peu disposé à aller se coucher.*

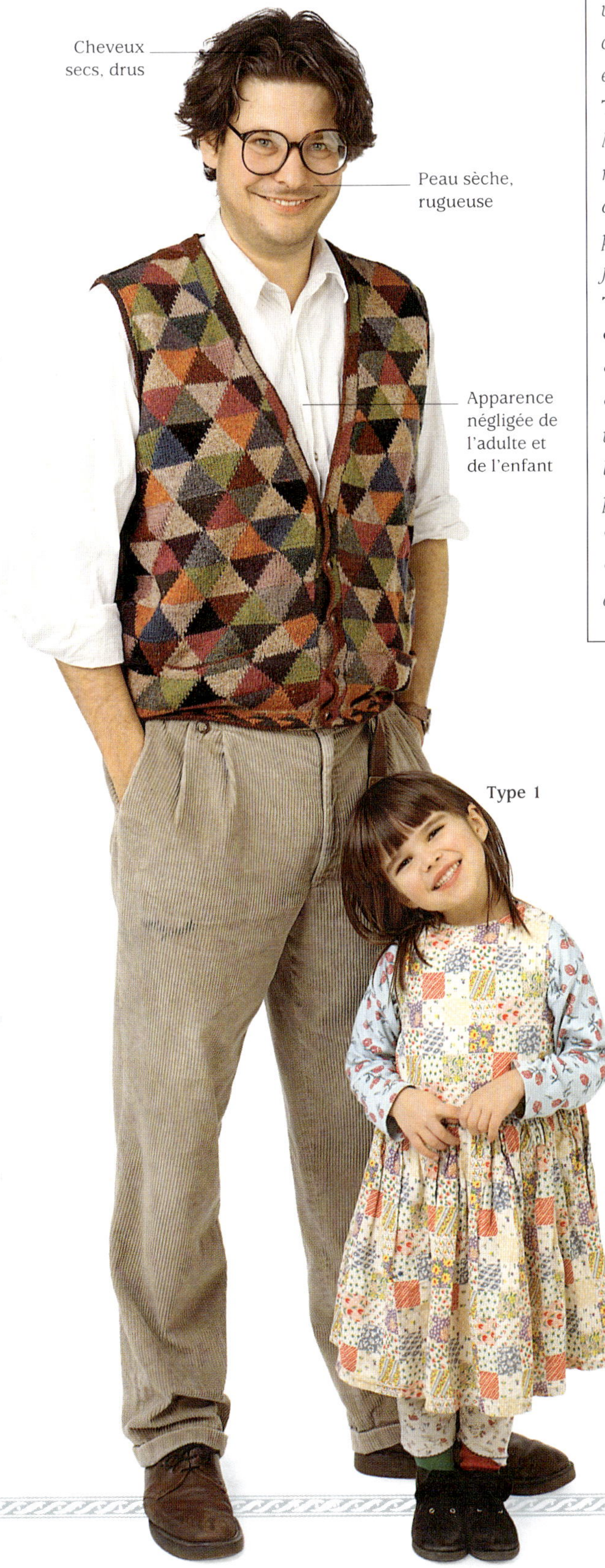

Aspect physique

Le type *Sulfur* peut être rondouillard, au visage rouge et jovial, ou grand et maigre, légèrement voûté. Les deux types ont les cheveux drus, ternes, la peau sèche, squameuse, et ont l'air négligé. Même bien habillés, ils font débraillés.

Points faibles

- La circulation sanguine
- Les muqueuses des intestins et du rectum
- La plante des pieds
- La peau
- Le côté gauche du corps

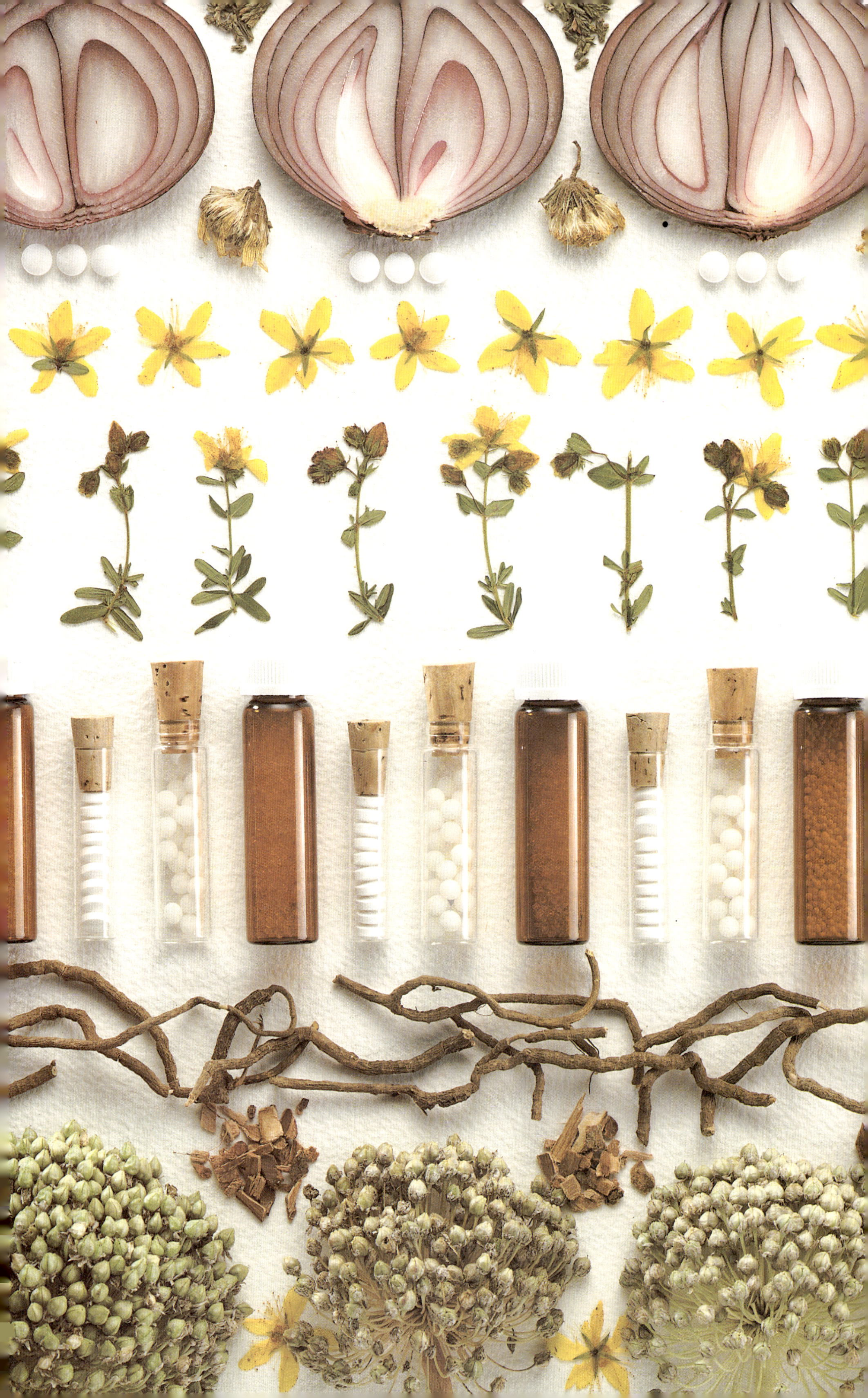

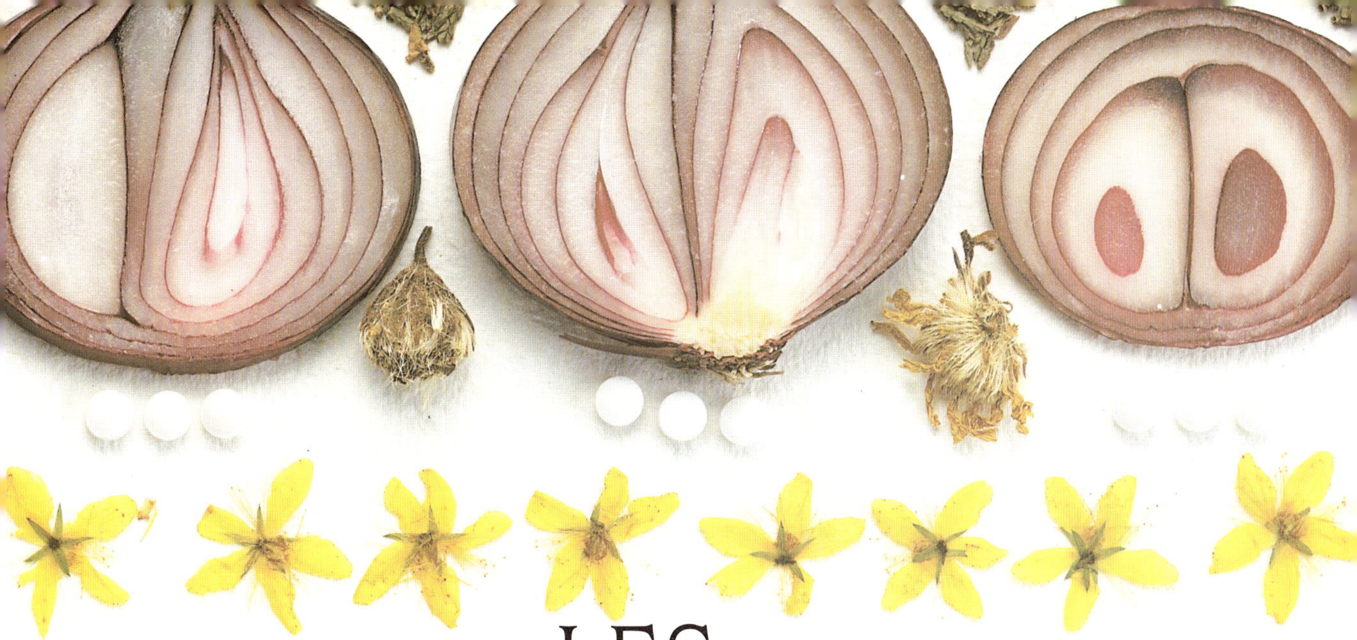

LES REMÈDES COURANTS

Les 30 médicaments présentés dans ce chapitre sont fréquemment utilisés en homéopathie. La plupart traitent les petits maux quotidiens et les affections légères, d'autres sont indiqués dans le cas de maladies chroniques ou de longue durée. Vous trouverez également les types constitutionnels correspondants les plus caractéristiques.

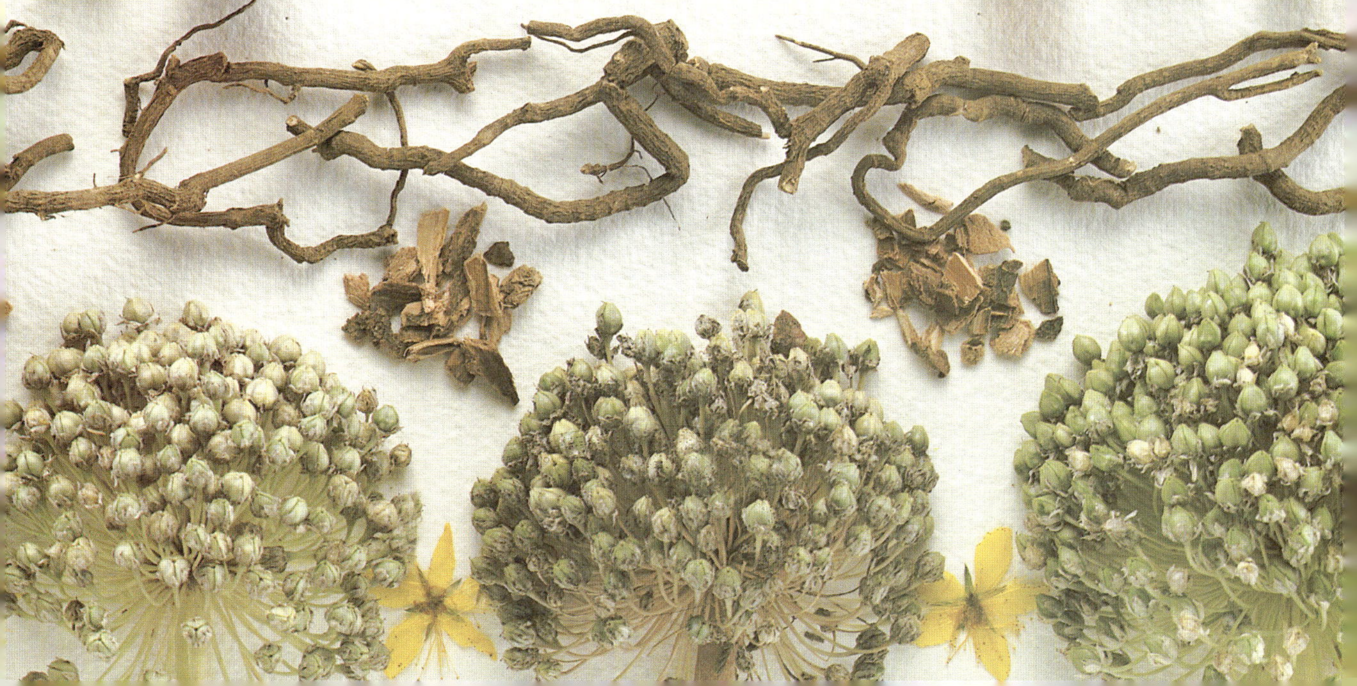

ACONITUM NAPELLUS

ACONIT.

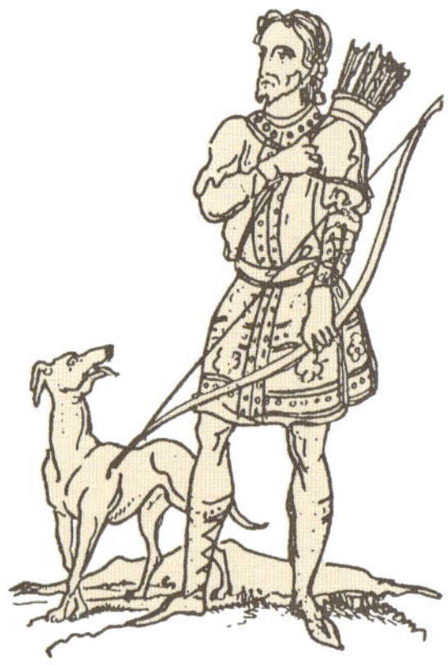

Chasseur saxon en 730
Le poison de la plante servait surtout à la chasse au loup, d'où son nom de tue-loup.

Durant des siècles, cette plante mortelle a été utilisée par les chasseurs pour empoisonner les flèches. Son nom vient du mot grec akonê, *roche. Son rôle en tant que remède homéopathique a été démontré en 1805 par Hahnemann, qui l'employa contre les fièvres et les affections démarrant brutalement et accompagnées de fortes douleurs, qui étaient traitées par les saignées.*

USAGES CLÉS

- Infections aiguës à survenue brutale
- Peur, choc, peur de mourir au cours d'une maladie
- Douleur cuisante et engourdissement

AUTOMÉDICATION

Aménorrhée – voir pp. 206-207
Céphalée – voir pp. 158-161
Deuil – voir pp. 192-193
État de choc – voir pp. 192-195
Fièvre chez l'enfant – voir pp. 218-219
Grippe – voir pp. 174-175
Insomnie – voir pp. 194-195
Laryngite – voir pp. 178-179
Mal de gorge – voir pp. 176-177
Percée dentaire – voir pp. 216-217
Peur – voir pp. 192-193
Peur du dentiste – voir pp. 164-165
Toux – voir pp.174-175

PRÉSENTATION

Noms communs Aconit Napel, napel bleu, casque de Jupiter, capuche de moine, tue-loup.
Origine Régions montagneuses d'Europe.
Parties utilisées Rhizome frais, fleurs, feuilles.

AFFECTIONS TRAITÉES

On utilise *Aconit.* pour traiter les affections aiguës à survenue brutale dues à un choc, à une frayeur, à une exposition à des vents secs et froids et, parfois, à une forte chaleur. Le remède est utile en début d'infection – rhume, maux d'oreilles, d'yeux ou de gorge – et il soigne les inflammations de l'œil consécutives à une blessure. Les symptômes de l'inflammation et de l'infection sont un sommeil agité, une douleur cuisante, un visage chaud, gonflé et rouge mais très pâle au lever. Ce remède est préconisé en cas de peur doublée d'agitation, par exemple une crise de panique avec palpitations, engourdissements et picotements. Le sujet paraît terrorisé, et sa frayeur est souvent due à un événement particulier.
C'est un bon remède pour les femmes qui craignent de mourir en couches.
Amélioration des symptômes L'air pur ; la chaleur.
Aggravation Les pièces sans air ; la musique ; allongé sur la région malade.

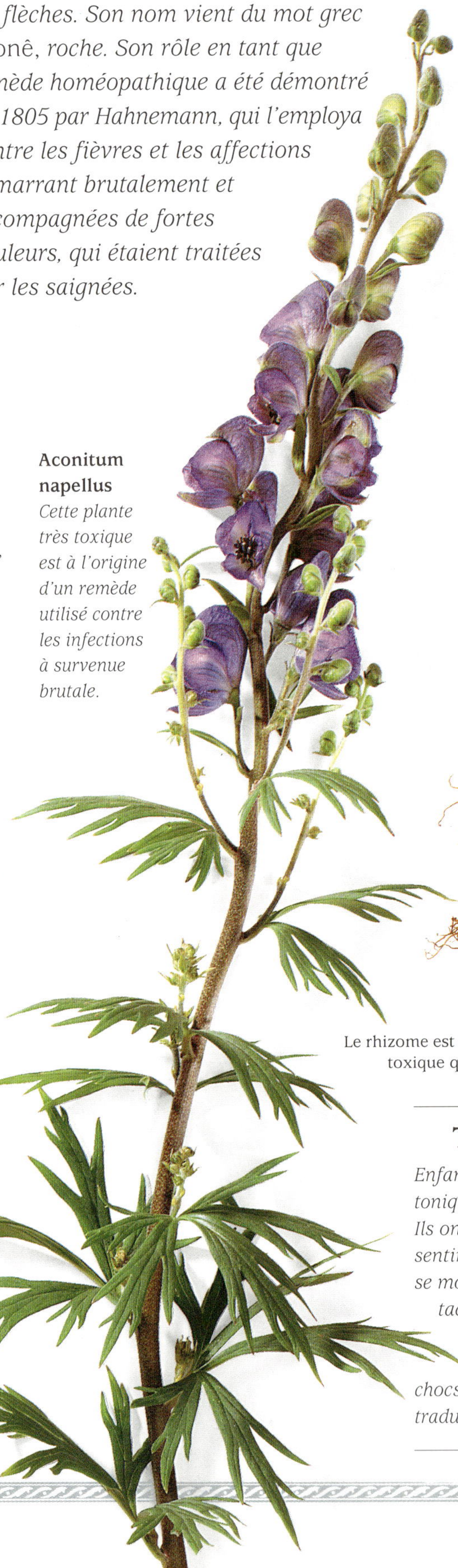

Aconitum napellus
Cette plante très toxique est à l'origine d'un remède utilisé contre les infections à survenue brutale.

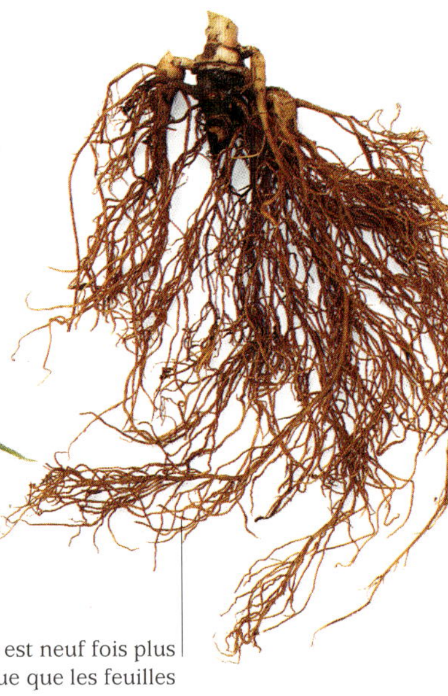

Le rhizome est neuf fois plus toxique que les feuilles

TYPE CONSTITUTIONNEL

Enfants et adultes sont vigoureux et toniques ; ils recherchent la compagnie. Ils ont tendance à se sous-estimer, à se sentir obligés de faire leurs preuves, et se montrent parfois insensibles et taquins. Malades, ils craignent la mort, au point d'en prédire le moment. Ils réagissent mal aux chocs et ont des peurs intenses se traduisant par une agitation vers minuit.

ALLIUM CEPA

ALLIUM CEPA

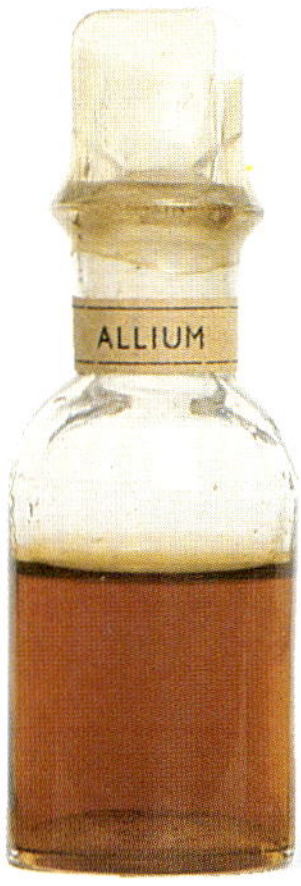

Teinture d'allium *Base du remède, elle est préparée à partir d'oignons frais.*

L'oignon est réputé en Inde, en Chine et au Moyen-Orient pour ses propriétés médicinales. Il contient une huile essentielle volatile qui stimule les glandes lacrymales et les muqueuses des voies respiratoires supérieures, et qui a pour résultat de faire couler les yeux et le nez. Le remède homéopathique traite les maladies dont les principaux symptômes sont les écoulements oculaires et nasaux, tel le rhume des foins.

USAGES CLÉS

- Douleurs brûlantes ou névralgiques
- Larmoiement, écoulement nasal
- Symptômes ou douleurs qui changent de côté, en général de gauche à droite

AUTOMÉDICATION

Rhume des foins – voir pp.168-169

PRÉSENTATION

Nom commun Oignon.
Origine Sud-Ouest asiatique, mais cultivé dans le monde entier.
Partie utilisée Bulbe frais.

AFFECTIONS TRAITÉES

Allium cepa est indiqué pour toute affection accompagnée d'une douleur cuisante ou névralgique, ou d'un écoulement abondant, clair, aqueux, cuisant.
Il agit sur les rhumes – dont le rhume des foins – faisant pleurer les yeux, gonfler les paupières et couler le nez, ce qui irrite les narines et la lèvre supérieure, les mettant parfois à vif. L'écoulement n'affecte généralement qu'une narine à la fois. Ce remède est également efficace contre les élancements et les douleurs névralgiques associés aux maux d'oreilles chez l'enfant, contre les céphalées frontales et les douleurs des molaires, qui souvent passent d'une dent à l'autre. *Allium cepa* est prescrit aussi au tout début des laryngites accompagnées d'un enrouement, et des toux causées par l'air froid et qui donnent une impression de déchirement dans la gorge.
Amélioration des symptômes L'air pur ; une ambiance fraîche.
Aggravation Une pièce confinée et froide ; une ambiance humide.

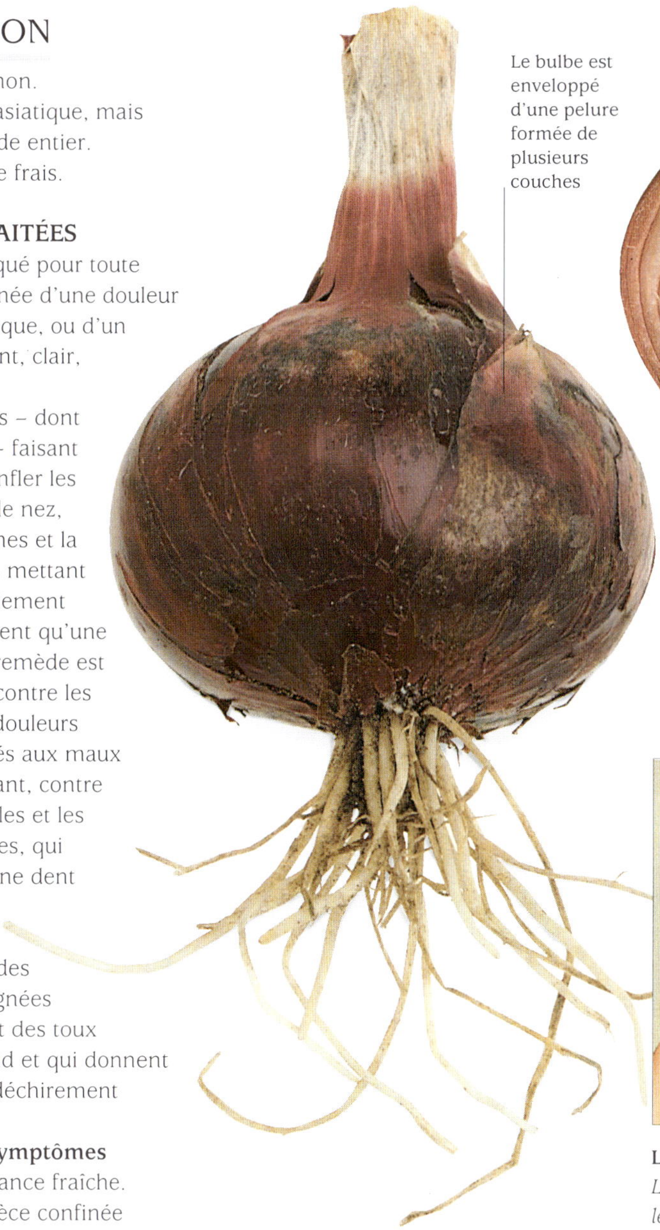

Le bulbe est enveloppé d'une pelure formée de plusieurs couches

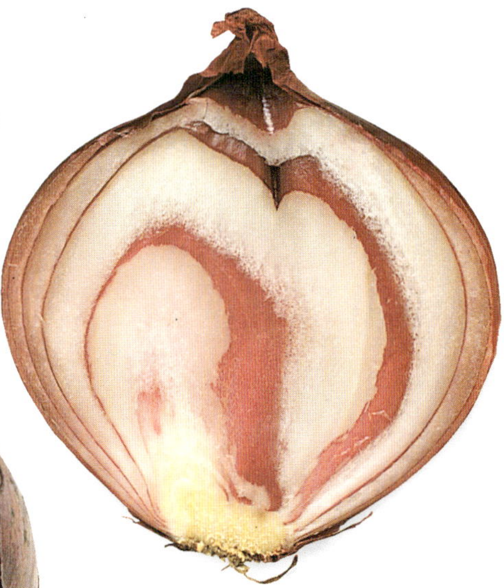

Le bulbe de l'oignon *Les Égyptiens de l'Antiquité utilisaient l'oignon en médecine et lui vouaient un véritable culte ; les pelures concentriques symbolisaient l'Univers.*

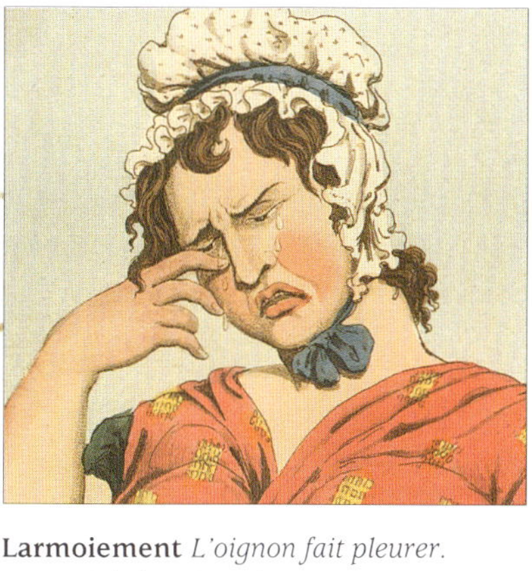

Larmoiement *L'oignon fait pleurer. Le remède homéopathique agit contre les affections qui causent des picotements ou des larmes dans les yeux.*

APIS MELLIFICA

APIS

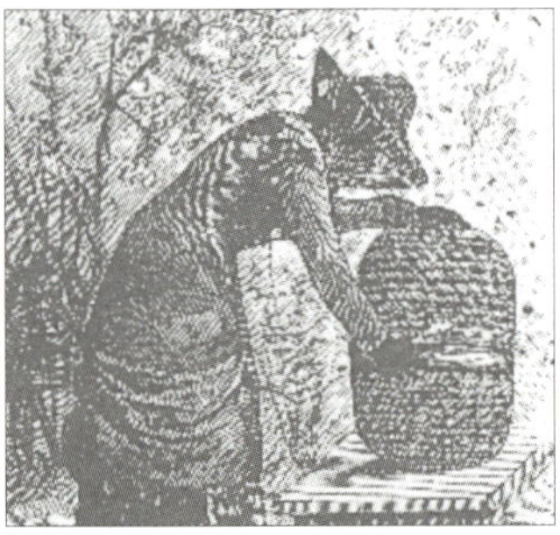

L'apiculture *On élève les abeilles pour le miel, la cire et le propolis, un antibiotique naturel que l'on donnait pour soigner les blessures.*

Les abeilles sont des insectes qui fournissent un grand nombre de substances médicinales : l'abeille entière, le miel, la cire, le propolis (résine collante utilisée pour boucher les alvéoles dans la ruche), la gelée royale (gel sécrété pour nourrir les jeunes reines) et le pollen. En homéopathie, Apis *est employé contre les inflammations accompagnées d'une douleur cuisante et brûlante, surtout quand la peau est gonflée, très sensible au toucher et qu'elle démange.*

USAGES CLÉS

- Douleur cuisante et brûlante, aggravée par la chaleur, soulagée par le froid
- Enflure en forme d'ampoule, distendue et sensible au toucher et à la pression
- Fièvre sans soif avec dessèchement de la peau
- Fatigue due à l'anxiété, jalousie.

AUTOMÉDICATION

Mal de gorge – voir pp.176-177
Piqûres d'insectes – voir p. 221
Urticaire – voir pp. 188-189

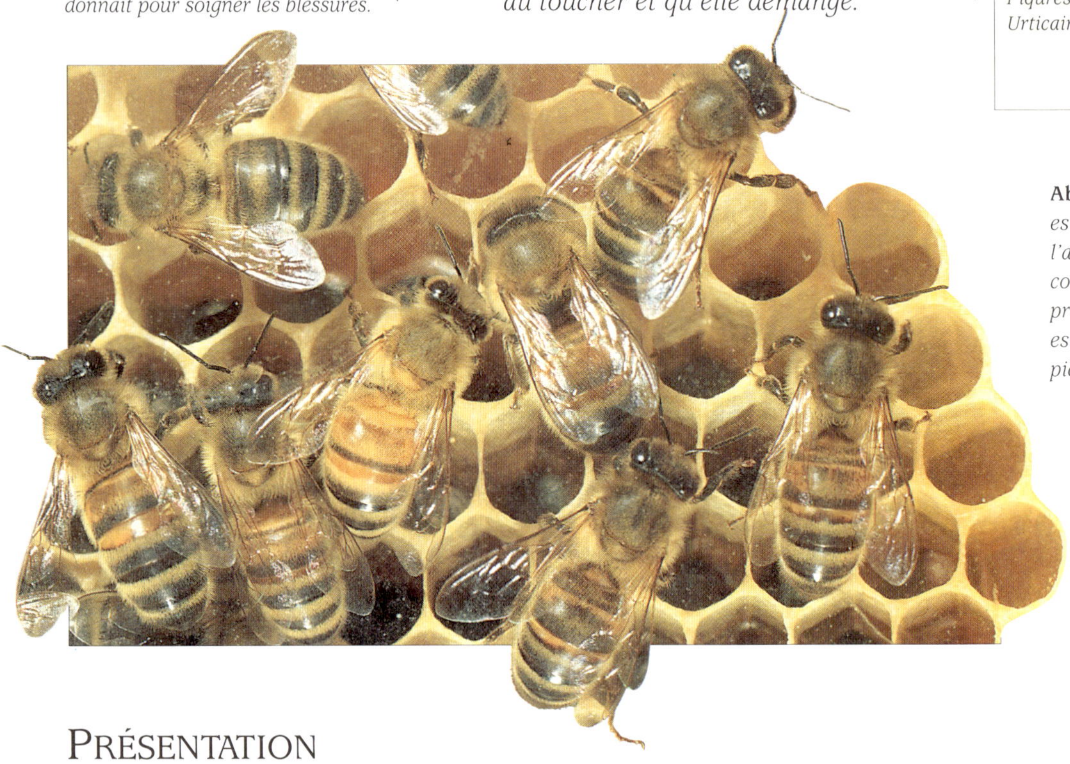

Abeilles mellifères Apis *est fabriqué à partir de l'abeille entière, aiguillon compris. L'une de ses principales utilisations est le traitement des piqûres d'insectes.*

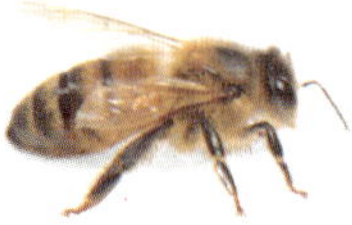

Grandeur nature

PRÉSENTATION

Nom commun Abeille mellifère.
Origine Europe, Canada, États-Unis.
Partie utilisée Toute l'abeille, vivante.

AFFECTIONS TRAITÉES

Apis est administré contre les affections de la peau – urticaire, morsures et piqûres – accompagnées de gonflements, de démangeaisons ou de brûlures. On le prescrit aussi dans les cas d'affections de l'appareil urinaire (la cystite, par exemple, qui entraîne une miction cuisante et douloureuse au niveau des voies urinaires inférieures) et de rétention d'urine. L'œdème (rétention liquidienne dans les tissus corporels) et les états allergiques des yeux, de la bouche et de la gorge (par exemple un œdème des paupières et de la bouche qui s'étend à la gorge et gêne la respiration) sont soulagés par *Apis*. Ce remède est actif en cas de fièvre sans soif – la peau est alors hypersensible au toucher –, de mal de gorge et de violents et lancinants maux de tête. *Apis* est prescrit dans les affections de la séreuse – qui tapisse les articulations, le thorax et l'abdomen – telles que l'arthrite, la pleurésie, la péritonite.

Amélioration des symptômes La toilette ; les applications froides ; une ambiance fraîche.

Aggravation La palpation, la pression ; le sommeil ; la chaleur ; une pièce confinée et surchauffée.

Attention N'utilisez pas *Apis* pendant la grossesse sans avis médical.

TYPE CONSTITUTIONNEL

Les types Apis *défendent farouchement leur environnement et sont jaloux de tout nouveau venu. Ils passent des heures à trier et à ranger mais manquent d'efficacité. Ils sont irritables, nerveux, agités, difficiles à contenter et se voient souvent traiter de « reines des abeilles », qui adorent régenter et châtient de leur aiguillon ceux qui les agacent.*

ARNICA MONTANA

ARNICA

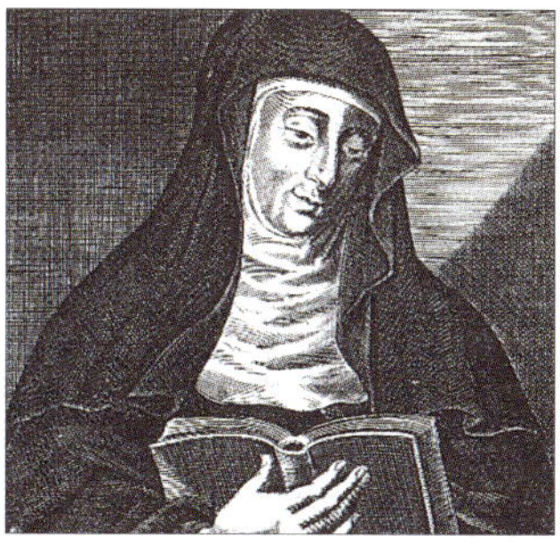

Sainte Hildegarde de Bingen *(1099-1179) Abbesse savante en médecine, elle a abondamment écrit au sujet d'*Arnica montana.

*L'importance d'*Arnica montana *comme plante médicinale fut découverte au* XVIe *siècle. Les villageois l'employaient contre les douleurs musculaires et les contusions. En médecine classique, elle était utilisée pour soigner la dysenterie, la goutte, le paludisme et les rhumatismes. Aujourd'hui, on en fait un usage interne à doses homéopathiques en cas de choc traumatique, par exemple après une blessure, et on applique une crème à l'arnica sur les meurtrissures et les entorses.*

USAGES CLÉS

- Choc, douleur, contusion, saignement des blessures
- Après une opération

AUTOMÉDICATION

Arhrose – voir pp. 154-155
Blessure à l'œil – voir p. 223
Brûlure/échaudure – voir p. 220
Coupure/écorchure – voir p. 220
Crampe – voir pp. 156-157
Deuil – voir pp. 192-193
Hémorragie nasale – voir p. 221
Inconfort après les soins dentaires – voir pp. 164-165
Entorse/élongation – voir p. 223
Piqûres d'insectes – voir p. 221

PRÉSENTATION

Noms communs Arnica, arnique des montagnes, tabac des Vosges.
Origine Montagnes d'Europe et Sibérie.
Partie utilisée Plante fleurie entière, fraîche.

AFFECTIONS TRAITÉES

Arnica est un excellent remède de premier secours après un choc physique ou émotionnel : accident, intervention chirurgicale, traitement dentaire, accouchement, deuil... En usage interne, il accélère la guérison des tissus blessés et aide à contrôler les saignements. Par voie tant interne qu'externe, c'est un remède contre les problèmes musculaires et articulaires : arthrose, douleurs musculaires causées par un abus d'exercice physique, crampes, contusions, entorses... On le prend par voie interne en cas d'affections cutanées telles que l'eczéma et les furoncles, une commotion, un œil poché, une fatigue oculaire, et contre la fièvre qui donne une sensation de chaud à la tête et de froid dans le corps. On donne *Arnica* à l'enfant pour soigner la coqueluche et l'énurésie nocturne due aux cauchemars.

Amélioration des symptômes L'amorce d'un mouvement ; la position allongée, tête plus basse que les pieds.

Aggravation Le mouvement prolongé ; les pressions ; le vin ; le froid.

ATTENTION N'appliquez pas de crème à l'arnica sur une plaie cutanée, car elle peut déclencher une éruption.

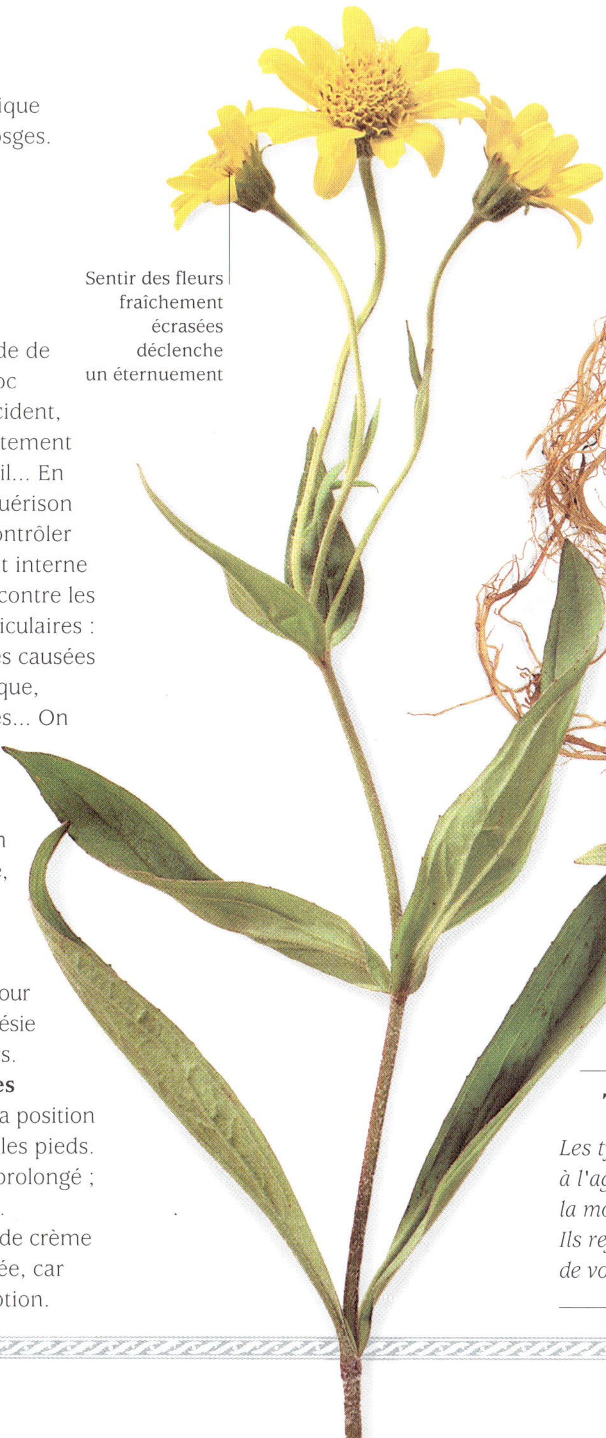

Sentir des fleurs fraîchement écrasées déclenche un éternuement

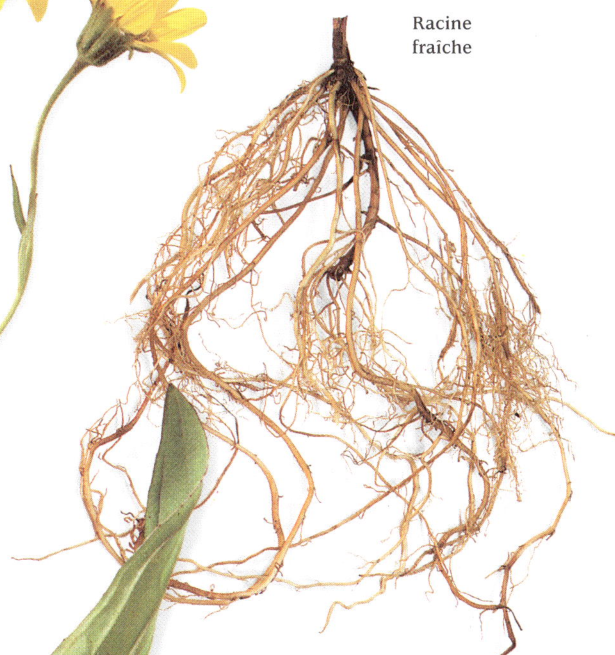

Racine fraîche

Arnica montana *On raconte que les montagnards mâchonnaient la plante fraîche pour soulager les douleurs musculaires et les contusions après une chute.*

TYPE CONSTITUTIONNEL

Les types Arnica ont une tendance à l'agitation, au découragement, à la morosité, à une imagination morbide. Ils refusent de s'avouer malades et de voir un médecin. Ils aiment être seuls.

ATROPA BELLADONNA

BELLADONNA

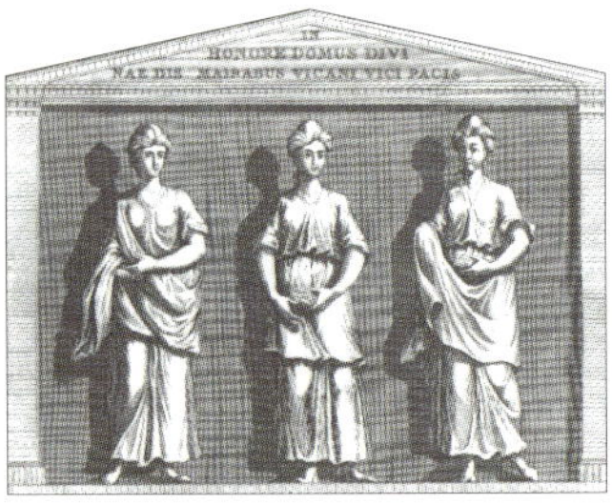

Les Parques *Le nom de genre,* Atropa, *vient d'Atropos, le nom d'une des Parques qui tranchait le fil de la vie, allusion à la nature toxique de la plante.*

La belladone était utilisée au Moyen Âge dans les pratiques de sorcellerie et de magie. Les Italiennes s'en mettaient des gouttes dans les yeux pour dilater leurs pupilles et embellir leur regard. Bella donna *signifie belle dame en italien. La plante contient des alcaloïdes – l'atropine et l'hyoscine – utilisés en médecine classique pour lutter contre les spasmes, les nausées et le vertige. Hahnemann démontra l'efficacité du remède en 1799 et l'utilisa pour soigner la scarlatine.*

USAGES CLÉS

- Troubles à survenue brutale et violente avec rougeurs et sensations pulsatiles dues à l'accroissement de la circulation sanguine, surtout dans la tête
- Fièvre avec pupilles dilatées
- Troubles avec grande sensibilité à la lumière, au bruit, au contact, à la pression, à la douleur et aux secousses

AUTOMÉDICATION

Amygdalite – voir pp. 178-179
Céphalée – voir pp. 158-159
Fièvre infantile – voir pp. 218-219
Furoncle – voir pp.188-189
Grippe – voir pp.174-175
Mal de dents – voir pp. 162-163
Mal d'oreille – voir pp.166-167
Percée dentaire – voir pp. 216-217
Problèmes liés à l'allaitement – voir pp. 212-213

PRÉSENTATION

Noms communs Belladone, belle-dame, bouton noir, morelle furieuse.
Origine Europe, Amérique du Nord, ouest de l'Asie, Afrique du Nord.
Parties utilisées Toute la plante en fleur.

AFFECTIONS TRAITÉES

Belladonna traite les troubles à survenue brutale et les infections avec inflammation : fièvre aiguë, grippe, amygdalite, maux de gorge, toux sèche qui s'aggrave en parlant, maux d'oreilles (surtout du côté droit). Les symptômes regroupent une douleur lancinante, des muqueuses buccales et des lèvres pâles, une langue rouge et brillante, un visage rouge et brûlant, une peau sèche, mais des mains et des pieds froids. *Belladonna* soigne aussi les maux de tête lancinants aggravés par le mouvement des yeux, les furoncles, les douleurs de l'accouchement, la douleur des seins au cours de l'allaitement ; la cystite, la néphrite, le sommeil agité ; les percées dentaires et fièvres infantiles.
Amélioration des symptômes La chaleur ; la station debout ou assise ; des applications chaudes.
Aggravation Le côté droit ; la nuit ; les mouvements, le bruit, les secousses ; la lumière, le soleil ; la position allongée ; la pression ; l'ambiance fraîche.

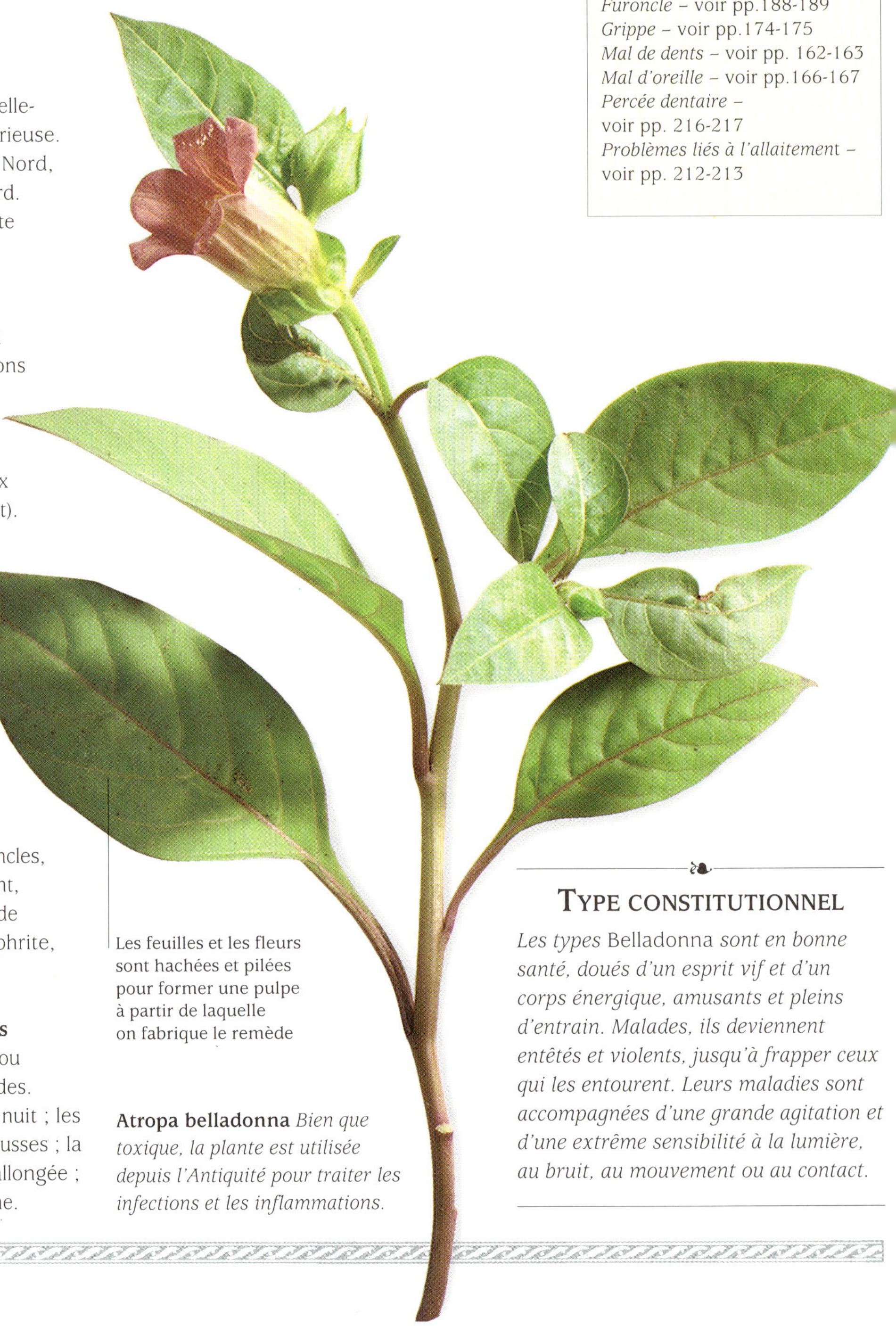

Les feuilles et les fleurs sont hachées et pilées pour former une pulpe à partir de laquelle on fabrique le remède

Atropa belladonna *Bien que toxique, la plante est utilisée depuis l'Antiquité pour traiter les infections et les inflammations.*

TYPE CONSTITUTIONNEL

Les types Belladonna *sont en bonne santé, doués d'un esprit vif et d'un corps énergique, amusants et pleins d'entrain. Malades, ils deviennent entêtés et violents, jusqu'à frapper ceux qui les entourent. Leurs maladies sont accompagnées d'une grande agitation et d'une extrême sensibilité à la lumière, au bruit, au mouvement ou au contact.*

AURUM METALLICUM

AURUM MET.

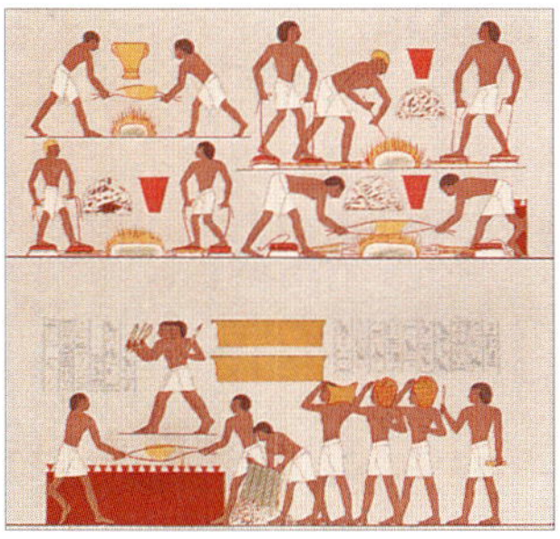

Le travail de l'or *L'Égypte ancienne possédait plus de cent mines d'or en Nubie. Les bijoux en or symbolisaient le rang social.*

Alors qu'au XIIe siècle l'or était très estimé par les médecins arabes pour traiter les problèmes cardiaques, il fut abandonné par la médecine jusqu'au XXe siècle, où on l'utilisa pour soigner la tuberculose et réaliser un test sanguin de diagnostic de la syphilis. De nos jours, on retrouve l'or dans les traitements de la polyarthrite rhumatoïde et du cancer. Le médicament homéopathique Aurum met. *est administré dans des cas précis, qui vont de la dépression aux maladies cardiaques.*

USAGES CLÉS

- Dépression et tendances suicidaires
- Congestion du sang dans les organes exposés aux problèmes vasculaires, y compris les maladies cardiaques
- Troubles caractérisés par une hypersensibilité au bruit, aux odeurs, aux contacts, aux goûts et à la musique
- Douleurs osseuses

Or *Ce métal dense et brillant est utilisé en médecine et en dentisterie.*

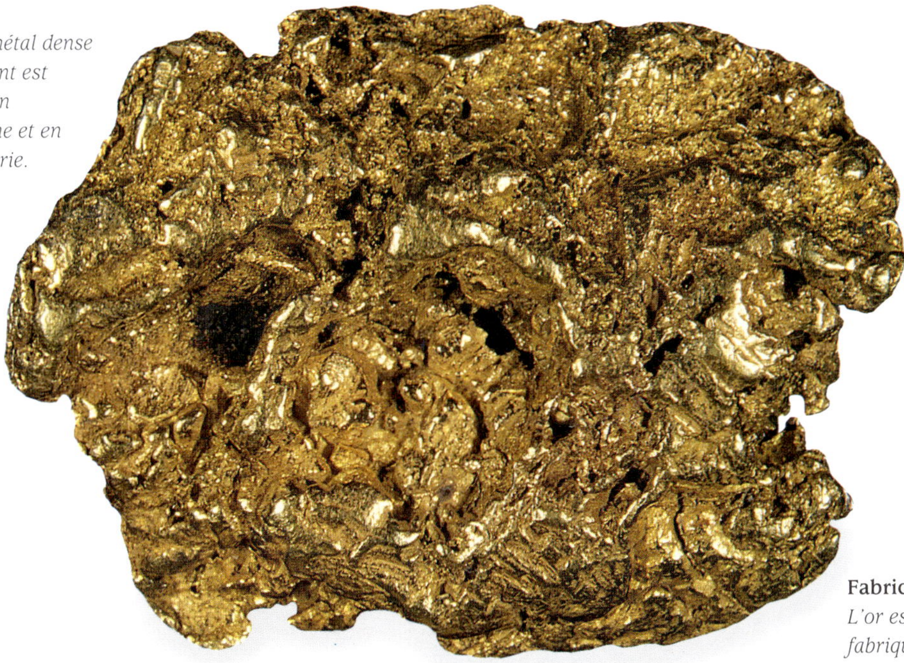

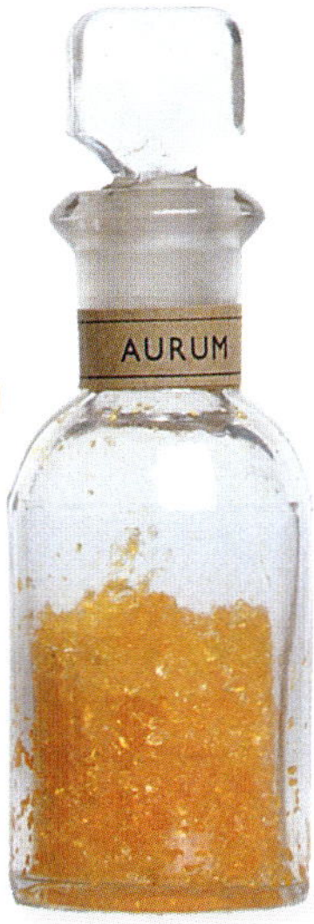

Fabrication du médicament *L'or est pulvérisé, et le remède est fabriqué avec la poudre obtenue.*

PRÉSENTATION

Nom commun Or.
Origine Australie, Afrique du Sud, États-Unis et Canada.
Partie utilisée Or purifié.

AFFECTIONS TRAITÉES

Aurum met. est administré en cas de maladie mentale, telle la dépression avec tendances suicidaires. Les patients qui ont besoin de ce remède n'aiment pas la contradiction, rougissent et tremblent pour un rien, se mettent facilement en colère. Il est également efficace contre l'hypertension artérielle entraînant un mal de tête avec battements temporaux visibles. *Aurum met.* traite aussi les maladies cardiaques, surtout celles avec essoufflement, douleur intermittente derrière le sternum, sensation de chaleur vasculaire, impression que le cœur va cesser de battre. On le préconise en cas de maladies du foie, de sinusite et de douleur osseuse associée à une perte de substance osseuse – les os sont alors très sensibles au toucher. Il fait effet sur la cryptorchidie (absence de descente des testicules chez le jeune garçon), en particulier du côté droit, et sur l'inflammation chronique des testicules.

Amélioration des symptômes L'air pur ; la toilette à l'eau froide ; la marche ; le repos.

Aggravation Les crises émotionnelles ; la concentration ou l'épuisement mental, surtout la nuit.

TYPE CONSTITUTIONNEL

Les types Aurum met. *se fixent des objectifs très élevés et leur ambition en fait des drogués du travail. Ils ont un sens exagéré du devoir et craignent de n'en faire jamais assez, ce qui les rend susceptibles et très sensibles à l'opinion d'autrui. S'ils croient avoir failli, ils peuvent céder au désespoir et, dans les cas extrêmes, sombrer dans une grave dépression et se suicider.*

BRYONIA ALBA

BRYONIA

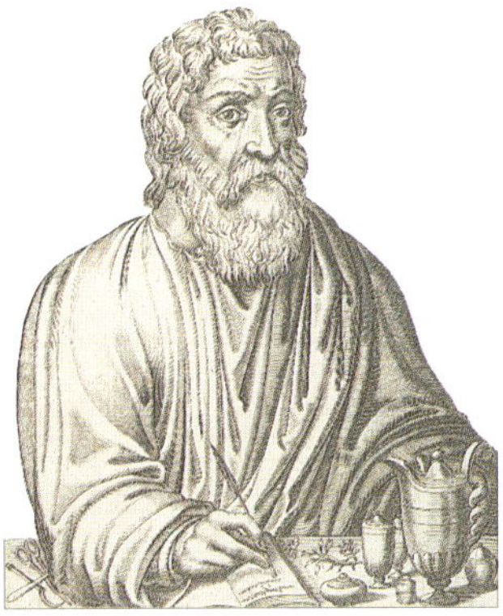

Hippocrate *(460-377 avant J.-C.) Ce médecin grec connaissait déjà l'action de la bryone.*

Dans l'Antiquité, la bryone était utilisée par les médecins grecs et romains pour traiter l'épilepsie, les vertiges, la paralysie, la goutte, l'hystérie, les blessures et la toux. La racine est amère et très toxique, mortelle en quelques heures par inflammation de l'appareil digestif. Le médicament homéopathique, mis au point en 1834, est utilisé avant tout contre les maladies à installation lente qui entraînent des douleurs au plus léger mouvement.

USAGES CLÉS

- États aigus à évolution lente, qui s'accompagnent de douleurs au mouvement et de soif intense
- Maladies caractérisées par la sécheresse – de la bouche, des lèvres, de la poitrine, des yeux

AUTOMÉDICATION

Arthrose – voir pp. 154-155
Céphalée – voir pp. 158-159
Colique du nourrisson – voir pp. 214-215
Douleurs mammaires – voir pp. 210-211
Grippe, toux – voir pp. 174-175
Rhumatisme – voir pp. 156-157

PRÉSENTATION

Noms communs Bryone, vigne blanche, navet du diable, feu ardent.
Origine Europe centrale et méridionale.
Partie utilisée Racine fraîche.

AFFECTIONS TRAITÉES

Bryonia agit contre la toux, la grippe, les maux de tête violents et d'autres états aigus à évolution lente, accompagnés de douleurs au plus léger mouvement, de sécheresse et de soif intense. Il est efficace lors d'une inflammation de la séreuse (membrane qui tapisse les articulations, le thorax et l'abdomen) et est administré dans les cas d'arthrite et d'affections rhumatismales provoquant gonflement, chaleur et douleurs articulaires. D'autres maladies réagissent à ce remède : la pneumonie et la pleurésie accompagnées de fortes douleurs dans la poitrine, la constipation, les coliques. Les symptômes sont les suivants : élancements douloureux, pesanteur des paupières, transpiration abondante et sensation de constriction de la gorge. Les femmes enceintes ou qui allaitent et ont les seins gonflés, durs et douloureux sont soulagées par ce remède.
Les malades qui ont besoin de *Bryonia* répugnent à bouger ou à parler et se sentent fatigués et irritables.

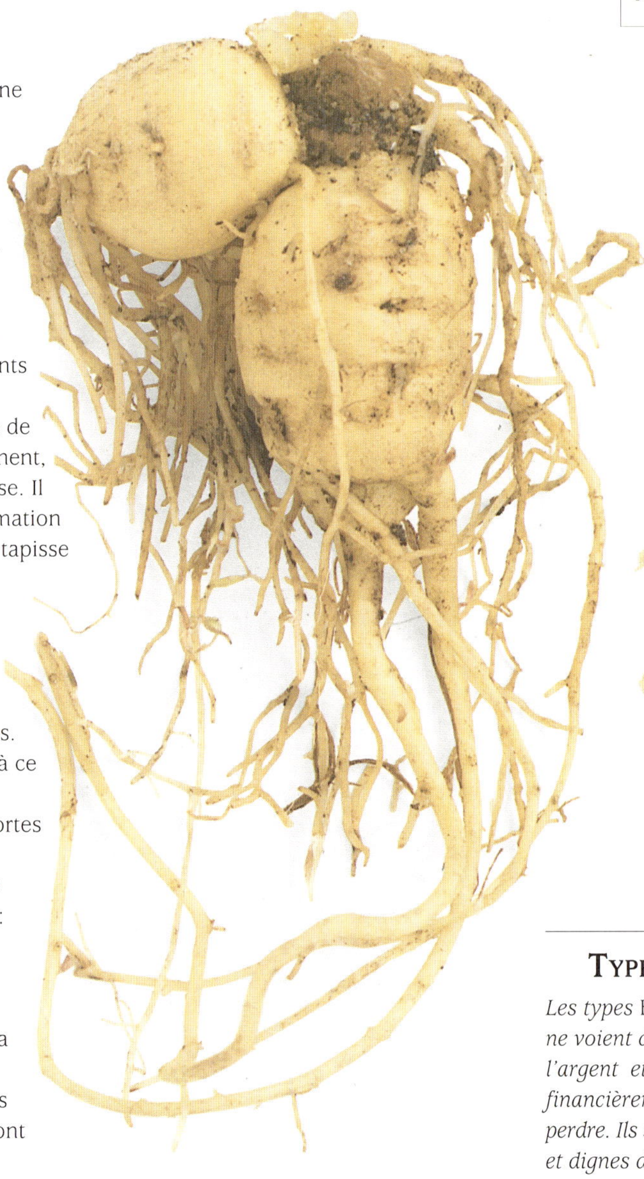

Bryonia alba *Le médicament homéopathique est fabriqué à partir de la racine fraîche.*

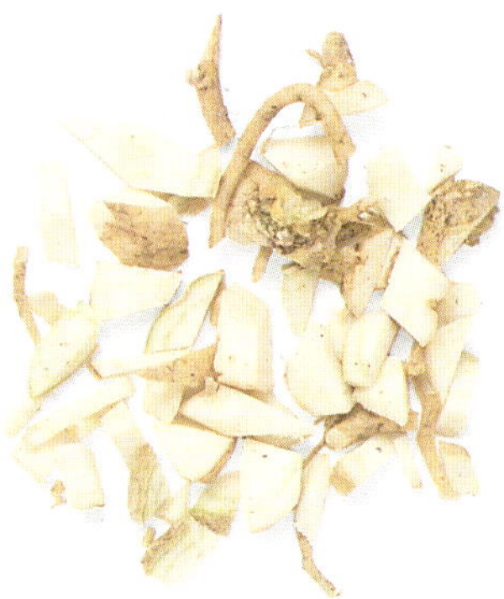

Racine hachée

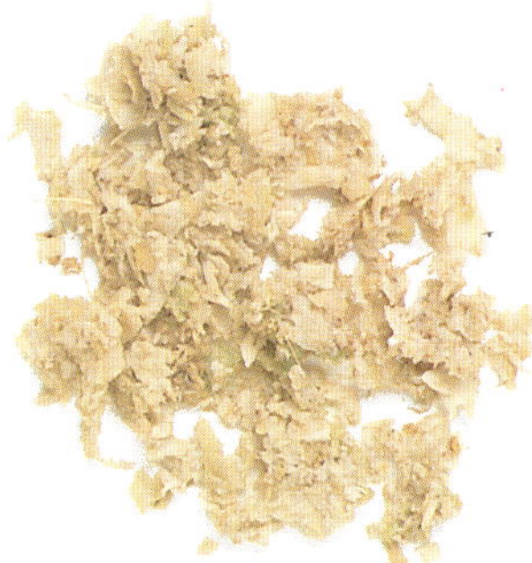

Pulpe de racine

TYPE CONSTITUTIONNEL

Les types Bryonia *sont matérialistes. Ils ne voient dans la vie qu'un combat pour l'argent et, lorsqu'ils ont réussi financièrement, ils craignent de tout perdre. Ils sont critiques, mais méticuleux et dignes de confiance. Si leur sécurité matérielle est menacée, ils se montrent irritables, anxieux et déprimés.*

CALCARIUM PHOSPHORICUM

CALC. PHOS.

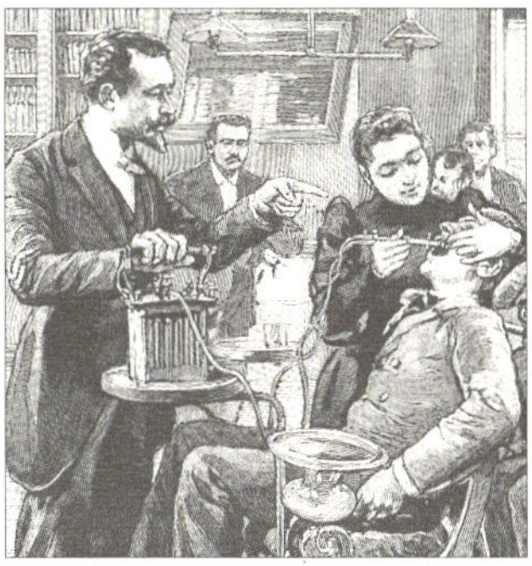

Polissage des dents *Le phosphate de calcium servit longtemps de poudre de polissage aux dentistes.*

Le phosphate de calcium est le principal constituant des os et des dents. On le trouve à l'état naturel dans l'apatite. Mélangé avec du sulfate de calcium, le phosphate de calcium est un engrais végétal. Il est aussi utilisé dans la fabrication du verre et de la porcelaine. Le remède homéopathique Calc. phos. *est l'un des sels de Schuessler (voir p. 228). Il soigne les troubles osseux et dentaires, les poussées dentaires chez l'enfant et les problèmes de croissance.*

USAGES CLÉS

- Douleurs osseuses et dentaires
- Troubles de la croissance chez l'enfant et l'adolescent
- Faiblesse mentale et physique
- Problèmes digestifs
- Mécontentement

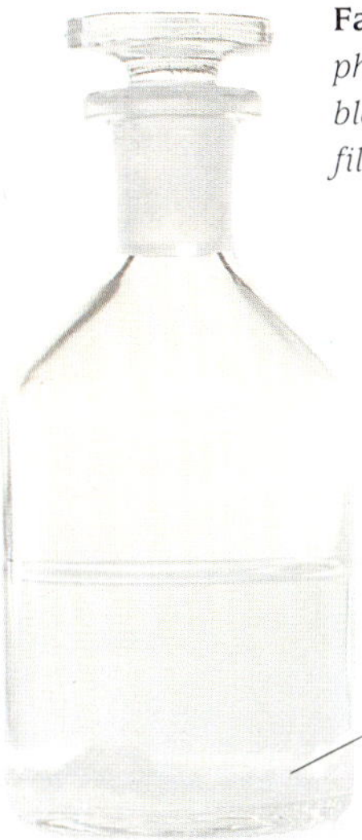

Fabrication du médicament *Quand on ajoute de l'acide phosphorique dilué à de l'hydrate de calcium, un précipité blanc se forme : du phosphate de calcium. Celui-ci est ensuite filtré et séché pour préparer le médicament.*

Précipité blanc trouble

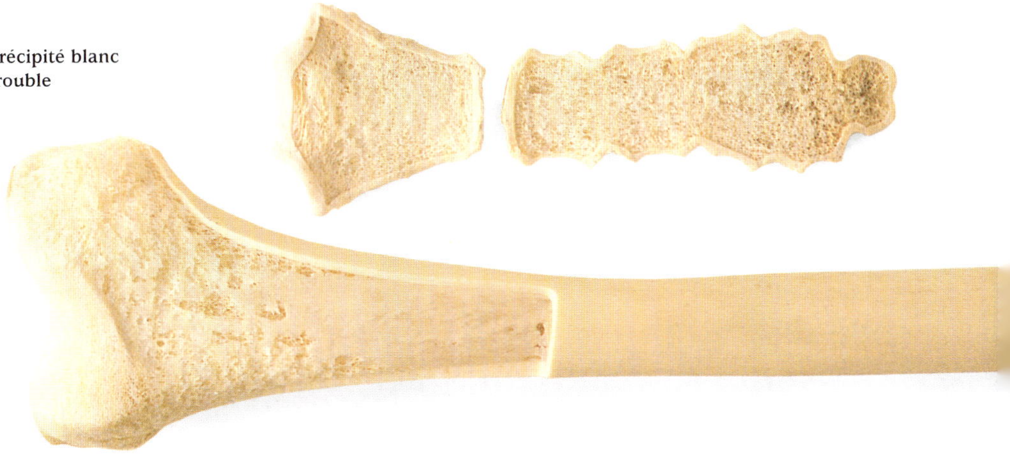

Les os *Le phosphate de calcium est, avec le collagène, le principal constituant des os, auxquels il donne rigidité et dureté.*

PRÉSENTATION

Nom commun Phosphate de calcium.
Origine Préparé chimiquement par action de l'acide phosphorique dilué sur de l'hydrate de calcium.
Partie utilisée Phosphate de calcium.

AFFECTIONS TRAITÉES

Le phosphate de calcium est un sel minéral essentiel pour la croissance des os, des dents et des tissus mous. *Calc. phos.* est avant tout utilisé pour les troubles osseux, par exemple douleurs osseuses et articulaires ou fracture lente à se ressouder, ou encore caries dentaires galopantes. Il s'emploie lors des retards et des douleurs de croissance chez l'enfant et l'adolescent, avec engourdissement ou picotements au niveau des mains et des pieds. Chez le jeune enfant, *Calc. phos.* est précieux pour tous les problèmes de croissance, telles les fontanelles tardant à se fermer et les poussées dentaires difficiles. Il est bon pour les convalescents épuisés par la maladie. Il soigne les indigestions ou les diarrhées douloureuses et survenant après les repas, ainsi que les hypertrophies ganglionnaires des amygdalites ou les infections de la gorge à répétition. Les sujets qui ont besoin de *Calc. phos.* sont malheureux et maussades. Malades, ils peuvent être pris d'une fringale de lard.

Amélioration des symptômes L'été ; le temps sec et chaud.
Aggravation Le temps froid et humide ; les soucis ou le chagrin ; le surmenage ; le soulèvement de poids lourds ; une activité sexuelle excessive.

TYPE CONSTITUTIONNEL

Les bébés Calc. phos. *sont coléreux, exigent beaucoup d'attention, marchent tard. En grandissant, ils deviennent plus sensibles et ont parfois du mal à s'adapter à l'école. Certains enfants deviennent phobiques, d'autres souffrent de maux de tête ou de ventre. Ils ont souvent l'air de s'ennuyer, paraissent malheureux ou se mettent en colère sans raison. Les adultes sont pareils. Ne comprenant pas ce qui les rend malheureux, ils sont irritables et toujours insatisfaits. Bien qu'ils s'efforcent de paraître aimables et ouverts, ils se plaignent constamment de leur sort. Ils sont agités, détestent la routine, recherchent les stimulations et ont du mal à se lever le matin.*

CANTHARIS VESICATORIA / LYTTA VESICATORIA

CANTHARIS

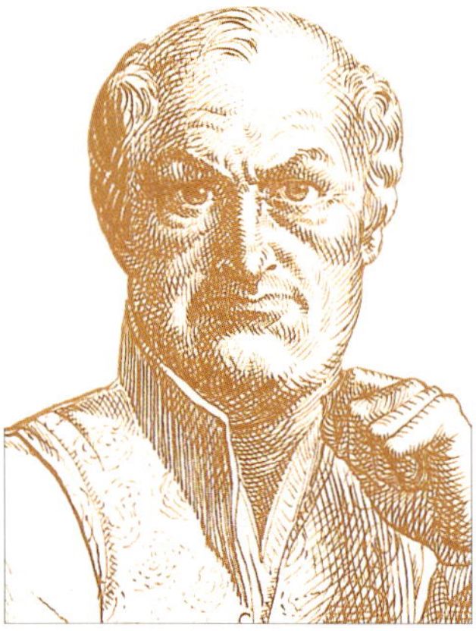

Le marquis de Sade *(1740-1814) Sade administrait à ses « conquêtes »* Lytta vesicatoria, *qu'on disait aphrodisiaque.*

Ce scarabée vert vif sécrète une substance irritante, la cantharidine, utilisée depuis l'Antiquité pour détruire les verrues. Elle était aussi utilisée comme aphrodisiaque dans les philtres d'amour. À forte dose, la cantharidine est un poison violent, qui attaque surtout le système rénal et provoque des vomissements et des brûlures. Le médicament homéopathique s'administre aux patients qui se plaignent de douleurs cuisantes.

USAGES CLÉS

- Troubles caractérisés par une douleur cuisante et une sensation de soif intense sans désir de boire
- Brûlures et piqûres
- États qui empirent rapidement

AUTOMÉDICATION

Ampoule – voir p. 222
Brûlure/échaudure – voir p. 220
Cystite – voir pp. 200-201

PRÉSENTATION

Noms communs Cantharide, mouche d'Espagne.
Origine Sud de la France, Espagne, ouest de l'Asie.
Partie utilisée Scarabée vivant, entier.

AFFECTIONS TRAITÉES

Cantharis est surtout prescrit en cas de cystite accompagnée de douleurs qui empirent pendant la miction, et pour d'autres infections urinaires. Il agit sur les brûlures et irritations cutanées soulagées par les applications froides ; l'inflammation du système digestif provoquant une distension de l'abdomen ; les diarrhées cuisantes ; une sensation brûlante sur la plante des pieds pendant la nuit ; les mains glacées avec les ongles rouges et chauds ; les éruptions de vésicules purulentes sur les mains ; les piqûres à centre noir. Tous ces troubles s'aggravent rapidement. Parmi les autres affections soulagées par ce remède, notons le manque d'appétit, des sensations de brûlure dans la gorge, une impression de soif sans désir de boire ; des troubles psychiques tels que l'exacerbation du désir sexuel, l'irritabilité dégénérant en violence.
Amélioration des symptômes La chaleur ; les massages doux ; la nuit ; l'éructation mettant fin à la flatulence.
Aggravation Le mouvement ; l'absorption de café ou d'eau froide.

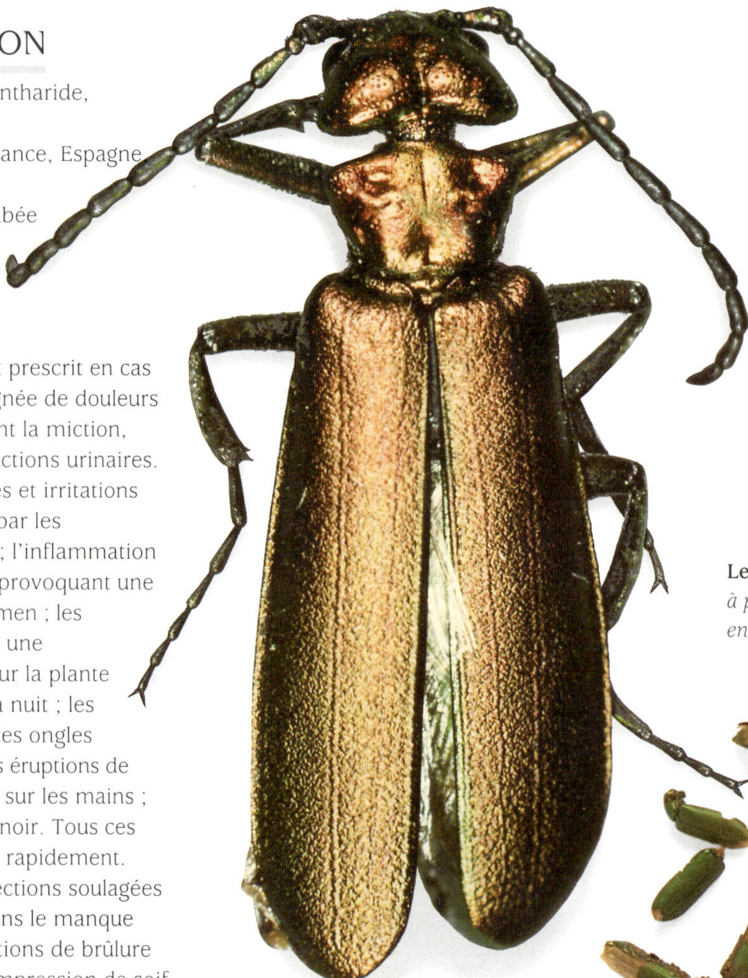

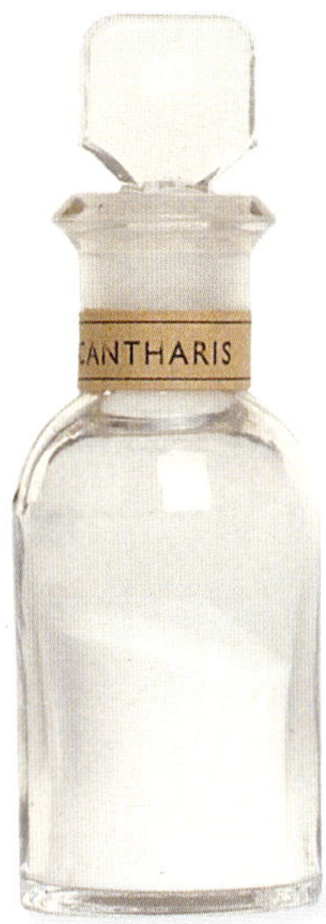

Le remède *La cantharide sert à préparer* Cantharis, *prescrit en cas de douleurs cuisantes.*

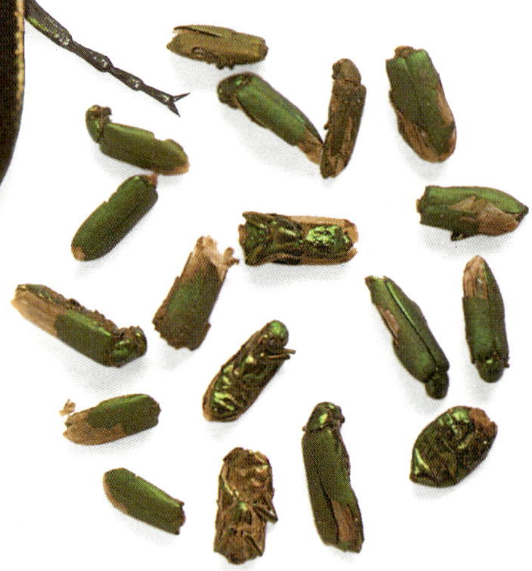

Les cantharides *Ces scarabées toxiques et irritants ont un usage médical depuis la plus haute Antiquité.*

Grandeur nature

CARBO VEGETABILIS

CARBO VEG.

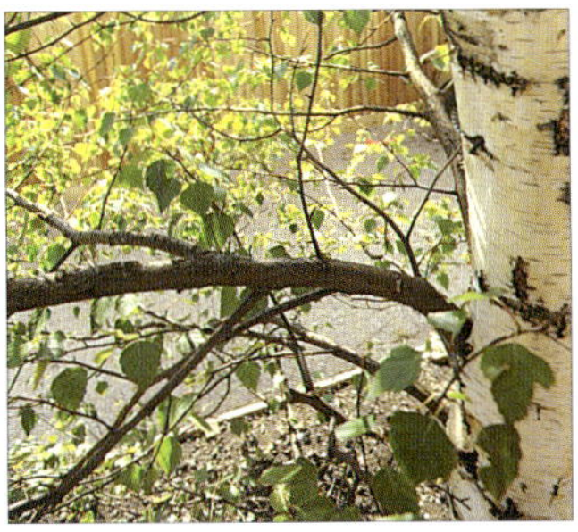

Bouleau argenté *Selon l'espèce, le charbon de bois a des propriétés différentes. On utilise le bouleau argenté, le hêtre et le peuplier.*

Le charbon de bois est fabriqué en faisant chauffer du bois à haute température sans l'enflammer. La matière obtenue, très dure, devient un combustible appréciable. Sur le plan médical, le charbon de bois est recommandé contre les flatulences, la digestion lente, les plaies infectées et les ulcérations en raison de son pouvoir désodorisant et désinfectant. La médecine classique l'utilise encore sous forme de comprimés.

USAGES CLÉS

- Baisse de vitalité et épuisement
- Peau froide et humide, sensation de chaleur interne associée à un choc
- Troubles de la circulation et de la digestion

AUTOMÉDICATION

Ballonnements et flatulences – voir pp. 184-185
Indigestion – voir pp. 180-181
Syndrome des extrémités froides – voir pp. 198-199

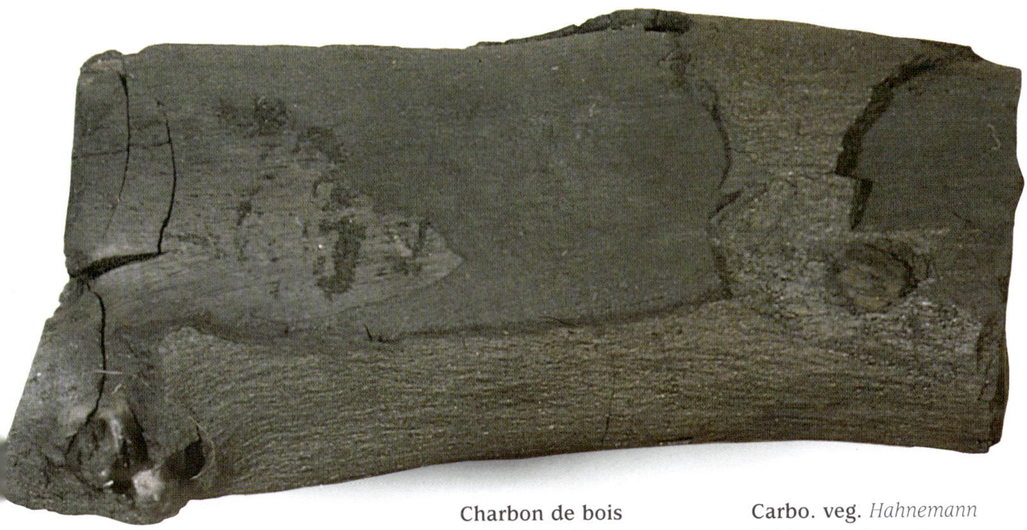

Charbon de bois *Le charbon de bois est une forme de carbone, élément de la matière vivante.*

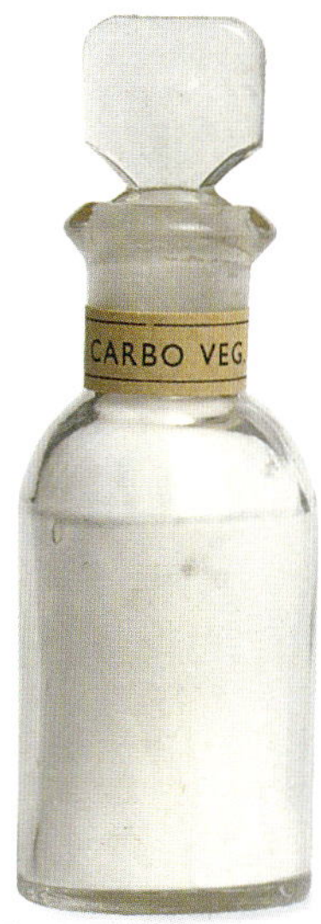

Carbo. veg. *Hahnemann l'élabora après avoir remarqué que des médecins utilisaient le charbon de bois en bains de bouche pour soigner les ulcères buccaux.*

PRÉSENTATION

Nom commun Charbon végétal.
Origine Charbon de bois de hêtre, de bouleau argenté ou de peuplier, arbres de l'hémisphère Nord.
Partie utilisée Charbon de bois.

AFFECTIONS TRAITÉES

On administre *Carbo veg.* dans les cas de grande fatigue, d'affaiblissement et de baisse de la force vitale après une intervention chirurgicale ou une maladie. Il soulage le choc postopératoire, qui se manifeste par un teint pâle, une peau glaciale et une sensation de brûlure intérieure. Il est utile pour oxygéner les tissus mal irrigués. Les symptômes en sont : la froideur et le bleuissement de la peau des mains, des pieds et du visage, l'apparition de varices, des jambes gonflées et froides ; une difficulté à parler et à respirer, une voix rauque ; une énergie diminuée, une médiocre coordination des gestes. Il agit sur les problèmes digestifs tels les flatulences, les embarras et les brûlures gastriques. Ceux-ci se manifestent par un goût salé dans la bouche et des renvois acides. *Carbo veg.* calme les maux de tête matinaux consécutifs à des excès alimentaires, ainsi que les céphalées avec nausées, vertiges, tendance à défaillir, tête lourde et brûlante. Il est efficace contre l'asthme et les toux spasmodiques – la coqueluche, par exemple – qui provoquent des crises d'étouffement et des rejets de mucus, et soigne la bronchite du vieillard.

Amélioration des symptômes Les éructations ; l'air pur et frais.
Aggravation Le temps chaud et humide ; les aliments gras, le lait, le café, le vin ; le soir ; la position allongée, même par grande fatigue.

TYPE CONSTITUTIONNEL

Les types Carbo veg. *se soucient peu du quotidien, craignent le surnaturel, préfèrent le jour à la nuit et cultivent les idées fixes. Toujours fatigués, ils se complaisent dans leur état d'épuisement mental et physique. Ils ont l'esprit lent et une mémoire défaillante. Après une maladie, ils se plaindront de ne plus jamais se sentir comme avant.*

CEPHAELIS IPECACUANHA

IPECA.

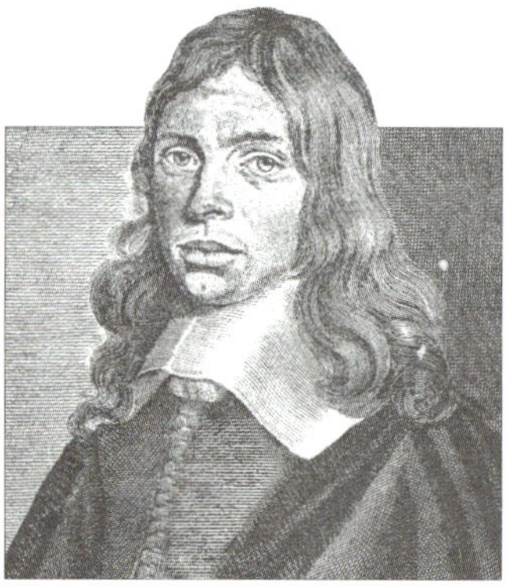

Le Dr Helvetius *(1625-1709) En 1670, il vendait contre les nausées et les vomissements un remède fabriqué à partir de l'ipécacuanha.*

L'usage médicinal de Cephaelis ipecacuanha, *qui déclenche le vomissement, a été découvert aux environs de 1600 par un moine portugais vivant au Brésil. La plante fut importée en Europe 70 ans plus tard. De nos jours, le médicament homéopathique fabriqué avec la racine est utilisé en cas de nausées et de vomissements, tandis que la médecine classique l'administre comme vomitif aux personnes intoxiquées par un poison ou une surdose médicamenteuse.*

USAGES CLÉS

- Nausées constantes, avec ou sans vomissement
- Difficultés respiratoires avec sensation de suffocation

AUTOMÉDICATION

Migraine – voir pp.160-161
Nausées du matin – voir pp. 208-209
Nausées et vomissements – voir pp.182-183

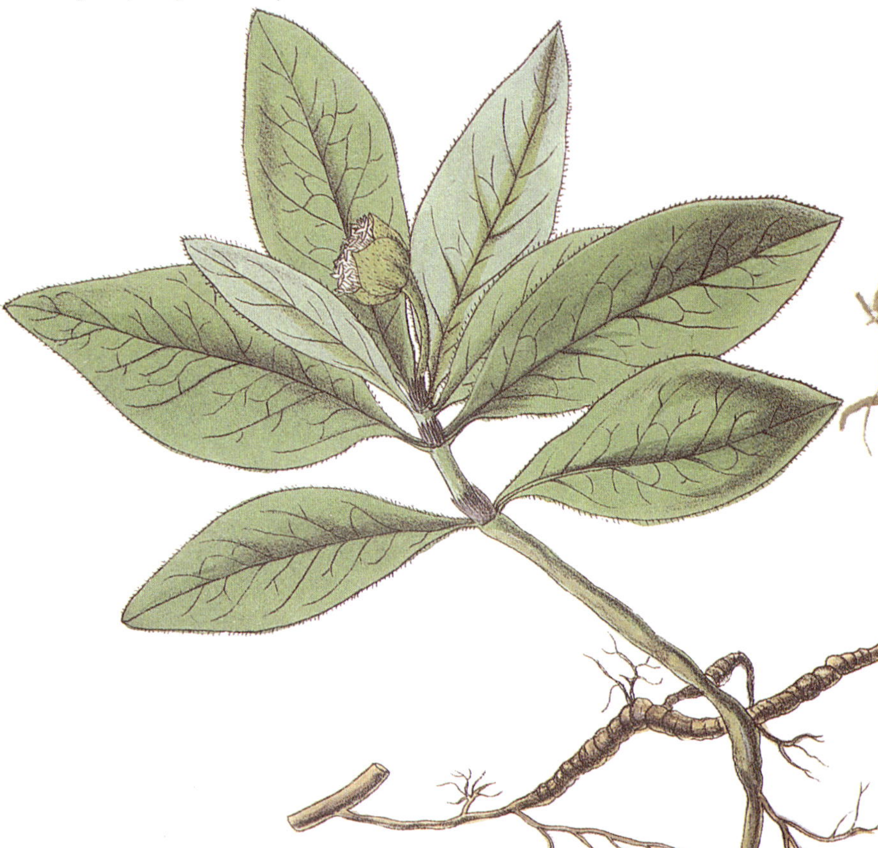

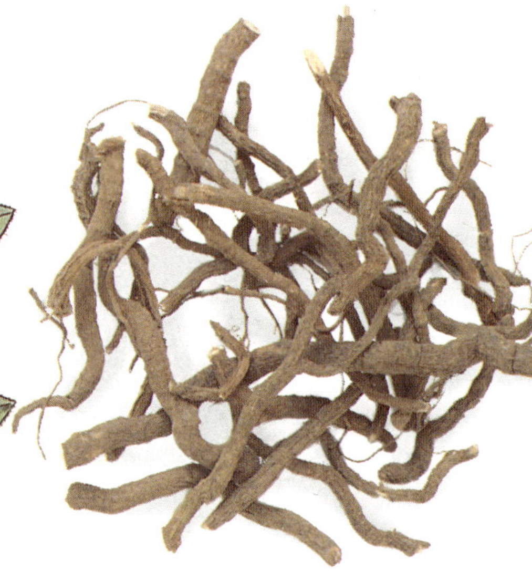

Racine séchée

Cephaelis ipecacuanha *La racine de cette petite plante vivace ligneuse des forêts tropicales est collectée sur la plante fleurie et séchée pour fabriquer le médicament.*

PRÉSENTATION

Nom commun Ipécacuanha annelé mineur.
Origine Forêts tropicales humides d'Amérique centrale et du Sud.
Partie utilisée Racine séchée.

AFFECTIONS TRAITÉES

Ipeca. est un excellent remède contre les nausées et les vomissements. Parmi les symptômes soulagés, on note les nausées persistantes avec pâleur des lèvres et du visage, sueurs froides ou chaudes avec moiteur de la peau ; nausées associées à des migraines ; nausées non soulagées par le vomissement ; vomissements aggravés par la position penchée en avant. Il soigne aussi les troubles gastriques accompagnés d'une faiblesse du pouls, d'une absence de soif, d'une salivation et d'une perte de connaissance ; ainsi que les problèmes respiratoires comme l'asthme, la toux spasmodique aboutissant à l'étouffement et les envies de tousser et de vomir en même temps. *Ipeca.* agit également sur les hémorragies, tel un saignement de nez. Sous l'effet de ces troubles, le sujet a froid quand il est dehors et chaud quand il est à l'intérieur. Sa langue n'est pas chargée. Ceux qui ont besoin de ce remède sont irritables et déprimés.

Amélioration des symptômes L'air pur.
Aggravation L'hiver ; le mouvement ; la position allongée ; le stress ou la gêne ; la chaleur.

CIMICIFUGA RACEMOSA

CIMICIFUGA

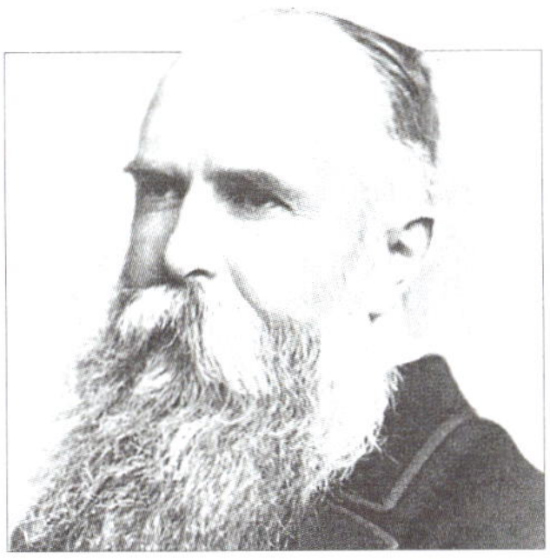

Le Dr Hughes *(1836-1902) Cet homéopathe a démontré l'efficacité de* Cimicifuga *dans les raideurs du cou responsables de maux de tête.*

Le rhizome de cette plante était utilisé par les Indiens d'Amérique du Nord pour soigner les morsures de serpent à sonnette, les spasmes des règles et les douleurs de l'accouchement. Mâchée, la racine était considérée comme sédative et antidépressive. On aspergeait les pièces avec une infusion des feuilles pour en chasser les mauvais esprits. En phytothérapie, la racine est utilisée comme diurétique, antitussif, et contre l'inflammation et les douleurs rhumatismales.

USAGES CLÉS

- Troubles de la menstruation, de la grossesse, de l'accouchement et de la ménopause
- Maux de tête et problèmes de nuque
- Soupirs, tristesse ; frilosité marquée

AUTOMÉDICATION

Céphalée – voir pp.158-161

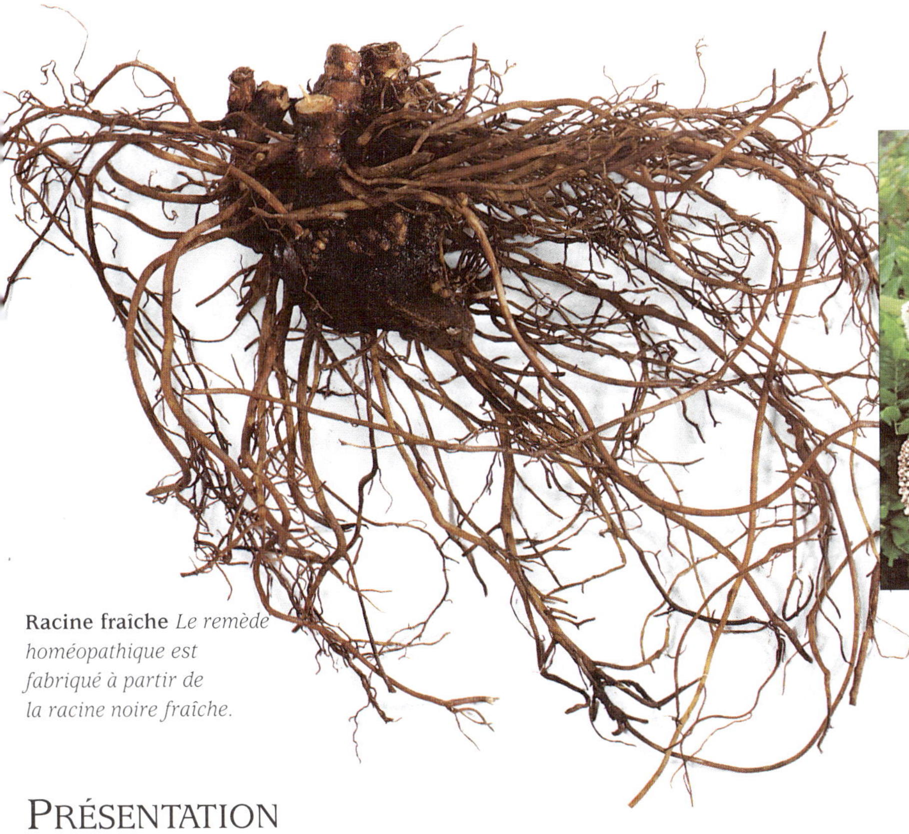

Racine fraîche *Le remède homéopathique est fabriqué à partir de la racine noire fraîche.*

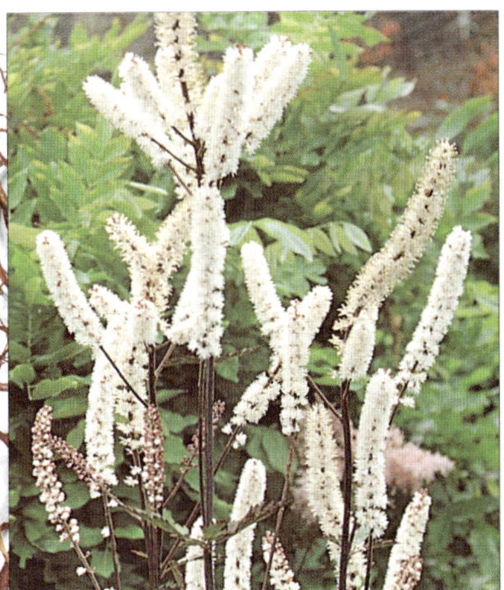

Cimicifuga racemosa *En été, cette grande plante produit de longues grappes de fleurs blanches.*

PRÉSENTATION

Nom commun Cimicifuga.
Origine États-Unis et Canada.
Parties utilisées Racine et rhizome frais.

AFFECTIONS TRAITÉES

Cimicifuga est un médicament conseillé aux femmes car il agit sur les muscles et les nerfs de l'utérus. Il est efficace contre les maux de tête en période prémenstruelle et les crampes et la pesanteur lombaire pendant les règles. Il est précieux lors d'une menace de fausse couche précoce et atténue les malaises de la grossesse, tels nausées, vomissements, insomnie et douleurs utérines lancinantes. On le préconise pour soigner la dépression du post-partum ou les troubles de la ménopause – bouffées de chaleur, sensation de faiblesse et vertiges. *Cimicifuga* soulage les raideurs du cou responsables de maux de tête et les symptômes émotionnels causés par un déséquilibre hormonal : tristesse, anxiété, irritabilité, soupirs.

Amélioration des symptômes Les vêtements chauds ; l'air frais ; la pression ; les mouvements doux et continus.

Aggravation Le froid et l'humidité ; les courants d'air ; les changements de temps ; l'alcool ; la surexcitation.

TYPE CONSTITUTIONNEL

Ce type regroupe surtout des femmes soit extraverties, énergiques et ne cessant de parler en sautant d'un sujet à l'autre, soit tristes et soupirant sans arrêt. Elles vivent intensément et ont des peurs violentes – de la mort ou de la folie –, surtout pendant la ménopause.

CINCHONA OFFICINALIS

CHINA

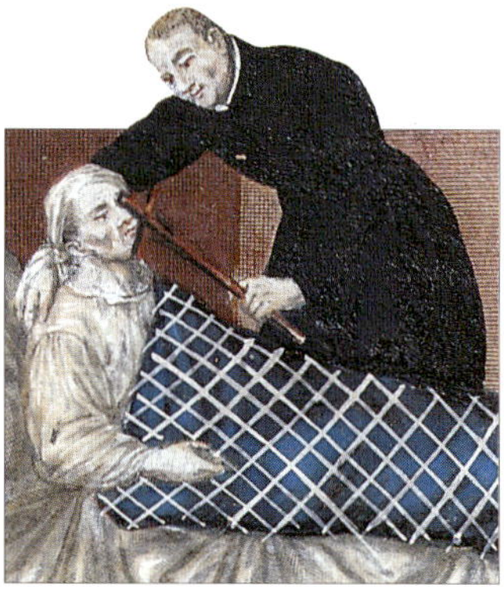

Les soins aux malades
Au XVIIe siècle, les jésuites administraient de la quinine pour traiter le paludisme.

Fabriqué avec l'écorce du quinquina, China *a une importance historique pour les homéopathes. L'écorce fut en effet la première substance qu'Hahnemann expérimenta sur lui-même, apportant ainsi pour la première fois en homéopathie la preuve de l'action d'un médicament (voir pp.12-15). Il observa qu'à fortes doses la quinine, qui est extraite du quinquina, cause des symptômes semblables à ceux du paludisme, qu'elle traite. De nos jours,* China *est un remède contre l'épuisement.*

USAGES CLÉS

- Épuisement nerveux consécutif à un mauvais état de santé
- Faiblesse résultant d'une perte de liquides organiques (transpiration excessive, diarrhées ou vomissements)

Écorce séchée

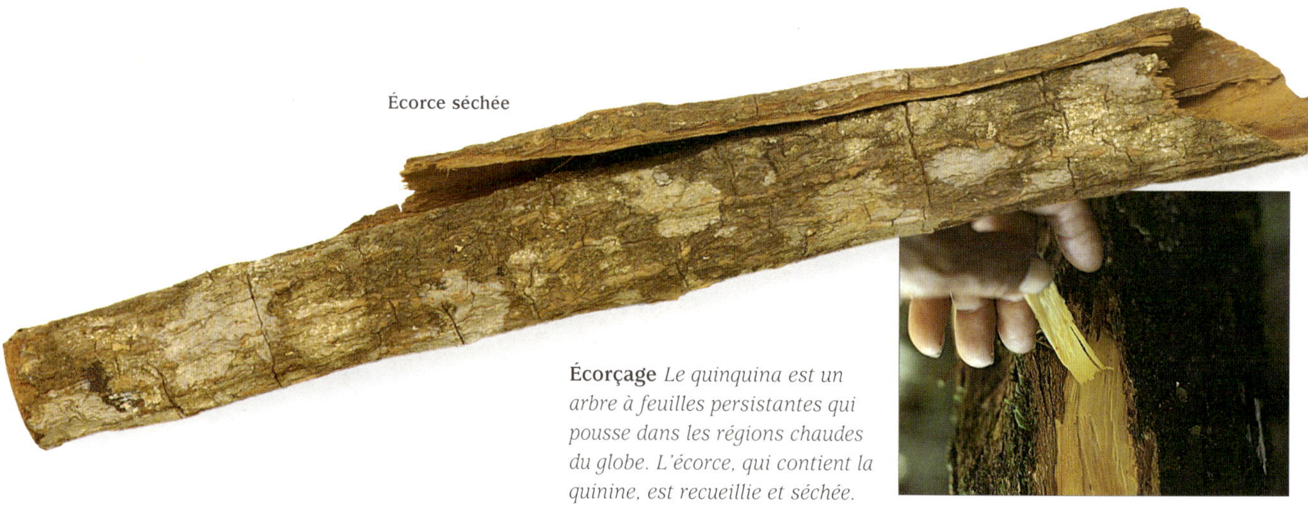

Écorçage *Le quinquina est un arbre à feuilles persistantes qui pousse dans les régions chaudes du globe. L'écorce, qui contient la quinine, est recueillie et séchée.*

PRÉSENTATION

Noms communs Quinquina rouge, poudre des Jésuites.
Origine Forêts tropicales d'Amérique du Sud ; cultivé actuellement en Asie et dans l'est de l'Afrique.
Partie utilisée Écorce séchée.

AFFECTIONS TRAITÉES

China est surtout utilisé en cas d'épuisement nerveux consécutif à une maladie débilitante, à la fatigue de l'allaitement ou à une perte importante de liquides organiques (transpiration abondante, diarrhées, vomissements). Il soulage les maux de tête qui s'améliorent quand on appuie fermement sur la région douloureuse mais s'accentuent sous une pression légère – par exemple celle du peigne ; les névralgies, les convulsions, les étourdissements, les acouphènes ; les tressaillements musculaires liés à la fatigue ; les hémorragies, les saignements de nez. On l'administre aussi en cas de crise de transpiration, de frissons ou de montée de sang au visage. Quand il transpire, le sujet ne veut pas boire ; lorsqu'il frissonne, il a soif. Son teint devient brouillé, sa peau sensible au toucher. *China,* qui agit sur le système digestif, est bon pour les gastro-entérites, les troubles vésiculaires et les flatulences accrues par le mouvement. Il s'emploie au cours de troubles psychiques, dont : manque de concentration, apathie et indifférence, colère non justifiée avec, parfois, insomnies ou sommeil agité. Les sujets qui ont besoin de ce remède ont parfois les chevilles enflées, souffrent de troubles digestifs non soulagés par les éructations, et d'une sensation de blocage des aliments derrière le sternum. Ils détestent le beurre et les aliments gras et aiment l'alcool.

Amélioration des symptômes Le sommeil ; la chaleur ; la pression ferme sur les régions malades.
Aggravation Le froid et les courants d'air ; la nuit ; l'automne.

TYPE CONSTITUTIONNEL

Les types China *sont hypersensibles, idéalistes et susceptibles. Artistes, ils ont du mal à manifester leurs sentiments. En revanche, ils s'expriment à travers leur créativité et sont sensibles à la nature. Ils détestent les conversations mondaines et préfèrent discuter de sujets sérieux. Cette suractivité cérébrale, très fatigante, peut les rendre paresseux, déprimés, irritables et même violents. Ils ont beaucoup d'imagination, surtout la nuit, et échafaudent de gigantesques plans d'avenir ou rêvent d'actes héroïques, ce dont ils sont ensuite gênés.*

CUCUMIS COLOCYNTHIS / CITRULLUS COLOCYNTHIS

COLOCYNTHIS

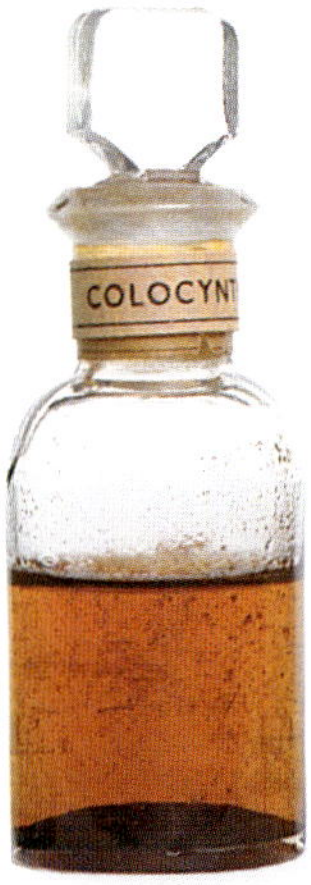

Teinture de coloquinte *Un remède est préparé depuis 1834 à partir de cette teinture.*

Dans l'Antiquité, les médecins grecs utilisaient ce fruit comme purgatif, mais aussi contre les états léthargiques ou maniaques, et pour provoquer un avortement. Les graines sont nutritives, mais la pulpe contient de la colocynthine, qui agit sur l'intestin en provoquant une inflammation et des crampes. Le remède homéopathique est justement utilisé pour lutter contre ces symptômes ainsi que contre d'autres troubles digestifs.

USAGES CLÉS

- Colère ou vive indignation provoquant des coliques ou des douleurs névralgiques ; dérangement digestif
- Maux de tête associés à la colère ou à la gêne

AUTOMÉDICATION

- *Coliques du nourrisson* – voir pp. 214-215
- *Gastro-entérite* – voir pp. 182-183

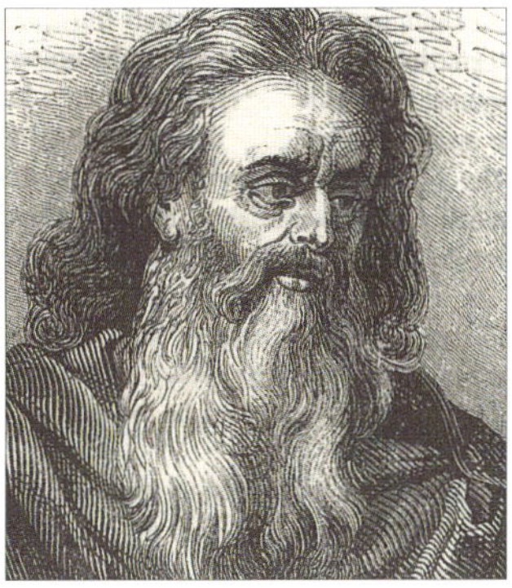

Le prophète Élisée *On dit qu'il a transformé une coloquinte, toxique, en un fruit comestible au cours d'une famine à Guilgal.*

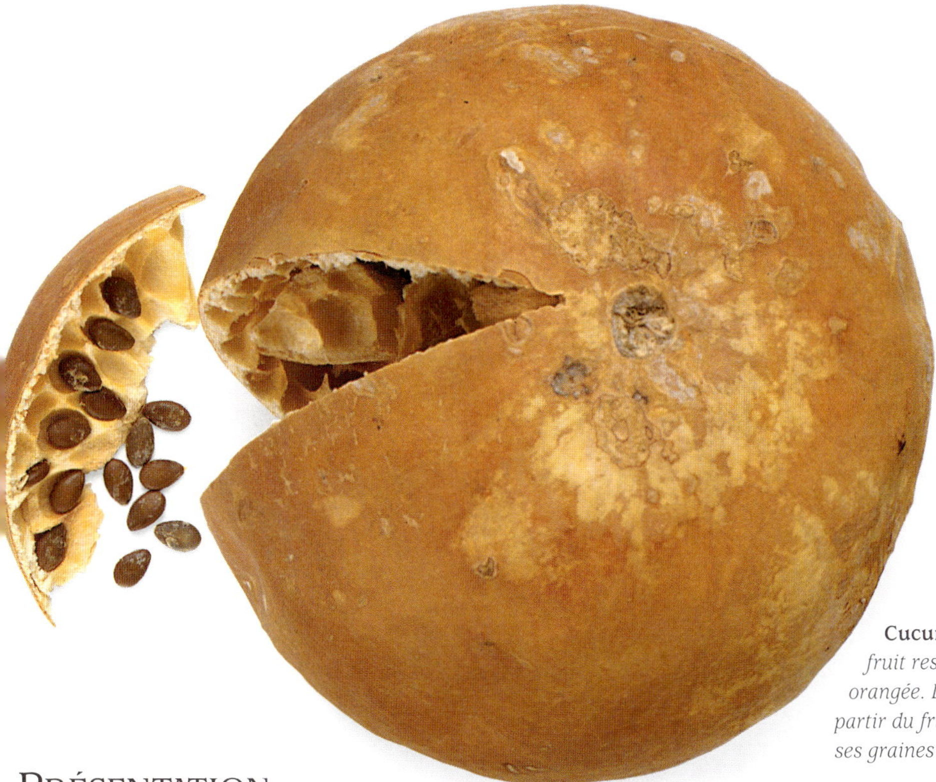

Cucumis colocynthis *Séché, ce fruit ressemble à une petite courge orangée. Le remède est fabriqué à partir du fruit séché débarrassé de ses graines et réduit en poudre.*

PRÉSENTATION

Noms communs Coloquinte, chicotin.
Origine Régions chaudes et sèches du globe.
Partie utilisée Fruit séché sans les graines.

AFFECTIONS TRAITÉES

Colocynthis soulage les douleurs abdominales ou névralgiques causées par les colères rentrées. Il soigne les maux de tête ; la névralgie faciale ; les douleurs gastriques avec nausées ou vomissements ; les douleurs abdominales atténuées par la position allongée, genoux relevés, ainsi que les douleurs abdominales avec diarrhée. Il agit sur les douleurs nerveuses au niveau des reins ou des ovaires, la goutte, la sciatique (douleur qui suit le trajet du nerf sciatique), les rhumatismes et les vertiges causés par une mauvaise position du cou en cas de rhumatisme cervical.
Les sujets qui ont besoin de ce remède souffrent de colère rentrée, souvent exacerbée quand on leur pose des questions.

Amélioration des symptômes La chaleur ; les pressions ; le café ; se pencher, se plier en deux.

Aggravation Boire ou manger ; le temps froid et humide ; la colère ou l'indignation.

TYPE CONSTITUTIONNEL

Ces types sont réservés et dotés d'un sens aigu de la justice, du bien et du mal. La controverse les bouleverse, surtout s'ils se sentent humiliés ou traités sans égards. Après une crise de colère ou d'indignation, il leur arrive de souffrir de malaises physiques tels que des spasmes, des troubles digestifs et des névralgies.

CUPRUM METALLICUM

CUPRUM MET.

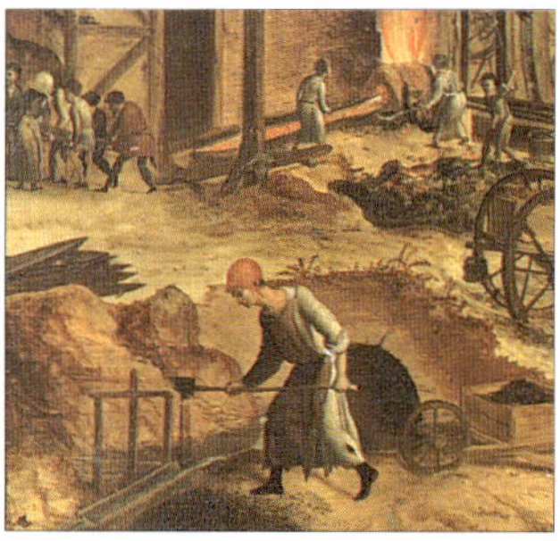

Les mines *Le cuivre fut le premier métal travaillé pour fabriquer des armes et des outils. On le mélange souvent avec d'autres métaux.*

Le cuivre était autrefois utilisé en pommade pour soigner les blessures. Des empoisonnements par ce métal furent pour la première fois observés chez des chaudronniers qui souffraient de coliques, de toux et de malnutrition. À forte dose, le cuivre est toxique et peut provoquer des convulsions, la paralysie et même la mort. Aujourd'hui, l'homéopathie traite par le cuivre des troubles respiratoires et nerveux. Sa pathogénésie a été effectuée en 1834.

USAGES CLÉS

- Crampes causées par la répression des émotions, spasmes musculaires
- Fatigue ou épuisement causés par la fatigue intellectuelle
- Troubles respiratoires

AUTOMÉDICATION

Crampe – voir pp. 156-157

Cuivre *Le remède est fabriqué en réduisant ce métal en poudre. Le cuivre, présent dans un grand nombre d'aliments, est essentiel pour la croissance des os.*

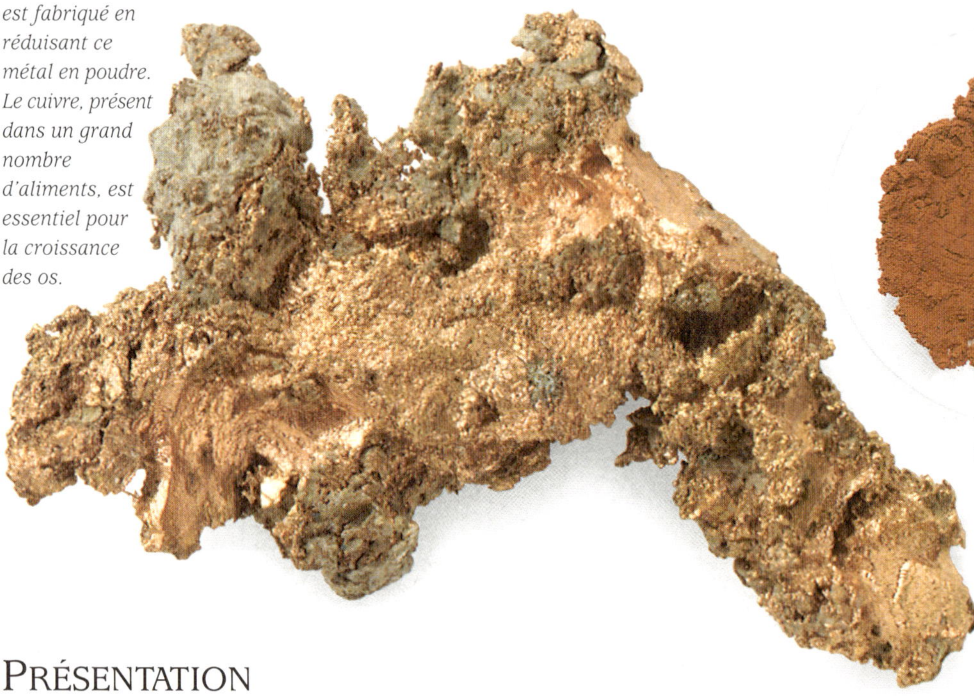

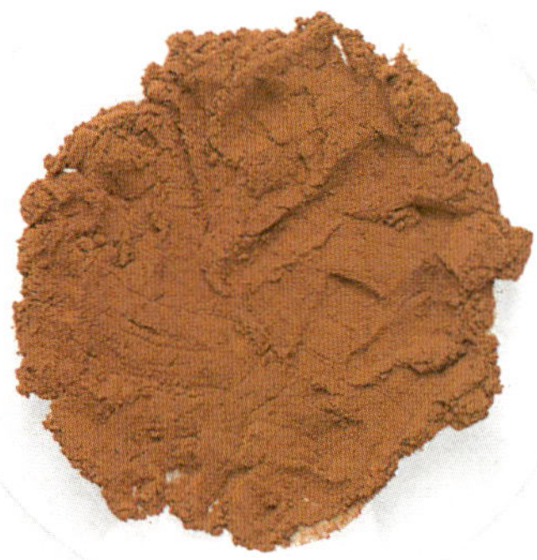

Poudre de cuivre

PRÉSENTATION

Nom commun Cuivre.
Origine Roches du monde entier.
Partie utilisée Cuivre.

AFFECTIONS TRAITÉES

Cuprum met. agit sur le système nerveux et traite les crampes qui débutent par des décharges et des secousses dans les orteils, puis diffusent profondément dans les pieds, les chevilles et les mollets. Le remède traite l'épilepsie dont les spasmes et les convulsions partent des doigts et des orteils et remontent dans le corps. C'est aussi un remède efficace en cas d'épuisement intellectuel. On l'utilise aussi pour soigner les troubles respiratoires, comme les pertes momentanées du souffle provoquées par l'asthme et la coqueluche : le teint du sujet pâlit, puis bleuit, et le malade émet un bruit de gargouillement en buvant. Les sujets qui ont besoin de ce remède sont versatiles et passent de la soumission à l'entêtement. La maussaderie succède à leurs crises de larmes. S'ils contiennent leurs émotions, telle la colère, ou entravent leurs excrétions corporelles, telle la transpiration par l'utilisation d'antiperspirants, les symptômes s'aggravent.

Amélioration des symptômes Les boissons fraîches ; la transpiration.

Aggravation Le temps chaud ; les vomissements ; le contact physique ; le refoulement des émotions.

TYPE CONSTITUTIONNEL

Les types Cuprum met. *sont sérieux, critiques envers eux-mêmes, répriment leurs émotions et cachent leurs sentiments, d'où leur air réservé. Cela débute à l'adolescence, avec le refus de leurs pulsions sexuelles. Les enfants* Cuprum met. *peuvent être destructeurs. Ils détestent que les autres les approchent et, en colère, peuvent retenir leur souffle jusqu'à ce que leur visage bleuisse.*

DROSERA ROTUNDIFOLIA

DROSERA

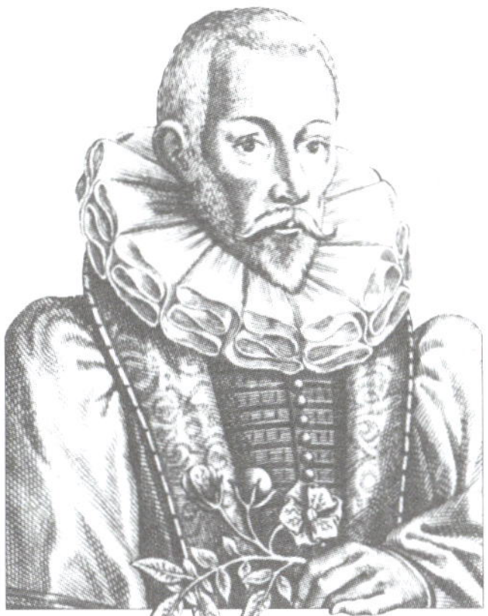

John Gerard *(1545-1612) Selon Gerard, le drosera était utilisé au* xvi*e siècle par les médecins pour soigner la tuberculose.*

Cette plante carnivore capture les insectes dans ses feuilles et les digère grâce au liquide sécrété par des glandes situées sur le dessus des feuilles. Utilisée par les médecins asiatiques contre les éruptions cutanées, elle le fut aussi au Moyen Âge pour soigner la peste. La plante fraîche provoque une toux spasmodique grave, analogue à celle de la coqueluche, chez le mouton qui la consomme. Cette observation conduisit à l'utilisation homéopathique de Drosera *contre la toux.*

USAGES CLÉS

- Toux violente et caverneuse, comme celle de la coqueluche, qui s'accentue après minuit
- Douleurs de croissance et douleurs osseuses
- Agitation, entêtement

PRÉSENTATION

Noms communs Drosera à feuilles rondes, rossolis, rosée du soleil.
Origine Europe, Inde, Chine, Amérique du Nord.
Partie utilisée Plante fleurie, entière et fraîche.

AFFECTIONS TRAITÉES

Drosera est avant tout un remède contre la toux, surtout violente, spasmodique et caverneuse, comme celle de la coqueluche. Elle est déclenchée par un chatouillement dans la gorge ou la sensation d'avoir une miette de pain dans le larynx. Elle empire après minuit et les accès aigus provoquent parfois vomissements, saignements de nez et sueurs froides, suivis d'un flot de paroles. Ce remède agit sur les douleurs de croissance accompagnées de fourmillements dans les jambes, et sur les douleurs osseuses soulagées par les étirements. D'autres affections, comme l'enrouement avec voix grave et atone, ou la raideur des articulations des chevilles, réagissent à *Drosera*. Malades, les sujets qui ont besoin de ce remède sont agités, entêtés, anxieux quand ils sont seuls ; ils ont du mal à se concentrer, ont peur des fantômes, se sentent persécutés et craignent de recevoir de mauvaises nouvelles.

Amélioration des symptômes Les pressions ; l'air frais ; la marche, le mouvement ; assis au lit ; le calme.
Aggravation Après minuit ; la position allongée ; le bavardage et le chant ; les aliments et les boissons froides ; les pleurs ; la chaleur du lit.

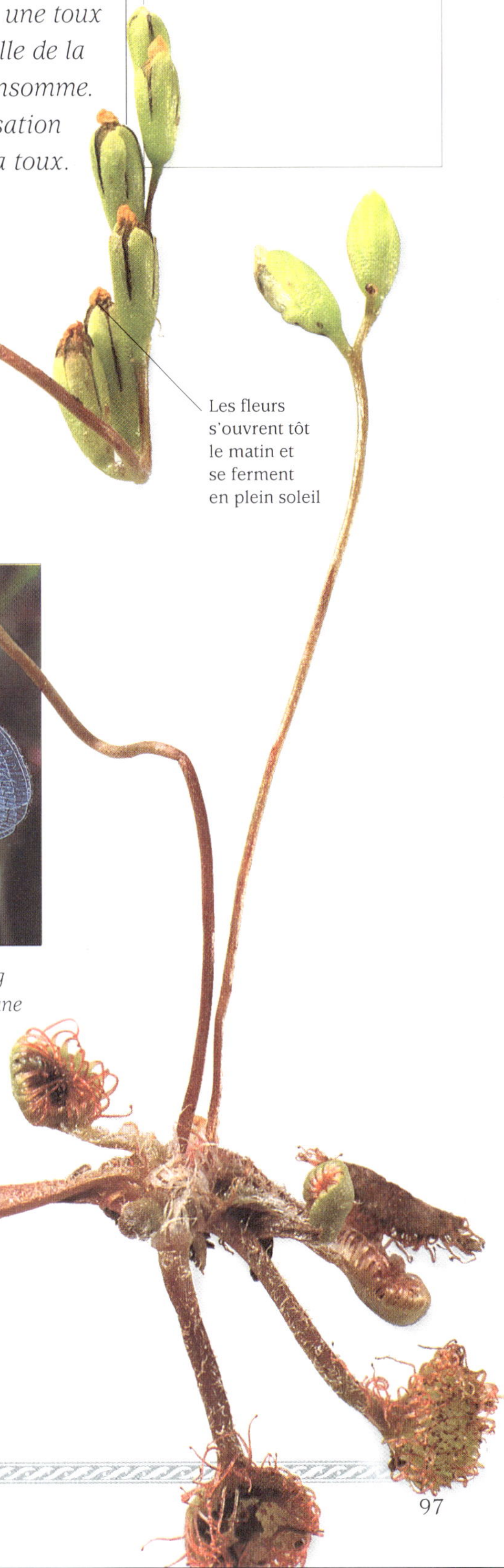
Les fleurs s'ouvrent tôt le matin et se ferment en plein soleil

Drosera rotundifolia *Cette minuscule plante pousse dans les marécages et les tourbières. Le jus fourni par la plante fraîche est caustique et agit sur le système respiratoire.*

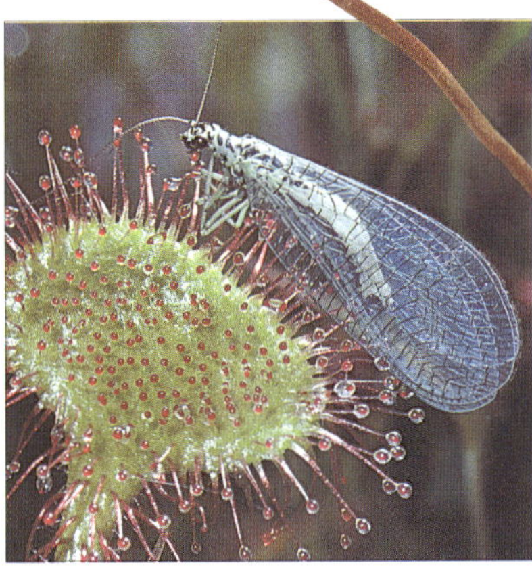

La capture d'un insecte *Chaque long poil à la surface des feuilles contient une glande sécrétant un liquide qui englue et digère les insectes. Cette sécrétion est plus importante en plein soleil.*

EUPHRASIA OFFICINALIS

EUPHRASIA

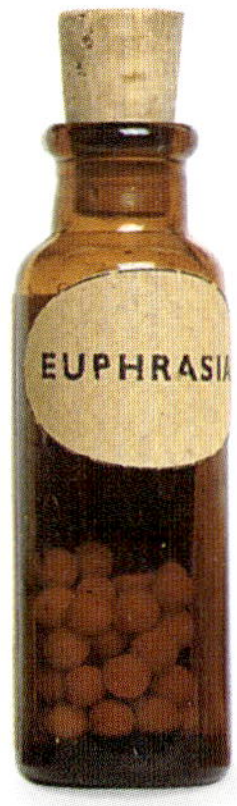

Euphrasia *Un remède de premier secours pour les problèmes oculaires : yeux fatigués, gonflés, douloureux ou blessés.*

Cette petite plante sauvage fut mentionnée pour la première fois en 1305 comme remède contre les affections oculaires. Aux XIVe *et* XVe *siècles, les montagnards écossais l'utilisaient en infusion pour soigner les yeux. Au* XIXe *siècle, on l'administrait contre la toux, l'enrouement, les maux d'oreilles, les maux de tête. De nos jours, les phytothérapeutes l'utilisent comme antiseptique et anti-inflammatoire.*

USAGES CLÉS

- Troubles oculaires avec sensation de piqûre et de brûlure
- Blessures oculaires
- Rhume des foins avec sécrétion oculaire irritante et écoulement nasal non irritant

AUTOMÉDICATION

Blessure à l'œil – voir p. 223
Conjonctivite – voir pp. 168-169
Rhume des foins – voir pp. 168-169

PRÉSENTATION

Noms communs Euphraise, casse-lunettes.
Origine Europe, Asie, États-Unis.
Partie utilisée Plante fleurie, entière et fraîche.

AFFECTIONS TRAITÉES

Euphrasia s'emploie surtout contre les affections des yeux : conjonctivite, blépharite (inflammation des paupières), iritis (inflammation de l'iris), vision trouble, intolérance à la lumière vive, sécrétions collantes ou petites vésicules sur la cornée, sécheresse oculaire de la ménopause. Le remède agit également en cas de blessure oculaire, de larmoiement, de douleur cuisante avec sécrétions collantes. Les refroidissements et le rhume des foins, accompagnés de rougeur et de chaleur des pommettes, d'un écoulement aqueux et d'un larmoiement important, sont sensibles à *Euphrasia*. Les yeux sont irrités et gonflés, l'écoulement nasal non irritant. Le remède agit aussi sur les céphalées avec la sensation que la tête va exploser ; la constipation ; les premiers stades de la rougeole. Il est prescrit en cas de règles douloureuses et brèves, quand l'écoulement ne dure qu'une heure par jour, et en cas d'inflammation de la prostate.
Amélioration des symptômes Le café ; le repos, allongé dans une pièce obscure.
Aggravation Le temps chaud et venteux ; la lumière vive ; le soir.

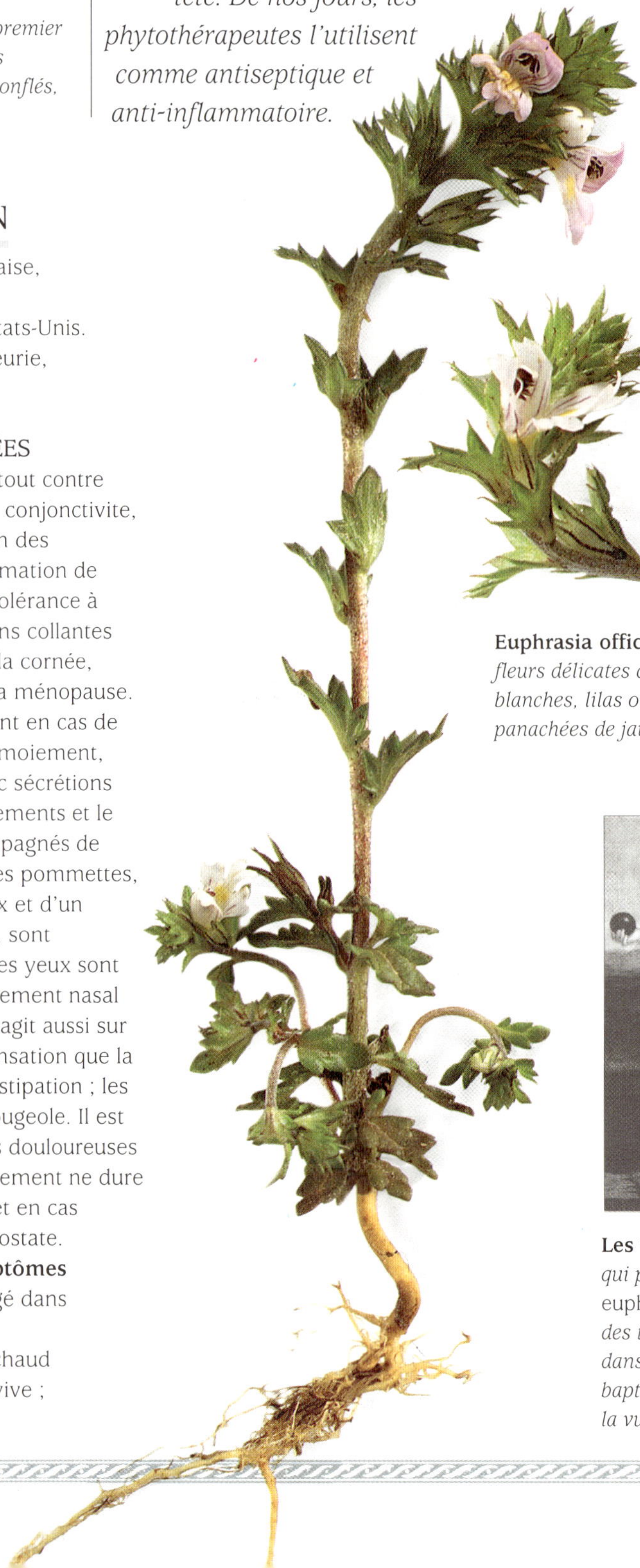

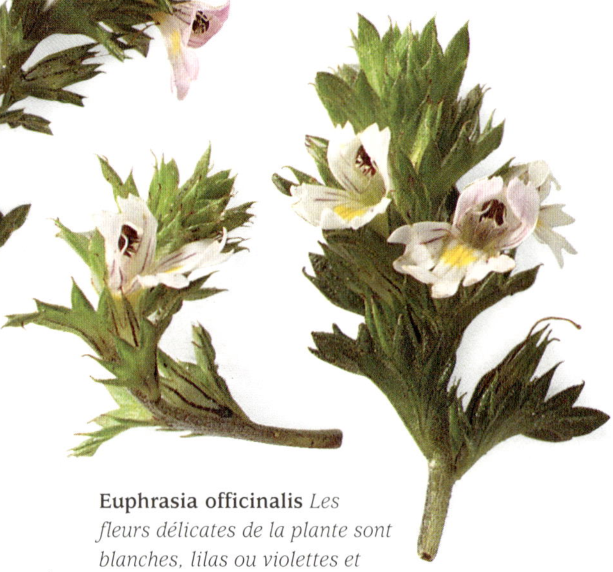

Euphrasia officinalis *Les fleurs délicates de la plante sont blanches, lilas ou violettes et panachées de jaune.*

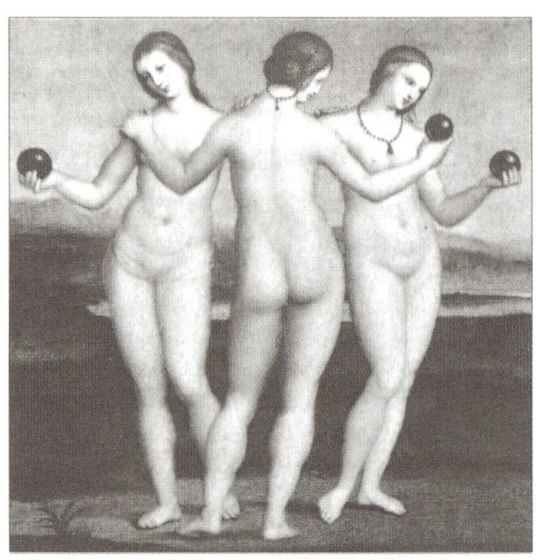

Les trois Grâces *Le nom d'*Euphrasia, *qui protège la vue, vient du mot grec* euphrosunê, *joie. Euphrosyne était l'une des trois Grâces qui répandaient la joie dans la nature. La plante aurait été ainsi baptisée en raison de sa capacité à soigner la vue, qui procure le bonheur au malade.*

FERRUM PHOSPHORICUM

FERRUM PHOS.

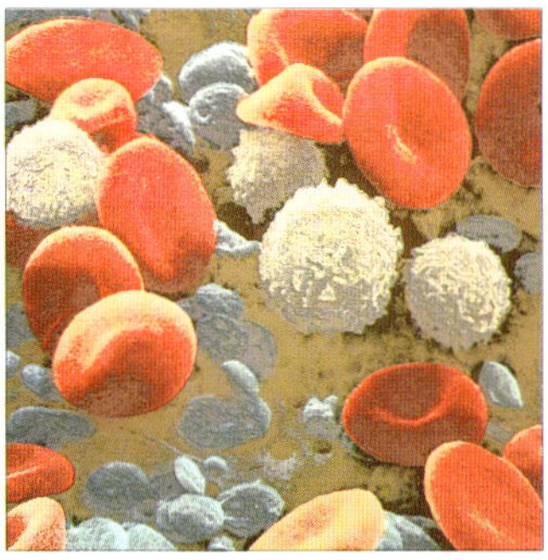

Les globules rouges *On trouve du fer dans l'hémoglobine, élément des globules rouges.*

Fabriqué à partir de phosphate de fer, Ferrum phos. *est l'un des sels minéraux de Schuessler (voir p. 228). Ce dernier pensait que* Ferrum phos. *était surtout utile dans les premiers stades de l'inflammation, au moment où l'afflux de sang cause une congestion des régions concernées. Le remède homéopathique renforce les parois vasculaires et réduit le risque de congestion. Il est également utilisé aux premiers stades des états inflammatoires.*

USAGES CLÉS

- Premiers stades de l'inflammation, de la fièvre et de l'infection, avant apparition de tout autre symptôme
- Toux et rhumes avec début progressif

AUTOMÉDICATION

Fièvre chez l'enfant – voir pp. 218-219

Rhume – voir pp. 172-173

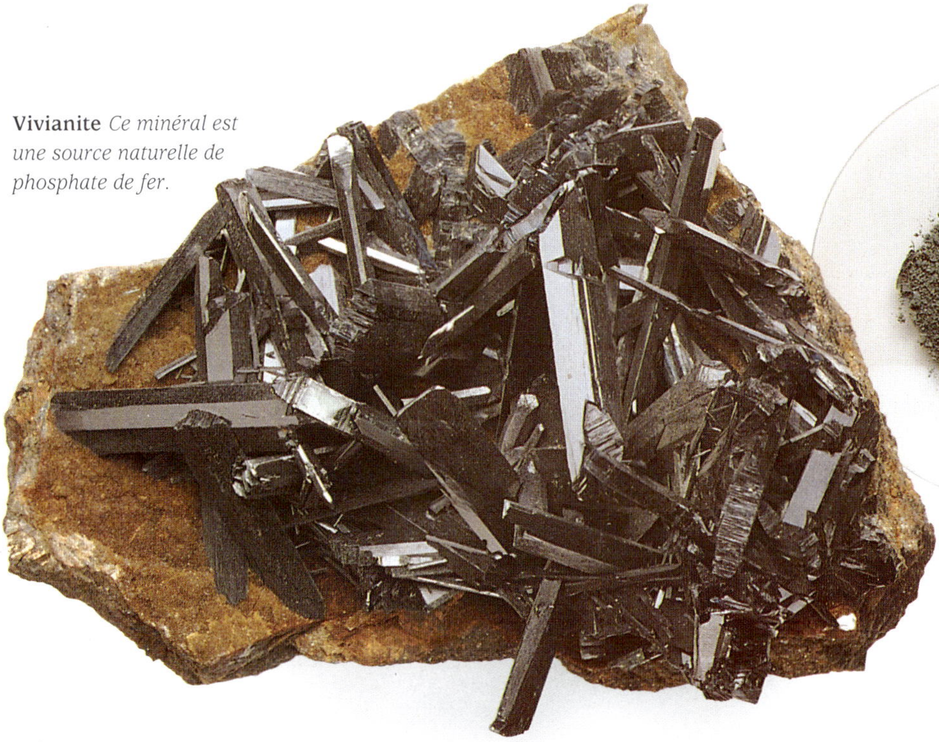

Vivianite *Ce minéral est une source naturelle de phosphate de fer.*

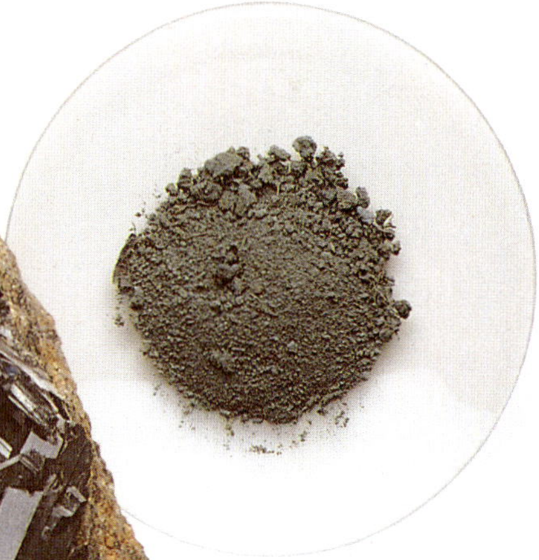

Phosphate de fer pulvérisé *Cette poudre soluble bleu ardoise est utilisée pour préparer le remède* Ferrum phos.

PRÉSENTATION

Nom commun Phosphate de fer.
Origine Préparé chimiquement à partir de sulfate de fer, de phosphate de sodium et d'acétate de sodium.
Partie utilisée Phosphate de fer.

AFFECTIONS TRAITÉES

Ferrum phos. est très utile au début des inflammations et des infections : rhumes à démarrage lent, parfois accompagnés de saignements de nez, de fièvre et d'une toux sèche avec douleurs thoraciques ; maux de tête soulagés par des applications froides ; maux d'oreilles ; rhumatismes avec fièvre et douleurs, soulagés par de l'exercice modéré ; indigestions avec renvois acides ; gastrites avec rejet d'aliments non digérés ; premiers stades de la dysenterie, avec du sang dans les selles. *Ferrum phos.* est également utile en cas de pâleur du visage alternant avec des rougeurs subites, de pouls faible et rapide, de frissons commençant en début d'après-midi. Chez la femme, le remède agit sur le cycle menstruel court, les douleurs utérines, la sécheresse vaginale, l'incontinence nocturne. Les sujets qui ont besoin de ce remède n'aiment ni la viande ni le lait et ont un fort désir de café.

Amélioration des symptômes Les applications froides, l'exercice modéré.
Aggravation La chaleur ; l'exposition au soleil ; le mouvement, les secousses ; les contacts physiques ; allongé sur le côté droit ; supprimer la transpiration ; la nuit ; entre 4 et 6 h du matin.

TYPE CONSTITUTIONNEL

Les types Ferrum phos. *sont minces. Ils ont souvent le teint légèrement coloré. Ouverts, dynamiques, ils fourmillent d'idées. Ils sont sensibles aux troubles gastro-intestinaux et respiratoires.*

GELSEMIUM SEMPERVIRENS

GELSEMIUM

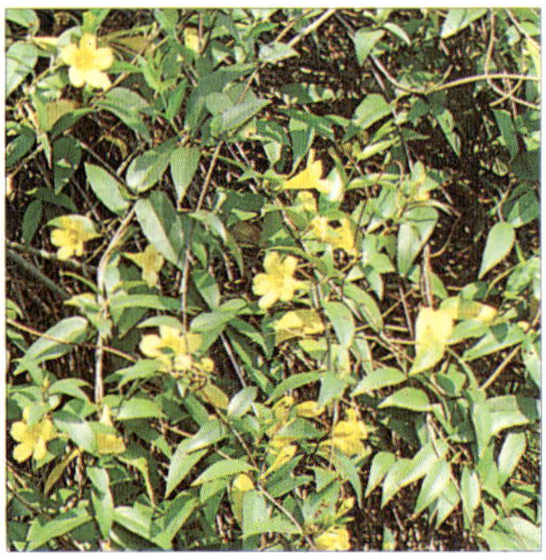

Jasmin de Caroline *Cet arbrisseau pousse près des cours d'eau et le long des côtes.*

Cette magnifique plante grimpante à fleurs jaunes parfumées est toxique. À forte dose, Gelsemium sempervirens *agit sur la respiration et la motricité, causant une paralysie. Son usage médical remonte aux années 1840, lorsqu'un fermier du Mississippi qui avait consommé la racine par erreur fut guéri de sa fièvre. Cette guérison fortuite amena à utiliser la plante comme fébrifuge en phytothérapie, puis en médecine homéopathique.*

USAGES CLÉS

- Affections du système nerveux
- Maux de tête, troubles oculaires
- Rhumes et grippes
- Peurs et phobies

AUTOMÉDICATION

État de choc – voir pp. 192-195
Grippe – voir pp. 174-175
Mal de gorge – voir pp. 176-177
Peur du dentiste – voir pp. 164-165

PRÉSENTATION

Noms communs Gelsémium, jasmin de Caroline, jasmin jaune.
Origine Sud des États-Unis.
Partie utilisée Racine fraîche.

AFFECTIONS TRAITÉES

Gelsemium agit sur le cerveau et la moelle épinière, les nerfs moteurs, les muscles, les paupières et les muqueuses. Il soulage les maux de tête qui s'accentuent avec les mouvements ou la lumière vive et donnent la sensation d'avoir le crâne comprimé par un bandeau ; le mal au cuir chevelu avec vision double ; la douleur musculaire avec fièvre ; les troubles nerveux, telle la sclérose en plaques ; les douleurs utérines et les règles douloureuses ; la lourdeur des paupières ; les maux de gorge avec amygdales rouges ; les rhumes d'été. Il agit aussi sur les troubles fébriles : sudation et rougeur du visage, langue chargée et tremblante, mauvais goût dans la bouche, tressaillements musculaires – les muscles picotent et semblent froids –, frissons en vagues de chaleur le long de la colonne vertébrale, absence de soif. Il soigne l'appréhension – d'une intervention chirurgicale, d'une visite chez le dentiste... –, les phobies, la peur après un choc, le tout accompagné de tremblements ; la surexcitation avec palpitations, la somnolence et l'insomnie.

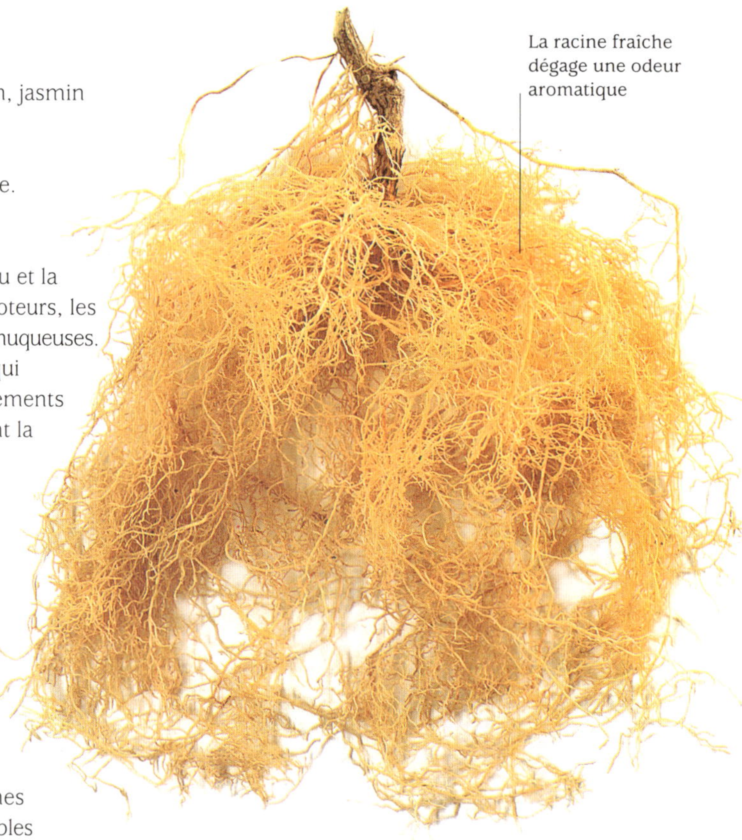

La racine fraîche dégage une odeur aromatique

Racine de Gelsemium sempervirens *Amère et très toxique, la racine fraîche agit sur la moelle épinière et le système respiratoire.*

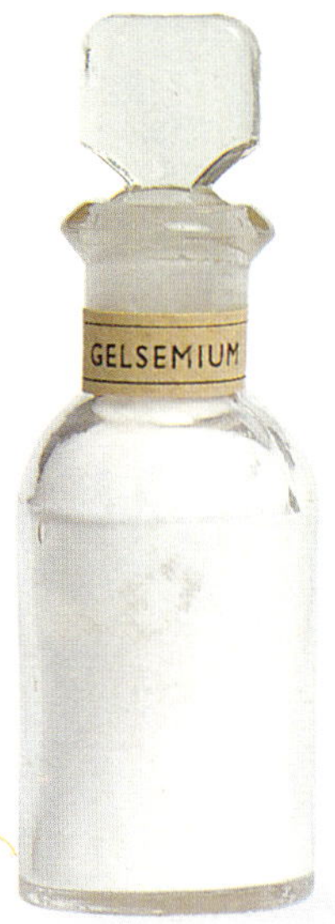

Gelsemium *Ce remède est prescrit pour des troubles divers, allant des peurs et phobies aux infections accompagnées de symptômes fébriles.*

Amélioration des symptômes La miction ; les stimulants et l'alcool ; la position penchée en avant.
Aggravation Le soleil ; la chaleur et l'humidité ; le brouillard ; la fumée de tabac ; la surexcitation, le stress, l'inquiétude concernant une maladie ou une prestation en public.

TYPE CONSTITUTIONNEL

Les types Gelsemium *sont ternes et lents. Leur peau est rouge ; ce sont souvent de grands fumeurs. C'est de leur propre faiblesse qu'ils se plaignent le plus. Ils sont plutôt timorés, et ce remède est indiqué pour combattre tant le manque de courage du soldat que le trac des comédiens. Leur fragilité, leurs craintes et leurs phobies les empêchent parfois de mener une vie normale.*

HAMAMELIS VIRGINIANA

HAMAMELIS

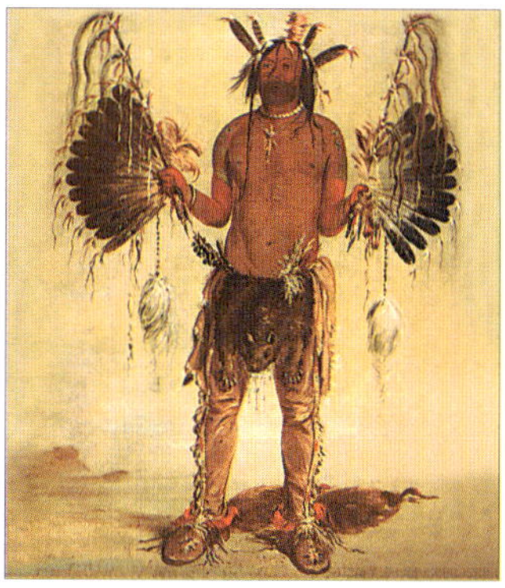

Un guérisseur *Les Indiens d'Amérique utilisaient l'hamamélis.*

L'écorce des rameaux et la couche externe de la racine de l'hamamélis, qui resserrent les tissus, sont prescrits en phytothérapie dans les inflammations veineuses, telles les hémorroïdes. La médecine classique utilisa l'hamamélis en lotion contre les brûlures, les rougeurs et les piqûres d'insectes. Le remède homéopathique a été étudié en 1850 par le Dr Hering (voir p. 17). Il est prescrit dans les cas de varices et d'engelures.

USAGES CLÉS

- Insuffisance et inflammation veineuses, saignements
- Contusions, endolorissement
- Saignements de nez
- Faiblesse après un saignement causé par la rupture d'une varice
- Dépression

AUTOMÉDICATION

Hémorroïdes – voir pp. 184-185

Varice – voir pp. 198-199

PRÉSENTATION

Noms communs Hamamélis de Virginie, noisetier de la sorcière.
Origine Régions centrale et orientale des États-Unis et du Canada ; cultivé aujourd'hui en Europe.
Parties utilisées Écorce fraîche des rameaux et couche externe de la racine.

AFFECTIONS TRAITÉES

Hamamelis est utile dans le traitement des hémorroïdes et des varices, d'inflammations et d'insuffisances veineuses, et d'hémorragies difficiles à stopper, tels les saignements de nez. Il agit aussi sur les engelures, les maux de tête soulagés par les saignements de nez, les douleurs dues à des coups, les yeux pochés ou injectés de sang, les toux à expectoration sanguinolente. Il atténue les douleurs survenant au moment de l'ovulation ou lors de règles abondantes, d'une inflammation de l'utérus ou des ovaires. *Hamamelis* intervient dans le traitement de la dépression, quand le sujet veut rester seul, désire qu'on lui manifeste du respect et se sent agité, irritable, pétri d'idées de grandeur.
Amélioration des symptômes L'air pur ; la lecture ; la réflexion ; le dialogue.
Aggravation L'air chaud et humide ; les pressions ; le mouvement.

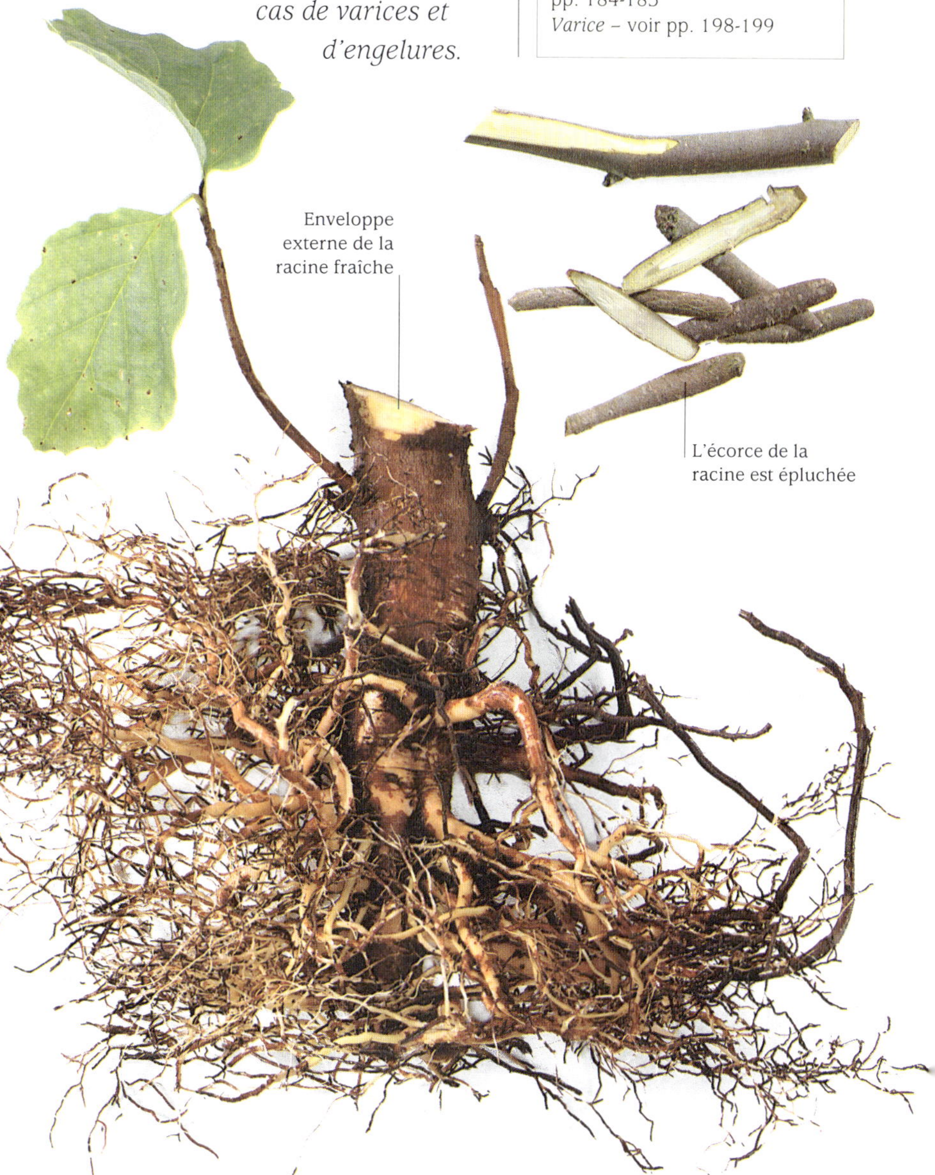

Hamamelis virginiana *Le remède est fabriqué à partir de l'écorce des rameaux et de l'enveloppe externe de la racine fraîche. Les propriétés d'astringence et de vasoconstriction de l'écorce en font un excellent remède contre les hémorragies.*

HEPAR SULFURIS CALCANEUM

HEPAR SULF.

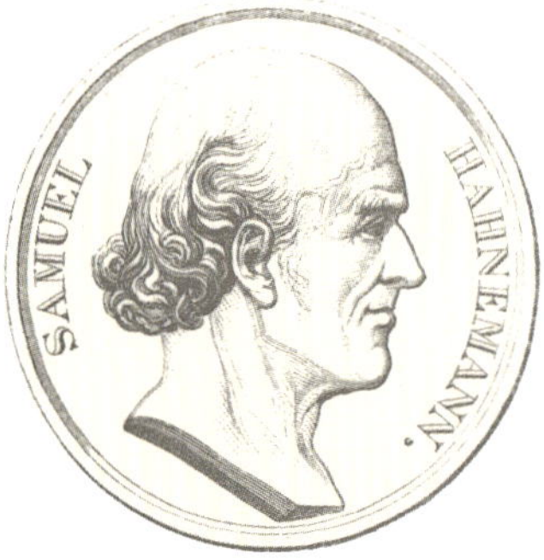

Samuel Hahnemann *En 1794, il prépara le sulfure de calcium avec du carbonate de calcium provenant de coquilles d'huître chauffées.*

Avant Hahnemann, le sulfure de calcium était utilisé par voie externe pour soigner les démangeaisons, les rhumatismes, la goutte, le goitre et les ganglions tuberculeux. Au XVIII*e siècle, Hahnemann utilisa le remède homéopathique fabriqué avec le sulfure de calcium comme antidote contre les effets secondaires du mercure, qui était utilisé dans le traitement de nombreuses maladies. En médecine classique, le sulfure de calcium a été employé contre l'acné et les furoncles.*

USAGES CLÉS

- Infection, surtout avec pus
- Affections caractérisées par des douleurs vives, des sécrétions à l'odeur aigre, une hypersensibilité au toucher, à la douleur et au bruit
- Maux de gorge avec douleurs à l'oreille lors de la déglutition

AUTOMÉDICATION

Acné – voir pp. 186-189
Amygdalite – voir pp. 178-179
Furoncle – voir pp. 188-189
Mal d'oreille – voir pp. 166-167
Sinusite – voir pp. 170-171

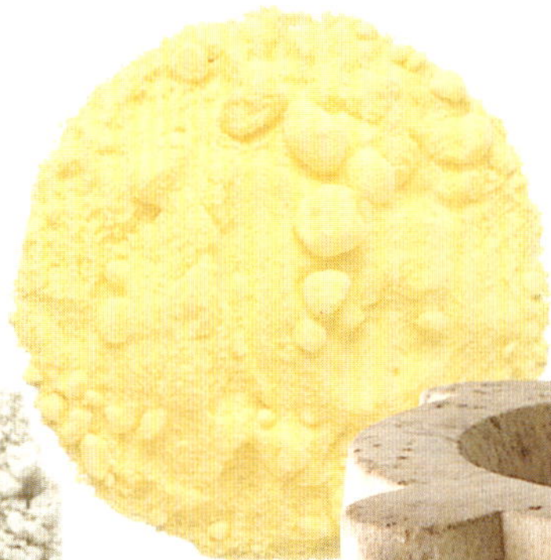

Fleur de soufre

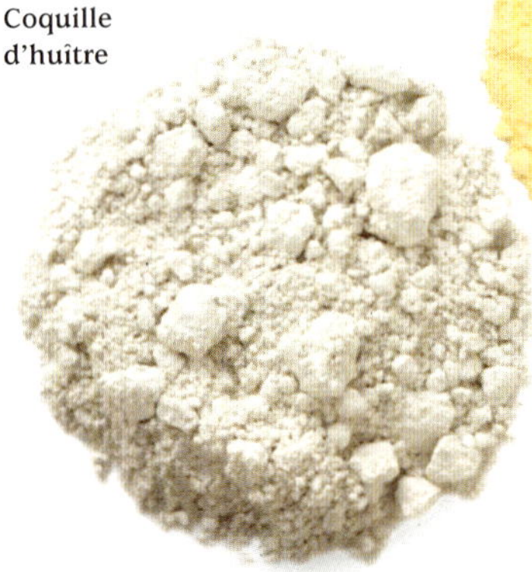

Coquille d'huître

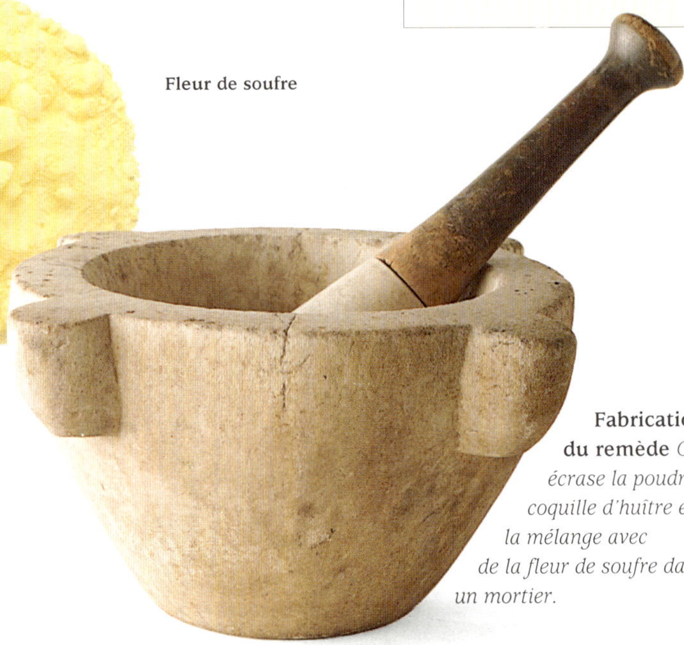

Fabrication du remède *On écrase la poudre de coquille d'huître et on la mélange avec de la fleur de soufre dans un mortier.*

PRÉSENTATION

Noms communs Sulfure de calcium, soufre calcaire.
Source Préparé chimiquement par chauffage de poudre de coquillage et de fleur de soufre.
Partie utilisée Sulfure de calcium impur.

AFFECTIONS TRAITÉES

Hepar sulf. est surtout employé en cas d'infection – amygdalite, maux d'oreilles, affection cutanée avec peau moite, sensible et suppurant vite. Ce remède facilite l'élimination du pus, par exemple des boutons d'acné ou des furoncles mûrs et très sensibles au toucher. Il agit également dans les cas suivants : mal de gorge associé à des maux d'oreilles, mal d'oreille à la déglutition, enrouement, extinction de voix ; sinusite ; ulcération ou inflammation des yeux ; herpès labial ; ulcérations de la bouche ; rhumes commençant par des picotements dans la gorge : toux sèche ou toux grasse avec râles thoraciques ; toux de bronchite après exposition à l'air froid ; grippe avec fièvre, éternuements, transpiration et besoin de chaleur. Malades, les sujets qui sont soulagés par ce remède sont très sensibles à l'air froid, au contact physique, à la douleur et à toute espèce de perturbation. Toutes leurs sécrétions corporelles (urine, sueur, matières fécales) ont une odeur aigre. Ils sont anxieux, irritables, ont des désirs et des aversions inexplicables, sont emportés et susceptibles.

Amélioration des symptômes En mangeant ; les applications chaudes sur les régions affectées ; la chaleur ; l'enveloppement de la tête.
Aggravation Le froid ; le froid ressenti lors du déshabillage ; le contact sur la partie affectée.

TYPE CONSTITUTIONNEL

Les types Hepar sulf. *sont trop gros, mous, pâles et déprimés. Ils donnent l'impression d'avoir été très éprouvés. Vulnérables et sensibles à la douleur, ils se plaignent exagérément de leurs maux. Ils sont agités mais le cachent derrière un calme apparent, tout en prenant des airs de martyrs.*

HYPERICUM PERFORATUM

HYPERICUM

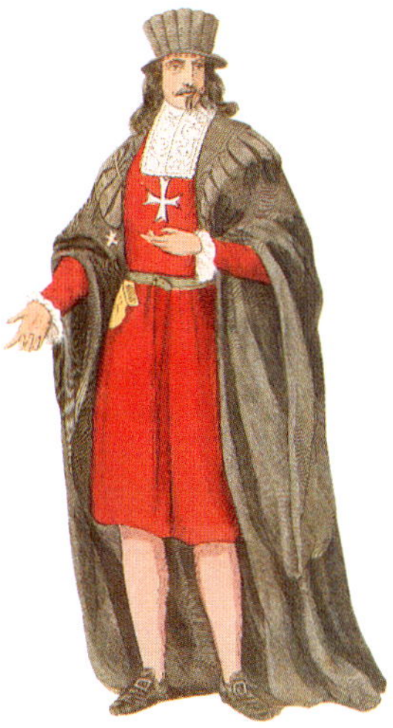

Chevalier de Saint-Jean *L'herbe tiendrait son nom des chevaliers de Saint-Jean de Jérusalem.*

Au XVIIe siècle, l'herboriste John Gerard dit de cette plante aux fleurs jaune d'or qu'elle était « l'un des remèdes les plus précieux pour les blessures profondes ». Comme le suc de ses fleurs écrasées est rouge sang, on lui attribuait une action sur les plaies. De nos jours, les phytothérapeutes l'emploient comme tonique rénal et nerveux. En homéopathie, son usage majeur demeure le traitement des douleurs nerveuses et des plaies.

USAGES CLÉS

- Froissement des nerfs avec douleur nerveuse
- Élancements douloureux le long du trajet nerveux
- Suites d'une blessure à la tête
- Asthme qui empire par temps de brouillard

AUTOMÉDICATION

Coupure/écorchure – voir p. 220
Inconfort après les soins dentaires – voir pp. 164-165

PRÉSENTATION

Noms communs Herbe de saint Jean, millepertuis, herbe à mille trous.
Origine Europe et Asie. Pousse dans toutes les régions tempérées.
Partie utilisée Plante entière, fleurie et fraîche.

AFFECTIONS TRAITÉES

Hypericum soigne les douleurs nerveuses allant de bas en haut et celles consécutives à une intervention chirurgicale ou à un accident. C'est le meilleur remède pour les blessures situées à un endroit riche en terminaisons nerveuses, comme les doigts, les orteils, la colonne vertébrale, les yeux, les lèvres, la matrice des ongles et la tête. *Hypericum* soulage les commotions avec sensations bizarres dans la tête (froid de glace) et les blessures oculaires. Comme il agit sur les nerfs rachidiens, on le prescrit en cas de douleur se déplaçant le long de la colonne vertébrale. C'est un remède de premier secours pour toutes les blessures dues à un clou, une écharde ou une morsure, et pour les doigts et les orteils écrasés. Parmi d'autres indications, citons l'asthme aggravé par le brouillard ; les rages de dents ou les douleurs dentaires lancinantes, ainsi que l'inconfort après les soins dentaires. *Hypericum* agit sur les nausées, l'indigestion avec langue chargée à pointe propre, la diarrhée ; les saignements et les douleurs hémorroïdaires ; les douleurs nerveuses du rectum ; les retards de règles accompagnés de maux de tête. Il est utile contre la somnolence et la dépression.
Amélioration des symptômes Basculer la tête en arrière.
Aggravation Le temps froid, humide, brumeux ; les pièces surchauffées et sans air ; les contacts physiques ; le froid ressenti lors du déshabillage.

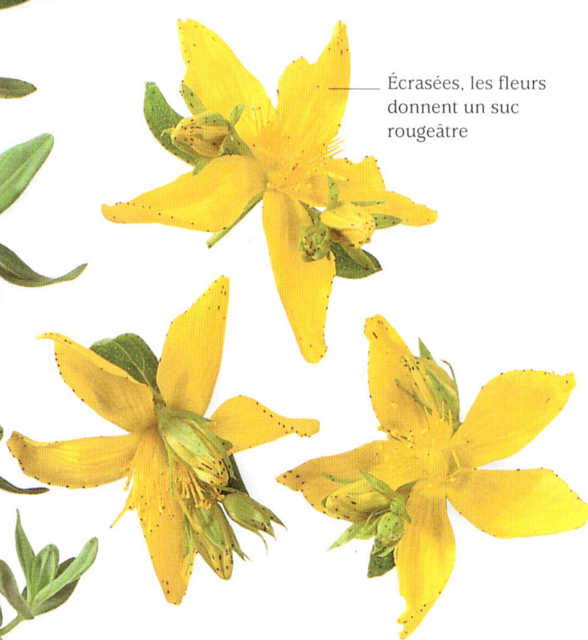

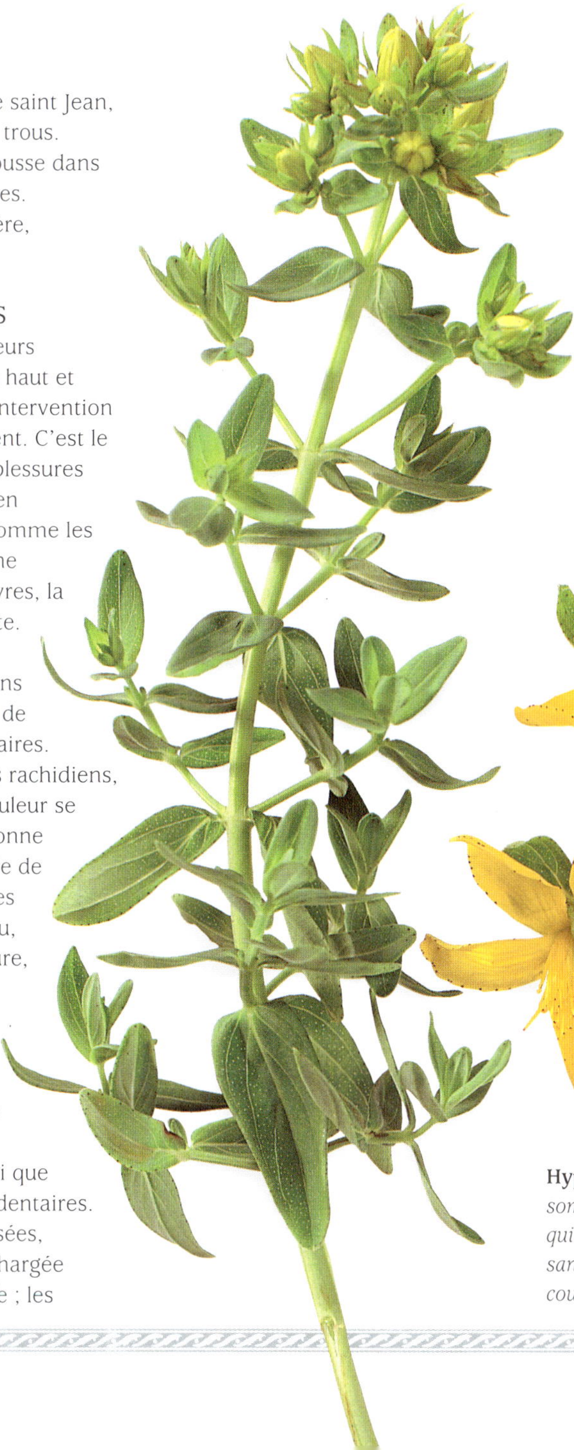

Hypericum perforatum *Les feuilles vert sombre sont criblées d'orifices minuscules qui sécrètent une huile essentielle rouge sang. La teinture est employée sur les coupures et les écorchures.*

KALIUM BICHROMICUM

KALI. BICH.

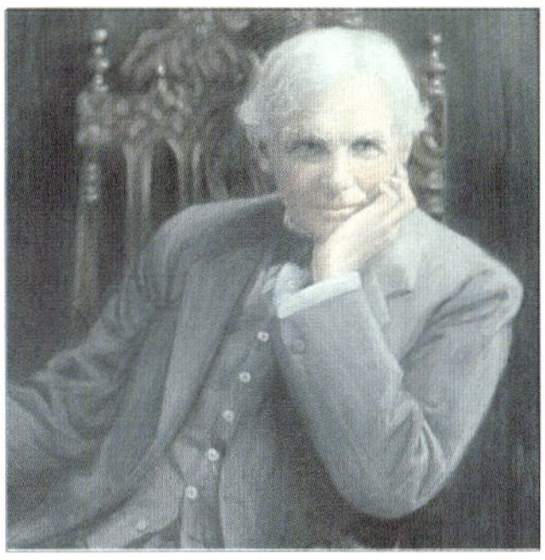

Le Dr John H. Clark *(1853-1931)*
Il a démontré l'efficacité de Kali. bich. *contre les vomissements.*

On trouve Kali. bich. *dans le bichromate de potassium, composé caustique et corrosif très employé dans l'industrie des matières colorantes, l'impression des tissus, la photographie, et présent dans les batteries électriques. Le remède homéopathique fut étudié pour la première fois en 1844. Comme de nombreux remèdes de la série* Kali., *il est efficace dans le traitement des hypersécrétions de mucus et d'autres liquides, par exemple vaginaux et urétraux.*

USAGES CLÉS

- Formation de mucus ou d'un écoulement épais, élastique, jaunâtre ou blanc
- Douleur erratique, qui apparaît et disparaît régulièrement

AUTOMÉDICATION

Otite – voir pp. 218-219
Sinusite – voir pp. 170-171

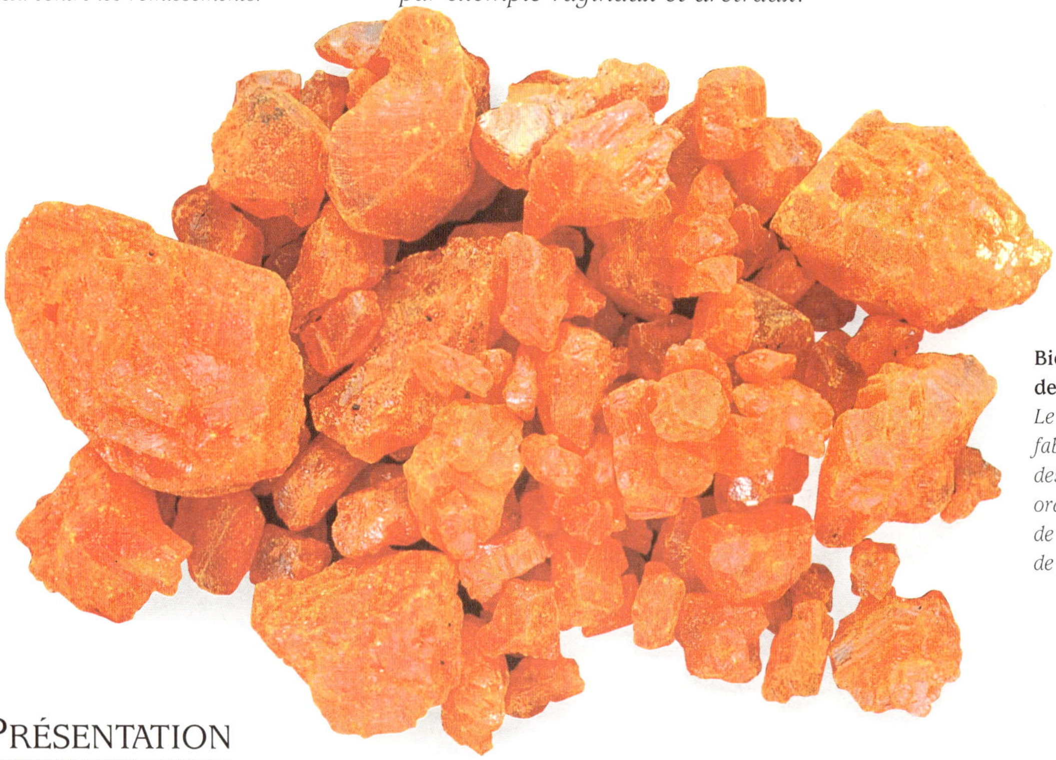

Bichromate de potassium
Le remède est fabriqué à partir des particules orangées de bichromate de potassium pur.

PRÉSENTATION

Nom commun Bichromate de potassium.
Origine Préparé chimiquement en ajoutant une solution jaune de chromate de potassium à un acide fort.
Partie utilisée Bichromate de potassium.

AFFECTIONS TRAITÉES

Kali. bich. agit sur les troubles des muqueuses du nez, de la gorge, du vagin, de l'urètre et de l'estomac. Il soulage les rhinites, les rhumes se compliquant en sinusites avec nez plein et comprimé, les otites avec épanchement de liquide collant dans l'oreille moyenne et sensation d'oreille pleine. Il traite les problèmes articulaires – douleurs rhumatismales apparaissant ou disparaissant brutalement, se déplaçant et s'aggravant avec les changements de temps – et les troubles digestifs accompagnés de nausées et de vomissements d'un mucus jaunâtre ; les migraines à déclenchement nocturne, soulagées par une pression forte à la racine du nez et aggravées quand on se penche en avant. Malades, les sujets qui ont besoin de ce remède sont frileux et très sensibles au froid. Mais ils sont plus mal l'été, par temps chaud.
Amélioration des symptômes La chaleur ; le mouvement ; l'alimentation ; après un vomissement.
Aggravation Entre 2 et 5 h du matin ; au réveil ; le temps froid et humide ; l'été ; après le froid ressenti lors du déshabillage ; l'alcool.

TYPE CONSTITUTIONNEL

Les types Kali. bich. *sont conservateurs, rigoristes, soignés et terre à terre. Ils s'attachent aux détails et exigent que tout soit accompli selon les normes. Leur vie se déroule ainsi selon une routine stricte. Ils mangent, dorment et travaillent en respectant un emploi du temps rigide. Conformistes, ils sont plutôt étroits d'esprit mais souvent intéressés.*

KALIUM PHOSPHORICUM

KALI. PHOS.

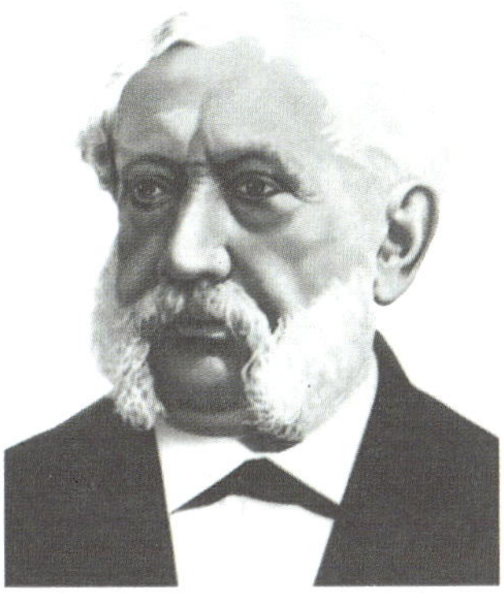

Wilhelm Schuessler
(1821-1898) Cet homéopathe allemand fonda son système des sels minéraux entre 1872 et 1898.

Le phosphate de potassium est un élément biologique capital. Le potassium est présent dans le cerveau et les cellules nerveuses ; il sert à stocker l'énergie dans les cellules et assure les fonctions nerveuses. En médecine classique, le phosphate de potassium est administré aux patients alimentés par voie intraveineuse. Kali. phos. *est un sel minéral de Schuessler (voir p. 228) et un remède homéopathique capital dans les affections nerveuses et l'épuisement.*

USAGES CLÉS

- Épuisement physique et psychique associé à une aversion pour la compagnie et une frilosité exagérée
- Sécrétions purulentes

AUTOMÉDICATION
Syndrome de la fatigue chronique – voir pp. 196-197

PRÉSENTATION

Noms communs Phosphate de potassium, phosphate de potasse.
Origine Préparé chimiquement en ajoutant de l'acide phosphorique dilué à une solution de carbonate de potassium.
Partie utilisée Phosphate de potassium.

AFFECTIONS TRAITÉES

Kali. phos. s'administre en cas d'épuisement physique ou psychique, accompagné de nervosité et d'une hypersensibilité due au stress ou au surmenage. Il convient aux étudiants surchargés de travail et souffrant d'une baisse de tonus. Quelqu'un d'épuisé sursaute au plus léger bruit, est souvent pris de timidité et peut devenir hostile envers son entourage : sa faiblesse le rend irritable et agressif. Parmi les symptômes physiques de l'épuisement, on note l'hypersensibilité au froid, la présence d'un enduit jaunâtre sur la langue, des sécrétions jaunes ou purulentes d'origine pulmonaire, vésicale ou intestinale, une extrême faiblesse musculaire. Le sujet se réveille à 5 h, tenaillé par la faim, l'estomac douloureux. Les sujets épuisés ou qui souffrent de fatigue chronique et ayant besoin de ce remède ont tendance à transpirer abondamment du visage ou de la tête, soit quand ils sont surexcités, soit après les repas. La faim leur donne mal à la tête et une sensation de vide dans l'estomac. Ils n'aiment pas le pain et mangent des aliments sucrés.

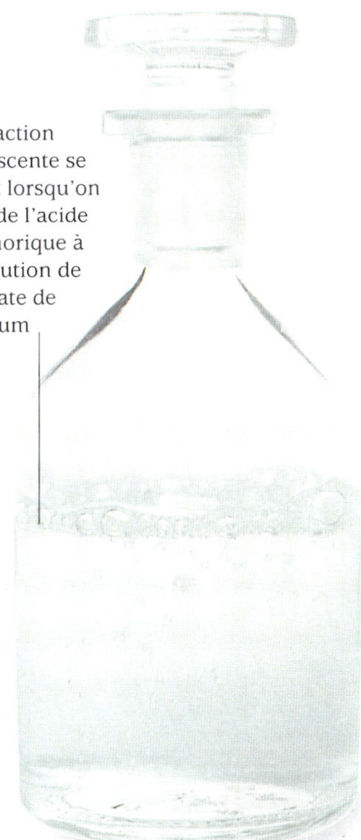

Phosphate de potassium *Pour fabriquer le remède* Kali. phos.*, on ajoute de l'acide phosphorique dilué à une solution de carbonate de potassium. Celui-ci provient de bois brûlé jusqu'à ce qu'il n'en reste qu'une poudre blanche, appelée potasse.*

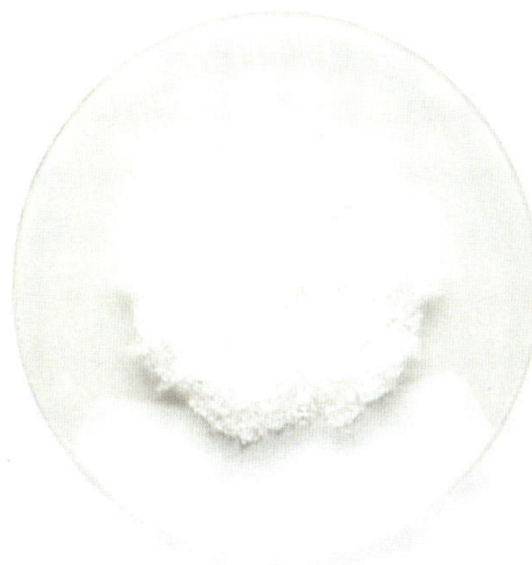

Carbonate de potassium

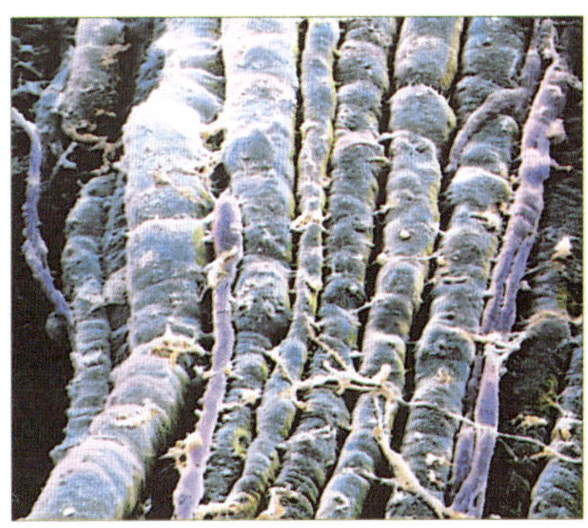

Transmission nerveuse *Le potassium est essentiel pour le fonctionnement du système nerveux. Il assure le passage de l'influx nerveux le long des nerfs.*

Amélioration des symptômes L'alimentation ; le temps couvert ; la chaleur ; les mouvements modérés.
Aggravation La plus légère excitation mentale ; les soucis ; les contacts physiques ; la douleur ; l'air froid et sec ; les boissons froides ; l'effort physique ; pendant et après le sommeil ; l'hiver ; le bruit ; les conversations.

TYPE CONSTITUTIONNEL

Les types Kali. phos. *ont une allure conventionnelle. Souvent extravertis, ils sont objectifs. Toute mauvaise nouvelle les bouleverse, y compris une famine ou une guerre à l'autre bout du monde. Ils supportent mal le stress et le surmenage.*

LEDUM PALUSTRE

LEDUM

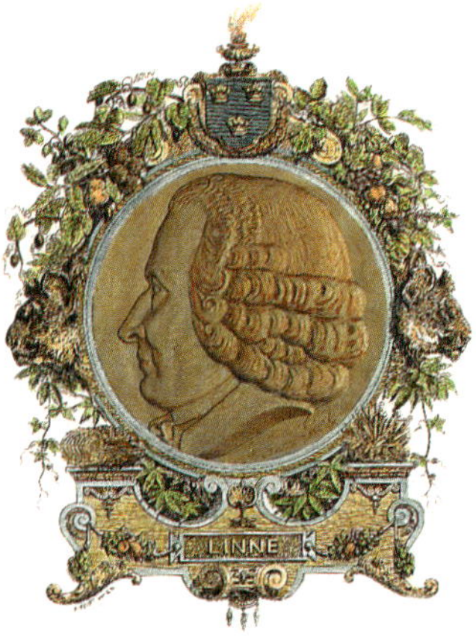

Carl von Linné *(1707-1778) Ce naturaliste suédois fut le premier à utiliser la plante pour soigner les infections de la gorge et la toux.*

Le nom de genre du lédon des marais vient du grec ledos, *qui signifie vêtement cotonneux, par référence au duvet qui tapisse le dessous des feuilles. Fraîche, la plante exhale une odeur d'antiseptique ; elle est utilisée depuis le* XII*e siècle par les Finnois pour lutter contre la vermine et les insectes nuisibles. En 1773, après l'instauration de la taxe sur le thé dans les colonies américaines,* Ledum palustre *fut utilisé comme substitut du thé.*

USAGES CLÉS

- Désinfection des blessures
- Piqûres, coupures et écorchures
- Blessure à l'œil
- Douleur rhumatismale remontant vers le haut, avec refroidissement de la région malade

AUTOMÉDICATION

Blessure à l'œil – voir p. 223
Coupure/écorchure – voir p. 220
Piqûres d'insectes – voir p. 221

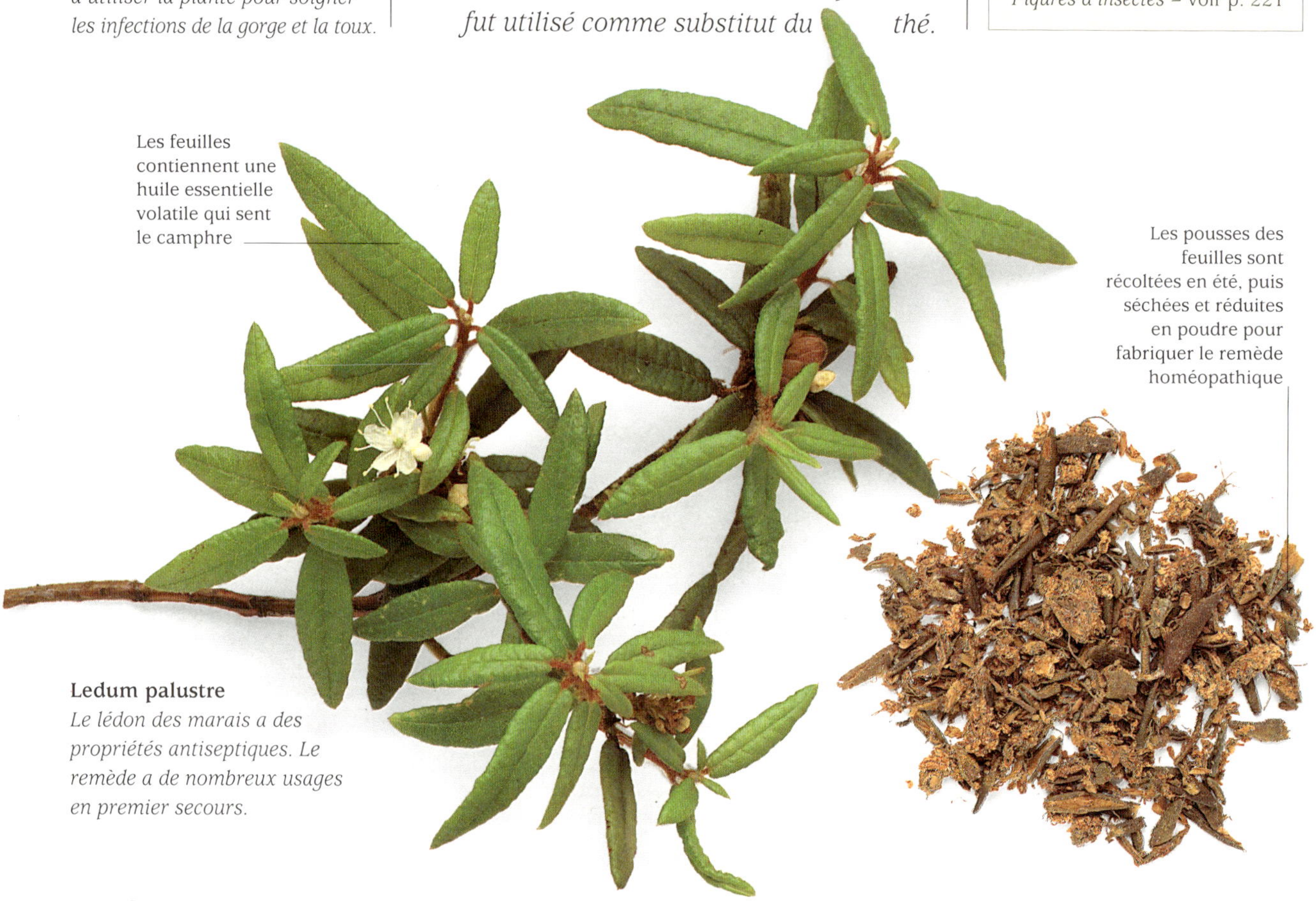

Les feuilles contiennent une huile essentielle volatile qui sent le camphre

Ledum palustre
Le lédon des marais a des propriétés antiseptiques. Le remède a de nombreux usages en premier secours.

Les pousses des feuilles sont récoltées en été, puis séchées et réduites en poudre pour fabriquer le remède homéopathique

PRÉSENTATION

Noms communs Lédon des marais, romarin sauvage, thé du Labrador.
Origine Hémisphère Nord, surtout Canada et États-Unis, Scandinavie, Irlande.
Partie utilisée Pointes des pousses de feuilles au moment de la floraison.

AFFECTIONS TRAITÉES

Ledum permet de prévenir les infections. C'est un remède de premier secours primordial, à usage interne. On l'utilise pour une piqûre d'insecte, un œil poché, une plaie à l'œil, une coupure, une écorchure, une perforation, une blessure ou une piqûre avec ecchymose douloureuse marquant la peau de pourpre. *Ledum* s'administre en cas de : rhumatisme commençant au pied et remontant dans le membre inférieur ; raideur et douleur articulaires, le sujet se sentant fiévreux mais le membre étant froid au toucher et le mal étant soulagé par des bains froids ; douleur dans les orteils due à la goutte ; raideur et enflure douloureuses des tendons. Malades, les sujets qui ont besoin de ce remède ont des sueurs nocturnes et rejettent leurs couvertures. Ils ressentent de fortes démangeaisons aux pieds et aux chevilles et se font facilement des entorses. Ils sont impatients, irritables, timides et préfèrent rester seuls.
Amélioration des symptômes Les applications froides sur les régions concernées.
Aggravation La nuit ; la chaleur ; les contacts physiques.

RHUS TOXICODENDRON

RHUS TOX.

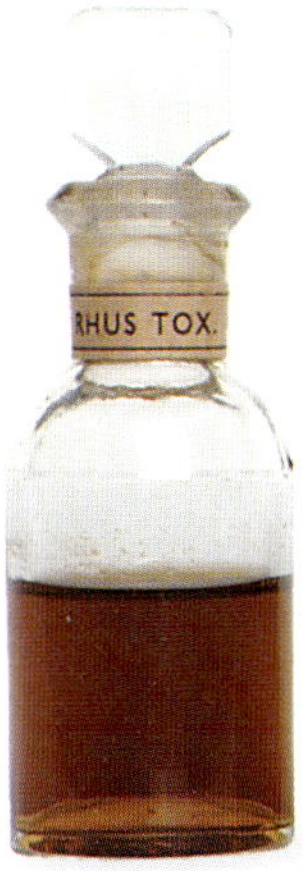
RHUS TOX.

Rhus tox. T.M. *La teinture mère de sumac est fabriquée à partir des feuilles fraîches.*

Quand on le touche, le sumac vénéneux provoque une violente éruption cutanée, qui s'accompagne souvent de fièvre, d'inappétence, de maux de tête et d'hypertrophie ganglionnaire. C'est au XVIIIe *siècle qu'on fit pour la première fois un usage médical de cette plante, lorsqu'un médecin constata qu'un de ses patients avait été guéri d'un herpès après avoir été intoxiqué par le sumac. En homéopathie, on le prescrit surtout pour les rhumatismes et les affections de la peau.*

USAGES CLÉS

- Peau rouge, gonflée, brûlante, avec démangeaisons
- Affections musculaires et articulaires où la douleur est atténuée par le mouvement continu, et aggravée au début du mouvement

AUTOMÉDICATION

Ampoule – voir p. 222
Arthrose – voir pp. 154-155
Entorse/élongation – voir p. 223
Érythème fessier – voir pp. 216-217
Rhumatisme – voir pp. 156-157
Syndrome des jambes sans repos – voir pp. 156-157

PRÉSENTATION

Noms communs Sumac rampant, sumac vénéneux.
Origine Canada, États-Unis.
Partie utilisée Feuilles fraîches.

AFFECTIONS TRAITÉES

Rhus tox. agit sur les maladies de peau avec rougeur, gonflement, brûlure, démangeaison et desquamation, telles que l'herpès, l'érythème fessier des bébés, les ampoules et l'eczéma. Il soigne les troubles musculaires et osseux – arthrose, rhumatisme, syndrome des jambes sans repos, entorse, élongation musculaire – et les maux suivants : rhumatisme articulaire aigu, grippe ou autres infections virales : fièvre avec agitation et délire ; étourdissements accentués par la station debout ou la marche ; gonflement et larmoiement des yeux ; hypersensibilité du cuir chevelu ; sensation de nez bouché le soir ; langue chargée d'un enduit brun, mais à pointe rouge ; goût amer dans la bouche ; toux irritante qui se calme quand on parle ; raideur dans le bas du dos ; engourdissement des bras et des jambes ; nausées et vomissements ; douleur du genre piqûre intensifiée par le froid et l'humidité. Il agit sur les règles précoces, abondantes, prolongées, les douleurs cuisantes du vagin et les douleurs abdominales soulagées par la position allongée. Les sujets qui ont besoin de ce remède sont irritables, déprimés, cultivent des tendances suicidaires et pleurent sans raison. Ils sont peu sensuels, très sensibles à l'humidité et au froid et craignent les médicaments.

Amélioration des symptômes Le mouvement continuel et les changements fréquents de position ; la chaleur sèche.

Aggravation Le repos ; les premiers mouvements après le repos ; le froid ressenti lors du déshabillage ; le temps venteux et orageux ; la nuit.

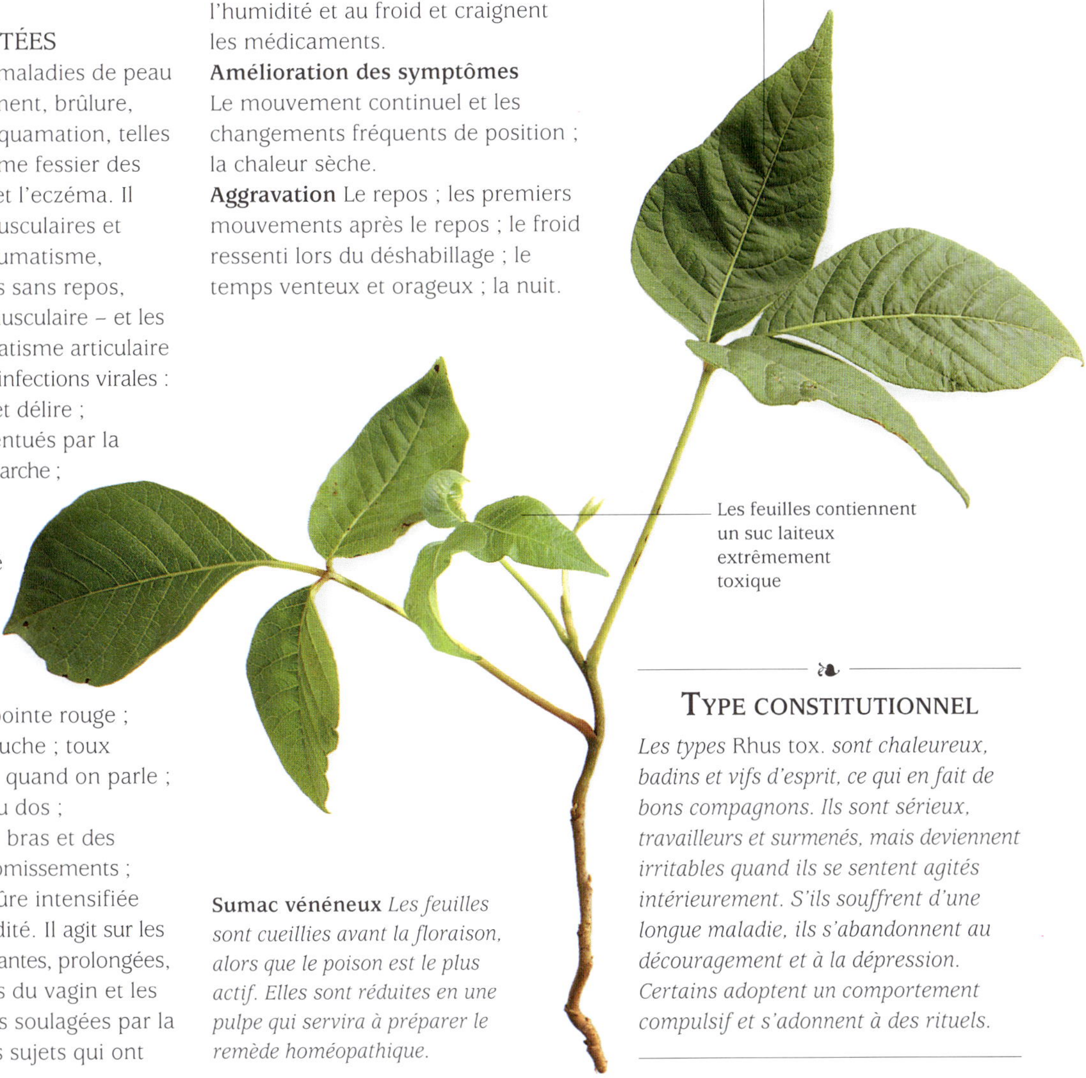
Le plus léger contact avec la feuille fraîche peut causer une éruption intense
Les feuilles contiennent un suc laiteux extrêmement toxique

Sumac vénéneux *Les feuilles sont cueillies avant la floraison, alors que le poison est le plus actif. Elles sont réduites en une pulpe qui servira à préparer le remède homéopathique.*

TYPE CONSTITUTIONNEL

Les types Rhus tox. *sont chaleureux, badins et vifs d'esprit, ce qui en fait de bons compagnons. Ils sont sérieux, travailleurs et surmenés, mais deviennent irritables quand ils se sentent agités intérieurement. S'ils souffrent d'une longue maladie, ils s'abandonnent au découragement et à la dépression. Certains adoptent un comportement compulsif et s'adonnent à des rituels.*

RUTA GRAVEOLENS

RUTA

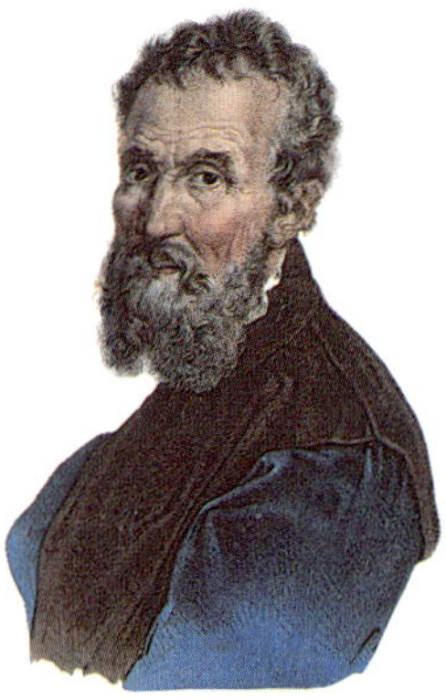

Michel Ange *(1475-1564)*
Le peintre de la Renaissance croyait, comme beaucoup d'autres, que la rue améliorait la vision.

Dans l'Antiquité, les Grecs utilisaient déjà cette plante contre divers maux. En médecine populaire, Ruta graveolens *est un remède contre la toux, la colique, les maux de tête, et un antidote en cas de morsure de serpent, de piqûre d'insecte et d'empoisonnement par les champignons. À forte dose, la rue cause un dérangement gastrique avec vomissements et gonflement de la langue, confusion et mouvements convulsifs.*

USAGES CLÉS

- Os et muscles douloureux et contus
- Fatigue oculaire consécutive à un travail délicat

AUTOMÉDICATION

Entorse/élongation – voir p. 223
Fatigue oculaire – voir pp. 166-167
Rhumatisme – voir pp. 156-157

PRÉSENTATION

Noms communs Rue, herbe de grâce.
Origine Sud de l'Europe, mais pousse actuellement dans le monde entier.
Partie utilisée Les parties aériennes au début de la floraison.

AFFECTIONS TRAITÉES

Ruta est un remède précieux lors de contusions douloureuses, notamment lorsque le périoste (membrane tapissant les os) est atteint, de rhumatisme, de blessure tendineuse, de sciatique empirant la nuit et en position allongée. Il est conseillé en cas de fatigue oculaire avec yeux rouges et mal de tête, souvent causée par la lecture des petits caractères. Ce remède traite également les malaises suivants : problèmes respiratoires avec douleur derrière le sternum ; toux ; laryngite ; infection de l'alvéole après une extraction dentaire ; prolapsus rectal aggravé par la défécation et l'accroupissement ; constipation alternant avec des selles liquides mêlées de mucus et de sang ; douleurs déchirantes ou analogues à celles du prolapsus rectal.
Malades, les sujets qui ont besoin de *Ruta* sont déprimés, insatisfaits, anxieux et parfois très critiques envers autrui.

Amélioration des symptômes
Le mouvement ; la chaleur ; être allongé sur le dos.

Aggravation La position allongée ; le repos ; le froid et l'humidité.

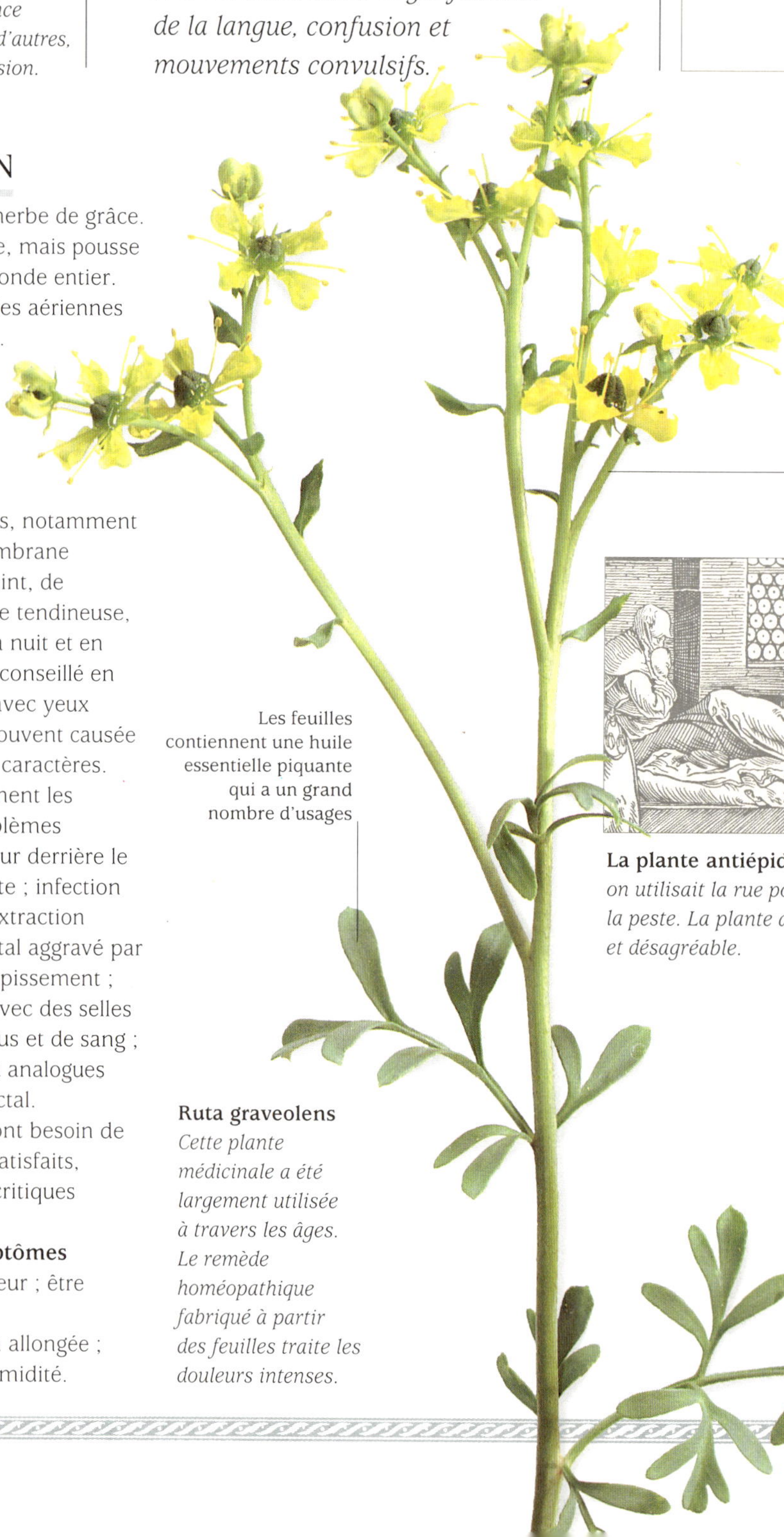
La sève de la plante est irritante pour la peau
Les feuilles contiennent une huile essentielle piquante qui a un grand nombre d'usages

Ruta graveolens *Cette plante médicinale a été largement utilisée à travers les âges. Le remède homéopathique fabriqué à partir des feuilles traite les douleurs intenses.*

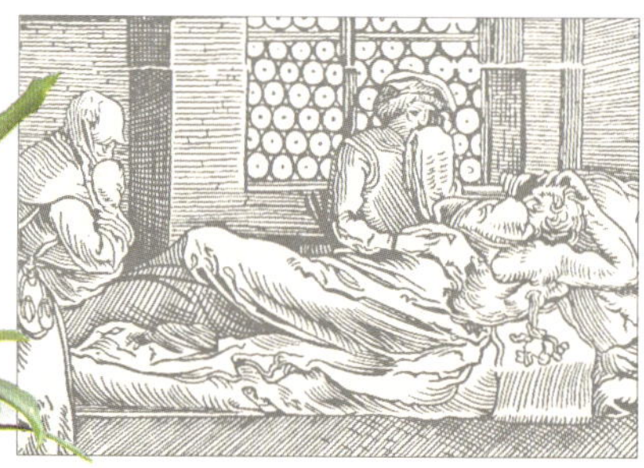

La plante antiépidémie *Au Moyen Âge, on utilisait la rue pour se protéger contre la peste. La plante a une odeur puissante et désagréable.*

TARENTULA HISPANICA / LYCOSA TARENTULA

TARENTULA

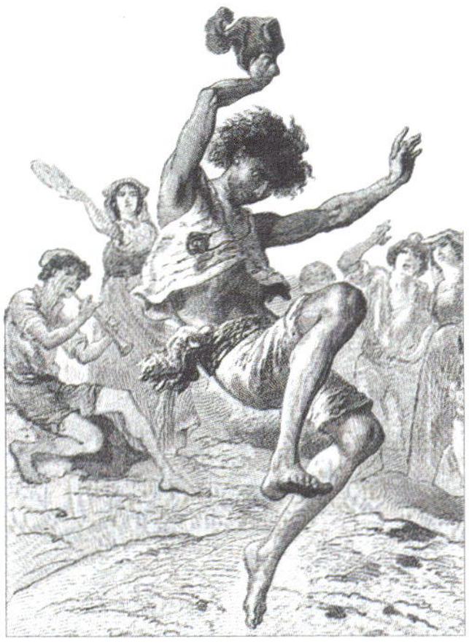

Le tarentulisme *Ce syndrome se caractérisait, disait-on, par un comportement maniaque, des bonds, des danses et des cris perçants.*

Le nom d'espèce de la tarentule vient de Tarente, ville d'Italie où cette araignée est répandue. À l'exception de la tarentule sud-américaine, qui, lorsqu'elle pique, peut déclencher une manie avec des mouvements convulsifs et une sensation de choc, la tarentule n'est pas dangereuse pour l'homme. On croyait autrefois que sa piqûre était à l'origine d'un syndrome, le tarentulisme, caractérisé par la mélancolie ou l'excitation.

USAGES CLÉS

- Intense agitation, physique et mentale
- Troubles cardiaques
- Affections ovariennes
- Sensibilité des organes génitaux externes chez la femme
- Sujets roulant d'un côté sur l'autre pour atténuer les symptômes et dont le comportement est calmé par la musique

PRÉSENTATION

Nom commun Tarentule.
Origine Europe.
Partie utilisée Araignée vivante, entière.

AFFECTIONS TRAITÉES

Tarentula traite le plus souvent les troubles du système nerveux, comme l'agitation mentale et physique ou la manie, accompagnée d'impatience et d'excitation, et les maladies de cœur telles que l'angine de poitrine. Chez la femme, le remède est prescrit lors des maladies de l'ovaire qui touchent surtout le côté gauche ; les cystites ; les affections génitales accompagnées de démangeaisons de la vulve et du vagin que le grattage et les règles abondantes mettent encore plus à vif. *Tarentula* s'administre également lors de maux de tête accompagnés de sensations de picotements intracrâniens et lors de problèmes respiratoires, comme la toux. Tous les troubles traités par *Tarentula* sont caractérisés par des symptômes physiques comprenant : la nervosité et l'incapacité à rester tranquille ; le syndrome des jambes sans repos qui empire à la marche ; des mouvements saccadés. Le sujet a tendance à rouler d'un côté sur l'autre pour atténuer ces symptômes. Les personnes qui ont besoin de ce remède ont de soudaines sautes d'humeur quand elles sont malades : un moment gaies et souriantes, elles sont agressives et hargneuses l'instant d'après.

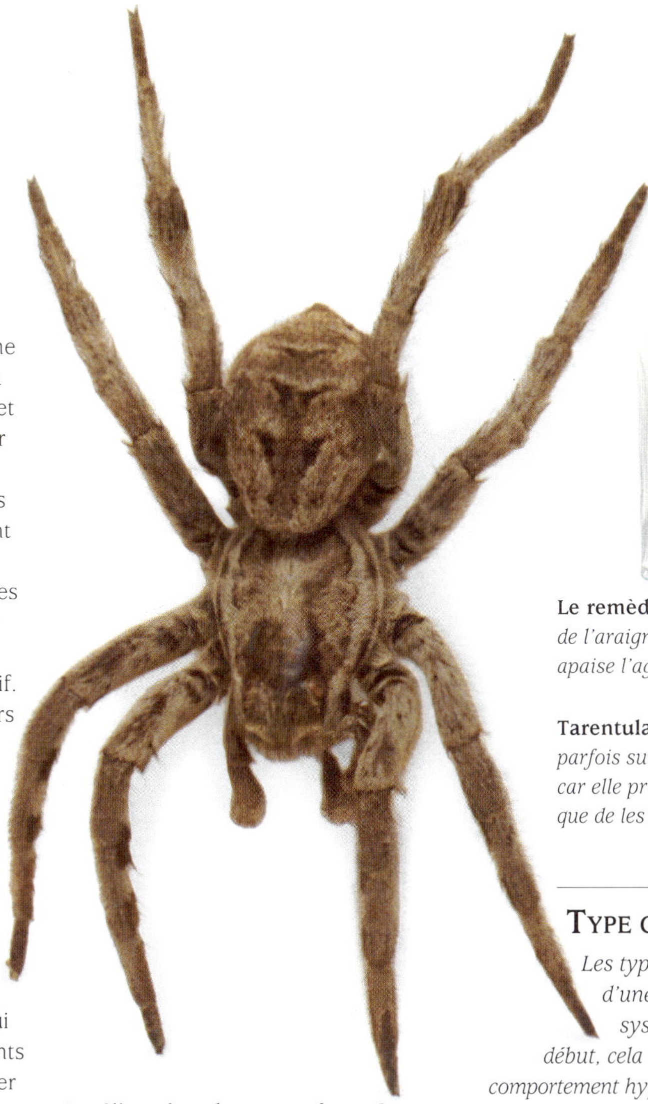

Tarentula hispanica *Elle est parfois surnommée araignée-loup car elle préfère chasser ses proies que de les prendre dans sa toile.*

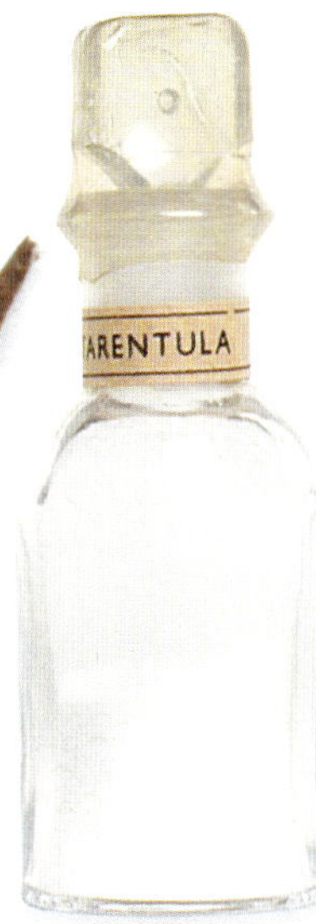

Le remède *Il est fabriqué à partir de l'araignée entière vivante et apaise l'agitation et la nervosité.*

Amélioration des symptômes Les couleurs vives ; la musique ; l'air pur ; en roulant d'un côté sur l'autre ; le tabac.
Aggravation À la même époque chaque année ; le mouvement ; le contact physique ; le bruit ; le malheur des autres.

TYPE CONSTITUTIONNEL

Les types Tarentula *souffrent d'une surexcitation du système nerveux. Au début, cela se traduit par un comportement hyperactif et une incapacité à cesser de travailler. Mais, à mesure que l'agitation et l'impatience progressent, des symptômes mentaux apparaissent, allant du rire dément à la violence destructrice. Ces sujets ont tendance à manipuler les autres.*

THUJA OCCIDENTALIS

THUJA

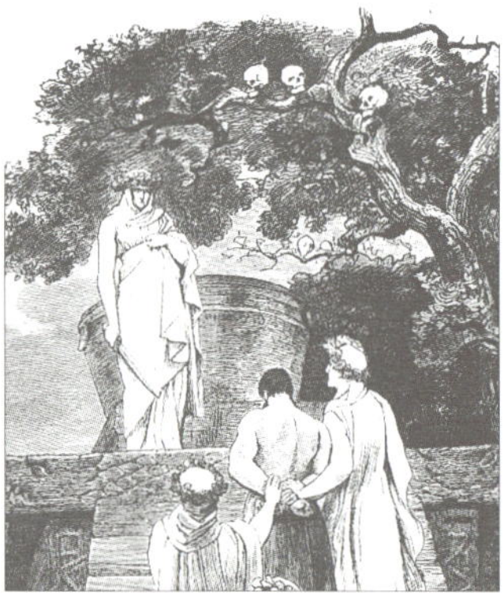

Sacrifice aux dieux *L'arbre de vie était brûlé lors de sacrifices païens.*

Le nom de genre de ce conifère vient du grec thuo, *signifiant « j'offre un sacrifice ». Bien que les Indiens d'Amérique aient utilisé les feuilles et les rameaux de thuya pour traiter le paludisme, la toux, la goutte et le rhumatisme, la plante n'a jamais été utilisée en médecine classique. En aromathérapie, l'huile essentielle de* Thuja occidentalis *soigne la chute des cheveux et l'acné.*

USAGES CLÉS

- Verrues et autres affections cutanées
- Problèmes d'ongles
- Troubles génito-urinaires
- États s'accompagnant d'un catarrhe jaune-vert ou verdâtre

AUTOMÉDICATION

Verrue – voir pp. 188-189

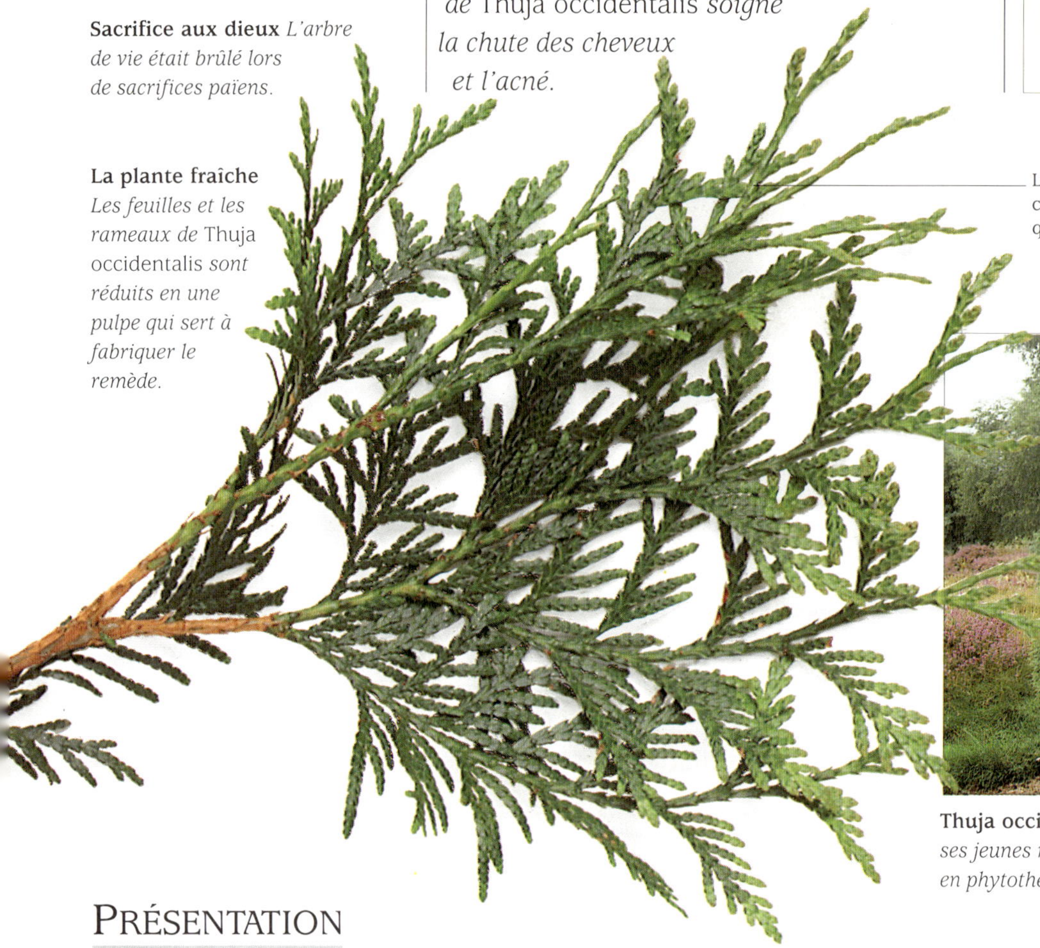

La plante fraîche *Les feuilles et les rameaux de* Thuja occidentalis *sont réduits en une pulpe qui sert à fabriquer le remède.*

Les rameaux feuillés fraîchement cueillis ont une odeur forte qui ressemble à celle du camphre

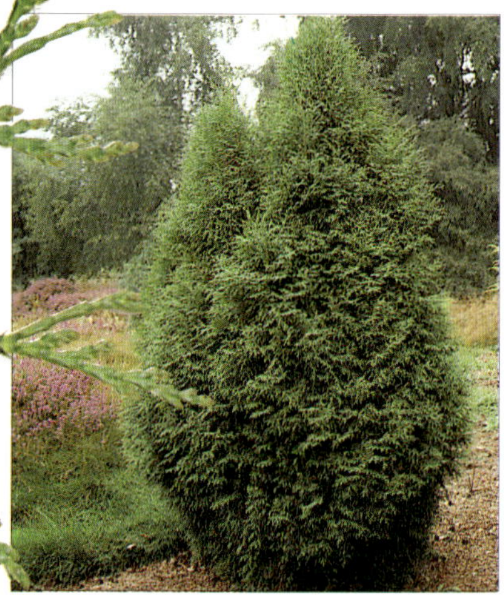

Thuja occidentalis *Ses feuilles et ses jeunes rameaux sont utilisés en phytothérapie depuis des siècles.*

PRÉSENTATION

Noms communs Thuya du Canada, arbre de vie, cèdre blanc.
Origine États-Unis, Canada.
Partie utilisée Rameaux feuillés fraîchement cueillis.

AFFECTIONS TRAITÉES

Efficace contre les verrues, *Thuja* est aussi utilisé contre la peau grasse et les ongles mous. Il agit sur le système génito-urinaire et les infections de l'urètre et du vagin. Il traite les maux de tête causés par le stress, la surexcitation ou l'épuisement, la sueur malodorante ; les caries dentaires, le gonflement des gencives ; l'écoulement nasal jaune-vert ou verdâtre ; le manque d'appétit le matin ; les problèmes menstruels tels qu'un raccourcissement du cycle, des règles peu abondantes et des contractions abdominales. Les sujets qui ont besoin de ce remède sont très sensibles et ont une tendance paranoïde à s'imaginer qu'ils sont manipulés. Ils dorment mal et parlent pendant leur sommeil.
Amélioration des symptômes Le mouvement.
Aggravation Le froid et l'humidité ; la nuit ; allongé sur le côté gauche.

TYPE CONSTITUTIONNEL

Les types Thuja *se sous-estiment. Ils dépensent d'abord beaucoup d'énergie pour offrir à autrui une image plaisante et sont ensuite bouleversés par les réactions négatives. Aussitôt, ils se referment, se découragent et négligent leur présentation, bien qu'ils possèdent des idées bien arrêtées sur leur apparence. Leur peau est souvent pâle, grasse et cireuse. Les enfants* Thuja *sont petits, d'ossature fine, et se livrent peu. Ce sont de bons manipulateurs.*

URTICA URENS

URTICA URENS

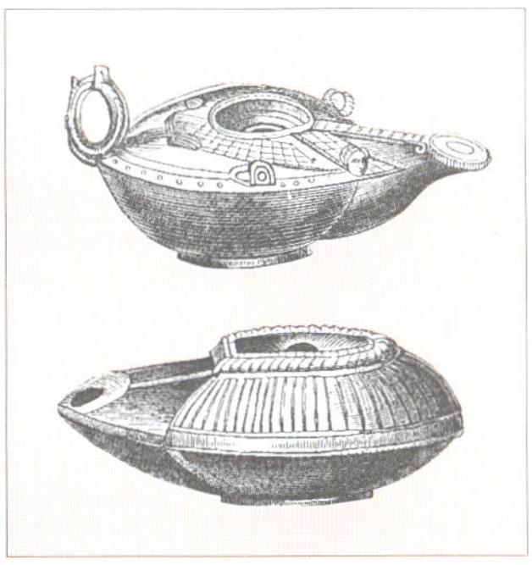

Lampes égyptiennes L'huile extraite des graines de l'ortie leur servait de combustible.

Au XVIe siècle, l'herboriste John Gerard utilisait la plante comme antidote aux empoisonnements et, curieusement, le suc de l'ortie fournit un excellent antidote à ses propres méfaits. Mauvaise herbe très répandue, l'ortie est toujours utilisée en phytothérapie pour soigner les hémorroïdes, les troubles gastriques, le diabète, les saignements de nez. L'urticaire, qui ressemble beaucoup à l'éruption causée par les piqûres d'ortie, est traitée par le remède homéopathique.

USAGES CLÉS

- Affections de la peau causant des élancements ou des douleurs cuisantes
- Brûlures avec démangeaisons et gonflement
- Piqûre d'insecte

AUTOMÉDICATION

Brûlure/échaudure – voir p. 220
Urticaire – voir pp. 188-189

PRÉSENTATION

Noms communs Petite ortie, ortie brûlante, ortie piquante.
Origine Mauvaise herbe des régions tempérées.
Partie utilisée Plante entière, fraîche.

AFFECTIONS TRAITÉES

Ce remède, à usage interne ou externe, est très utilisé pour traiter les problèmes de peau, surtout d'origine allergique et accompagnés de sensations de brûlure et de piqûre. *Urtica urens* est efficace en cas d'éruption cutanée (urticaire) due à une piqûre d'insecte ou à la consommation de crustacés.
Il soigne les brûlures avec ampoule, et l'eczéma au stade des plaques et des démangeaisons. Il soulage les diarrhées que provoquent parfois les pommades aux corticoïdes soignant les éruptions cutanées. Enfin, *Urtica urens* agit sur les rhumatismes, les crises de goutte, les névrites (inflammation des nerfs) et les névralgies.
Chez la femme, *Urtica urens* calme les démangeaisons vulvaires et améliore la qualité du lait maternel.
Le remède apaise les brûlures et les démangeaisons causées par l'urine et pouvant être dues à une cystite.
Amélioration des symptômes La friction des régions atteintes ; la position allongée.
Aggravation L'air froid et humide ; le contact physique : la consommation de poisson ; l'immersion dans l'eau ou dans la neige.

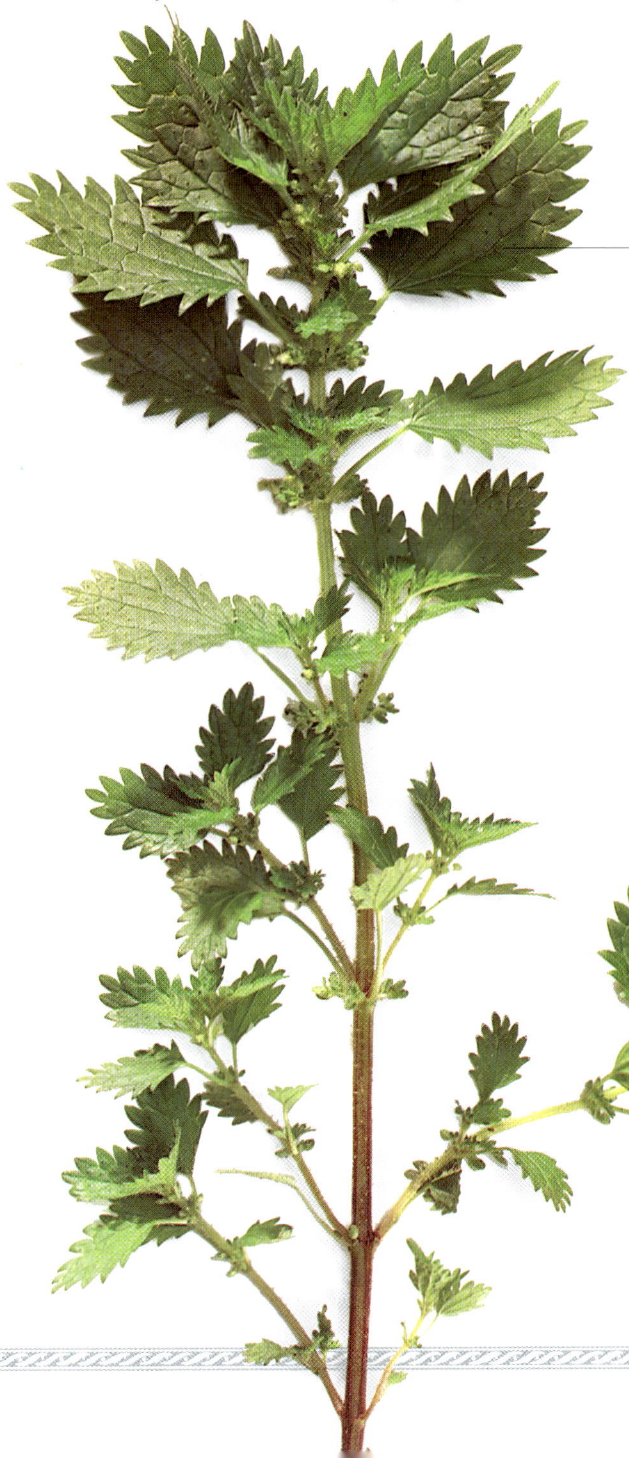

Urtica urens *La plante est entièrement couverte de poils creux et fragiles. Chacun renferme un liquide volatil qui cause une inflammation et des démangeaisons sur la peau. En dépit de leurs propriétés irritantes, les jeunes feuilles sont nourrissantes et riches en vitamine C. On les consomme cuites.*

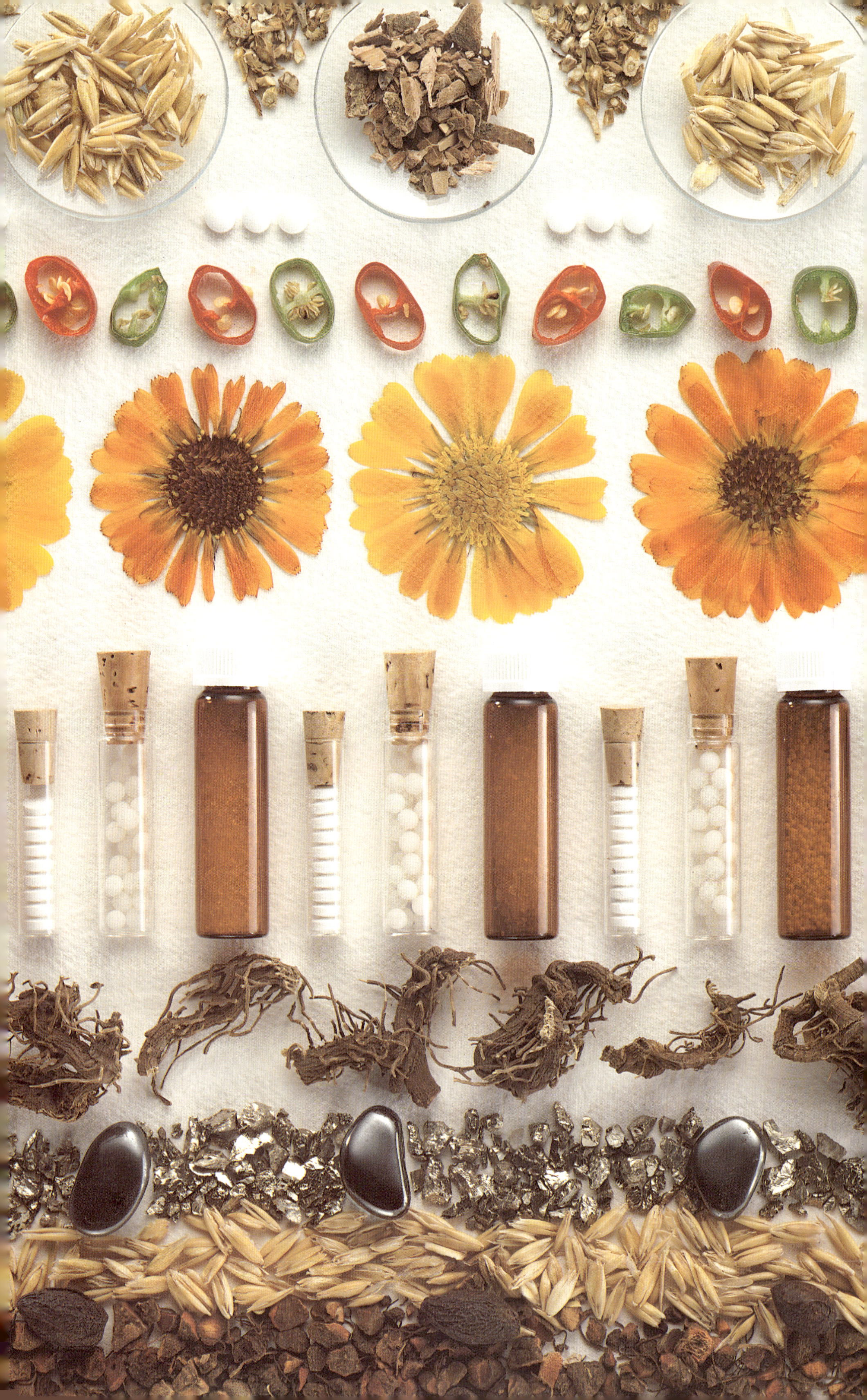

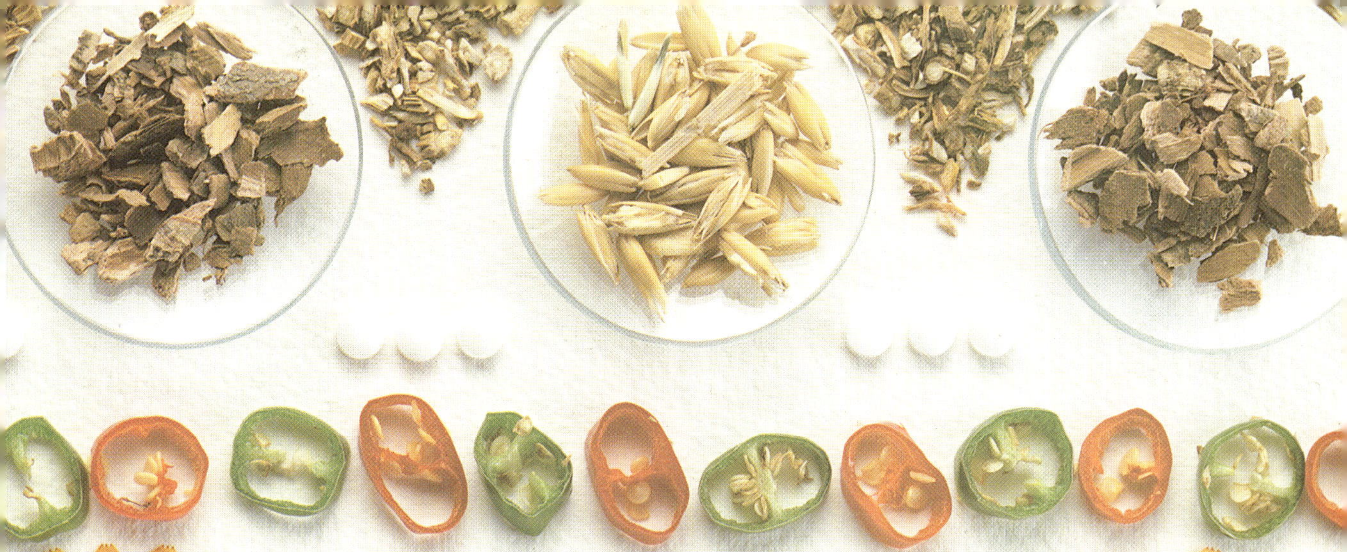

AUTRES REMÈDES

Ces 105 médicaments réunissent des remèdes dont la valeur a été confirmée dans des cas cliniques précis et d'autres dont tout le potentiel d'efficacité n'a pas encore été démontré. Quoique moins fréquents et d'usage moins étendu, ils sont tout aussi importants, et même indispensables s'ils correspondent à la personne et à sa pathologie.

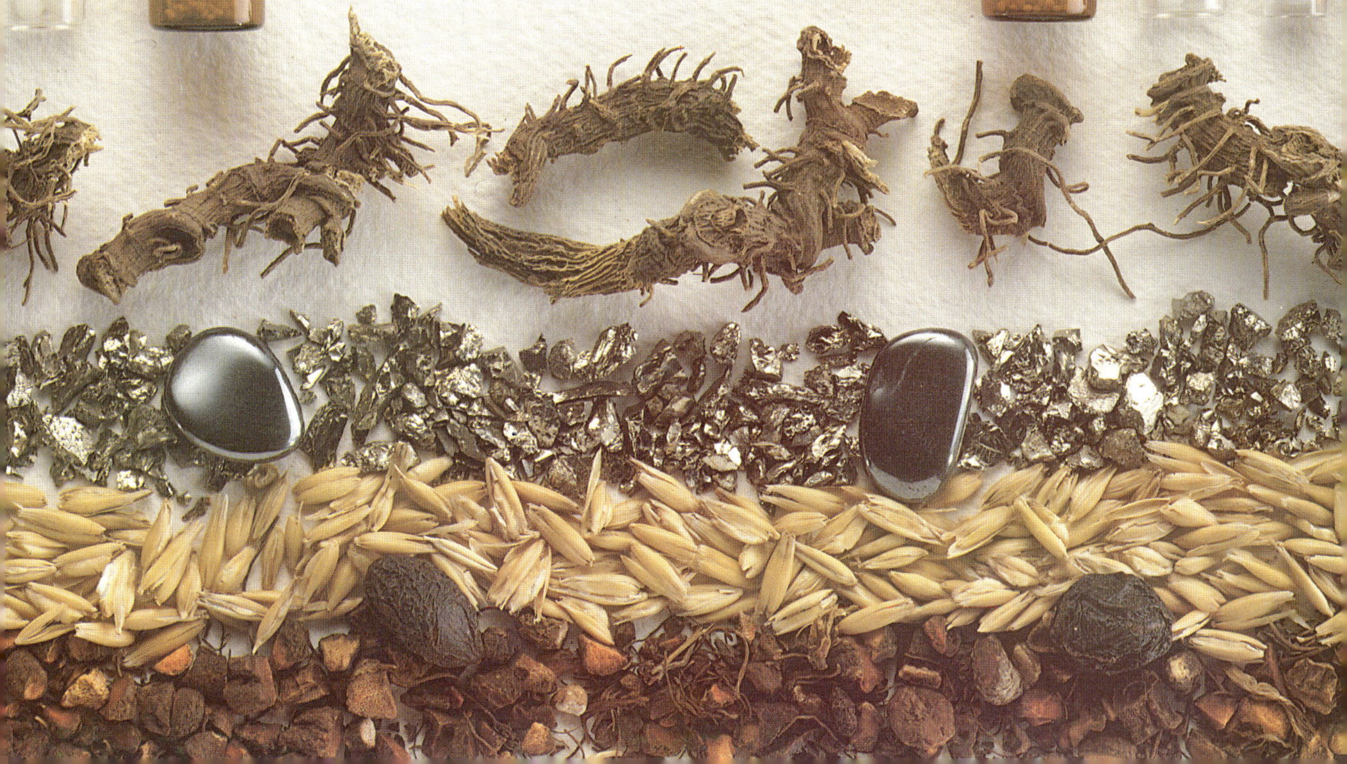

ACIDUM BENZOICUM

BENZOIC AC.

L'acide benzoïque réside dans une résine végétale, le benjoin. Lorsque l'acide est mélangé à des sels de sodium, il se forme du benzoate de sodium, utilisé comme conservateur alimentaire. Les expérimentations homéopathiques ont démontré que les sujets qui réagissent à l'acide benzoïque peuvent présenter des troubles médicaux quand ils consomment trop de benzoate de sodium.

Nom commun Acide benzoïque.
Origine Le benjoin que l'on trouve dans certaines plantes, mais il peut également être préparé chimiquement.
Partie utilisée Acide benzoïque.

AFFECTIONS TRAITÉES

Benzoic ac. soigne l'arthrite, la goutte et les calculs rénaux. Ces troubles se caractérisent par une douleur intense, une sensation de froid et une urine à l'odeur agressive.
Amélioration des symptômes La chaleur ; le repos ; le fait d'uriner.
Aggravation L'air frais ; le froid ressenti lors du déshabillage.

ACIDUM HYDROFLUORICUM

FLUORIC AC.

Acidum hydrofluoricum, *ou acide fluorhydrique, est utilisé dans l'industrie pour nettoyer les métaux et pour graver le verre. L'acide fluorhydrique contient de la fluorine, mise en réserve dans les dents et les os. Une déficience en fluorine favorise les caries dentaires. Un composé de la fluorine, le fluorure, est ajouté à l'eau pour prévenir les caries.*

Nom commun Acide fluorhydrique.
Origine Préparé chimiquement en distillant du fluorure de calcium (le sel de calcium de la fluorine) avec de l'acide sulfurique, pour produire un gaz, le fluorure d'hydrogène, que l'on dissout dans de l'eau pour donner l'acide fluorhydrique.
Partie utilisée Acide fluorhydrique.

TYPE CONSTITUTIONNEL

Les types *Fluoric ac.* sont matérialistes, peu tournés vers les valeurs spirituelles, dominateurs, obsédés par le sexe et très égocentriques. Cela peut signifier qu'ils se coupent volontairement des autres ou alors qu'ils sont tellement satisfaits d'eux-mêmes qu'ils ne veulent ni s'engager envers autrui, ni assumer de responsabilités. Ils sont énergiques et ne sentent pas plus le froid que la fatigue physique. Il leur suffit d'une courte période de sommeil pour retrouver leur forme.

AFFECTIONS TRAITÉES

Fluoric ac. traite les maux qui touchent les tissus fibreux tels que les veines et les os : varices, douleurs du coccyx, et maladies plus graves comme les tumeurs osseuses. Ce remède est également efficace contre les caries dentaires et les suppurations du nez et des oreilles.
Amélioration des symptômes Les compresses froides ; l'air frais.
Aggravation La chaleur.

ACIDUM NITRICUM

NITRIC AC.

Ce liquide fumant et très corrosif était utilisé pour brûler les verrues et, sous une forme diluée, administré en cas de fièvre, de syphilis, d'infections respiratoires, et pour dissoudre les calculs rénaux et vésicaux. L'industrie l'utilise pour la fabrication d'explosifs et de fertilisants. Ses vapeurs sont très irritantes et leur inhalation peut entraîner la mort.

Nom commun Acide nitrique.
Origine Préparé chimiquement à partir de nitrate de sodium et d'acide sulfurique.
Partie utilisée Acide nitrique.

TYPE CONSTITUTIONNEL

Ces types sont égoïstes, caustiques, critiques et rancuniers. Ils s'offensent et se mettent en colère pour un rien. Ils ont tendance à s'appesantir sur leurs malheurs passés. Cependant, hypersensibles, ils sont convaincus d'avoir blessé tout le monde et que les autres vont les décevoir. Une longue période de tourments peut les rendre malades. Cet état leur inspire l'angoisse et la peur de mourir.

AFFECTIONS TRAITÉES

Ce remède soigne les douleurs aiguës apparaissant et disparaissant brusquement, telles que le mal de gorge, les ulcérations de la bouche, le muguet et les hémorroïdes avec douleurs violentes dans le rectum, écoulements brûlants et nauséabonds, urine à odeur forte. Les patients qui ont besoin de *Nitric ac.* sont frileux, sensibles aux verrues, crevasses sur la peau, ulcères à l'estomac, ulcérations dans le vagin et le rectum.
Amélioration des symptômes Le mouvement ; le temps doux ; les applications chaudes.
Aggravation La nuit ; le plus léger mouvement ou contact physique ; le froid et l'humidité ; l'air frais ; le lait.

ACIDUM PHOSPHORICUM

PHOSPHORIC AC.

L'acide phosphorique est utilisé dans l'industrie pharmaceutique. La médecine classique l'utilisait autrefois comme stimulant de la digestion. Aujourd'hui, il permet de réduire le taux de calcium sanguin chez les patients atteints d'une tumeur bénigne ou maligne des glandes parathyroïdes situées à la base du cou.

Nom commun Acide phosphorique.
Origine Préparé à partir de phosphates minéraux naturels.
Partie utilisée Acide phosphorique dilué.

AFFECTIONS TRAITÉES

C'est un des remèdes homéopathiques les plus efficaces à prescrire aux sujets apathiques et indifférents. Cet état peut être consécutif à un excès de stress ou de fatigue intellectuelle. La léthargie et l'atonie peuvent aussi résulter d'une perte liquidienne due à une dysenterie ou à une gastro-entérite. Les symptômes physiques associés à l'apathie et à l'indifférence comprennent la frilosité, le manque d'appétit, l'envie de fruits juteux ou de boissons fruitées, la transpiration, une sensation de poids sur la tête et des étourdissements se manifestant le soir, après une station debout prolongée ou au cours de la marche. *Phosphoric ac.* convient aux enfants qui ont grandi trop vite et souffrent de

douleurs osseuses ou qui sont perturbés parce qu'ils se masturbent la nuit ou urinent en dormant.
Amélioration des symptômes La chaleur ; après une courte sieste.
Aggravation Le froid et les courants d'air ; le bruit.

AETHUSA CYNAPIUM

AETHUSA

Le nom de cette plante vient du mot arabe ai, *qui signifie brûler, et reflète bien son âcreté. Son appellation populaire « persil de fou » est issue de sa prescription homéopathique à des sujets incapables de se concentrer ou de penser clairement.*

Noms communs Aethuse, ciguë des jardins, persil de fou.
Origine Mauvaise herbe d'Europe, répandue aux États-Unis et au Canada.
Partie utilisée Plante fleurie fraîche.

AFFECTIONS TRAITÉES

Aethusa agit sur les systèmes nerveux et gastro-intestinal. On le préconise pour traiter les vomissements violents, les douleurs, les convulsions, et même les états délirants, qui entraînent épuisement et somnolence. Il procure une aide aux bébés qui digèrent difficilement le lait et souffrent de diarrhée, par temps chaud, mais surtout lors des poussées dentaires.
Le remède aide à stimuler le psychisme et développe les facultés de concentration.
Amélioration des symptômes L'air pur ; la compagnie.
Aggravation La chaleur ; le soir ; entre 3 et 4 h du matin ; l'été.

AGARICUS MUSCARIUS/ AMANITA MUSCARIA

AGARICUS

Ce champignon vénéneux porte le nom d'amanite tue-mouches parce qu'il est utilisé pour tuer les insectes. Il est toxique et hallucinogène – les sorciers guérisseurs sibériens l'employaient pour susciter des visions.

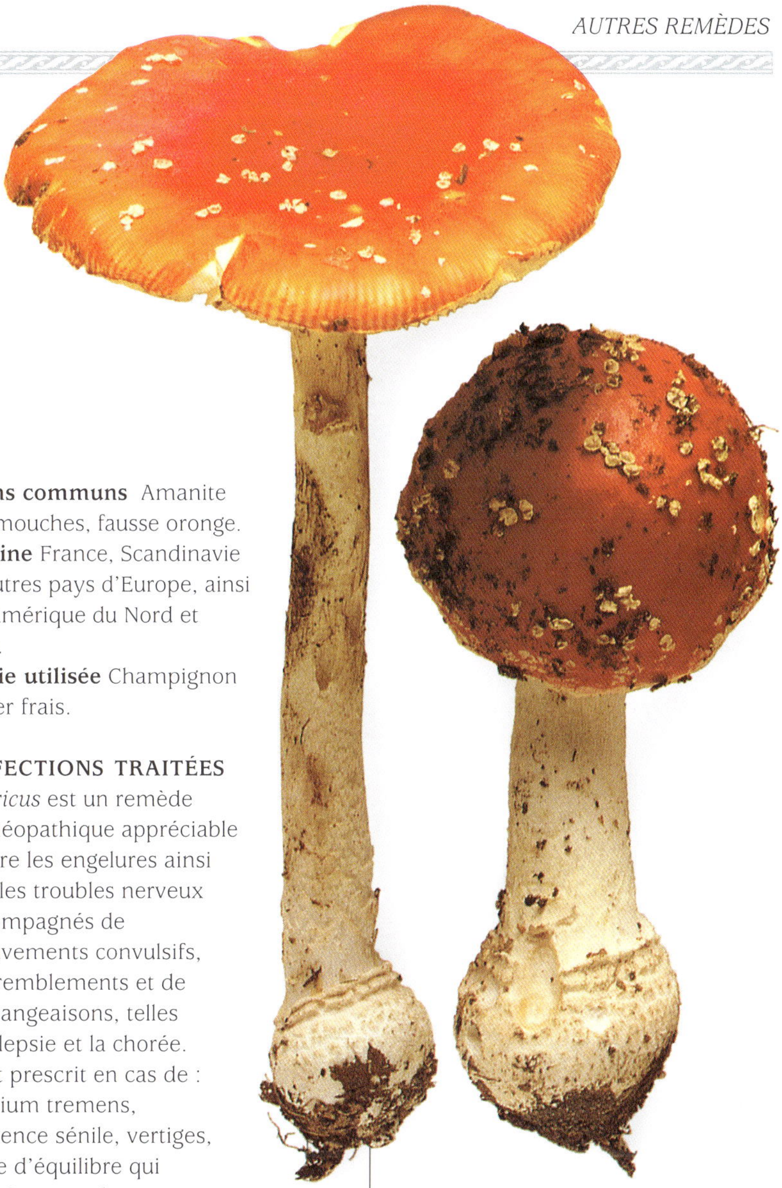

AGARICUS MUSCARIUS *Avant de l'utiliser, on suspend le champignon par le pied pour le faire sécher.*

Noms communs Amanite tue-mouches, fausse oronge.
Origine France, Scandinavie et autres pays d'Europe, ainsi qu'Amérique du Nord et Asie.
Partie utilisée Champignon entier frais.

AFFECTIONS TRAITÉES

Agaricus est un remède homéopathique appréciable contre les engelures ainsi que les troubles nerveux accompagnés de mouvements convulsifs, de tremblements et de démangeaisons, telles l'épilepsie et la chorée.
Il est prescrit en cas de : délirium tremens, démence sénile, vertiges, perte d'équilibre qui entraîne une chute en arrière ; rougeurs et gonflements sans chaleur du visage ; augmentation de l'appétit. Les sujets qui ont besoin d'*Agaricus* sont sensibles au froid, surtout quand ils sont malades.
Amélioration des symptômes Les mouvements lents ; le sommeil.
Aggravation Le froid ; l'environnement froid ; avant les orages ; l'absorption d'aliments ; après les rapports sexuels.

PRINCIPALE AUTOMÉDICATION

Engelure – voir pp.198-199

AILANTHUS GLANDULOSA/A. ALTISSIMA

AILANTHUS

Les premiers rapports concernant l'utilisation homéopathique de cet arbre datent de 1953 et décrivent toute une série de maladies digestives chez des sujets ayant respiré le parfum de ses fleurs.

Noms communs Ailante, frêne puant.
Origine Chine, mais naturalisé dans le monde entier.
Partie utilisée Fleurs fraîches.

AFFECTIONS TRAITÉES

Ailanthus soigne la mononucléose infectieuse, caractérisée par des amygdales gonflées et rouges, un mucus blanchâtre et un mal de gorge s'étendant aux oreilles avec déglutition difficile. Cette maladie peut causer des maux de tête, une fatigue chronique, des douleurs musculaires et un état anxieux et confus.
Amélioration des symptômes Les pressions ; le fait de se coucher sur le côté droit ; les boissons chaudes.
Aggravation Le matin ; l'air frais ; la position allongée ; la lumière ; la position penchée en avant ; la déglutition.

ALOE FEROX

ALOE

L'aloès est utilisé en médecine depuis très longtemps comme purgatif – c'était particulièrement le cas au début du siècle – et comme tonique. Les Grecs et les Romains l'utilisaient pour stimuler la sécrétion biliaire dans le but de soigner des troubles abdominaux. Le remède homéopathique fut étudié pour la première fois par le Dr Constantine Hering en 1864 (voir p. 17).

Nom commun Aloès du Cap.
Origine Afrique du Sud.
Partie utilisée Résine pulvérisée, obtenue à partir du suc recueilli par drainage.

Type constitutionnel

Les sujets susceptibles de bénéficier d'*Aloe* sont irritables, surtout par temps gris, et s'en veulent, spécialement quand ils sont constipés. Se sentant faibles, ils répugnent à travailler. Curieusement, les types *Aloe* sont avides de bière, bien qu'elle ne leur réussisse pas.

Affections traitées

Ce remède traite les états congestifs des organes du petit bassin et de l'abdomen – léger prolapsus de l'utérus, troubles prostatiques, constipation –, ainsi que les maux de tête. Il agit aussi dans le cas de diarrhées accompagnées de miction douloureuse due à une intolérance alimentaire. *Aloe* est le remède des sédentaires, surtout âgés, et des sujets fatigués. Il est excellent après des abus d'alcool, en particulier de bière.
Amélioration des symptômes Le temps froid, les applications froides ; les flatulences.
Aggravation L'été ; le temps chaud et sec ; tôt le matin ; l'absorption de nourriture et de boisson.

Principale automédication

Diarrhée – voir pp. 182-185

ALUMINIUM OXYDATUM

ALUMINA

L'aluminium est un médicament très utilisé contre les indigestions en raison de son effet antiacide. De grandes quantités de ce métal ayant été découvertes dans le cerveau des personnes atteintes de la maladie d'Alzheimer, on le soupçonne d'en être une des causes. Le remède homéopathique est employé pour traiter la démence sénile.

Nom commun Alumine.
Origine Bauxite, présente en France, Italie, Hongrie, Indonésie, Russie, au Ghana, aux États-Unis, à la Jamaïque.
Partie utilisée Oxyde d'aluminium.

Type constitutionnel

Le remède est prescrit aux personnes âgées séniles, à la mémoire défaillante. Plutôt minces, elles ont la peau grise et sèche. Elles redoutent les objets pointus et les couteaux et craignent d'en devenir folles. Redoutant sans cesse l'arrivée d'une catastrophe, elles vivent dans le désespoir. Les types *Alumina* désirent des aliments étranges – crayons, craie, grains de café, feuilles de thé – mais détestent la viande, la bière et les pommes de terre.

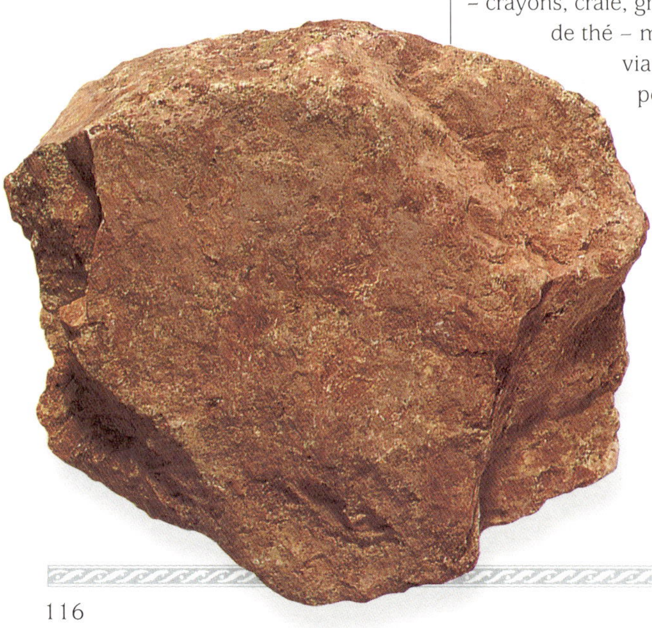

ALUMINIUM OXYDATUM
Le remède Alumina *est issu de la bauxite, roche composée d'oxyde d'aluminium hydraté.*

Affections traitées

Alumina agit sur toute forme d'atonie. C'est un excellent remède contre la constipation où même les selles molles et peu abondantes sont difficiles à expulser, et dont souffrent souvent l'enfant et la femme enceinte. Il est efficace contre les étourdissements survenant quand on ferme les yeux, la sensation de toile d'araignée sur le visage, le manque de coordination et la paralysie des membres (comme dans la sclérose en plaques), et les mictions difficiles dues à une atonie.
Amélioration des symptômes Le soir ; les applications froides ; l'air pur.
Aggravation L'air froid ; le matin ; les aliments salés et les féculents.

Principale automédication

Constipation – voir pp. 184-185

AMMONIUM CARBONICUM

AMMONIUM CARB.

Le carbonate d'ammonium fut utilisé pendant des siècles pour traiter les empoisonnements du sang dus à la scarlatine. Hahnemann découvrit que, potentialisé, il agissait sur de nombreux autres maux.

Noms communs Carbonate d'ammoniaque, sel volatil anglais.
Origine Préparé chimiquement à partir de carbonate de soude et de chlorure d'ammonium.
Partie utilisée Carbonate d'ammonium.

Type constitutionnel

Les types *Ammonium carb.* sont négligents, acariâtres, d'humeur geignarde, surtout par temps couvert. Corpulents, ils se sentent souvent très fatigués, mais ils peuvent se montrer très actifs, jusqu'à l'épuisement.

Affections traitées

Ce remède agit sur les tissus manquant d'oxygène, dans le cas de problèmes respiratoires et de légère insuffisance cardiaque. On le donne aussi aux sujets souffrant de fatigue chronique.
Amélioration des symptômes Les pressions ; l'environnement chaud et sec ; la surélévation des pieds.
Aggravation Le temps couvert ; le mouvement continu.

AMMONIUM CHLORATUM

AMMONIUM MUR.

Introduit en Occident au IIe siècle, le chlorure d'ammonium fut longtemps précieux aux alchimistes. Il est utilisé en médecine classique contre la toux et les rhumes.

Noms communs Chlorhydrate d'ammoniaque, sel ammoniac.
Origine Fabriqué chimiquement.
Partie utilisée Chlorure d'ammonium.

TYPE CONSTITUTIONNEL

Plutôt gras et bouffis, les types *Ammonium mur.* ont pourtant les jambes et les bras minces. Ils sont grognons, pleurnicheurs, craignent l'obscurité et ont tendance à prendre certaines personnes en grippe. Leur circulation sanguine est irrégulière, ce qui occasionne des douleurs cuisantes et lancinantes. Ils peuvent souffrir d'une douleur caractéristique au talon.

AFFECTIONS TRAITÉES

On prescrit *Ammonium mur.* dans le cas d'affections pulmonaires, de bronchite, de toux, et de pneumonie avec production d'un mucus épais et persistant. Les symptômes réunissent : une sensation de viscosité dans la bouche et dans la gorge, des glandes et un cou gonflés, un mal de tête, et l'impression que les tendons sont devenus trop courts. Le remède agit également sur le lumbago et sur une sciatique plus intense du côté gauche.
Amélioration des symptômes L'air frais ; les mouvements brusques.
Aggravation Le matin et l'après-midi ; entre 2 et 4 h du matin.

ANACARDIUM ORIENTALE/ SEMECARPUS ANACARDIUM

ANACARDIUM OR.

Les noix de cet arbre sont utilisées depuis longtemps en Inde pour toutes sortes d'affections cutanées. L'âcre suc noir situé entre la coque et le fruit servait à brûler les verrues et à nettoyer les ulcères de la jambe. En Arabie, on utilisait ce suc pour soigner les maladies mentales, les défaillances de la mémoire et la paralysie.

Nom commun Anacardier de l'Inde.
Origine L'Asie, surtout l'Inde.
Partie utilisée Gomme d'anacarde, suc huileux et noir de la noix.

TYPE CONSTITUTIONNEL

Anacardium or. est administré aux sujets souffrant d'un complexe d'infériorité et travaillant dur pour s'affirmer. Dévalorisés depuis leur plus jeune âge, ils manquent de confiance en eux. Il s'ensuit un désintéressement d'eux-mêmes. Les étudiants qui veulent abandonner leurs études à cause de leur manque de mémoire peuvent bénéficier de ce remède. Ce type constitutionnel a parfois une attitude cruelle et confond le rêve et la réalité.

AFFECTIONS TRAITÉES

On administre le remède en présence d'une douleur constrictive, comme si les intestins ou l'anus étaient obturés, le sujet ayant l'impression d'avoir le corps comprimé par des bandelettes. Ces symptômes peuvent être associés à des hémorroïdes et à une indigestion. *Anacardium or.* agit sur la constipation, le rhumatisme, les ulcères duodénaux soulagés par l'absorption d'aliments mais de nouveau douloureux une fois la digestion terminée.
Amélioration des symptômes Le jeûne.
Aggravation Après les repas ; les bains et les applications chaudes ; vers minuit.

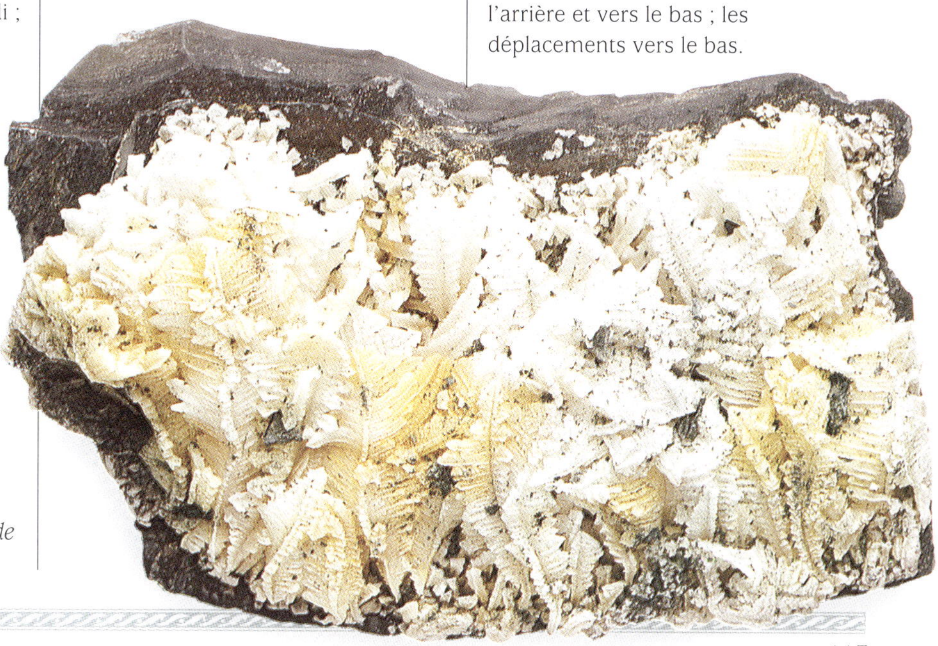

AMMONIUM CHLORATUM
Ce minéral est du chlorure d'ammonium. Le remède est fabriqué à partir de chlorure d'ammonium préparé chimiquement.

AQUA SANICULA

SANICULA

Sanicula *est une source située dans l'Illinois, aux États-Unis. En 1890, le remède homéopathique fut découvert grâce à une famille qui, ayant bu de l'eau de la source pendant 1 an, présenta divers symptômes : l'eau contenait une proportion rare de sels dissous qui, pour la plupart, sont des remèdes homéopathiques.* Sanicula *est un mélange de ces divers remèdes.*

Nom commun Eau minérale naturelle de Sanicula.
Origine États-Unis (État d'Illinois).
Partie utilisée Les sels, après évaporation.

TYPE CONSTITUTIONNEL

Sanicula est avant tout un remède destiné aux enfants. Ceux qui en ont besoin restent maigres, malgré un bon appétit, et transpirent de la tête et des pieds. Ils peuvent avoir grand-peur des mouvements dirigés vers le bas et connaître des sautes d'humeur.

AFFECTIONS TRAITÉES

Ce remède soigne l'énurésie, la constipation accompagnée d'efforts douloureux qui font remonter les matières dans le rectum, la diarrhée survenant après les repas, le mal des transports, avec vomissements et soif. On observe une tendance à vomir quand les liquides parviennent dans l'estomac.
Amélioration des symptômes Le repos ; la nudité.
Aggravation Les bras dirigés vers l'arrière et vers le bas ; les déplacements vers le bas.

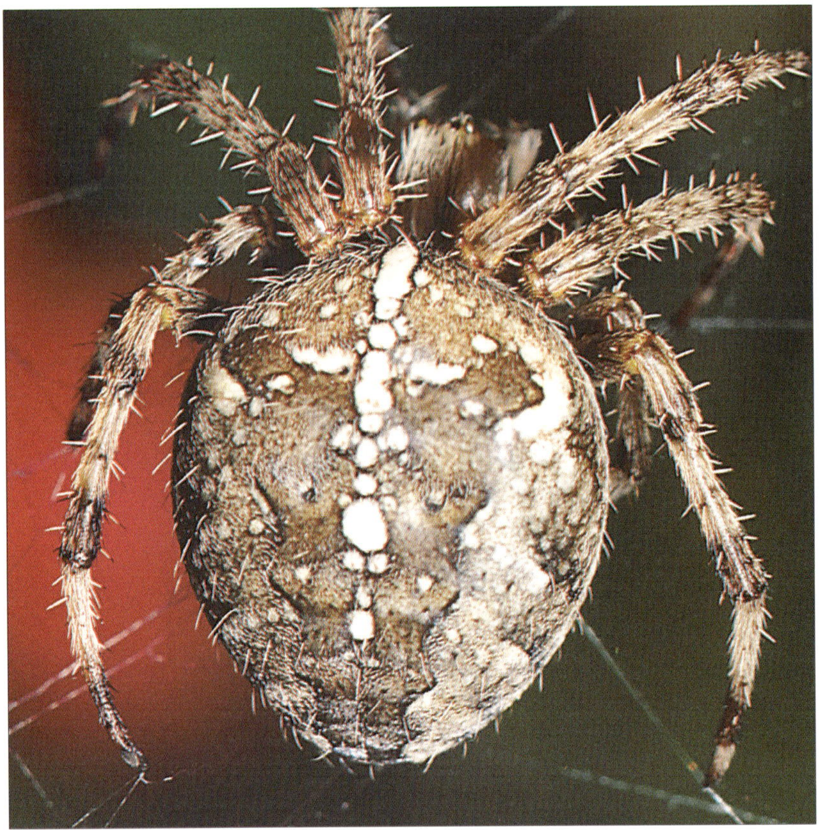

ARANEUS DIADEMATUS *Le remède fabriqué à partir de cette araignée est utilisé pour les troubles du système nerveux.*

ARANEUS DIADEMATUS

ARANEA DIADEMA

Cette araignée utilise ses crochets, percés d'un petit orifice par lequel s'écoule son venin, pour paralyser ses proies. Le remède homéopathique fut expérimenté au milieu du XIXe *siècle. On recommanda* Aranea diadema *aux sujets souffrant d'une hypersensibilité au froid et à l'humidité.*

Nom commun Araignée porte-croix.
Origine Hémisphère Nord.
Partie utilisée Araignée vivante entière.

Affections traitées

Aranea diadema est indiqué pour les troubles du système nerveux caractérisés par des névralgies ponctuées de violentes et soudaines décharges douloureuses survenant à intervalles réguliers, telle la névralgie faciale : une douleur cuisante siège sur la joue, les lèvres, les gencives ou le menton d'un seul côté du visage. L'engourdissement et une sensation de lourdeur sont d'autres symptômes de la névralgie.
Amélioration des symptômes L'été ; curieusement, fumer.
Aggravation Le froid et l'humidité ; les applications froides.

ARGENTUM METALLICUM

ARGENTUM MET.

On trouve souvent l'argent sous forme de dépôt avec d'autres métaux comme le cuivre, le fer et le zinc. Il est employé dans les pellicules photo, les miroirs et comme conducteur de chaleur et d'électricité. En médecine classique, il était prescrit comme diurétique, et contre les palpitations et la mauvaise haleine.

Nom commun Argent.
Origine Minerai largement distribué dans le monde.
Partie utilisée Argent.

Affections traitées

Argentum met. soigne l'arthrite et les rhumatismes marqués avec douleurs dans les articulations des doigts, des mains, des pieds et des orteils. Il soulage efficacement les douleurs intérieures caractérisées par une apparition progressive et une disparition soudaine. Ce remède traite la laryngite, l'asthme et la bronchite.
Amélioration des symptômes Le mouvement ; se couvrir trop.
Aggravation Le soleil ; la tension mentale.

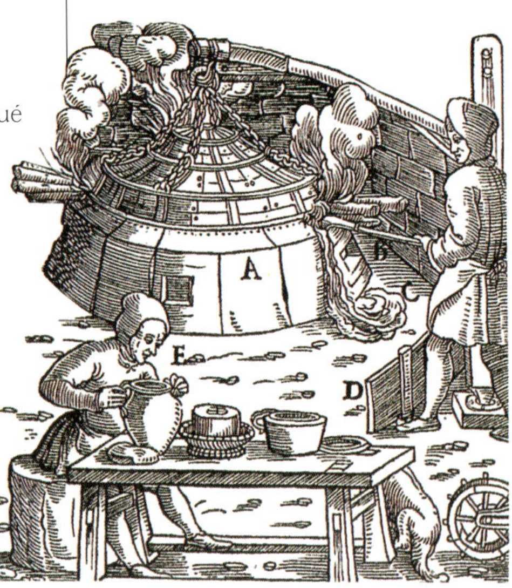

ARGENTUM METALLICUM *Les mines d'argent sont exploitées depuis les temps les plus anciens.*

ARISAEMA TRIPHYLLUM/ A. ATRORUBENS/ARUM TRIPHYLLUM

ARUM TRIPH.

Cette plante vivace et sauvage, qui apparaît à la fin du printemps en Amérique du Nord, est bien connue pour la forme inhabituelle de ses feuilles. Son nom vient du mot arabe ar, *qui signifie feu.*

Noms communs Arisème à trois feuilles, petit prêcheur.
Origine Canada, États-Unis.
Partie utilisée Tubercule frais.

Affections traitées

Arum triph. est efficace contre les rhumes, en particulier le rhume des foins affectant surtout la narine gauche. Parmi les symptômes, citons la rougeur du pourtour de la bouche et de la partie inférieure du visage, des lèvres fendillées et douloureuses. Des gerçures à vif affectent le nez, l'intérieur de la bouche et les commissures des lèvres. La salive et les écoulements nasaux sont chauds. Le remède agit en cas d'enrouement chronique, d'extinction de voix causée par l'exposition à un temps froid et venteux, et de fatigue vocale due au chant.

Amélioration des symptômes
La chaleur ; après le petit déjeuner et le dîner.
Aggravation Le temps froid et venteux ; la position allongée.

ARSENICUM IODATUM

ARSEN. IOD.

La médecine classique ne connaît pas d'usage à cette substance qui était employée par les homéopathes au XIXe siècle et au début du XXe pour soigner la tuberculose. Elle fut aussi utilisée dans des cas de cancer du réseau lymphatique.

Nom commun Iodure d'arsenic.
Origine Préparé chimiquement à partir d'arsenic métallique et d'iode.
Partie utilisée Iodure d'arsenic.

AFFECTIONS TRAITÉES

Arsen. iod. est recommandé aux enfants hyperactifs qui ont toujours trop chaud. Il traite aussi le psoriasis et la bronchite. Il est prescrit en cas d'écoulement nasal brûlant, comme au cours du rhume des foins (rhinite allergique), qui met la lèvre supérieure à vif. Il agit sur les glandes hypertrophiées par un eczéma ou un psoriasis.
Amélioration des symptômes L'air frais.
Aggravation Le temps sec et froid.

PRINCIPALE AUTOMÉDICATION

Rhume des foins - voir pp. 168-169

AVENA SATIVA

AVENA

Cette graminée qui poussait autrefois à l'état sauvage, mêlée à l'orge, est aujourd'hui largement cultivée. Très nourrissante – on en fait d'excellentes préparations pour petit déjeuner –, l'avoine est un tonique nervin tant en phythothérapie qu'en homéopathie.

Nom commun Avoine.
Origine Régions tempérées du globe.
Partie utilisée Plante fraîche fleurie.

AFFECTIONS TRAITÉES

Avena est surtout utilisé, sous forme de teinture, comme tonique nervin, en cas d'épuisement nerveux, ou pour vaincre l'inquiétude et l'anxiété. On lui attribue certaines vertus contre l'impuissance. Enfin, *Avena* calme la nervosité et l'insomnie des alcooliques et des grands buveurs.
Amélioration des symptômes
Le sommeil.
Aggravation L'alcool ; le café.

BAPTISIA TINCTORIA

BAPTISIA

À forte dose, cette plante vivace, originaire d'Amérique du Nord, est toxique, surtout pour le système gastro-intestinal. Ses propriétés médicinales furent découvertes par les Indiens, qui l'employaient aussi comme teinture. La racine est toujours utilisée en phytothérapie comme remède antibactérien, antiseptique et rafraîchissant.

Nom commun Podalyre, faux indigo.
Origine Canada, États-Unis.
Partie utilisée Racine fraîche, y compris l'écorce.

AFFECTIONS TRAITÉES

Baptisia est surtout conseillé lors de maladies aiguës fébriles. Il est particulièrement indiqué pour une forte grippe ou la fièvre typhoïde. Les symptômes des affections traitées comprennent une tendance à s'endormir brusquement au milieu d'une conversation, et une impossiblité à retrouver le sommeil après un réveil en pleine nuit dû à d'innombrables pensées parasites. Le sujet a la langue chargée et desséchée, les gencives sensibles, l'haleine fétide. Il peut être pris brusquement d'une diarrhée malodorante mais non douloureuse.
Amélioration des symptômes La marche en plein air.
Aggravation La chaleur humide.

BARIUM CARBONICUM/ BARYTA CARBONICA

BARYTA CARB.

Le remède homéopathique est fabriqué à partir de carbonate de baryum, ou withérite, découvert en 1783 par William Withering. Il était autrefois administré contre la tuberculose et les hypertrophies ganglionnaires. On trouve le baryum dans la croûte terrestre, dans des minéraux comme la barytine et la withérite. Chauffé, il brille dans le noir. Ses composés sont utilisés en radiologie. Il sert à fabriquer du verre de qualité.

Noms communs Carbonate de baryum, withérite.
Origine Préparé chimiquement à partir de chlorure de baryum.
Partie utilisée Carbonate de baryum.

TYPE CONSTITUTIONNEL

Sur le plan émotionnel, les types *Baryta carb.* manquent de confiance en eux. Ils sont timides, enfantins et incapables de prendre une décision. Ils souffrent d'une forte odeur des pieds et se rongent les ongles. Ils éprouvent parfois l'impression bizarre d'inhaler de la fumée.

BARIUM CARBONICUM *Les cristaux blancs de barytine et de withérite coexistent. Le carbonate de baryum est extrait de la withérite.*

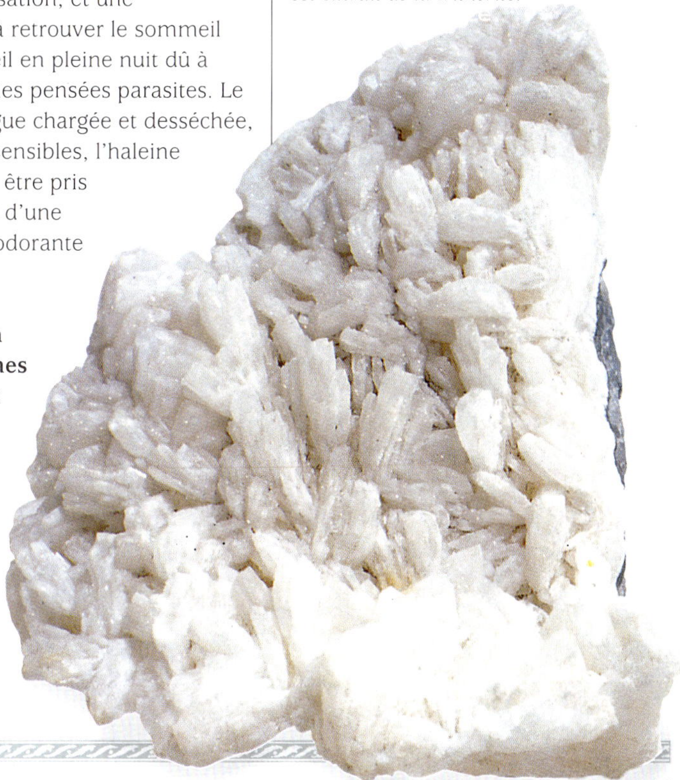

AFFECTIONS TRAITÉES
Baryta carb. est surtout prescrit chez l'enfant et la personne âgée. C'est un remède très utile en cas de ralentissement du développement physique, intellectuel ou émotionnel et chez les personnes timides, réservées, anxieuses et peureuses, manquant de confiance en elles. Les enfants soulagés par ce remède marchent et parlent tardivement. Alors que leur tête est plutôt grosse, il arrive que certaines parties de leur corps, dont les organes génitaux, soient sous-développés. Souvent de petite taille, certains naissent trisomiques. Une sensibilité aux infections les rend sujets aux amygdalites.
Les vieillards qui ont besoin de ce remède souffrent parfois de démence sénile ou peuvent, après une attaque cérébrale, garder un handicap.
Amélioration des symptômes Les enveloppements chauds ; la marche en plein air.
Aggravation La moindre exposition au froid et à l'humidité.

BELLIS PERENNIS

BELLIS

Les racines et les feuilles de la pâquerette étaient déjà utilisées au Moyen Âge pour soigner les blessures. La plante drainait, disait-on, le sang des hématomes et elle sert encore, de nos jours, dans le cas de contusions douloureuses.

Noms communs Pâquerette, petite marguerite.
Origine Europe, est des États-Unis.
Partie utilisée Plante fraîche fleurie.

AFFECTIONS TRAITÉES
Le remède soulage la douleur et accélère la guérison, après une blessure ou une intervention chirurgicale, par exemple.
Il prévient les infections et soigne les abcès. *Bellis* est conseillé après des accidents ayant entraîné un gonflement des glandes ou laissant les membres froids et gonflés. Un réchauffement excessif fait frissonner le sujet et empirer les symptômes.
On prescrit *Bellis* à la femme enceinte en cas de douleur utérine.
Amélioration des symptômes Le mouvement ; la friction des régions concernées.
Aggravation L'humidité ; les boissons froides quand on a chaud ; la chaleur excessive au lit.

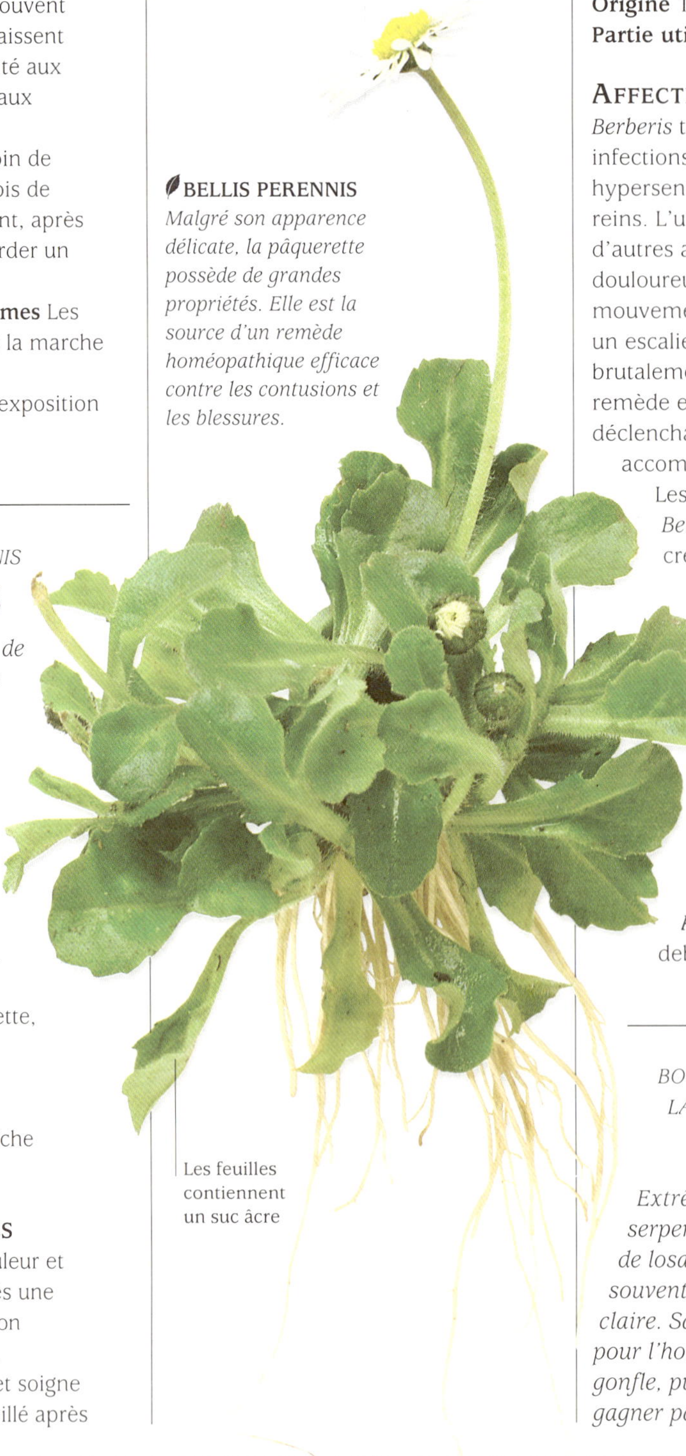

BELLIS PERENNIS
Malgré son apparence délicate, la pâquerette possède de grandes propriétés. Elle est la source d'un remède homéopathique efficace contre les contusions et les blessures.

BERBERIS VULGARIS

BERBERIS

La plante fut recommandée par le botaniste John Gerard au XVIe siècle. On pensait qu'elle rafraîchissait le sang en cas de fièvre, et on l'utilisait pour les hémorragies, la jaunisse, la diarrhée et la dysenterie. De nos jours, elle est encore prescrite en cas de calculs de la vésicule biliaire et de troubles hépatiques.

Nom commun Berberis vulgaire.
Origine Toute l'Europe.
Partie utilisée Racine fraîche.

AFFECTIONS TRAITÉES
Berberis traite principalement les infections rénales, surtout avec une hypersensibilité dans la région des reins. L'urine est sombre ou présente d'autres anomalies. Le dos, faible et douloureux, ne suppporte pas les mouvements brusques – descendre un escalier trop vite ou se lever brutalement. On prescrit aussi ce remède en cas de calculs vésiculaires déclenchant des coliques hépatiques accompagnées de selles claires.
Les sujets qui ont besoin de *Berberis* ont les joues pâles et creusées, les yeux enfoncés, les muqueuses desséchées. Ils ont tendance à être léthargiques et éprouvent des difficultés de concentration. Les symptômes peuvent vite changer.
Amélioration des symptômes Les étirements ou les exercices musculaires.
Aggravation La station debout.

BOTHROPS LANCEOLATUS/ LACHESIS LANCEOLATUS

BOTHROPS

Extrêmement venimeux, ce serpent, gris ou brun, est marqué de losanges bordés de noir et souvent soulignés d'une couleur plus claire. Sa morsure peut être mortelle pour l'homme : le membre atteint gonfle, puis s'infecte et se laisse gagner par la gangrène.

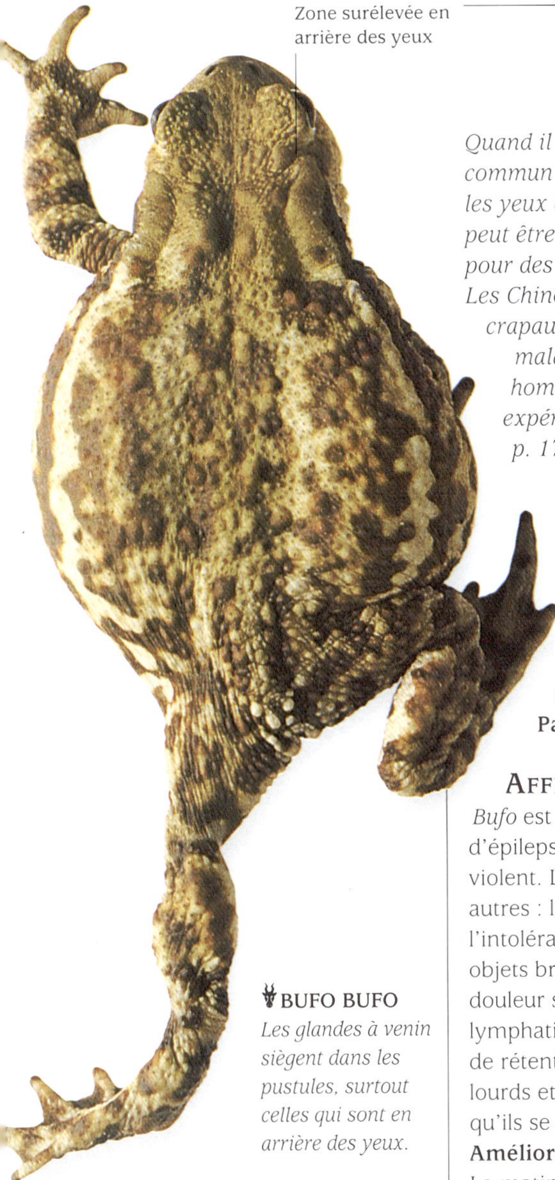

Zone surélevée en arrière des yeux

BUFO BUFO *Les glandes à venin siègent dans les pustules, surtout celles qui sont en arrière des yeux.*

Noms communs Vipère trigonocéphale, fer-de-lance.
Origine Du Mexique au Brésil et dans certaines îles des Antilles.
Partie utilisée Venin frais.

Affections traitées

Bothrops est surtout prescrit pour les thromboses ou les hémorragies. Il est également utile dans le cas d'attaque cérébrale du côté gauche causant au sujet une paralysie du côté droit et une incapacité à articuler (anarthrie) ou à trouver ses mots (aphasie). Les patients qui ont besoin de ce remède sont généralement faibles, indolents, affectés d'un tremblement nerveux.
Amélioration des symptômes Néant.
Aggravation Allongé sur le côté droit ; la marche ; l'inspiration profonde ; après minuit.

BUFO BUFO/B. RANA

BUFO

Quand il est tourmenté, le crapaud commun émet un liquide irritant pour les yeux et les muqueuses. Ce venin peut être paralysant et même mortel pour des animaux comme les chiens. Les Chinois utilisaient du venin de crapaud séché pour traiter diverses maladies. Lorsque le Dr Kent, homéopathe américain, expérimenta le remède (voir p. 17), il nota qu'il produisait « une révoltante série de symptômes », allant de l'imbécillité à l'apathie.

Nom commun Crapaud.
Origine Le monde entier, sauf l'Australie et Madagascar.
Partie utilisée Venin.

Affections traitées

Bufo est prescrit en priorité en cas d'épilepsie suivie d'un mal de tête violent. Les symptômes sont, entre autres : la langue sortant de la bouche, l'intolérance à la musique ou aux objets brillants avant la crise, une douleur suivant le trajet des vaisseaux lymphatiques. Les types *Bufo* souffrent de rétention liquidienne, paraissent lourds et hébétés. Ils se fâchent dès qu'ils se sentent incompris.
Amélioration des symptômes Le matin ; la position allongée.
Aggravation La nuit ; le sommeil ; les règles.

CALCIUM FLUORATUM/ CALCAREA FLUORICA

CALC. FLUOR.

Le fluorure de calcium, ou fluorine, est l'un des sels minéraux de Schuessler (voir p. 228). On le trouve à la surface des os, dans l'émail des dents, dans les fibres élastiques des vaisseaux sanguins et dans le tissu conjonctif. Le remède homéopathique sert à préserver l'élasticité des tissus.

Noms communs Fluorure de calcium, fluorine, fluorite.
Origine La fluorine est préparée chimiquement.
Partie utilisée Fluorure de calcium.

Type constitutionnel

Les types *Calc. fluor.* ont tendance à s'inquiéter de leur santé et redoutent la pauvreté. Bien que ponctuels et vifs d'esprit, ils ne sont ni très efficaces ni réguliers dans leur travail et recherchent les conseils et le soutien des autres. Ils sont indiscrets et, malgré une intelligence certaine, commettent des erreurs par manque de réflexion. Les sujets qui ont besoin de *Calc. fluor.* présentent une faiblesse des fibres élastiques veineuses ou glandulaires. Ils souffrent de varices, d'hémorroïdes et de lymphadénopathie (gonflement ganglionnaire). Physiquement, ils manquent de coordination mais sont extrêmement souples. La laxité de leurs ligaments et de leurs muscles les expose aux entorses et aux déchirures. Ils ont une démarche vive et saccadée.

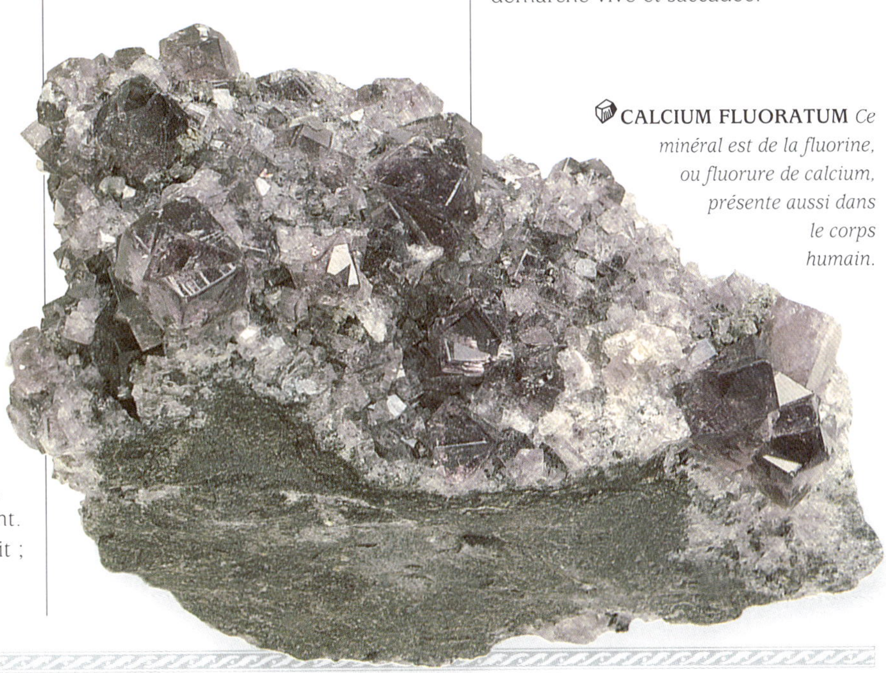

CALCIUM FLUORATUM *Ce minéral est de la fluorine, ou fluorure de calcium, présente aussi dans le corps humain.*

AFFECTIONS TRAITÉES

Calc. fluor. maintient l'élasticité des tissus et élimine les excroissances osseuses. Il est précieux dans les cas de distension ligamentaire, musculaire et articulaire, d'atteinte de l'émail dentaire, de lumbago et de douleurs du dos, de végétations adénoïdes. Chez l'enfant en retard pour marcher, il accélère la croissance des os et fait fondre les végétations adénoïdes, indurées par des infections à répétition du nez, de la gorge et des oreilles.

Amélioration des symptômes Le mouvement prolongé ; les applications chaudes et les boissons chaudes.

Aggravation Le début d'un mouvement ; le froid et l'humidité ; les courants d'air.

CALCIUM SULFURICUM/ CALCAREA SULFURICA

CALC. SULF.

On utilise le sulfate de calcium pour faire les moules en plâtre, le ciment et des pigments blancs. C'est un des sels minéraux de Schuessler (voir p. 228). Celui-ci croyait qu'une déficience en sulfate de calcium empêchait les globules rouges vieillis de se dégrader correctement, causant des infections tissulaires et l'élaboration de pus.

Noms communs Sulfate de calcium, gypse, plâtre de Paris.

Origine Le gypse, que l'on trouve en France, en Italie, au Canada, aux États-Unis.

Partie utilisée Sulfate de calcium.

TYPE CONSTITUTIONNEL

Le type *Calc. sulf.* est un jaloux, ce qui peut le rendre irritable et mélancolique. Bizarrement, ces sujets adorent les fruits verts. Ils ne supportent pas la chaleur et n'aiment pas se couvrir, même quand il fait froid.

AFFECTIONS TRAITÉES

Ce remède est précieux dans les cas d'écoulements purulents ou de blessures lentes à guérir – abcès, furoncles, anthrax, kystes, eczéma infecté. On note, entre autres symptômes, un dépôt jaunâtre sur la base de la langue, une hypertrophie ganglionnaire et une sensation de brûlure sur la plante des pieds.

Amélioration des symptômes L'air frais ; les repas ; le thé.

Aggravation Le temps froid et humide.

CALENDULA OFFICINALIS

CALENDULA

Calendula officinalis *est une plante de jardin dont les propriétés antiseptiques et anti-inflammatoires sont connues et exploitées depuis longtemps pour traiter toutes sortes d'affections. De nos jours, c'est une plante médicinale très employée en phytothérapie, surtout pour soigner les troubles cutanés. La teinture est utilisée en usage externe sur les coupures.*

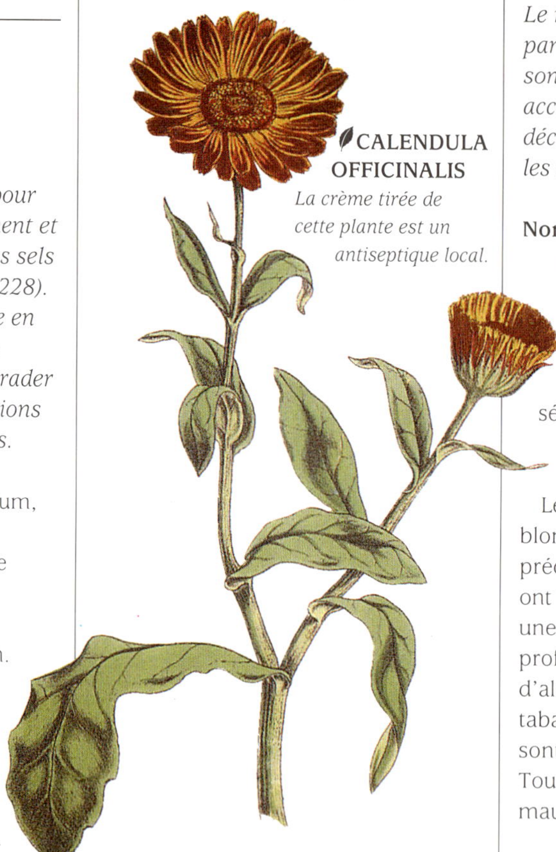

CALENDULA OFFICINALIS
La crème tirée de cette plante est un antiseptique local.

Nom commun Souci officinal.

Origine France, mais répandu dans le monde entier.

Parties utilisées Feuilles et fleurs fraîches.

AFFECTIONS TRAITÉES

Calendula, utilisé en usage externe sous forme de crème ou de teinture, est un antiseptique homéopathique répandu. Il stoppe les saignements des petites coupures ou des écorchures et accélère la cicatrisation des plaies. Les sages-femmes l'utilisent pour soigner les déchirures périnéales de l'accouchement. La teinture est utile, en gargarisme, pour soigner les ulcérations de la bouche et le mal de gorge. On la prescrit en cas d'hémorragie après une extraction dentaire. Par voie interne, le remède soigne les jaunisses et les fièvres provoquant irritabilité, nervosité et hypersensibilité aux bruits ambiants.

Amélioration des symptômes La position allongée ; la marche.

Aggravation Le temps couvert et humide ; les courants d'air ; les repas.

CAPSICUM ANNUUM

CAPSICUM

Le remède Capsicum *est fabriqué à partir du piment arbustif. Les piments sont de puissants stimulants qui accroissent la circulation sanguine et déclenchent la sudation. Autrefois, on les utilisait pour soigner les infections.*

Noms communs Piment arbustif, piment de Cayenne.

Origine Indes, Antilles, Amérique du Sud ; cultivé dans le monde entier.

Parties utilisées Capsules séchées, graines du fruit mûr.

TYPE CONSTITUTIONNEL

Les types *Capsicum* ont les cheveux blonds et les yeux bleus. De santé précaire et de faible musculature, ils ont tendance à l'obésité. Curieusement, une stimulation excessive due à leur profession ou à un abus de caféine, d'alcool, d'aliments épicés ou de tabac les rend atones. Les enfants sont empotés, les adultes maladroits. Tous sont paresseux, malpropres, maussades, et enclins au mal du pays.

AFFECTIONS TRAITÉES

Elles sont caractérisées par des douleurs dans la vessie, les cuisses, le dos, les oreilles, le cou et la poitrine en période de toux. Le mal, cuisant, est semblable à celui causé par l'absorption ou la manipulation de piments. On prescrit *Capsicum* pour soigner les ulcérations de la bouche, la diarrhée, les aigreurs d'estomac, les hémorroïdes, les rhumatismes, le mal de gorge. Les sujets qui ont besoin de ce remède adorent les stimulants, même quand ils aggravent la douleur.

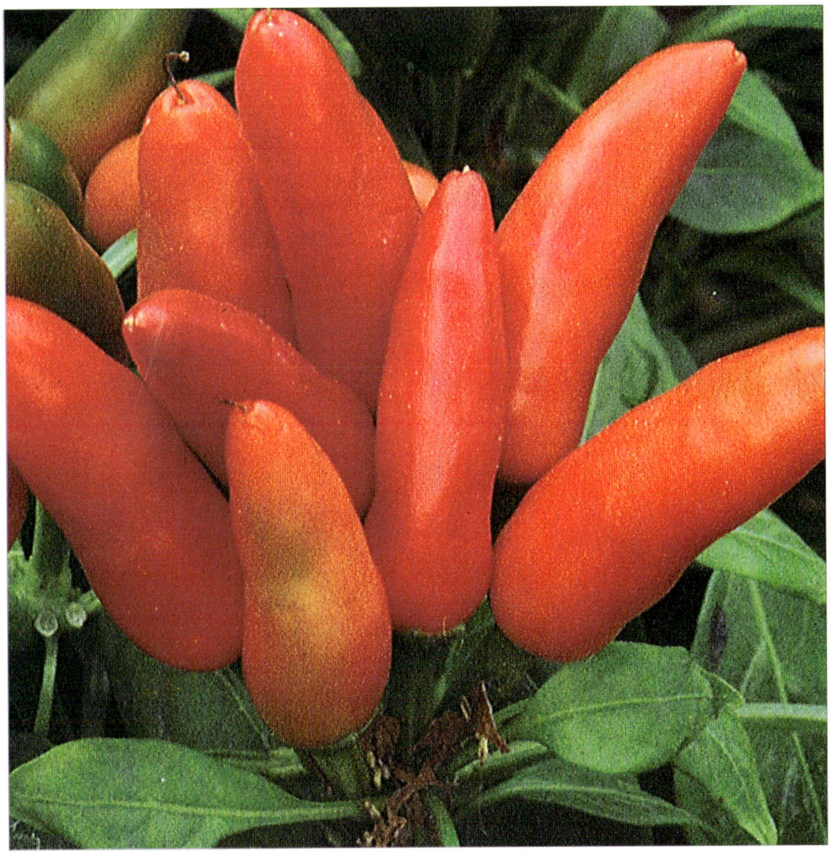

CAPSICUM ANNUUM *Le piment de Cayenne a des propriétés stimulantes.*

Amélioration des symptômes Le mouvement prolongé ; les repas ; la chaleur.
Aggravation Le froid ; le début d'un mouvement ; les courants d'air.

Principale automédication

Brûlures d'estomac pendant la grossesse – voir pp. 210-211

CAULOPHYLLUM THALICTROIDES

CAULOPHYLLUM

La racine de cette plante était utilisée par les Indiens d'Amérique pour soulager les douleurs du travail de l'accouchement et accélérer la naissance. Les phytothérapeutes administrent toujours la plante comme tonique et stimulant utérin. Caulophyllum *a été utilisé pour la première fois en homéopathie en 1875 par le Dr Hale, homéopathe américain bien connu.*

Nom commun Caulophyllum.
Origine Amérique du Nord.
Partie utilisée Racine fraîche.

Affections traitées

Caulophyllum a deux usages majeurs en homéopathie : le traitement des rhumatismes des petites articulations de la main et du pied, avec crampes et élancements erratiques ; une aide à l'accouchement – accélération du travail qui ne s'effectue pas bien en raison, par exemple, de contractions faibles, irrégulières, très douloureuses ou inefficaces. Il est aussi administré dans le cas de fausses contractions. Il peut enrayer une fausse couche et soulager les douleurs menstruelles et celles qui suivent l'accouchement. Comme c'est un stimulant de l'utérus, *Caulophyllum* peut déclencher les règles en cas d'aménorrhée.
Amélioration des symptômes La chaleur.
Aggravation La grossesse.

CAULOPHYLLUM THALICTROIDES *Le remède homéopathique est fabriqué à partir de la racine.*

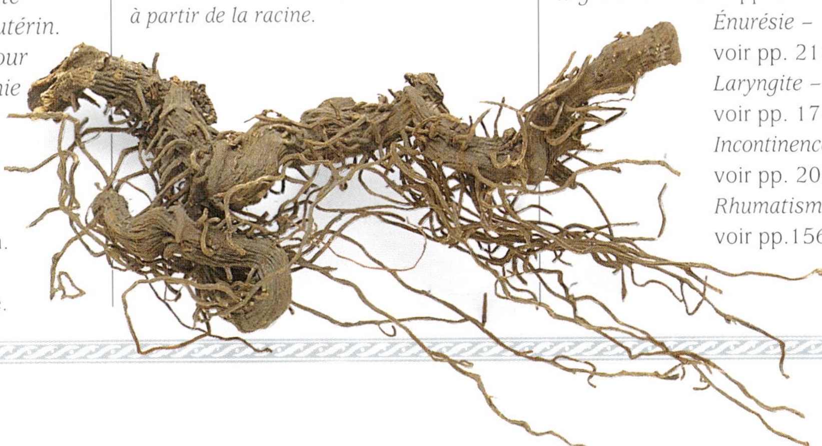

CAUSTICUM HAHNEMANNI

CAUSTICUM

Causticum *est un composé du potassium spécifique à l'homéopathie. Il fut fabriqué et expérimenté au début du* XIXe *siècle par Hahnemann, qui nota des sensations d'astringence et un goût brûlant sur la langue.*

Nom commun Hydrate de potassium.
Origine Préparé chimiquement en distillant de la chaux juste éteinte, du bisulfate de potassium et de l'eau.
Partie utilisée Distillat clarifié.

Type constitutionnel

Les types *Causticum* ont les cheveux bruns, les yeux noirs et la peau foncée. Ils manquent d'énergie, sont étroits d'esprit et souffrent longtemps des effets d'un chagrin. Cependant, ils compatissent aux souffrances d'autrui. De tendance frileuse, ils ont des verrues autour des ongles et sur le visage, le nez et les paupières.

Affections traitées

Ce remède est prescrit en cas de faiblesse ou de paralysie des nerfs et des muscles du larynx, des cordes vocales, de la paupière supérieure, du côté droit du visage et de la vessie – ce qui peut entraîner l'énurésie, surtout quand le sujet a froid, et des pertes d'urine quand il tousse ou éternue, marche ou se mouche. L'enrouement et la laryngite vont souvent de pair avec une toux sèche rejetant peu de mucosités. La douleur brûlante est caractéristique, surtout en cas de rhumatisme et d'acidité dans l'estomac due à la grossesse.
Amélioration des symptômes Les boissons froides ; la chaleur ; la toilette.
Aggravation Les vents froids et secs ; le soir ; après l'effort physique.

Principales automédications

Brûlures d'estomac pendant la grossesse – voir pp. 210-211
Énurésie – voir pp. 218-219
Laryngite – voir pp. 178-179
Incontinence d'effort – voir pp. 200-201
Rhumatisme – voir pp.156-157

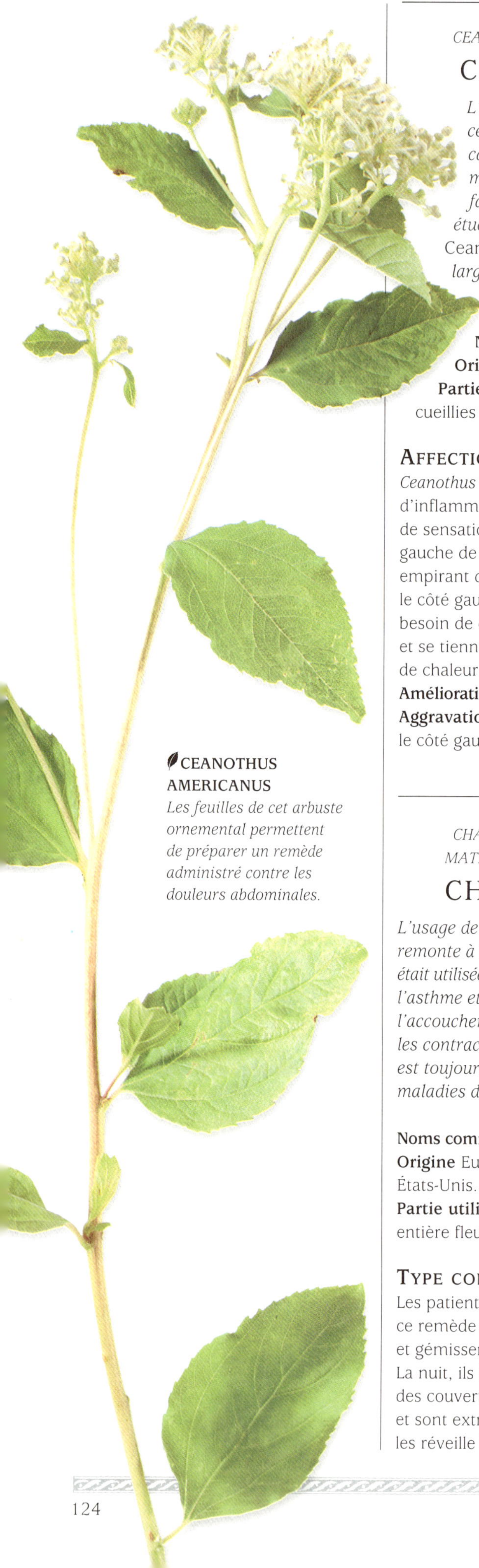

CEANOTHUS AMERICANUS
Les feuilles de cet arbuste ornemental permettent de préparer un remède administré contre les douleurs abdominales.

CEANOTHUS AMERICANUS

CEANOTHUS

L'usage homéopathique de cette grande plante à feuilles caduques fut découvert au milieu du XIXe siècle, mais il fallut attendre 1900, et des études plus poussées, pour que Ceanothus *soit prescrit plus largement contre la douleur et l'hypertrophie de la rate.*

Nom commun Céanothe.
Origine États-Unis, Canada.
Partie utilisée Feuilles séchées, cueillies sur la plante fleurie.

AFFECTIONS TRAITÉES

Ceanothus est administré dans les cas d'inflammation, d'hypertrophie ou de sensation de trop-plein du côté gauche de l'abdomen, de douleur empirant quand on se couche sur le côté gauche. Les patients qui ont besoin de ce remède sont très frileux et se tiennent tout près d'une source de chaleur pour avoir chaud.
Amélioration des symptômes Le repos.
Aggravation La position allongée sur le côté gauche ; le mouvement.

CHAMOMILLA RECUTITA/ MATRICARIA CHAMOMILLA

CHAMOMILLA

L'usage de la camomille en médecine remonte à l'époque d'Hippocrate. Elle était utilisée pour lutter contre l'eczéma, l'asthme et l'insomnie et, pendant l'accouchement, pour renforcer les contractions utérines. La plante est toujours efficace dans les maladies de la peau et comme sédatif.

Noms communs Camomille, matricaire.
Origine Europe, Afrique du Nord, États-Unis.
Partie utilisée Suc extrait de la plante entière fleurie fraîche.

TYPE CONSTITUTIONNEL

Les patients qui ont besoin de ce remède font des rêves angoissants et gémissent ou pleurent en dormant. La nuit, ils font dépasser leurs pieds des couvertures pour les tenir au frais et sont extrêmement irrités quand on les réveille brutalement.

AFFECTIONS TRAITÉES

Chamomilla est un bon remède pour les individus dont le seuil de réaction à la douleur est très bas, qui sont impatients et colériques et qui se plaignent beaucoup quand ils sont malades. La plus légère douleur les fait transpirer et s'évanouir, surtout s'il s'agit d'une femme ou d'un enfant. Ce remède est très bon pour les poussées dentaires accompagnées de fièvre chez le jeune enfant qui demande à être tenu dans les bras et pleure quand on le repose. Il agit aussi sur les maux de dents soulagés par le froid et aggravés par la chaleur. Il est conseillé en cas de mal d'oreille avec sensation de blocage ; de règles abondantes accompagnées de fortes crampes ; de crevasses sur les seins de la femme qui allaite ; de coliques et d'insomnie chez l'enfant.

CHAMOMILLA RECUTITA
La camomille est à l'origine d'un remède homéopathique excellent pour les enfants.

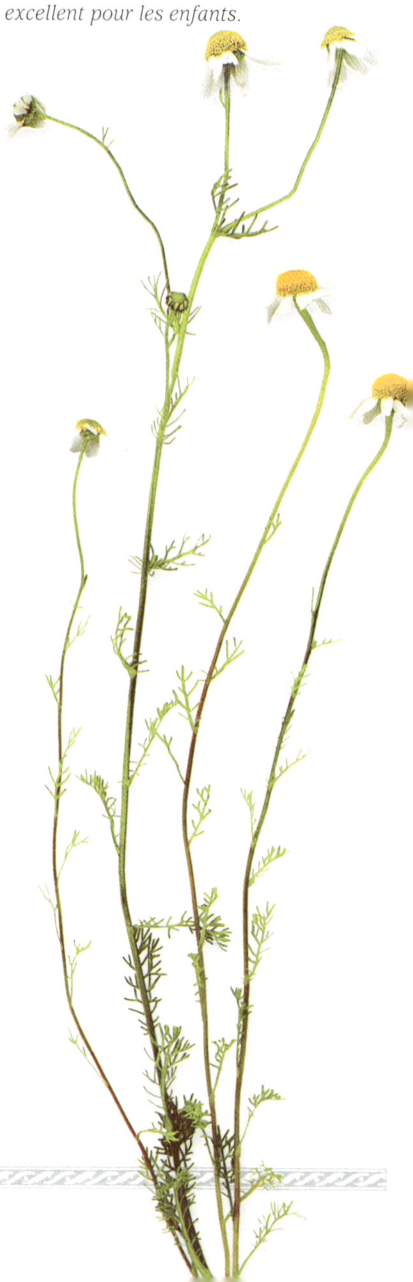

Amélioration des symptômes Le temps chaud et humide ; le jeûne.
Aggravation La colère ; la chaleur ; le vent froid ; l'air frais.

PRINCIPALES AUTOMÉDICATIONS

Colique du nourrisson – voir pp. 214-215
Insomnie chez l'enfant – voir pp. 216-217
Mal de dents – voir pp. 162-163
Percée dentaire – voir pp. 216-217
Problèmes liés à l'allaitement – voir pp. 212-213

CHELIDONIUM MAJUS

CHELIDONIUM

Selon la doctrine des signatures (voir p. 11), la couleur du suc de cette plante, jaune, signifiait qu'elle était efficace dans les affections du foie. En réalité, ce suc est toxique. La plante, que l'on appelle herbe aux verrues, détruit les verrues et appartient à la même famille que les pavots.

Noms communs Grande chélidoine, herbe aux verrues, éclaire.
Origine Europe, mais pousse dans de nombreux pays.
Partie utilisée Plante fleurie fraîche.

TYPE CONSTITUTIONNEL

Les types *Chelidonium* sont minces, blonds, léthargiques, et souvent déprimés, anxieux, pessimistes et dépendants. Psychologiquement atones, ils répugnent à l'effort. Ils ont tendance aux maux de tête avec langueur et grande léthargie et adorent le fromage et les boissons chaudes.

AFFECTIONS TRAITÉES

On prescrit ce remède contre les affections du foie et de la vésicule biliaire – calculs vésiculaires, indigestion, jaunisse, hépatite. On note souvent une douleur sur la partie inférieure de l'omoplate droite, accompagnée d'un embarras gastrique, de nausées, de vomissements et d'une distension de la partie supérieure de l'abdomen. Les symptômes abdominaux sont soulagés par la défécation. Les symptômes sont en général localisés à droite. En usage externe, ce remède soigne les verrues. Quand ils sont malades, les sujets qui ont besoin de ce remède sont nauséeux ou se plaignent de crises de foie ; ils sont déprimés, souffrent de la tête et ont le teint jaunâtre et brouillé. Il leur arrive d'avoir un pied chaud et l'autre froid.
Amélioration des symptômes Le lait et les boissons chaudes ; après les repas ; les pressions fermes.
Aggravation La chaleur ; les changements de temps ; tôt le matin ; vers 4 h et vers 16 h.

CICUTA VIROSA

CICUTA

Il arrive que la médecine classique utilise cette plante pour soigner la goutte. La racine fraîche est très toxique et provoque des symptômes d'empoisonnement analogues à ceux de la strychnine, avec des spasmes, une salivation excessive, une hypersudation et une hyperventilation.

Nom commun Ciguë aquatique.
Origine Europe, Sibérie, États-Unis, Canada.
Partie utilisée Racine fraîche.

AFFECTIONS TRAITÉES

Cicuta soigne les mouvements spasmodiques, surtout celui de basculer la tête en arrière, comme dans l'épilepsie, la méningite, l'éclampsie, la paralysie et les suites de blessures à la tête. Les sujets qui ont besoin de ce remède ont parfois envie de manger des éléments tels que la craie.
Amélioration des symptômes La chaleur ; l'arrêt des flatulences.
Aggravation Les secousses et les contacts physiques ; la fraîcheur.

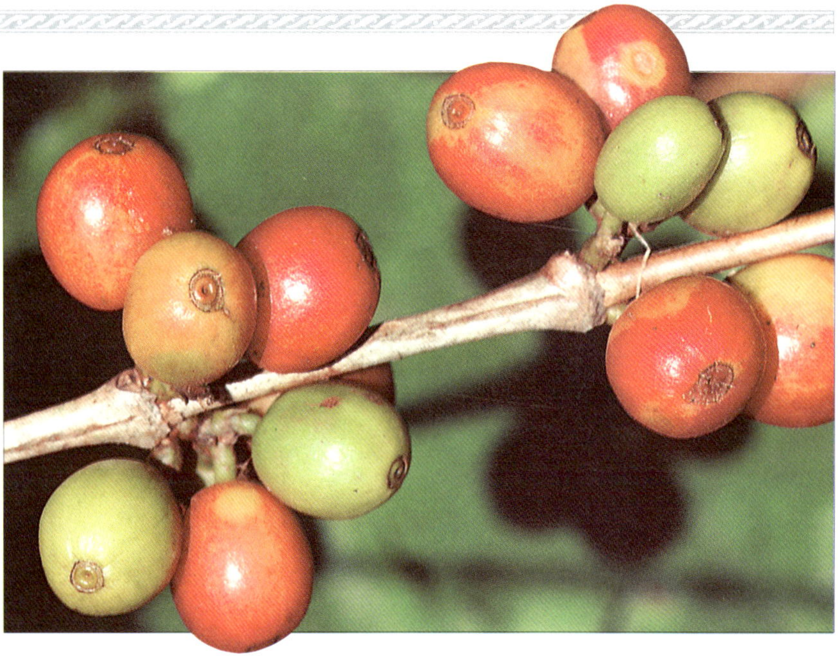

COFFEA CRUDA *Les baies contiennent les grains de café, qui servent à la fabrication du remède homéopathique.*

COFFEA CRUDA/C. ARABICA

COFFEA

La caféine était utilisée en médecine comme calmant de la douleur, diurétique et tonique digestif. De nos jours, elle est toujours associée à l'aspirine et à d'autres analgésiques.

Nom commun Caféier.
Origine Arabie et Éthiopie ; pousse aujourd'hui en Occident, aux Antilles et en Amérique centrale.
Partie utilisée Grains de café non grillés.

AFFECTIONS TRAITÉES

Coffea est prescrit en cas de surexcitation, de surmenage intellectuel avec insomnie, et aux sujets sensibles à la douleur. Le patient a les nerfs à fleur de peau, et le moindre bruit lui est intolérable. *Coffea* est aussi conseillé pour les troubles de la ménopause.
Amélioration des symptômes L'eau glacée dans la bouche ; le repos.
Aggravation Le temps froid et venteux ; le bruit, les odeurs, les contacts physiques.

PRINCIPALES AUTOMÉDICATIONS

Douleurs de l'accouchement – voir pp. 212-213
Insomnie – voir pp. 194-195
Insomnie chez l'enfant – voir pp. 216-217
Mal de dents – voir pp. 162-163

COLCHICUM AUTUMNALE

COLCHICUM

Les Grecs de l'Antiquité considéraient cette plante comme un remède inestimable contre la goutte. On la donnait aussi en cas de bronchite, d'ascite, de fièvre, de maladie vénérienne et de convulsions.

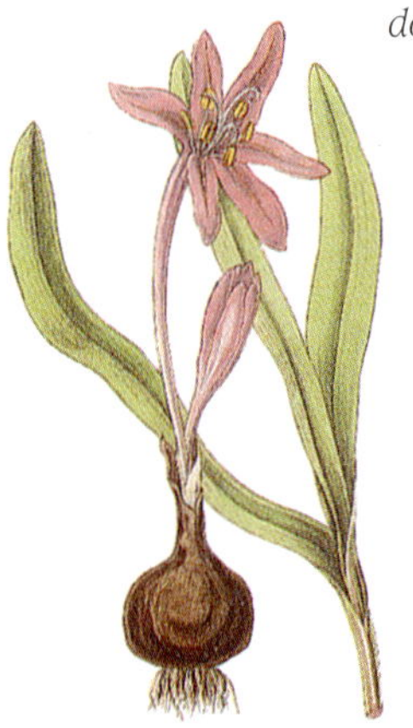

COLCHICUM AUTOMNALE *Un remède est fabriqué à partir du bulbe frais.*

Nom commun Colchique.
Origine Europe, Afrique, États-Unis, Canada.
Partie utilisée Bulbe frais.

Affections traitées

La principale indication de *Colchicum* est la goutte, en cas de douleur vive, lorsque le moindre contact ou mouvement est insupportable. Le gros orteil, caractéristiquement le plus atteint, est d'une extrême sensibilité. *Colchicum* soigne aussi les troubles digestifs tels que : régurgitations acides, nausées, vomissements et diarrhées plutôt soulagés par la position penchée en avant. Il est utile dans certains troubles cardiaques et problèmes musculaires et articulaires.
Amélioration des symptômes
La chaleur ; le repos et le calme.
Aggravation Le mouvement ; le contact physique ; le temps changeant ou froid et humide, notamment en automne.

CONIUM MACULATUM

CONIUM

Les Grecs anciens utilisaient la grande ciguë comme poison officiel. Socrate fut ainsi condamné à en boire. Les Romains Dioscoride et Pline l'Ancien l'utilisaient contre les troubles de la peau, du système nerveux et du foie, les tumeurs bénignes et le cancer du sein, ainsi que pour calmer les impulsions sexuelles et la douleur.

Noms communs Grande ciguë, ciguë commune, ciguë de Socrate.
Origine Europe, Asie du Sud-Est, États-Unis, Canada, Chili.
Partie utilisée Suc extrait des feuilles et des inflorescences.

Type constitutionnel

Les sujets qui ont besoin de *Conium* ont un horizon limité. Ils sont plutôt ternes, indifférents aux impressions du monde extérieur, déprimés et pétris d'idées fixes et de superstitions. Cette inertie peut être due à une activité sexuelle accrue ou, au contraire, insuffisante. Ces sujets sont particulièrement déprimés quand leur partenaire sexuel les quitte.

Affections traitées

Conium est prescrit dans le cas d'hypertrophie ganglionnaire due à un cancer, par exemple, surtout du sein, et de troubles nerveux marqués par une paralysie progressive commençant par les pieds et pouvant s'accompagner d'une hypersensibilité à la lumière. Ce remède est aussi utile pour les étourdissements qui s'accentuent quand on s'allonge ou quand on tourne la tête, la sensibilité des seins avant et pendant les règles et au cours de la grossesse, l'éjaculation précoce, l'hypertrophie de la prostate.
Amélioration des symptômes
Les pressions ; les flatulences ; le mouvement prolongé ; l'expression de ses émotions.
Aggravation Regarder des objets en mouvement ; l'alcool ; la suractivité ou l'abstinence sexuelles.

Principale automédication

Douleurs mammaires – voir pp. 210-211

CROCUS SATIVUS

CROCUS

Les longs stigmates rouges de Crocus sativus, *qui produisent le safran, furent utilisés par Hippocrate comme purgatif, émollient et aphrodisiaque. Les anciens Arabes prescrivaient le safran pour les accouchements difficiles et les maladies du foie. Depuis lors, le safran est employé en médecine classique pour de nombreuses affections, dont les désordres mentaux, l'arthrite et l'asthme.*

Nom commun Safran.
Origine Pousse maintenant dans toute l'Europe.
Parties utilisées Stigmates et une partie du style.

Affections traitées

Crocus traite les troubles émotionnels, telles les bouffées de tristesse qui surviennent même quand le sujet est occupé et captivé par ce qu'il fait. Son humeur passe de la colère au calme, de la gaieté à la tristesse, et le patient a une curieuse sensation de crispation intérieure, ce qui peut être le signe d'une maladie mentale. Parmi les autres symptômes, on remarque que le sang libéré lors des règles ou d'un saignement de nez est noir et chargé de filaments et de caillots.
Amélioration des symptômes
L'air pur ; après le petit déjeuner.
Aggravation La musique ; les pièces chauffées ; le mouvement ; la grossesse.

CROTALUS HORRIDUS HORRIDUS

CROTALUS

Le serpent à sonnette se reconnaît à sa queue qui fait un bruit de grelot. Le remède homéopathique fut créé par le Dr Hering en 1837 (voir p.17) et est employé pour des maladies graves.

Noms communs Crotale, serpent à sonnette.
Origine Régions arides du Canada, des États-Unis et de l'Amérique du Sud.
Partie utilisée Venin frais.

Affections traitées

Crotalus agit sur tout écoulement de sang anormal, surtout noir, fluide et ne coagulant pas. Il est employé en cas de jaunisse, septicémie, défaillance générale, attaque cérébrale sur le côté droit, cancer, troubles cardiaques s'aggravant quand le sujet est allongé sur le côté gauche, avec douleur irradiant vers la main droite ; dans le cas d'un œdème généralisé dû, par exemple, à une insuffisance hépatique et à un empoisonnement du sang. Il est d'un grand secours pour les alcooliques. Les personnes qui ont besoin de ce remède ont tendance à être dépressives et fatiguées. Elles sont distraites au point d'oublier un trajet habituel.
Amélioration des symptômes L'air pur.

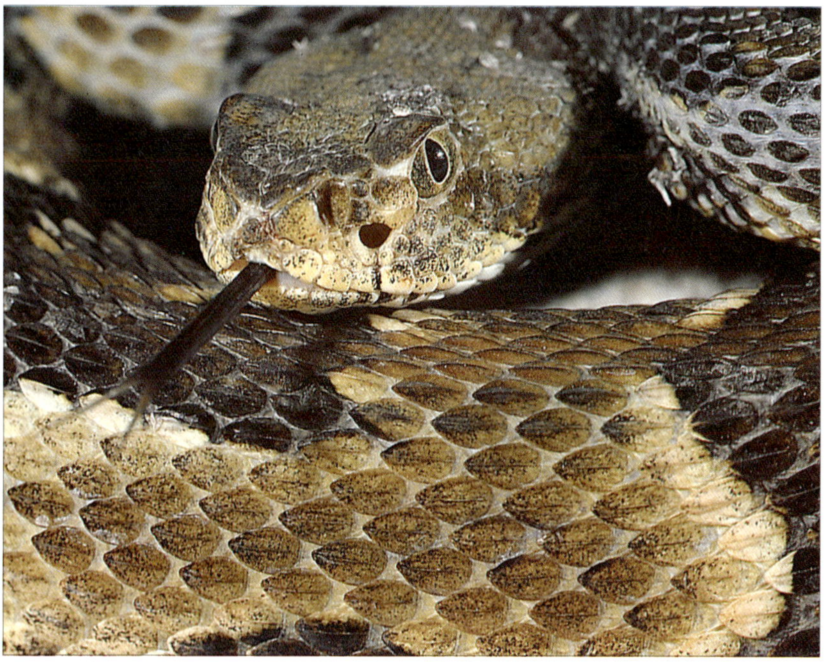

CROTALUS HORRIDUS HORRIDUS *Son venin est à l'origine d'un remède capable de traiter des maladies graves.*

Aggravation La chaleur, l'humidité ; être allongé sur le côté gauche, alors que les troubles siègent surtout du côté droit ; les vêtements serrés.

CYCLAMEN EUROPAEUM

CYCLAMEN

Cette plante à fleurs était prescrite dans l'Antiquité par les médecins grecs, romains et arabes dans les cas de rhinite, d'hypertrophie de la rate, de maladies du foie et pour déclencher les règles.

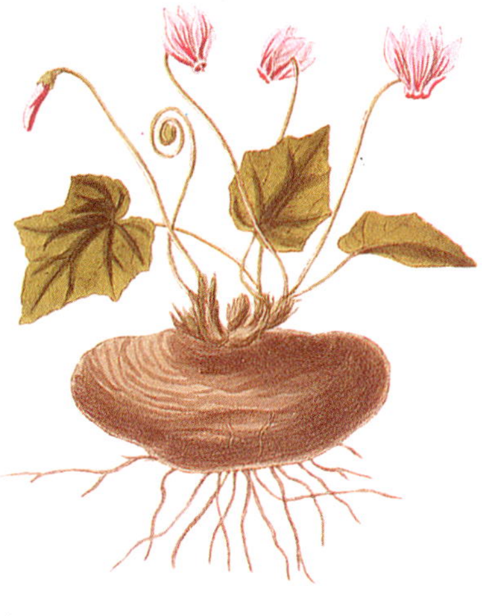

CYCLAMEN EUROPAEUM *Le gros tubercule était autrefois employé comme purgatif en raison de son âcreté.*

Nom commun Cyclamen d'Europe.
Origine Sud de l'Europe, Afrique du Nord.
Partie utilisée Suc de la racine fraîche.

Affections traitées

Cyclamen régularise le cycle menstruel et soulage les violents maux de tête accompagnés de points lumineux devant les yeux. Il soigne également les douleurs musculaires et cutanées. Les sujets qui ont besoin de ce remède détestent les aliments gras et désirent manger des choses non comestibles (craie, terre, vers...). Ils sont souvent déprimés et bourrés de remords.
Amélioration des symptômes Le mouvement ; les pleurs ; les menstruations.
Aggravation L'air frais.

DATURA STRAMONIUM

STRAMONIUM

Cette plante sédative fut utilisée en médecine comme calmant de la douleur rhumatismale, des névralgies et de la sciatique. Les soldats la consommaient pour se calmer avant la bataille. Toxique, calmante, elle provoque des hallucinations.

Noms communs Datura, stramoine, herbe aux sorcières, herbe du diable.
Origine Europe, Asie, Amérique.
Parties utilisées Suc de la plante entière avant la floraison, graines.

Affections traitées

Stramonium agit sur les troubles du système nerveux associés à des phobies et des spasmes musculaires violents, des crampes, et même des convulsions. Les phobies sont variées : peur de l'obscurité, de l'eau, de la violence... C'est un remède contre les terreurs nocturnes ou les suites d'une frayeur, en particulier chez l'enfant. Enfants et adultes qui ont besoin de ce remède bégaient par nervosité, par peur ou après un choc.
Parmi les autres symptômes, notons : une diminution de la sudation ou de la sécrétion d'urine ; des secousses et des tressaillements ; l'épilepsie, la méningite et les attaques cérébrales ; une soif intense, de boissons acides surtout. C'est un remède contre les montées de fièvre de l'enfant.
Amélioration des symptômes La lumière ; la compagnie ; la chaleur.
Aggravation Après un long sommeil ; le temps couvert ; la solitude ; les efforts de déglutition, en particulier des liquides.

DELPHINIUM STAPHYSAGRIA

STAPHYSAGRIA

La staphysaigre était connue dans l'Antiquité grecque et romaine. On la prescrivait par voie interne comme vomitif et purgatif et, par voie externe, sous forme de pommade, comme antidote des piqûres et des morsures.

Nom commun Dauphinelle.
Origine Sud de l'Europe, Asie.
Partie utilisée Graines.

Type constitutionnel

Ces types cachent des émotions rentrées, surtout la colère. Apparemment doux et accommodants, ils sont très sensibles à la grossièreté et aux insultes et redoutent de perdre leur sang-froid. Ils ont souvent une libido développée.
Leur sueur, leurs fèces et leurs gaz intestinaux ont une odeur d'œuf pourri. Ce sont des drogués de travail qui ont tendance à aimer l'alcool ainsi que les aliments sucrés.

AFFECTIONS TRAITÉES

Le remède est prescrit aux sujets souffrant de névralgies, de problèmes dentaires, de cystite, d'orgelets, de blépharite (inflammation des paupières), de maux de tête s'accompagnant d'une sensation frontale de poids poussant vers l'extérieur. Il aide les femmes qui ont des rapports sexuels douloureux avec un nouveau partenaire.

Amélioration des symptômes La chaleur.

Aggravation La sieste ; après le petit déjeuner ; la répression des émotions.

PRINCIPALES AUTOMÉDICATIONS

Cystite – voir pp. 200-201
Orgelet – voir pp. 168-169

DIGITALIS PURPUREA

DIGITALIS

En 1785, le Dr William Withering découvrit l'action de la digitale pourpre sur le cœur. Elle est toujours utilisée en médecine classique pour soigner les insuffisances cardiaques et les irrégularités du rythme cardiaque. En homéopathie, c'est un remède cardiaque essentiel.

Noms communs Digitale pourpre, digitale rouge, gants de Notre-Dame.
Origine Europe.
Partie utilisée Suc extrait des jeunes feuilles fraîches.

AFFECTIONS TRAITÉES

Digitalis soigne la lenteur ou les irrégularités du pouls associées aux symptômes suivants : insuffisance cardiaque, faiblesse avec perte de connaissance, sensation de creux dans l'estomac, nausée provoquée par les odeurs de cuisine. Le sujet a l'impression que son cœur va s'arrêter au moindre mouvement. Ces problèmes peuvent être accompagnés de troubles hépatiques.

Amélioration des symptômes L'air frais ; l'estomac vide.

Aggravation La position assise droite ; les repas ; la musique.

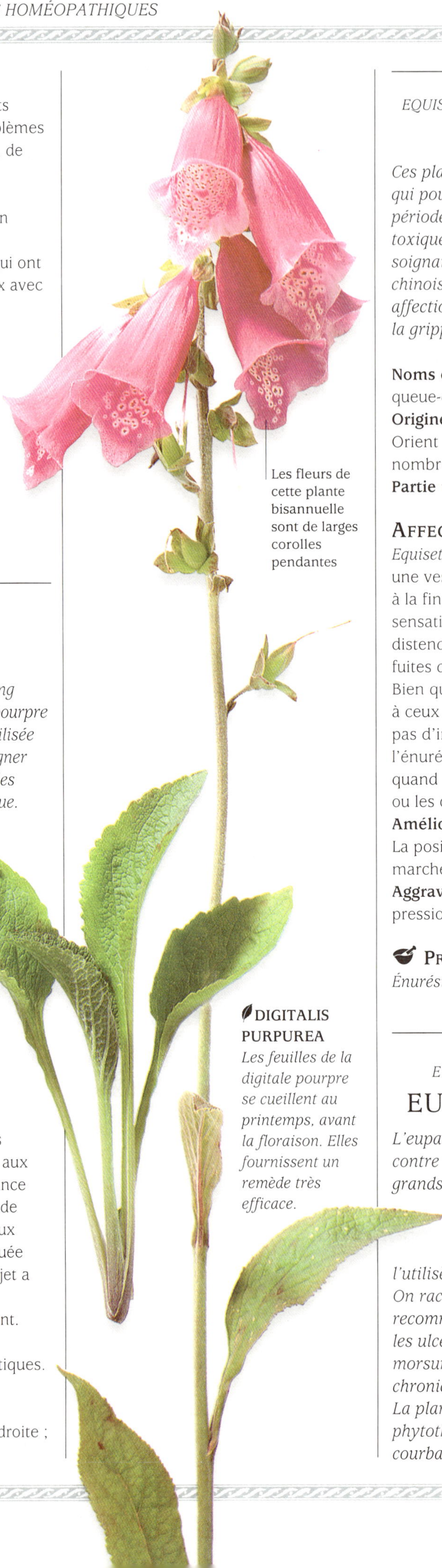

Les fleurs de cette plante bisannuelle sont de larges corolles pendantes

DIGITALIS PURPUREA
Les feuilles de la digitale pourpre se cueillent au printemps, avant la floraison. Elles fournissent un remède très efficace.

EQUISETUM HIEMALE ET *E. ARVENSE*

EQUISETUM

Ces plantes sont parentes d'arbres qui poussaient sur la Terre à la période carbonifère. Bien que toxiques pour le bétail, elles soignaient les blessures. Les médecins chinois les utilisent pour traiter les affections des yeux, la dysenterie, la grippe et les hémorroïdes.

Noms communs Prêle, queue-de-cheval, queue-de-renard.
Origine *E. hiemale* pousse en Extrême-Orient (Chine), et *E. arvense* dans de nombreuses régions du monde.
Partie utilisée Plante entière fraîche.

AFFECTIONS TRAITÉES

Equisetum soigne des troubles liés à une vessie fragile : douleur qui empire à la fin de la miction, douloureuse sensation de poids et de vessie distendue, envie d'uriner permanente, fuites d'urine, mucosités dans l'urine. Bien que les symptômes ressemblent à ceux de la cystite, ils ne montrent pas d'infection. Le remède traite aussi l'énurésie nocturne chez l'enfant quand elle est provoquée par les rêves ou les cauchemars.

Amélioration des symptômes La position allongée sur le dos ; la marche.

Aggravation Le mouvement ; les pressions ; le contact physique.

PRINCIPALE AUTOMÉDICATION

Énurésie – voir pp. 218-219

EUPATORIUM PERFOLIATUM

EUPATORIUM PER.

L'eupatoire était autrefois utilisée contre la fièvre. Elle fut l'un des grands remèdes des Indiens d'Amérique contre le paludisme. Les pionniers la remarquèrent et, en 1830, l'utilisèrent contre cette maladie. On raconte que Dioscoride la recommandait dans l'Antiquité pour les ulcérations, la dysenterie, les morsures de serpent, les fièvres chroniques et les maladies du foie. La plante est employée en phytothérapie contre la grippe avec courbatures.

Noms communs Eupatoire, herbe-à-la-fièvre.
Origine Canada, États-Unis, naturalisée en Europe.
Partie utilisée Partie aérienne de la plante.

Affections traitées

Eupatorium per. soigne la grippe et d'autres maladies fébriles avec douleurs osseuses, faible transpiration et mouvements agités dus à la douleur. La tête, les globes oculaires et la poitrine font mal, le patient a envie d'eau glacée et d'aliments froids. Il peut être pris d'une toux qui aggrave les symptômes.
Amélioration des symptômes Garder la chambre ; les conversations ; les vomissements de bile.
Aggravation L'air frais ; le mouvement ; entre 7 et 9 h du matin.

EUSPONGIA OFFICINALIS

SPONGIA

L'éponge s'est vu attribuer pour la première fois un rôle médicinal au XIIIe siècle, lorsqu'on l'utilisa pour soigner le goitre, qui résulte d'une déficience en iode (voir p. 131). 500 ans plus tard, on démontrait que l'éponge contenait des quantités significatives d'iode et de brome, ce qui explique son succès dans le traitement des troubles thyroïdiens.

Nom commun Éponge.
Origine Méditerranée et autres mers.
Partie utilisée Éponge calcinée.

Type constitutionnel

Les sujets susceptibles de bénéficier de ce remède ont les cheveux blonds, le teint pâle et les yeux bleus. Ils sont sveltes. Malades, ils ont peur de mourir.

Affections traitées

Le remède traite les symptômes liés au goitre – palpitations, essoufflement, montées de sang au visage. Il agit sur les toux spasmodiques sifflantes, l'asthme, l'obstruction laryngée et les troubles cardiaques. Les symptômes sont : sensation de grande fatigue après le plus léger effort, palpitations violentes avec douleur thoracique aiguë ressemblant à celle de l'angine de poitrine, rougeur du visage ou du cou, impression de suffocation qui réveille le sujet vers minuit. *Spongia* agit sur la laryngite avec sécheresse douloureuse de la gorge, qui est hypersensible au toucher. Le remède est très utile quand il existe des cas de tuberculose ou de fragilité de l'appareil respiratoire dans une famille.
Amélioration des symptômes La position assise ; les aliments et les boissons chaudes.
Aggravation Les efforts physiques ; le toucher des régions malades ; en parlant ; les aliments sucrés et les boissons froides ; le soir, avant minuit.

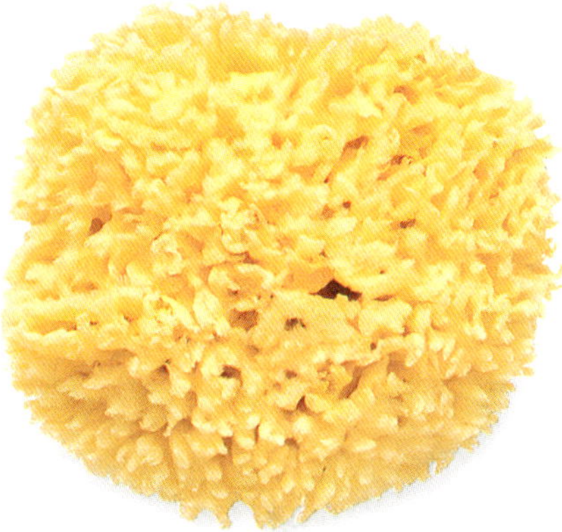

EUSPONGIA OFFICINALIS *Le remède obtenu à partir de l'éponge agit sur les troubles thyroïdiens et la toux.*

FERRUM METALLICUM

FERRUM MET.

Le fer est employé par la médecine classique sous forme de compléments alimentaires. Un régime déficient en fer entraîne une anémie avec fatigue et essoufflement. Bien qu'il n'y ait aucun lien direct entre une carence alimentaire en fer et le remède homéopathique, certains homéopathes estiment que le remède facilite l'absorption du fer par l'organisme.

Nom commun Fer.
Origine Minerai de fer provenant du Canada, des États-Unis, du Guatemala.
Partie utilisée Fer.

Affections traitées

Ferrum met. est souvent nécessaire à des patients bien bâtis, paraissant en bonne santé mais qui, en réalité, sont faibles, sensibles au froid et sujets à des troubles circulatoires ou à l'anémie. Mentalement fragiles, ils sont hypersensibles au bruit, d'humeur capricieuse et ne supportent pas la contradiction. Toujours fatigués, ils détestent se déplacer. Mais, bizarrement, des douleurs ou une soudaine envie de bouger les empêchent de rester en place. Les types *Ferrum met.* n'apprécient ni les œufs ni les aliments gras, qui peuvent troubler leur digestion, mais ils aiment les tomates et les aliments aigres.
Amélioration des symptômes Les mouvements doux.
Aggravation La nuit.

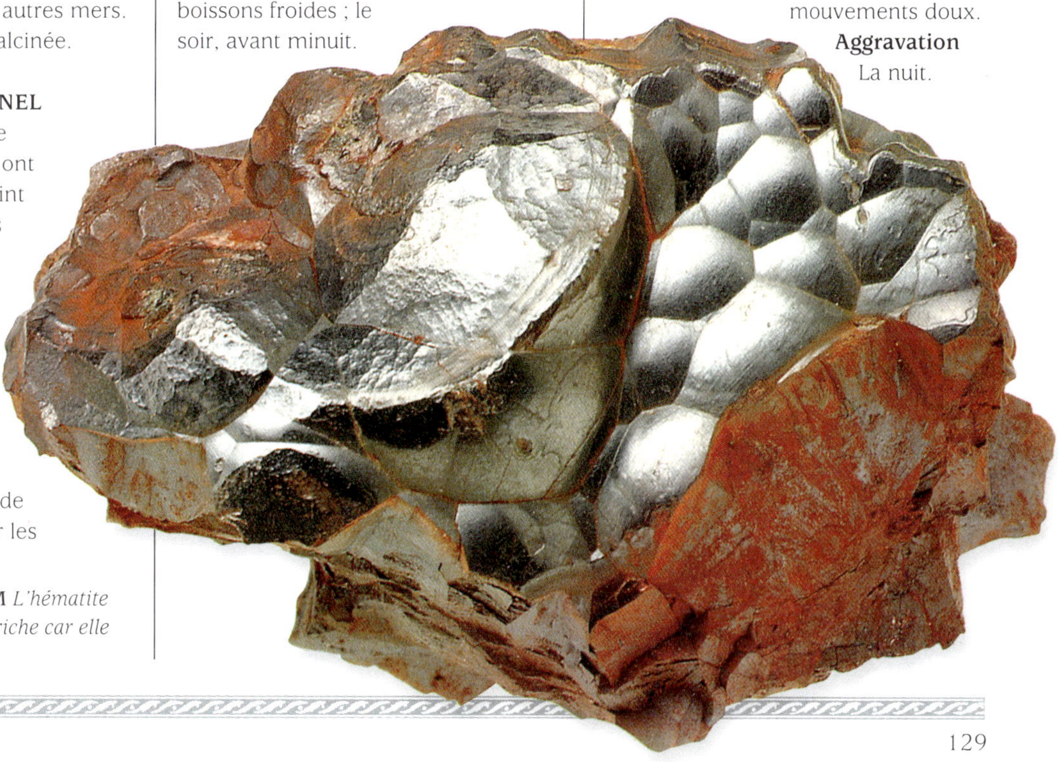

FERRUM METALLICUM *L'hématite est la source de fer la plus riche car elle en contient jusqu'à 70 %.*

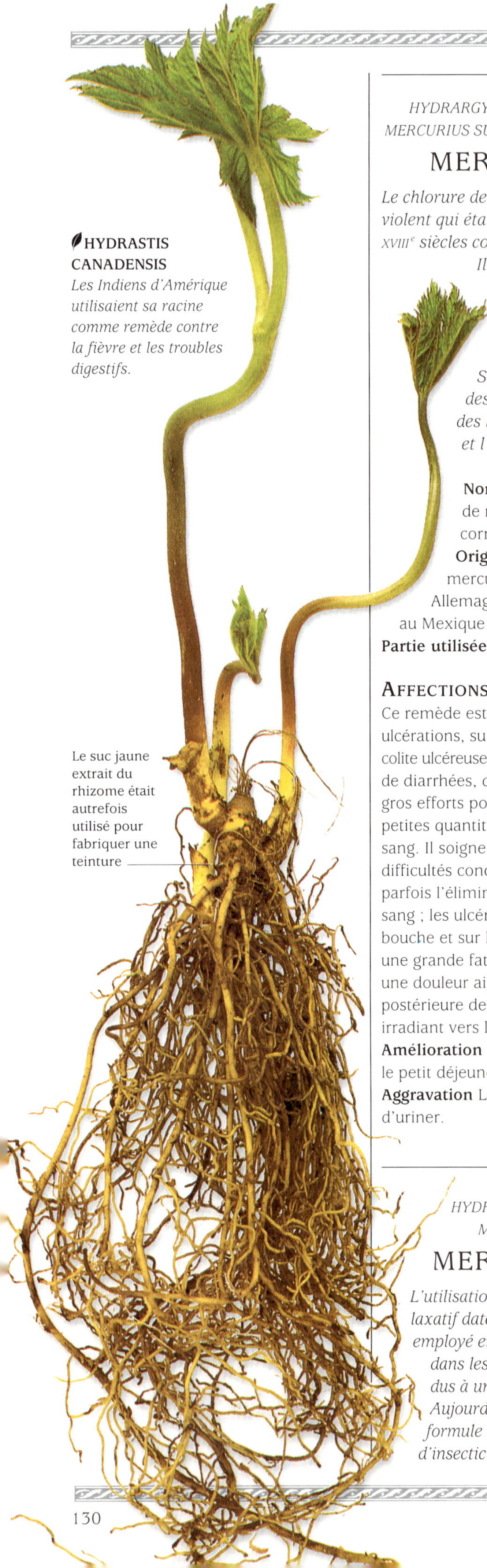
Le suc jaune extrait du rhizome était autrefois utilisé pour fabriquer une teinture

HYDRASTIS CANADENSIS
Les Indiens d'Amérique utilisaient sa racine comme remède contre la fièvre et les troubles digestifs.

HYDRARGYRUM BICHLORATUM/ MERCURIUS SUBLIMATUS CORROSIVUS

MERC. CORR.

Le chlorure de mercure est un poison violent qui était utilisé aux XVIIe et XVIIIe siècles comme antiseptique local. Il est actuellement employé comme fongicide pour traiter les bulbes et les tubercules floraux. Son ingestion cause une destruction cellulaire et des brûlures dans la gorge et l'estomac.

Noms communs Chlorure de mercure, sublimé corrosif.
Origine Chlorure de mercure, sel présent en Allemagne, en ex-Yougoslavie, au Mexique et aux États-Unis.
Partie utilisée Chlorure de mercure.

Affections traitées

Ce remède est utilisé pour traiter les ulcérations, surtout dans les intestins – colite ulcéreuse –, qui s'accompagnent de diarrhées, de saignements et de gros efforts pour n'expulser que de petites quantités de mucus ou de sang. Il soigne aussi les mêmes difficultés concernant la vessie, avec parfois l'élimination de mucus ou de sang ; les ulcérations dans la gorge, la bouche et sur la cornée, associées à une grande fatigue. On note parfois une douleur aiguë dans la partie postérieure des fosses nasales, irradiant vers les oreilles.
Amélioration des symptômes Après le petit déjeuner ; le repos.
Aggravation L'air frais ; le soir ; le fait d'uriner.

HYDRARGYRUM CHLORATUM/ MERCURIUS DULCIS

MERC. DULC.

L'utilisation du calomel en tant que laxatif date du XVIe siècle. Il était employé en médecine classique dans les troubles qu'on croyait dus à un déséquilibre hépatique. Aujourd'hui, il entre dans la formule d'un grand nombre d'insecticides et de fongicides.

Nom commun Calomel.
Origine Chlorure mercureux, présent en Allemagne, en ex-Yougoslavie, au Mexique et aux États-Unis.
Partie utilisée Chlorure mercureux.

Affections traitées

Merc. dulc. soigne les enfants pâles et minces dont les glandes cervicales sont hypertrophiées et dont les muqueuses sécrètent un mucus blanchâtre, épais et visqueux, surtout dans l'oreille moyenne et dans les trompes d'Eustache. C'est l'un des principaux remèdes de l'otite séro-muqueuse. Il est aussi indiqué dans les cas de rhinite, de rougeur et de sécheresse des yeux.
Amélioration des symptômes Les boissons froides.
Aggravation La nuit ; l'exercice physique ; les boissons et les aliments acides.

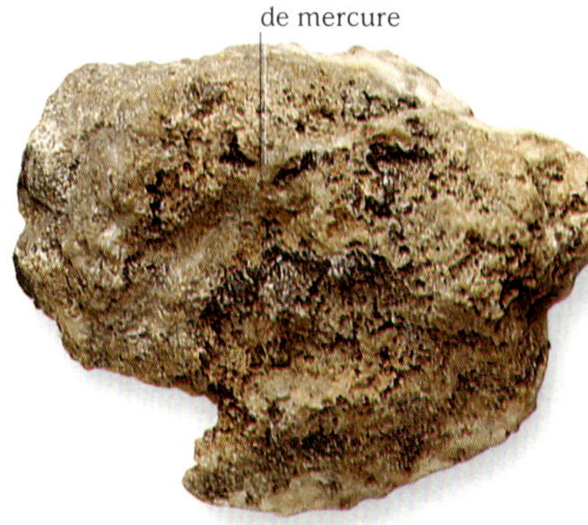
Dépôts noirs de chlorure de mercure

HYDRARGYRUM CHLORATUM
Le calomel est la source d'un remède à l'otite séro-muqueuse de l'enfant.

HYDRASTIS CANADENSIS

HYDRASTIS

L'épais rhizome jaune de cette plante était autrefois utilisé en Amérique par les Indiens Cherokee comme tonique digestif. Hydrastis *fut introduit en Europe en 1760. Le remède a été expérimenté en 1875 par un homéopathe américain, le Dr Hale.*

Nom commun Hydrastis.
Origine Canada, États-Unis, Europe.
Partie utilisée Rhizome frais.

Affections traitées

Ce remède soigne les affections des muqueuses, tels la rhinite, la sinusite, le mal de gorge et les troubles du goût caractérisés par la sécrétion d'un mucus épais, jaune et visqueux dans les muqueuses du nez, de la gorge et de l'appareil respiratoire. *Hydrastis* traite également les troubles de l'estomac et de la digestion, caractérisés par une sensation de vide stomacal qui persiste après avoir mangé et pouvant être accompagnée de constipation sans envie d'aller à la selle. Ce remède est très utile aux sujets qui ont perdu beaucoup de poids à la suite d'une maladie chronique dégénérative.

Amélioration des symptômes Le repos ; la chaleur.

Aggravation L'inhalation d'air froid ; la nuit.

PRINCIPALE AUTOMÉDICATION

Rhinite – voir pp. 170-171

HYOSCYAMUS NIGER

HYOSCYAMUS

La médecine classique utilisait la plante comme sédatif, analgésique et anticonvulsivant. Le principe actif, l'hyoscine (ou scopolamine), est toujours employé comme antispasmodique dans les affections du système gastro-intestinal.

Noms communs Jusquiame noire, jusquiame potelée.

Origine Europe et certaines régions de l'Asie, du Canada, des États-Unis.

Partie utilisée Suc de la plante entière fleurie, fraîche.

AFFECTIONS TRAITÉES

Hyoscyamus soigne les troubles émotionnels, tels la jalousie, les soupçons, la paranoïa. Ceux qui ont besoin de ce remède s'imaginent que tout le monde les épie et cherche à les duper, ou qu'on va les empoisonner. Ils se sentent indésirables. Ils peuvent parler pendant des heures ou, au contraire, rester assis, en silence, le regard fixe. Ils se livrent parfois, y compris les enfants, à de violents éclats à connotation sexuelle, et s'expriment dans un langage grossier pour le plaisir de choquer. Ce remède soigne la toux spasmodique, l'épilepsie et d'autres manifestations spasmodiques.

Amélioration des symptômes La position assise.

Aggravation Les chocs émotionnels ; le contact physique ; la position allongée.

IODUM

IODUM

L'iode est indispensable à l'organisme ; une déficience en iode entraîne, entre autres, le dessèchement de la peau, la chute des cheveux, le gonflement de la glande thyroïde, une faiblesse musculaire, une prise de poids, une atonie mentale et de la fatigue. En Occident, cette carence est rare parce qu'on ajoute de l'iodure de potassium (un sel d'iode) au sel de table.

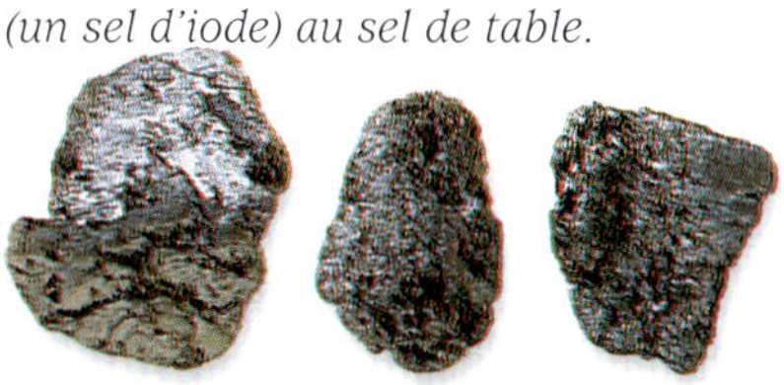

IODUM *L'iode s'employait autrefois comme antiseptique local. C'est toujours le cas, mais on l'utilise mélangé à de l'alcool (alcool iodé).*

Nom commun Iode.

Origine Algues et salpêtre (Chili). Aujourd'hui, il est préparé chimiquement.

Partie utilisée Iode.

AFFECTIONS TRAITÉES

Iodum soigne les symptômes associés à une hyperactivité thyroïdienne, parmi lesquels les douleurs oculaires, une hypertrophie glandulaire, un appétit intense lié à l'impression de se sentir défaillir de faim malgré une tendance à perdre du poids. Le plus léger effort physique fait transpirer. Les sujets qui ont besoin de ce remède ont le désir obsessionnel d'être exagérément occupés parce qu'ils sont envahis de pensées terrifiantes dès qu'ils doivent s'asseoir et rester sans rien faire. Cette activité débordante n'est cependant pas organisée et ils sont distraits et étourdis. Ils passent leur temps à tout vérifier, par exemple que les portes ont bien été fermées le soir. Ils sont bavards et excessivement agités mentalement. *Iodum* soigne également les troubles des muqueuses (surtout celles du larynx), du cœur et des vaisseaux sanguins. Il traite les douleurs osseuses nocturnes et les toux sèches et violentes parfois à l'origine de vomissements.

Amélioration des symptômes Les repas ; l'air frais ; le mouvement.

Aggravation Les pièces surchauffées.

KALIUM BROMATUM

KALI. BROM.

Le bromure de potassium est un sel cristallin blanc utilisé en photographie. La médecine classique l'employait autrefois à forte dose contre les épilepsies graves et d'autres troubles convulsifs. On l'administrait aussi aux hommes en proie à des désirs sexuels intenses et les détenus recevaient du bromure de potassium pour calmer leur libido.

Nom commun Bromure de potassium.

Origine Corps solide cristallin préparé chimiquement.

Partie utilisée Bromure de potassium.

TYPE CONSTITUTIONNEL

Ces types hésitent entre la morale et l'immoralité, et se montrent nerveux et soupçonneux. Ils s'imaginent être l'objet de la vengeance divine et s'en désespèrent. Ils ont un sentiment aigu d'impuissance et d'insécurité, surtout pendant la puberté, car ils se sentent profondément coupables d'éprouver des pulsions sexuelles. Ils sont agités et ont besoin d'être constamment occupés.

AFFECTIONS TRAITÉES

Kali. brom. soigne les états affectant le système nerveux, comme l'épilepsie, et les affections de la peau, particulièrement l'acné, qui laisse des cicatrices inesthétiques. Les patients qui ont besoin de ce remède sont sujets à l'acné, surtout pendant la puberté et pendant les règles. Quoique de tempérament emporté, ils paraissent parfois apathiques.

Amélioration des symptômes Les occupations.

Aggravation Les règles.

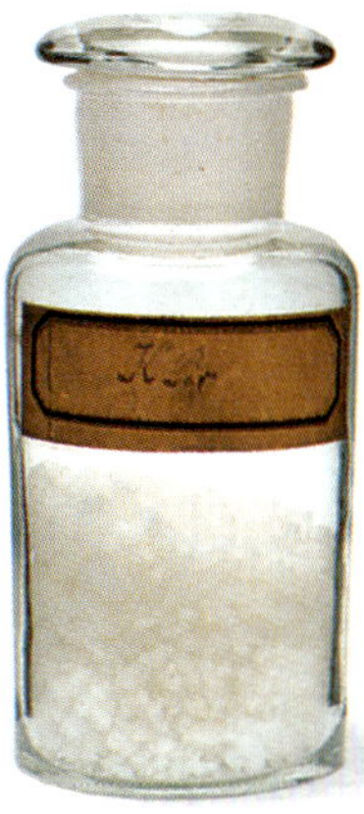

PRINCIPALE AUTOMÉDICATION

Acné – voir pp. 186-189

KALIUM BROMATUM *Le remède est fabriqué à partir de cristaux blancs de bromure de potassium.*

KALIUM CARBONICUM

KALI. CARB.

Le carbonate de potassium est un composé que les Égyptiens utilisaient déjà il y a plus de 3 000 ans pour fabriquer le verre. Dans la nature, c'est un alcali végétal présent dans toutes les structures végétales. Le carbonate de potassium peut être obtenu à partir de cendres de bois et de plantes brûlées, ou préparé industriellement.

Nom commun Carbonate de potassium.
Origine Carbonate de potassium obtenu à partir de cendres de bois. Il est aujourd'hui préparé chimiquement.
Partie utilisée Carbonate de potassium.

TYPE CONSTITUTIONNEL

Ceux qui ont besoin de ce remède (ainsi que d'autres types *Kali.*) cultivent de hauts critères moraux, avec un sens élevé du devoir et la crainte de perdre leur maîtrise de soi. Ils sont très possessifs, au niveau tant matériel qu'émotionnel, ce qui peut rendre la vie difficile à leurs proches. Les types *Kali. carb.* réagissent mal aux émotions fortes, qu'ils ressentent comme un coup dans l'estomac.

AFFECTIONS TRAITÉES

Ce remède soigne les affections des muscles et de la colonne vertébrale, tels le mal de dos, les troubles de la menstruation et de la ménopause, les affections des muqueuses, en particulier respiratoires (bronchite et toux). La douleur ressemble plus souvent à celle d'une piqûre. Ceux qui ont besoin de ce remède sont frileux, et leurs paupières supérieures ont la caractéristique d'être gonflées. Ils transpirent beaucoup et le refroidissement qui en résulte les rend sensibles aux grippes et aux rhumes.
Amélioration des symptômes La chaleur ; le temps chaud et sec ; le mouvement.
Aggravation Le repos ; l'environnement frais ; avant les règles ; l'effort physique ; entre 2 et 3 h du matin ; la position penchée en avant.

KALIUM CHLORATUM

KALI. MUR.

Le chlorure de potassium est le plus abondant des sels de potassium naturels. On le trouve surtout dans un minerai, la sylvine. C'est l'un des sels minéraux de Schuessler (voir p. 228), utilisé au stade secondaire des maladies inflammatoires. Une déficience en chlorure de potassium influe sur un élément important de la coagulation sanguine, la fibrine.

Nom commun Chlorure de potassium.
Origine Sylvine, que l'on trouve en Allemagne, au Canada, aux États-Unis.
Partie utilisée Chlorure de potassium.

AFFECTIONS TRAITÉES

Kali. mur. soigne les inflammations des muqueuses avec sécrétion visqueuse. Il agit sur les affections de l'oreille moyenne et des trompes d'Eustache (qui relient l'oreille moyenne au fond de la gorge), quand les sécrétions sont blanchâtres, épaisses, collantes et visqueuses, et lors d'une surdité temporaire due à une rhinite tubaire. Le remède s'administre en cas d'otite séro-muqueuse (présence de liquide dans l'oreille moyenne), d'amygdalite, de mucosités dans l'arrière-gorge, de difficultés de déglutition et d'apparition de points blancs sur les amygdales.
Amélioration des symptômes Les boissons froides ; la friction des régions malades.
Aggravation L'air pur ; le temps froid et humide ; les aliments gras et riches ; les règles.

PRINCIPALE AUTOMÉDICATION
Rhinite – voir pp. 170-171

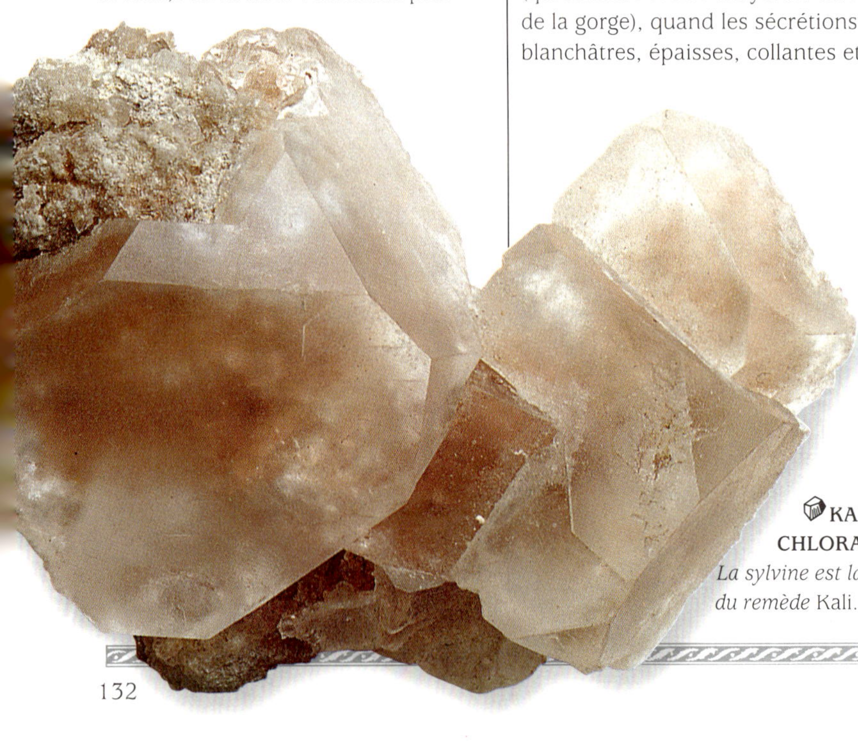

KALIUM CHLORATUM
La sylvine est la base du remède Kali. mur.

KALIUM IODATUM

KALI. IOD.

On ajoute de l'iodure de potassium au sel de table et aux aliments destinés aux animaux pour pallier les déficiences en iode (voir Iodum, *p. 131). L'Organisation mondiale de la santé (OMS) recommande l'ajout d'une part d'iodure de potassium pour 100 000 parts de sel. L'iodure de potassium était autrefois utilisé dans le traitement de la syphilis.*

Nom commun Iodure de potassium.
Origine Préparé chimiquement à partir d'iode et d'hydrate de potassium.
Partie utilisée Iodure de potassium.

TYPE CONSTITUTIONNEL

Les types *Kali. iod.* ont un sentiment très vif du bien et du mal et voient tout en rose ou tout en noir. Difficiles à vivre, ils ont mauvais caractère. Ils font parfois preuve de cruauté envers les autres ; ils préfèrent le temps froid.

AFFECTIONS TRAITÉES

Ce remède soigne les hypertrophies glandulaires accompagnant la grippe, les amygdalites et les affections de la prostate. La douleur est diffuse. Ceux qui ont besoin de ce remède sont enclins à la sinusite et au rhume des foins, surtout par temps chaud ; un mucus épais et verdâtre, ou au contraire âcre et aqueux, s'écoule de leurs narines.
Amélioration des symptômes L'air pur ; le mouvement.
Aggravation Entre 2 et 4 h du matin ; la chaleur ; le contact physique ; le repos.

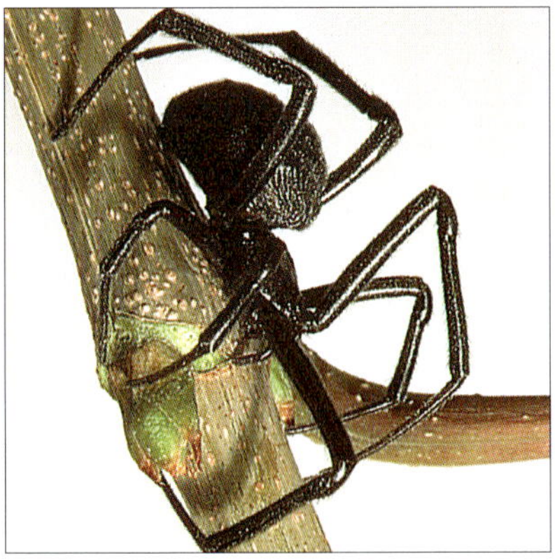

LATRODECTUS MACTANS *La femelle sert à la fabrication d'un remède contre l'angine de poitrine et l'anxiété.*

LAC CANINUM

LAC CAN.

Le lait de chienne est un très vieux remède, recommandé par Pline l'Ancien pour stimuler l'expulsion des fœtus morts et traiter les douleurs ovariennes et les problèmes concernant l'utérus et le col de l'utérus. Sextus, un médecin grec, l'utilisait dans les cas d'intolérance à la lumière et d'inflammation de l'oreille interne.

Nom commun Lait de chienne.
Origine Chiennes d'origine bâtarde.
Partie utilisée Lait.

TYPE CONSTITUTIONNEL

Les types *Lac can.* sont très sensibles, manquent de confiance en eux et font preuve d'une imagination débordante. Ils sont sujets à des peurs, en particulier celle des serpents. Ils peuvent être distraits et agressifs.

AFFECTIONS TRAITÉES

Les maux de gorge, les amygdalites, les érosions du col de l'utérus, sont traités par ce remède, qui est très utile lorsque les symptômes changent de côté. Par exemple quand un mal de gorge commence à droite, puis se déplace à gauche et revient du côté droit. Ce remède soigne également les seins gonflés avant les règles et les problèmes d'allaitement. Les sujets qui ont besoin de ce remède ont parfois l'impression de flotter dans l'air et ils ont envie d'aliments salés et piquants et de boissons chaudes.
Amélioration des symptômes L'air pur.
Aggravation Le contact physique.

LATRODECTUS MACTANS

LATRODECTUS MAC.

La veuve noire est une araignée qui sécrète un venin très toxique, parfois mortel, causant crampes musculaires, spasmes vasculaires, sueurs froides et une douleur thoracique semblable à celle de l'angine de poitrine. Le remède homéopathique, fabriqué à partir du venin de la femelle, traite les douleurs thoraciques aiguës liées à l'angine de poitrine et à l'infarctus du myocarde.

Nom commun Veuve noire.
Origine Régions chaudes des États-Unis.
Partie utilisée Araignée femelle vivante entière.

AFFECTIONS TRAITÉES

Ce remède soigne la douleur thoracique tenace associée à l'infarctus et à l'angine de poitrine. *Latrodectus mac.* traite aussi les collapsus, l'anxiété, l'agitation, la peur de manquer de souffle.
Amélioration des symptômes Rester calmement assis ; un bain chaud.
Aggravation La nuit ; le temps humide ; avant l'orage.

LILIUM LANCIFOLIUM *Ce lis aux pétales tachetés d'orangé est la source d'un remède contre les douleurs de l'utérus.*

LILIUM LANCIFOLIUM/ L. TIGRINUM

LILIUM

Le lis tigré est une plante vivace dont le fruit est une capsule. Il appartient au genre Lilium*, qui comprend près de 80 espèces. C'est une plante venue de Chine, de Corée et du Japon, très cultivée dans les jardins en Occident. Le remède homéopathique fut expérimenté en 1867.*

Nom commun Lis tigré.
Origine Chine, Corée, Japon, mais pousse actuellement dans le monde entier.
Partie utilisée Plante fleurie fraîche.

TYPE CONSTITUTIONNEL

Ces types souffrent de violents conflits entre leurs fortes impulsions sexuelles et leurs critères de moralité élevés. Ces conflits les rendent susceptibles et sensibles à la critique. Ils sont impatients, pressés, essaient de faire trop de choses à la fois et se demandent parfois s'ils ne vont pas devenir fous. Les types *Lilium* veulent être le pôle d'attraction et se fâchent quand ce n'est pas le cas. Mais, à d'autres moments, ils sont bourrés de remords à caractère religieux concernant leur comportement et ils se tourmentent indéfiniment.

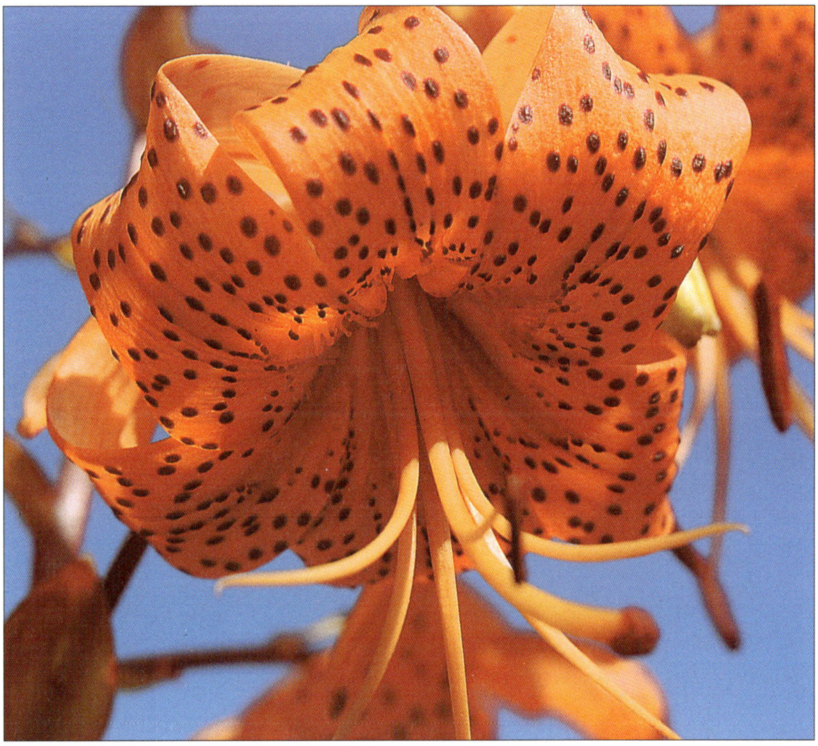

Affections traitées

Ce remède traite les troubles des organes génitaux féminins, tels que les démangeaisons vulvaires, le prolapsus utérin. On le conseille aux femmes souffrant de règles douloureuses ou de fibromes (tumeurs bénignes de l'utérus), accompagnés d'une douleur dans le petit bassin et d'un constant besoin d'uriner. *Lilium* soigne l'angine de poitrine accompagnée de palpitations, d'une impression de constriction dans le cœur et d'un engourdissement du bras droit. Certains troubles du rectum, de la vessie et de la circulation sont aussi soulagés par ce remède. Les patients préfèrent le temps frais et ont une sensation de brûlure sur les mains.

Amélioration des symptômes L'air frais et pur ; la position allongée sur le côté gauche.

Aggravation La chaleur ; la nuit.

LYCOPUS VIRGINICUS

LYCOPUS

Cette plante fut utilisée en tant que substitut de Digitalis purpurea *pour traiter les maladies de cœur, et on la considère comme l'un des meilleurs somnifères doux existants. Autrefois, elle était employée pour lutter contre l'insuffisance cardiaque due à une insuffisance valvulaire.*

Nom commun Lycope.

Origine États-Unis.

Partie utilisée Plante fraîche fleurie.

Affections traitées

Lycopus est utilisé en présence d'anévrismes (dilatation d'une artère, le plus souvent de l'aorte et des artères qui mènent le sang au cerveau), de péricardite, d'insuffisance cardiaque et d'arythmie. Il est très utile quand les battements cardiaques sont affaiblis mais que les sensations restent violentes (palpitations). Le pouls peut être faible ou très fort. Le remède agit aussi sur la protrusion des globes oculaires (exophtalmie) liée aux goitres.

Amélioration des symptômes Les pressions.

Aggravation La surexcitation ; la chaleur ; l'effort physique ; après le sommeil.

MAGNESIUM CARBONICUM

MAG. CARB.

Le carbonate de magnésium est un laxatif très ancien. L'industrie pharmaceutique l'utilise comme support dans les préparations en poudre et comme anti-acide. Le remède fut expérimenté par Hahnemann.

Nom commun Carbonate de magnésium.

Origine Magnésite. Elle est aujourd'hui préparée chimiquement.

Partie utilisée Carbonate de magnésium.

Type constitutionnel

Les types *Mag. carb.* recherchent les ambiances paisibles et se sentent parfois abandonnés. De teint pâle, ils sont souvent fatigués et ont toujours mal quelque part, surtout aux jambes et aux pieds. Ils gardent un goût amer dans la bouche et leur sueur et autres sécrétions corporelles ont une odeur aigre. Ils ne supportent pas le lait.

Affections traitées

Mag. carb. soigne les troubles du goût, tel un goût amer dans la bouche lié à la présence d'un enduit épais et blanc sur la langue. Il agit sur les troubles digestifs accompagnés d'un désir de boissons acides, tels que constipation, indigestion, diarrhée, brûlures d'estomac, avec régurgitations acides remontant dans l'œsophage. On le donne aux bébés dont la croissance est difficile, qui ne prennent pas assez de poids, ne peuvent tenir la tête droite et dont le développement musculaire est retardé.

Amélioration des symptômes L'air frais ; la marche.

Aggravation La nuit ; le repos ; le vent ; les contacts physiques.

MAGNESIUM CARBONICUM
La giobertite est le carbonate de magnésium naturel.

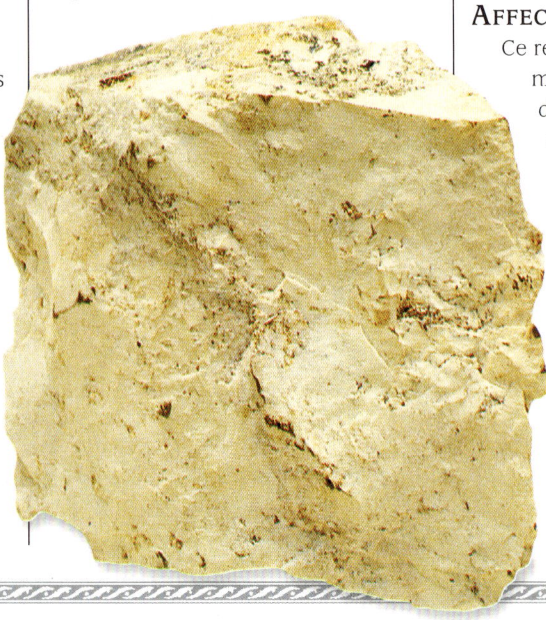

MAGNESIUM PHOSPHORICUM

MAG. PHOS.

Le phosphate de magnésium est l'un des sels minéraux de Schuessler *(voir p. 228)**. Ce dernier pensait que le remède soignait les maladies touchant soit les terminaisons nerveuses des muscles, soit le tissu musculaire. Ce qui était vrai, car une carence en magnésium cause crampes et spasmes.*

MAGNESIUM PHOSPHORICUM
On fabrique le remède à partir de ces deux composés.

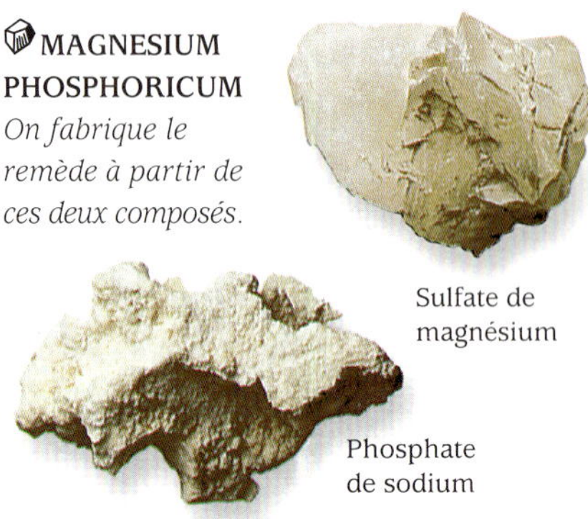

Noms communs Phosphate de magnésium, phosphate de magnésie.

Origine Préparé chimiquement à partir de sulfate de magnésium et de phosphate de sodium.

Partie utilisée Phosphate de magnésium.

Affections traitées

Ce remède soigne les troubles musculaires et nerveux – douleurs et crampes, névralgies et sensations de constriction. Il est excellent pour les coliques dont la douleur est soulagée par des pressions, la chaleur et la position pliée en deux, mais qui est aggravée par le froid. Les troubles siègent souvent du côté droit du corps et le sujet a tendance à frissonner. Les patients qui ont besoin de ce remède sont des gens hypersensibles ou de grands intellectuels.

Amélioration des symptômes La chaleur ; les applications chaudes ; les pressions.
Aggravation L'environnement froid ; les contacts physiques ; la nuit ; l'épuisement physique.

PRINCIPALE AUTOMÉDICATION
Colique du nourrisson – voir pp. 214-215

MEDORRHINUM

MEDORRHINUM

La gonorrhée est une maladie sexuellement transmissible causée par une bactérie. Le remède homéopathique Medorrhinum, *fabriqué avec du pus gonococcique, traite un grand nombre d'affections, y compris gynécologiques. L'infection que le médecin grec Galien avait appelée gonorrhée était probablement connue dans la Chine et l'Égypte anciennes. Elle était autrefois traitée par des injections de nitrate d'argent, et Hahnemann croyait qu'elle était responsable du miasme sycotique, un des trois miasmes (voir p. 19).*

Nom commun Pus gonococcique.
Origine Patients atteints de gonorrhée.
Partie utilisée Écoulement urétral.

AFFECTIONS TRAITÉES

Ce remède est indiqué pour les affections chroniques ou récurrentes du petit bassin, les maladies inflammatoires, les règles douloureuses, les douleurs ovariennes. *Medorrhinum* soigne aussi les affections touchant les nerfs, la moelle épinière, les reins et les muqueuses, ainsi que les problèmes de nature émotionnelle. Il est prescrit en cas de gonorrhée ou de maladie cardiaque précoce chez un patient ou un membre de sa famille. Les troubles s'atténuent au bord de la mer.
Sur le plan psychologique, les sujets qui ont besoin de ce remède anticipent en permanence et sont toujours pressés. Ils se sentent vides, délaissés, voire abandonnés et vivent dans un rêve, comme si tout était irréel. La plante de leurs pieds est très sensible.
Le remède est conseillé aux sujets qui affichent des comportements extrêmes. Il convient aux individus qui sont égocentriques et égoïstes d'une part, mais capables d'autre part d'être distraits, réservés et très sensibles à la beauté, surtout dans la nature.
Amélioration des symptômes Le soir ; la position à quatre pattes ou couché sur le ventre ; au bord de la mer.
Aggravation L'humidité ; entre 3 et 4 h du matin ; après la miction ; la chaleur ; le plus léger mouvement.

MICRURUS CORALLINUS/ ELAPS CORALLINUS

ELAPS

Le serpent corail mord rarement quand on le touche, mais son venin peut tuer. Le poison agit sur la coagulation du sang et provoque des hémorragies. Le remède homéopathique, expérimenté au XIXe siècle, est fabriqué avec le venin. Il traite les hémorragies et les attaques cérébrales.

Noms communs Serpent corail, serpent arlequin.
Origine On trouve le véritable serpent corail au Brésil. Des espèces voisines existent en Amérique, en Asie et en Afrique.
Partie utilisée Venin frais.

AFFECTIONS TRAITÉES

Elaps soigne les saignements abondants et les écoulements noirâtres qui peuvent survenir lors de saignements de nez et de ménorragies, ainsi que les attaques cérébrales du côté droit avec spasmes suivis de paralysie.
Les symptômes, qui s'accompagnent d'une sensation de froid interne et d'une envie d'oranges et de glace, sont aggravés par les boissons et les aliments froids, les fruits, l'approche d'un orage, l'humidité, la chaleur du lit. Les patients qui ont besoin de ce remède ont peur de la pluie, de la solitude, des serpents, des attaques cérébrales et de la mort.
Amélioration des symptômes La nuit.
Aggravation La marche ; la position sur le ventre ; les boissons froides.

MOSCHUS MOSCHIFERUS

MOSCHUS

Le chevrotain porte-musc sécrète son musc pour attirer les femelles. L'odeur est si violente que des gens s'évanouissent en la respirant. Il est utilisé en parfumerie depuis plusieurs siècles et, autrefois, une substance aromatique à base de musc était administrée aux agonisants. Hahnemann était persuadé que les personnes qui se parfumaient au musc affaiblissaient leur résistance aux maladies. Il pensait que l'odeur du musc persistait plusieurs années et que les sujets atteints d'une maladie chronique devaient l'éviter.

Nom commun Chevrotain porte-musc.
Origine Musc contenu dans une poche située au-dessous du nombril du chevrotain porte-musc mâle, présent en Asie.
Partie utilisée Musc séché.

MICRURUS CORALLINUS *Le venin du serpent corail, hémorragique, permet de préparer un remède qui traite les saignements abondants.*

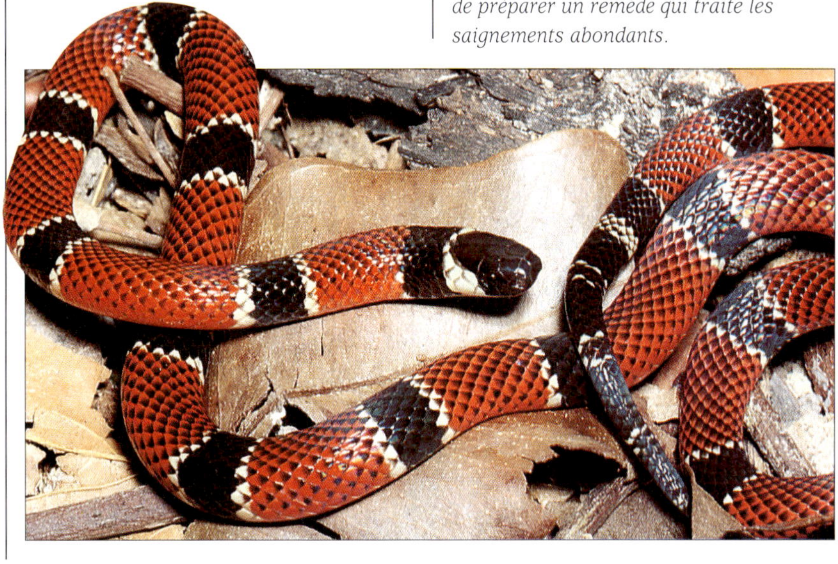

Affections traitées

Moschus s'administre aux sujets qui souffrent d'agitation permanente et d'hypocondrie. Il traite les vertiges, les évanouissements, l'épuisement et les maladies névrotiques. Les patients qui sont sensibles à *Moschus* se sentent contrés par tout le monde, parlent avec excitation, sont maladroits et toujours pressés. Ils ont froid tout en éprouvant une sensation de chaleur interne et ressentent souvent le besoin d'inspirer profondément. Le repos les fatigue davantage que l'activité. Ils ont froid d'un côté du corps et chaud de l'autre.

Amélioration des symptômes La chaleur ; après une éructation.

Aggravation L'hyperexcitation ; l'environnement frais ; l'air pur.

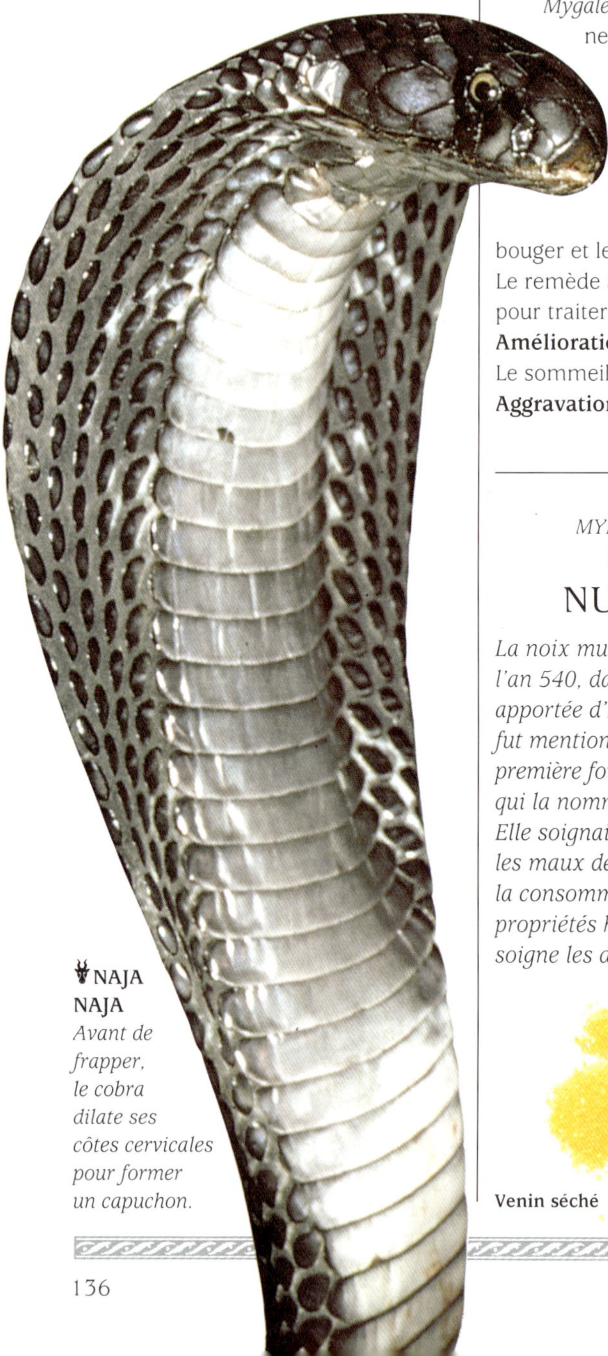

NAJA NAJA *Avant de frapper, le cobra dilate ses côtes cervicales pour former un capuchon.*

MYGALE LASIODORA/ M. AVICULARIS/ ARANEA AVICULARIS

MYGALE LAS.

La morsure de cette grosse araignée produit une inflammation locale de coloration violette, qui verdit puis s'étend. Elle cause des frissons suivis de fièvre, une sécheresse buccale, une soif intense, des tremblements, des difficultés respiratoires, une somnolence et la peur de la mort.

Nom commun Mygale de Cuba.
Origine Amérique du Sud.
Partie utilisée Araignée vivante entière.

Affections traitées

Mygale las. soigne les troubles nerveux, telle la chorée, qui provoque des mouvements convulsifs et saccadés des membres, surtout ceux du haut du corps. Le corps ne cesse de bouger et les muscles tressaillent. Le remède a également été utilisé pour traiter des maladies vénériennes.

Amélioration des symptômes Le sommeil.

Aggravation Le matin.

MYRISTICA FRAGRANS/ NUX MOSCHATA

NUX MOSCH.

La noix muscade est utilisée depuis l'an 540, date à laquelle elle fut apportée d'Inde à Constantinople. Elle fut mentionnée médicalement pour la première fois au XIe siècle par Avicenne, qui la nommait « noix de Banda ». Elle soignait les embarras gastriques, les maux de tête, les flatulences. On la consommait aussi pour ses propriétés hallucinogènes. Son huile soigne les douleurs rhumatismales.

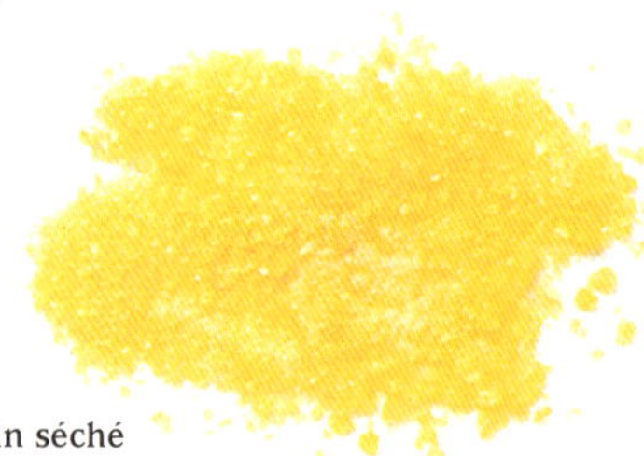

Venin séché

Noms communs Noix muscade, fruit du muscadier.
Origine Banda, aux Moluques (Indonésie), Inde, Extrême-Orient.
Partie utilisée Fruit, sans macis (enveloppe de la noix).

Affections traitées

Nux mosch. soigne les maladies mentales, l'hystérie, les affections des systèmes nerveux et digestif. Il traite aussi le même genre d'hallucinations que celles qu'il provoque à forte dose : étourdissements, évanouissements, manque de coordination motrice. Ces symptômes peuvent apparaître après une attaque cérébrale ou dans l'épilepsie. Ce remède traite les flatulences avec constipation et gonflement de l'abdomen associés à une indigestion et à une gastrite. Les sujets qui ont besoin de ce remède sont déshydratés, mais ils ne ressentent aucune soif.

Amélioration des symptômes L'humidité ; une pièce chaude ; les enveloppements chauds.

Aggravation Les changements de saison ; l'environnement froid ; les secousses ; les chocs émotionnels.

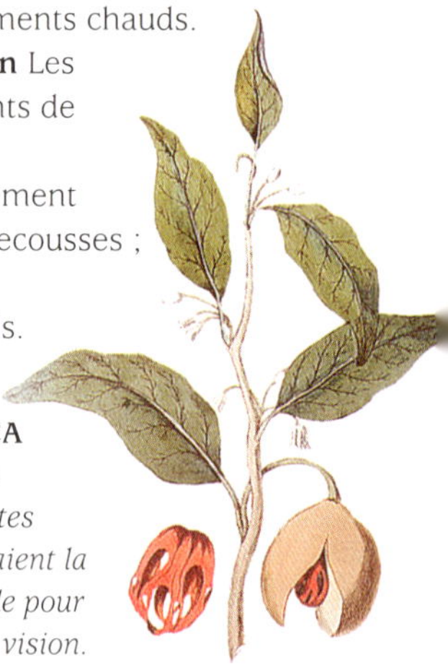

MYRISTICA FRAGRANS *Les herboristes recommandaient la noix muscade pour améliorer la vision.*

NAJA NAJA/N. TRIPUDIANS

NAJA

La morsure du cobra est mortelle dans environ 10 % des cas. L'animal peut projeter son venin dans les yeux de sa victime à plus de 2 m de distance et l'aveugler si la substance n'est pas très vite éliminée par lavage. En Inde, le venin était utilisé dans le traitement des affections nerveuses et sanguines.

Noms communs Naja, cobra indien, serpent à lunettes.
Origine Inde, Afrique, Nouvelle-Guinée.
Partie utilisée Venin frais.

TYPE CONSTITUTIONNEL
Ces types sont nerveux, surexcités, déprimés, suicidaires et obsédés par des troubles sexuels imaginaires. Ils craignent la solitude, la pluie, l'échec.

AFFECTIONS TRAITÉES
Naja agit sur le cœur, les poumons, les nerfs et l'ovaire gauche, avec parfois une douleur sur ce dernier irradiant vers le cœur. Il est conseillé pour les troubles vasculaires cardiaques, avec douleurs à type d'angine de poitrine irradiant vers l'omoplate et la main gauches. *Naja* soigne l'asthme consécutif à un rhume des foins.
Amélioration des symptômes L'éternuement.
Aggravation La position allongée sur le côté gauche ; les vêtements serrés ; le sommeil et l'alcool ; l'air froid et les courants d'air ; après les règles.

NATRUM CARBONICUM

NAT. CARB.

Le carbonate de sodium est utilisé dans la fabrication du verre, des savons et des détergents, ainsi que pour adoucir l'eau. Il était employé en médecine classique en usage externe pour traiter les brûlures et l'eczéma, les rhinites et les pertes vaginales.

Noms communs Carbonate de sodium, soude.
Origine Autrefois extrait de cendres d'algues ; actuellement préparé chimiquement.
Partie utilisée Carbonate de sodium.

TYPE CONSTITUTIONNEL
Ces types sont très dignes, altruistes et dévoués à ceux qu'ils aiment. Ils compatissent, souffrent en silence et s'efforcent de paraître toujours affables, même quand ils sont tristes. Ils sont hypersensibles au bruit, à la musique et à l'orage. Ils souffrent d'un système digestif fragile et d'une intolérance au lait. Leurs chevilles, très faibles, les trahissent souvent.

AFFECTIONS TRAITÉES
Nat. carb. soigne les troubles digestifs – indigestions – , les troubles nerveux, dont les maux de tête, et les affections cutanées telles que l'herpès labial, les verrues, les grains de beauté, les ampoules et les durillons.
Amélioration des symptômes Manger.
Aggravation La chaleur ; le soleil ; le temps humide.

NATRUM PHOSPHORICUM

NAT. PHOS.

Le phosphate de sodium est l'un des sels tissulaires de Schuessler (voir p. 228). Il concourt à équilibrer l'acidité de l'organisme et à dissocier les acides gras. Le remède Nat. phos. *soigne l'excès d'acide lactique ou d'acide urique et les troubles digestifs dus à une ingestion excessive d'aliments gras et acides.*

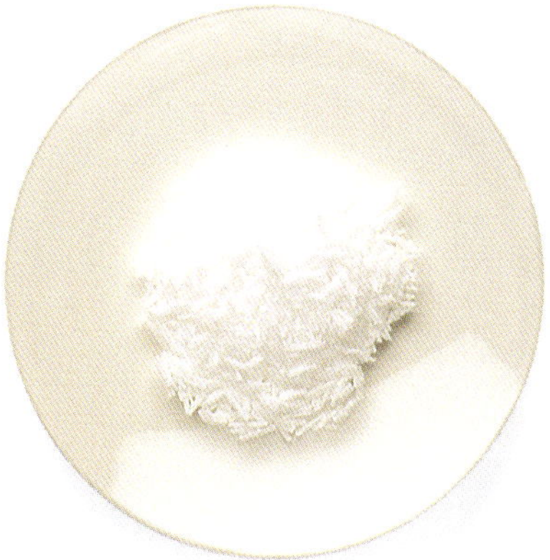

NATRUM PHOSPHORICUM
Un remède fabriqué à partir de cristaux de phosphate de sodium.

Nom commun Phosphate de sodium.
Origine Préparé chimiquement à partir d'acide phosphorique et de sodium.
Partie utilisée Phosphate de sodium.

TYPE CONSTITUTIONNEL
Les types *Nat. phos.* sont raffinés, timorés et rougissent facilement. Ils détestent recevoir des conseils et ont du mal à tenir en place, même s'ils sont fatigués et nerveusement épuisés.

AFFECTIONS TRAITÉES
Nat. phos. soigne les indigestions avec régurgitations acides causées par des aliments gras, acides ou par un excès d'acidité gastrique, surtout chez les enfants qui ont absorbé trop de lait et de sucre. C'est aussi un bon remède pour la goutte et pour les raideurs musculaires après l'exercice physique.
Amélioration des symptômes L'environnement frais ; l'air pur.
Aggravation Le lait ; les aliments acides et sucrés ; l'orage.

NATRUM SULFURICUM

NAT. SULF.

Le sulfate de sodium est un corps cristallin blanc, ou une poudre, utilisé dans la fabrication du papier, du carton, du verre et des détergents. C'est l'un des sels minéraux de Schuessler (voir p. 228) présents dans les cellules de l'organisme ; il participe à la régulation de l'eau. Le remède homéopathique est indiqué chez les sujets amorphes qui se sentent mal par temps moite, à proximité de l'eau et dans les pièces humides.

Noms communs Sulfate de sodium, sel de Glauber.
Origine Sulfate de sodium, présent dans les lacs d'eau salée et dans la steppe russe.
Partie utilisée Sulfate de sodium.

TYPE CONSTITUTIONNEL
Ces types se montrent parfois trop sérieux et trop responsables. Ils sont renfermés, déprimés, voire suicidaires. Bien que plutôt matérialistes, ils sont capables de sensibilité – la musique les fait pleurer. Certains, moins renfermés et plus artistes, recherchent la stimulation. Ils sont indolents, préfèrent le froid mais se sentent mal en atmosphère humide. Ils souffrent souvent d'asthme, causé par l'humidité, et recrachent des mucosités abondantes soit claires, soit jaune verdâtre et épaisses.

AFFECTIONS TRAITÉES
Ce remède soigne les troubles du foie, les affections respiratoires comme l'asthme et la bronchite, les blessures à la tête rendant le sujet déprimé ou suicidaire ou provoquant en lui des perturbations émotionnelles.
Amélioration des symptômes L'air frais ; le changement de position ; la sécheresse.
Aggravation Tard le soir ; le matin ; allongé sur le dos ; l'humidité.

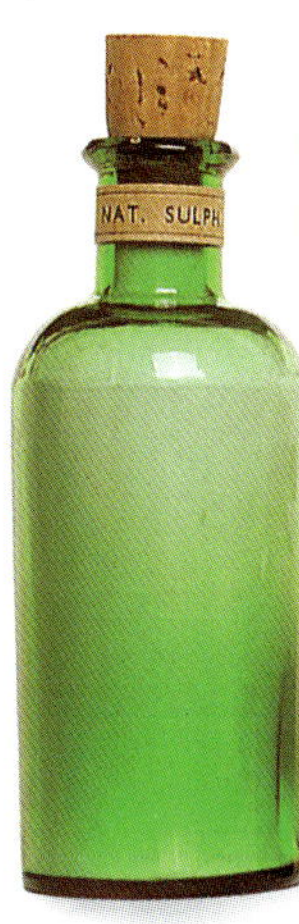

NATRUM SULFURICUM
Le sulfate de sodium est utilisé depuis longtemps pour fabriquer Nat. sulf.

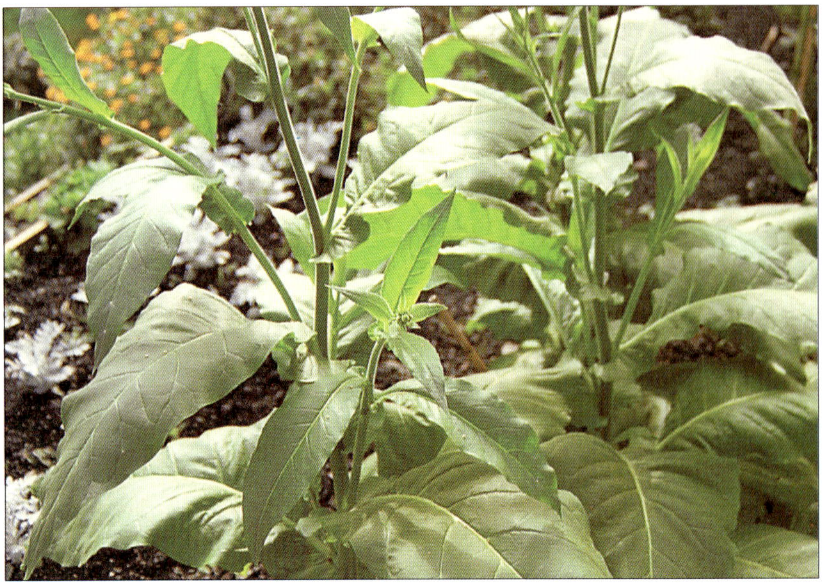

NICOTIANA TABACUM *Les herboristes utilisaient le tabac contre les morsures et les piqûres d'animaux.*

NICOTIANA TABACUM

TABACUM

Le tabac fut introduit en France vers 1560 par un ambassadeur français en Amérique du Sud nommé Jean Nicot, qui donna son nom à la plante. Elle contient de la nicotine, un poison qui fait transpirer et cause nausées, vomissements, vertiges et palpitations. Le remède homéopathique soigne ces mêmes symptômes.

Noms communs Tabac commun, herbe à l'ambassadeur.
Origine Régions tropicales de l'Amérique.
Partie utilisée Feuilles fraîches.

Affections traitées

Tabacum soigne les nausées, le mal des transports et les vomissements. Les symptômes, qui surviennent brusquement, comportent hypersalivation, douleur, frissons avec transpiration, anxiété et vertiges. Le plus petit mouvement accentue nausées et vomissements. Ce remède est conseillé pour les nausées intenses liées à d'autres affections.
Amélioration des symptômes Le froid ; l'air frais ; après un vomissement ; les applications froides.
Aggravation Le mouvement ; la chaleur ; yeux ouverts ; l'odeur de fumée de cigarette.

Principale automédication

Mal des transports – voir p. 222

PAEONIA OFFICINALIS

PAEONIA

On pense que la pivoine tient son nom de Paeon, médecin pendant la guerre de Troie. L'herboriste Culpeper (1616-1654) pensait que la racine de la plante mâle, enroulée autour du cou d'un enfant, le préservait de l'épilepsie. La pivoine était aussi prescrite après l'accouchement. Elle est encore utilisée par les phytothérapeutes comme antibactérien, antispasmodique, sédatif, antihypertenseur et antiœdémateux.

Noms communs Pivoine, rose de Notre-Dame, rose de la Pentecôte.
Origine Asie, cultivée en Europe et aux États-Unis.
Partie utilisée Racine fraîche.

Affections traitées

Paeonia soigne les hémorroïdes avec démangeaisons et, parfois, fissures anales. Comme en phytothérapie, le remède homéopathique soigne également les troubles du sommeil, tels que la somnolence diurne, les cauchemars et les insomnies causés par les embarras gastriques.
Amélioration des symptômes Temporairement, les frictions et le grattage.
Aggravation À midi ; la nuit.

PAPAVER SOMNIFERUM

OPIUM

Dans l'Antiquité grecque et romaine déjà, l'opium était employé pour calmer la douleur. Il imite l'action des endorphines, substances chimiques naturelles sécrétées par le cerveau qui favorisent le sommeil et créent un état de bien-être. Des dérivés de l'opium, comme la morphine ou la codéine, sont utilisés par la médecine classique.

Nom commun Pavot somnifère.
Origine Pousse en Asie, Turquie, Iran, Inde, Australie.
Partie utilisée Suc laiteux provenant des capsules vertes non mûres.

Affections traitées

Opium soigne deux états psychologiques dans lesquels on peut se retrouver après une frayeur ou un choc graves, par exemple le décès d'un proche. Dans le premier, c'est l'apathie et l'indifférence qui dominent, comme si les sens du sujet étaient anesthésiés – il ne se plaint pas. Le second est une sorte de surexcitation accompagnée d'insomnie. L'ouïe du sujet est devenue tellement fine qu'il entend le grattement des pattes d'un insecte, par exemple. *Opium* soigne aussi la constipation et des problèmes respiratoires. Il est très utile après les attaques cérébrales et en cas de delirium tremens déclenché chez l'alcoolique par le sevrage.
Amélioration des symptômes L'environnement frais ; le mouvement.
Aggravation La chaleur ; le sommeil.

PETROLEUM RECTIFICATUM/ OLEUM PETRAE

PETROLEUM

Le pétrole est une huile brute présente dans la terre. Autrefois, on l'utilisait dans la construction des navires et des routes et il servait de combustible. De nos jours, c'est une des sources d'énergie les plus importantes du globe. En médecine classique, on utilisait le pétrole pour soigner les blessures, mais ce n'est qu'en homéopathie qu'il est très employé en tant que remède.

Nom commun Pétrole.
Origine Pétrole brut, formé par la décomposition végétale et animale.
Partie utilisée Pétrole brut purifié.

Affections traitées

Ce remède soigne surtout les affections de la peau telles que l'eczéma avec peau sèche et crevasses à vif et profondes, surtout aux mains et au bout des doigts. Les crevasses sont aggravées par le froid. Le remède est également utile en cas de diarrhées, nausées et vomissements, particulièrement quand ils sont dus au mal des transports. Malgré ces symptômes, il arrive que les sujets aient faim. Les patients qui ont besoin de ce remède ont parfois une sueur nauséabonde. Ils détestent les aliments gras et digèrent mal les féculents. Ils peuvent devenir excités, querelleurs et confus.
Amélioration des symptômes L'air chaud ; le temps sec ; manger.
Aggravation Le mouvement ; le temps froid, surtout en hiver ; pendant les orages.

Principale automédication

Eczéma – voir pp. 186-187

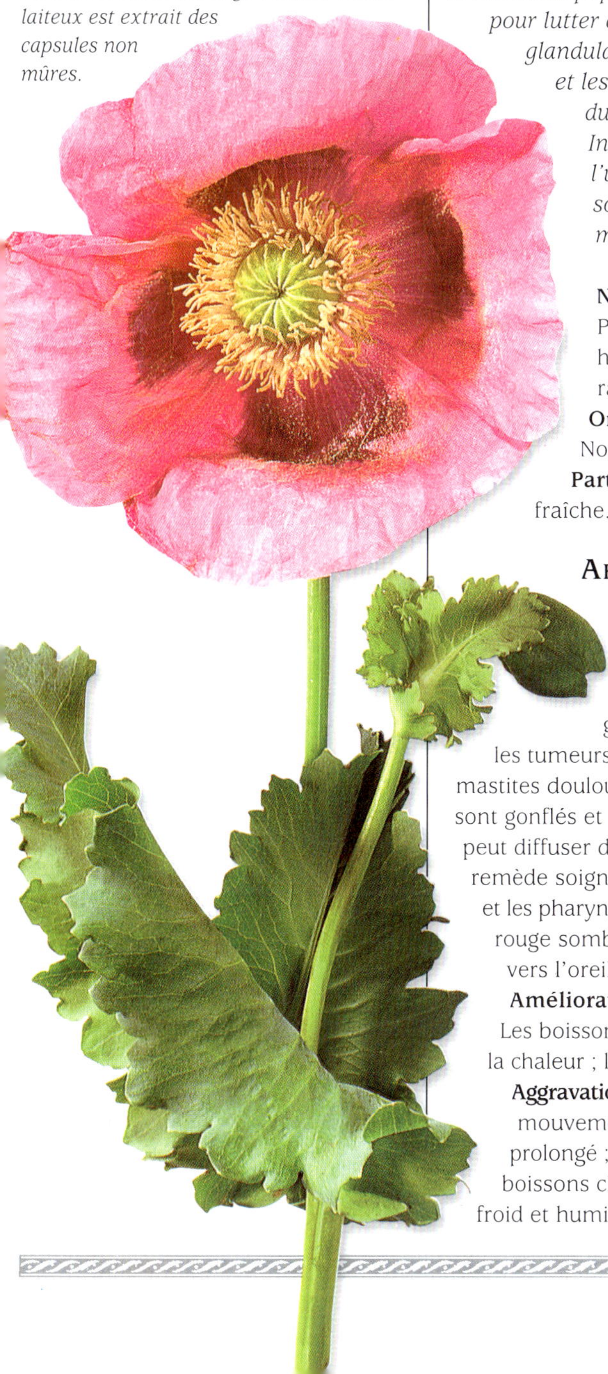

PAPAVER SOMNIFERUM *Les fleurs varient du blanc au rouge violacé. Un suc laiteux est extrait des capsules non mûres.*

PHYTOLACCA AMERICANA

PHYTOLACCA

Phytolacca était apprécié par la médecine populaire en Europe pour lutter contre les troubles glandulaires, la mastite et les petites tumeurs dures du sein. Les Indiens d'Amérique l'utilisaient pour soigner de nombreuses maladies.

Noms communs Phytolacca, herbe-à-la-laque, raisin d'Amérique.
Origine Amérique du Nord.
Partie utilisée Racine fraîche.

Affections traitées

Phytolacca est conseillé pour traiter les troubles glandulaires, surtout les tumeurs du sein et les mastites douloureuses. Les seins sont gonflés et durs et la douleur peut diffuser dans tout le corps. Le remède soigne aussi les amygdalites et les pharyngites, avec gorge rouge sombre et douleur irradiant vers l'oreille à la déglutition.
Amélioration des symptômes Les boissons froides ; le repos ; la chaleur ; le temps sec.
Aggravation Le début d'un mouvement ; le mouvement prolongé ; la déglutition ; les boissons chaudes ; le temps froid et humide.

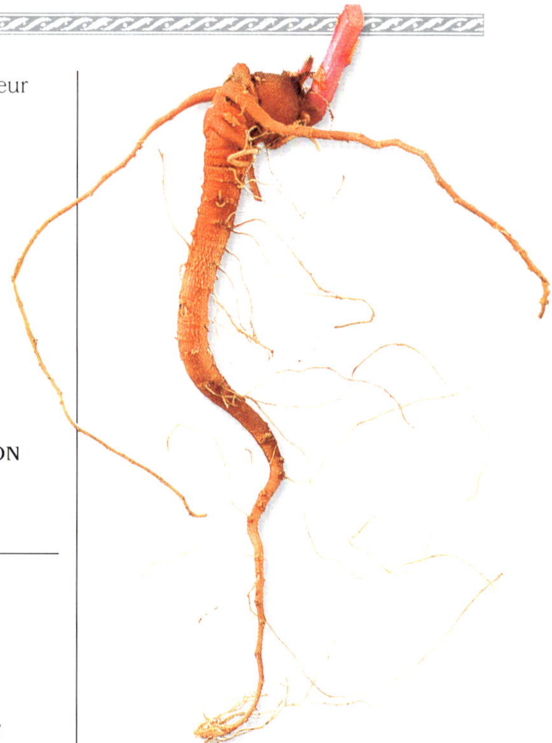

PHYTOLACCA AMÉRICANA *La racine de cette plante a des propriétés anti-inflammatoires très appréciées.*

PICRINICUM ACIDUM

PICRIC. AC.

Ce poison agit sur le foie, causant jaunisse et amaigrissement. Le remède homéopathique est utilisé pour lutter contre les grandes fatigues psychiques et les affections dégénératives de la moelle épinière.

Nom commun Acide picrique.
Origine Préparé chimiquement à partir d'acide phénique, d'acide nitrique et d'acide sulfurique.
Partie utilisée Acide picrique.

Affections traitées

Ce remède soigne la fatigue mentale due à un long effort intellectuel, qui aboutit à l'indifférence et à l'absence de volonté. Cet état, qui peut causer une sensation d'engourdissement cuisant le long de la colonne vertébrale, est fréquent chez les étudiants surmenés. Les sujets ressentent une lourdeur dans tout le corps avec, parfois, des maux de tête et des furoncles sur l'oreille externe. Cette fatigue mentale peut aussi succéder à un grand chagrin.
Amélioration des symptômes Le repos ; la fraîcheur ; le soleil.
Aggravation L'épuisement mental ou physique ; la chaleur.

PLATINUM METALLICUM

PLATINA

Le platine, formé sur platina, *un mot espagnol diminutif de* plata, *argent, fut découvert au* XVIII*e siècle en Amérique du Sud. Il est utilisé en bijouterie, en dentisterie (alliages), en chirurgie (broches) et en électricité (contacts). Au* XIX*e siècle, le platine fut brièvement employé dans le traitement de la syphilis. En homéopathie, il traite depuis toujours les maladies de la femme.*

Nom commun Platine.
Origine Présent surtout en Amérique du Sud.
Partie utilisée Platine.

TYPE CONSTITUTIONNEL

Les types *Platinum metallicum* sont surtout des femmes très idéalistes, d'une grande exigence envers elles-mêmes et leurs partenaires. Comme nul ne peut satisfaire à de telles demandes, ces femmes sont soit déçues, ressassant le passé et se sentant trahies, soit arrogantes et méprisantes.

AFFECTIONS TRAITÉES

C'est un remède primordial pour les affections de l'appareil génital féminin. Il traite l'absence de règles ou les règles trop abondantes, le prurit vulvaire, les douleurs ovariennes, le vaginisme (spasmes vaginaux empêchant les rapports sexuels), les névralgies. Parmi les symptômes physiques, on note l'engourdissement de la peau, ainsi qu'une sensation de constriction et de froid. Les femmes qui ont besoin de ce remède ont les organes sexuels hypersensibles.
Amélioration des symptômes L'air frais.
Aggravation Les chocs émotionnels ; les contacts physiques ; la fatigue nerveuse ; le soir.

PLUMBUM METALLICUM

PLUMBUM MET.

Les Romains utilisaient le plomb pour fabriquer des tuyauteries, des épingles à cheveux et les jetons d'entrée dans les arènes. Les symptômes de l'intoxication par le plomb comprennent des atteintes des muscles du poignet et des douleurs abdominales (coliques de plomb). Ils s'observaient chez des sujets buvant une eau à teneur élevée en plomb.

Nom commun Plomb.
Origine États-Unis, Afrique, Australie, certaines régions d'Europe.
Parties utilisées Carbonate ou acétate de plomb.

TYPE CONSTITUTIONNEL

Les types *Plumbum met.* ont une capacité à exprimer leur pensée ralentie, ils perdent la mémoire, leur perception est défaillante. Ces individus peuvent être apathiques et irascibles.

AFFECTIONS TRAITÉES

Plumbum met. soigne les maladies qui s'installent lentement, comme la sclérose, et celles qui sont dues à un durcissement des tissus, telles l'artériosclérose, la sclérose en plaques et la maladie de Parkinson. Le remède a beaucoup d'effets sur les tissus, surtout les muscles et les nerfs. Il est conseillé pour les états de faiblesse, les spasmes, les tremblements musculaires. Parmi les symptômes d'affaiblissement musculaire, citons la rétention d'urine et une constipation avec douleurs de coliques.
Amélioration des symptômes La chaleur ; le massage ; les pressions.
Aggravation La nuit ; le mouvement.

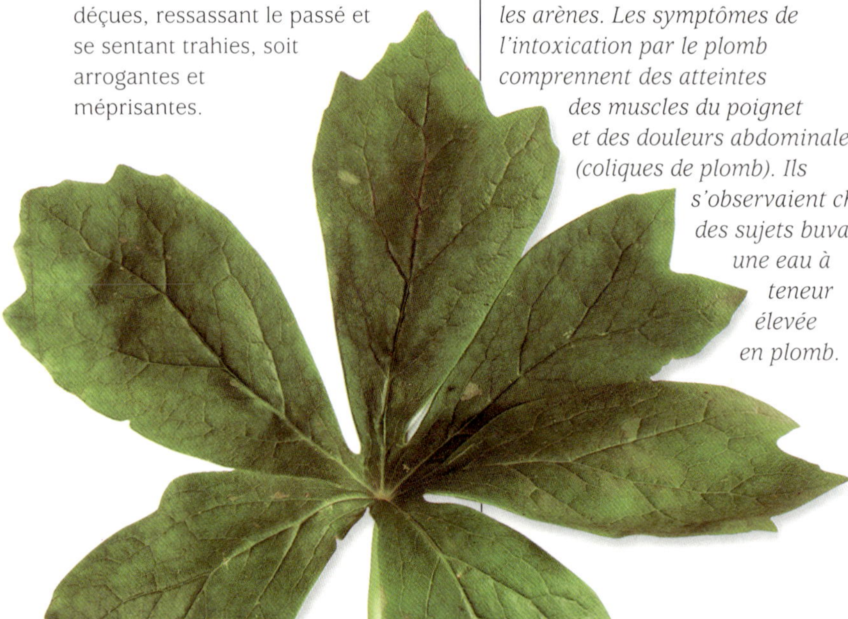

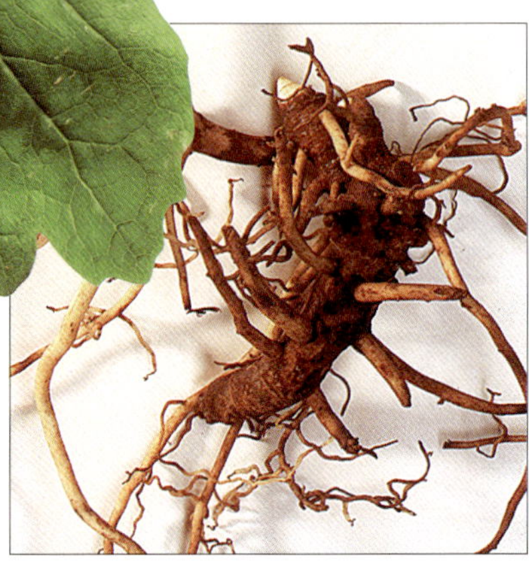

PODOPHYLLUM PELTATUM *Cette plante, que les Amérindiens utilisaient pour provoquer les vomissements, agit sur le foie et les intestins. En homéopathie, elle est utilisée pour les troubles digestifs.*

PODOPHYLLUM PELTATUM

PODOPHYLLUM

Les Indiens d'Amérique utilisaient la racine de cette plante pour lutter contre les vers et soigner la surdité. L'expérimentation du remède homéopathique date du XIX*e siècle. Il agit sur les troubles digestifs.*

Nom commun Podophylle.
Origine Canada, États-Unis.
Parties utilisées Racine récoltée après la maturation du fruit.

AFFECTIONS TRAITÉES

Podophyllum agit sur le duodénum, l'intestin grêle, le foie et le rectum. Il est prescrit en cas de gastro-entérite ou en cas d'hypersensibilité de la région hépatique due à des calculs ou à une inflammation. Ceux qui ont besoin de *Podophyllum* ont tendance à grincer des dents et à serrer les mâchoires. Le remède soulage d'ailleurs les poussées dentaires douloureuses.

Amélioration des symptômes
La position allongée sur le ventre ; les frictions de l'abdomen.
Aggravation Le temps chaud ; tôt le matin ; les poussées dentaires.

PSORINUM

PSORINUM

Le remède Psorinum, *prélevé sur des malades atteints de la gale, fut expérimenté par Hahnemann. Celui-ci croyait que, chez certains sujets, les vésicules causées par le sarcopte reflétaient un « mal-aise » plus profond. Bien que ces vésicules puissent disparaître, le sujet n'était pas complètement guéri et la maladie continuait à léser des organes profonds. Ce phénomène de suppression apparente fut appelé miasme (voir p. 19), et le premier des trois miasmes fut nommé psore.*

Nom commun Gale.
Origine Infection par le sarcopte, qui provoque des vésicules sur la peau.
Partie utilisée Liquide des vésicules.

Type constitutionnel

Les types *Psorinum* sont anxieux, manquent d'énergie et d'ambition, ont une vision pessimiste de la vie et craignent l'échec, la pauvreté et la mort. Ils se sentent abandonnés. Même en été, ils sont sensibles aux rhumes et aux courants d'air. Ils transpirent facilement, ont toujours faim, et cette faim s'accompagne de maux de tête soulagés lorsqu'ils mangent. Juste avant d'être malades, ils éprouvent un fort sentiment de bien-être.

Affections traitées

Le remède agit sur la peau, les intestins et l'appareil respiratoire. Il soigne les troubles cutanés qui suppurent tels que l'eczéma, les ulcérations, l'acné et les furoncles. Ces états empirent en hiver, mais ils sont aussi aggravés par la chaleur due au port de trop de vêtements et à l'effort physique ou celle du lit. Les troubles intestinaux traités par ce remède comprennent la diarrhée associée à une colopathie spasmodique, les gastro-entérites et les diverticulites. *Psorinum* agit sur le rhume des foins et l'asthme, et peut être utile en cas d'affaiblissement causé par une affection aiguë.

Amélioration des symptômes
Une pièce chaude ; l'été ; la position allongée, bras écartés.
Aggravation Le café ; l'hiver ; les changements de temps.

PYROGENIUM

PYROGEN

Pyrogen *fut introduit dans l'arsenal homéopathique en 1880 par le Dr Drysdale. Le remède était alors de la viande de bœuf macérée dans de l'eau, puis filtrée pour obtenir un liquide clair appelé sepsine. Mélangée à de la glycérine, la sepsine prend le nom de pyrogène. Selon Drysdale, le pyrogène administré à forte dose produit des modifications dans le sang et les tissus analogues à celles d'un empoisonnement du sang après une blessure, tandis que de faibles doses entraînent la guérison.*

Nom commun Pyrogène.
Origine Viande de bœuf et de porc.
Partie utilisée Solution laissée après filtrage, évaporation et dilution d'une mixture de viande et d'eau.

Affections traitées

Pyrogen agit sur le sang et soigne les symptômes des états septiques – sueurs froides, fièvre élevée avec dissociation du pouls et de la température, fortes douleurs osseuses, endolorissement général du corps et comportement agité du malade.
La langue est sèche, craquelée, rouge et brillante.
Ce remède homéopathique est donné dans le cas d'états infectieux ou lorsque le sujet a souffert d'une infection dont il n'a jamais tout à fait guéri. Il peut avoir des sensations de brûlure dues par exemple à un abcès. Les sécrétions corporelles sont malodorantes.
Amélioration des symptômes
Le mouvement ; le changement de position ; les bercements énergiques.
Aggravation Le froid.

RADIUM BROMATUM

RADIUM BROM.

Le radium est utilisé en radiothérapie pour traiter le cancer. Il fut découvert en 1898 par Pierre et Marie Curie dans un minéral, l'uraninite. Pierre Curie démontra les propriétés de désintégration du radium en mettant un petit cristal de sel de radium dans une capsule fixée sur son bras. Quand il la détacha, la peau était rouge et mit plusieurs mois à guérir, laissant une boursouflure autour de la cicatrice blanche.

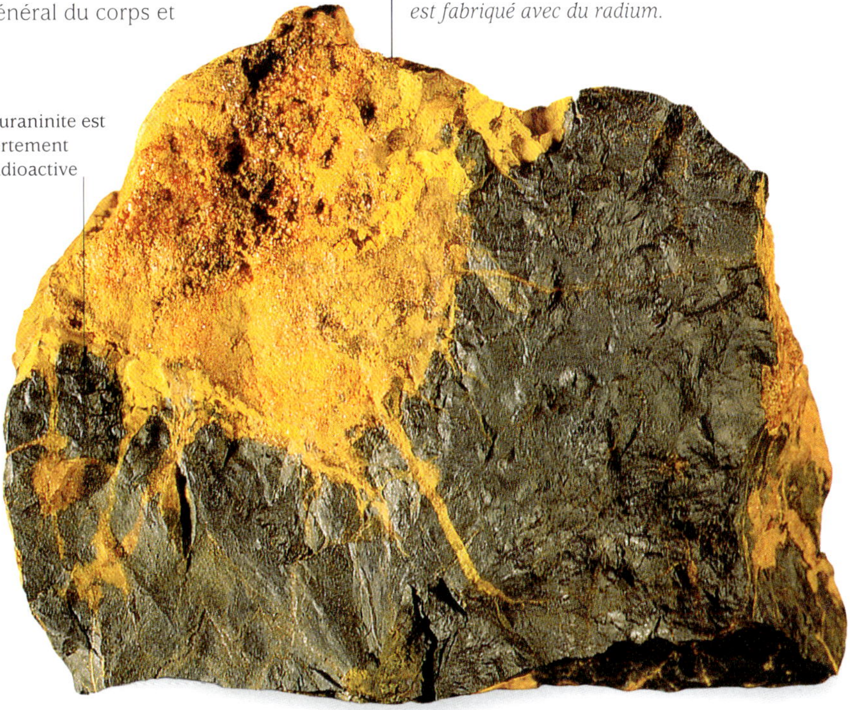

RADIUM BROMATUM
Le remède homéopathique est fabriqué avec du radium.

L'uraninite est fortement radioactive

Nom commun Bromure de radium.
Origine Préparé chimiquement à partir du radium.
Partie utilisée Bromure de radium.

Affections traitées

Radium brom. soigne les affections de la peau : acné, grains de beauté, cancers, ulcérations, eczéma, dermatites et acné rosacée (rougeur du visage et symptômes acnéiques survenant à l'âge mûr). Parmi les symptômes caractéristiques, citons les démangeaisons cuisantes, avec possibilité d'ulcérations et un désir d'air frais. La douleur change régulièrement de côté.
Ce remède soigne aussi le cancer des os, le lumbago, l'arthrite avec douleur sourde dans les os et les articulations.
Amélioration des symptômes L'air frais ; le mouvement continu ; les bains chauds ; la position allongée.
Aggravation Le passage de la position allongée à la position debout ; la nuit.

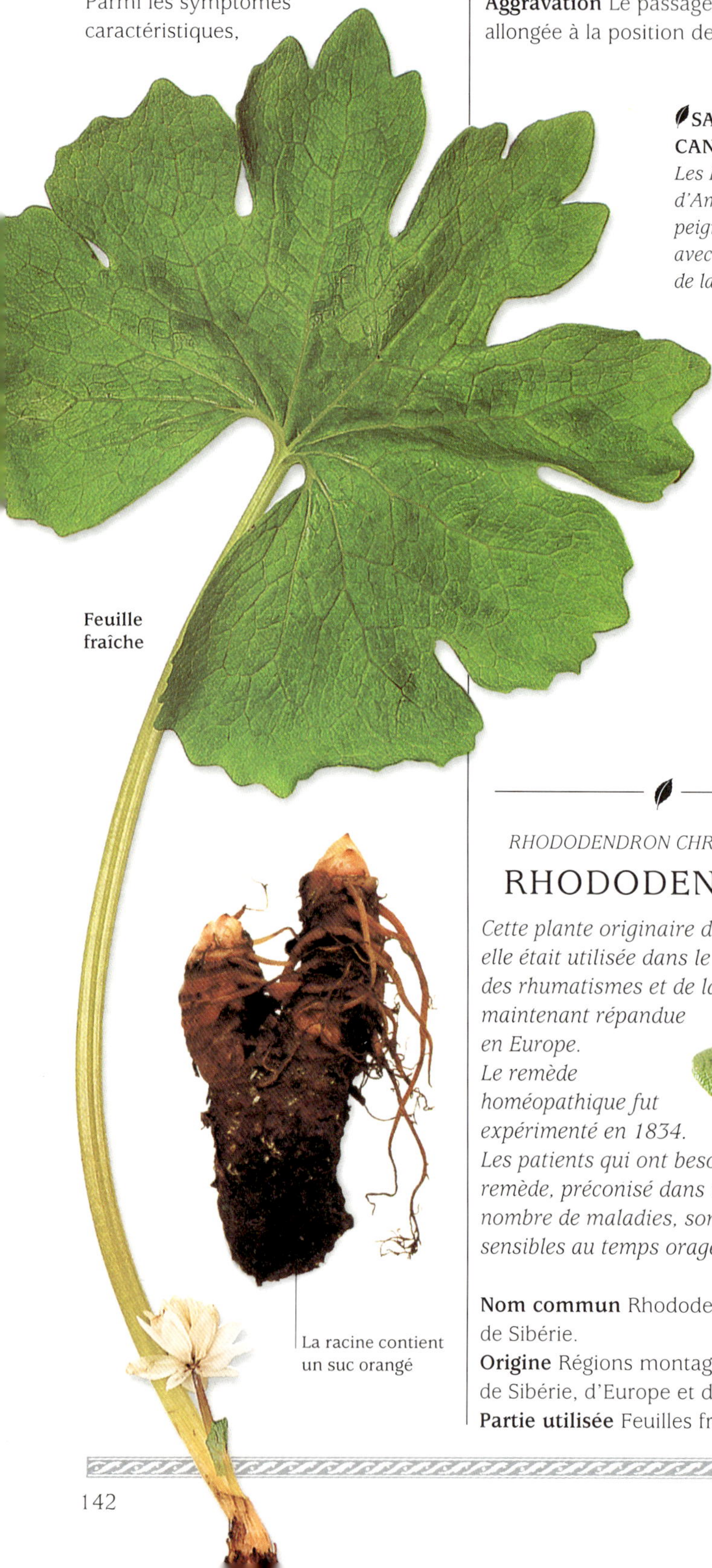

SANGUINARIA CANADENSIS
Les Indiens d'Amérique se peignaient le corps avec le suc rouge de la sanguinaire.

RHODODENDRON CHRYSANTHUM

RHODODENDRON

Cette plante originaire de Sibérie, où elle était utilisée dans le traitement des rhumatismes et de la goutte, est maintenant répandue en Europe. Le remède homéopathique fut expérimenté en 1834. Les patients qui ont besoin de ce remède, préconisé dans un grand nombre de maladies, sont très sensibles au temps orageux.

Nom commun Rhododendron de Sibérie.
Origine Régions montagneuses de Sibérie, d'Europe et d'Asie.
Partie utilisée Feuilles fraîches.

Affections traitées

Rhumatismes, goutte, arthrite sont les indications principales de *Rhododendron*. Les symptômes comprennent l'œdème et la douleur dus à l'atteinte rhumatismale des ligaments, des cartilages et des tissus articulaires. On prescrit le remède aussi en cas de fièvre, délire, maux de tête, douleur névralgique oculaire et inflammation des testicules.
Les sujets qui ont besoin de ce remède craignent l'orage. Ils peuvent devenir très nerveux, présenter un malaise ou se comporter de façon étrange, à l'approche d'un orage – ces signes disparaissant dès que ce dernier éclate. Ils ne s'endorment qu'en croisant les jambes.
Amélioration des symptômes La chaleur ; manger ; après l'orage.
Aggravation La nuit ; avant orages et tempêtes ; le froid humide ; le repos ; au début d'un mouvement ; la station debout prolongée.

SANGUINARIA CANADENSIS

SANGUINARIA

Cette plante contient un puissant alcaloïde, la sanguinarine, qui peut provoquer des vomissements et de cuisantes douleurs stomacales. À forte dose, elle peut être mortelle. Son action brûlante est mise à profit dans le remède homéopathique.

RHODODENDRON CHRYSANTHUM
Le remède, fabriqué avec les feuilles, est capital contre la goutte.

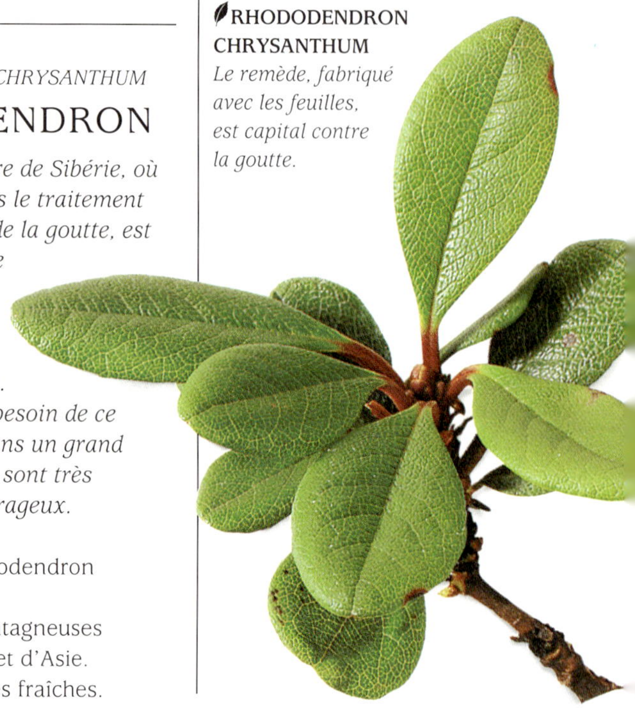

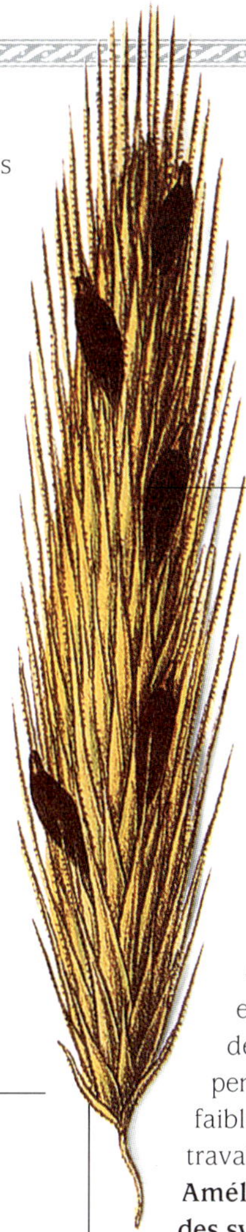

SECALE CORNUTUM
L'ergot de seigle apparaît sur les céréales. Il est utilisé pour fabriquer le remède homéopathique, très utile en cas de troubles circulatoires.

Nom commun Sanguinaire.
Origine États-Unis, Canada.
Parties utilisées Racine fraîche, feuilles, graines, suc, ou fruit réduit en poudre.

AFFECTIONS TRAITÉES

Sanguinaria traite l'asthme, la bronchite, la pharyngite et les polypes du larynx ou des fosses nasales. Parmi les symptômes, on note la sécheresse, l'irritation et les brûlures des muqueuses et, plus tard, une rhinite. Le remède soigne l'indigestion avec brûlures et diarrhée, les toux sèches et spasmodiques – après une coqueluche ou la grippe, par exemple – et le rhume des foins avec sécheresse et sensation de brûlure dans le nez et la gorge. Le symptôme dominant dans ces troubles est une sensation de brûlure douloureuse dans la poitrine, qui peut irradier vers l'épaule droite. *Sanguinaria* soigne le rhumatisme à l'épaule droite, les bouffées de chaleur de la ménopause, les maux de tête lancinants et les migraines au-dessus de l'œil droit. Les symptômes sont souvent regroupés du côté droit.
Les personnes qui ont besoin de ce remède sont habituellement léthargiques et peuvent se montrer confuses.
Amélioration des symptômes La position allongée sur le côté gauche ; le sommeil ; le soir.
Aggravation Le froid, l'humidité ; le mouvement et les contacts physiques ; allongé sur le côté droit ; les aliments sucrés.

PRINCIPALE AUTOMÉDICATION

Migraine – voir pp. 160-161

SCHOENOCAULON OFFICINALE

SABADILLA

Au XVIe siècle, cette plante était utilisée pour la destruction des poux et des vers intestinaux. Sabadilla *produit des symptômes analogues à ceux d'un rhume ou du rhume des foins, que le remède homéopathique traite.*

Noms communs Sabadille, cévadille.
Origine Mexique, Venezuela, Guatemala, États-Unis.
Partie utilisée Graines.

AFFECTIONS TRAITÉES

Ce remède agit sur les muqueuses du nez et des glandes lacrymales et soigne les rhumes et le rhume des foins qu'accompagnent : crises d'éternuements, écoulement nasal avec démangeaisons, chatouillement du voile du palais et brûlures des yeux avec larmoiement et mal de tête rétro-orbitaire. La gorge est sèche et douloureuse, les boissons chaudes ont un effet adoucissant. *Sabadilla* soigne aussi l'ascaridiose chez l'enfant.
Amélioration des symptômes La chaleur ; les enveloppements chauds.
Aggravation L'air froid.

PRINCIPALE AUTOMÉDICATION

Rhume des foins – voir pp. 168-169

SECALE CORNUTUM

SECALE

L'ergot de seigle est dû à un champignon qui pousse sur le seigle et d'autres céréales et contient divers alcaloïdes aux propriétés médicinales et toxiques. Parmi les symptômes de l'ergotisme, on note des fourmillements de la peau, un état délirant, des brûlures, une gangrène, des convulsions et des spasmes utérins. De nos jours, l'ergot de seigle entre dans la composition d'un médicament qui stoppe l'hémorragie après l'accouchement.

Nom commun Ergot de seigle.
Origine Champignon *(Claviceps purpurea)* d'Europe, d'Asie, du Canada et des États-Unis.
Partie utilisée L'ergot immature récolté avant la moisson.

AFFECTIONS TRAITÉES

Le remède soigne les troubles circulatoires caractérisés par les spasmes artériels dus à la contraction des fibres musculaires. On note un refroidissement et une décoloration des extrémités, accompagnés d'un engourdissement et ressemblant au syndrome de Raynaud, avec des crampes dans les mollets et, dans les cas graves, une gangrène. Le signe typique est une peau glacée au toucher avec impression interne de chaleur brûlante. *Secale* traite la contraction des fibres utérines causant douleur et hémorragie. Les symptômes sont : crampes menstruelles avec émission irrégulière de sang noir et abondant et pertes de liquide teinté de sang entre les règles ; pendant l'accouchement, faiblesse des contractions du travail.
Amélioration des symptômes L' air frais ; en se découvrant.
Aggravation La chaleur ; en recouvrant les régions malades ; le mouvement.

PRINCIPALE AUTOMÉDICATION

Syndrome des extrémités froides – voir pp. 198-199

SELENICEREUS GRANDIFLORUS

CACTUS GRAND.

Ce cactus a de grandes tiges charnues. Le remède Cactus grand. *fut expérimenté par le Dr Rubins en 1862. Parmi les symptômes, il nota d'intenses sensations de constriction cardiaque avec douleur thoracique. Or,* Cactus grand. *s'est révélé un remède important contre les affections du cœur.*

Nom commun Princesse-de-la-nuit.
Origine Régions sèches et désertiques de l'Amérique centrale et des Antilles.
Parties utilisées Jeunes tiges et fleurs.

Affections traitées

Cactus grand. soigne l'angine de poitrine accompagnée d'une forte douleur constrictive. La poitrine se serre, comme agrippée par une main de fer, au cours d'un effort physique ou en période de stress. La douleur, plus vive quand le sujet est couché sur le côté gauche, est violente et parfois doublée de palpitations. Elle peut s'accompagner d'un gonflement et de fourmillements dans la main gauche. Les patients ont l'impression qu'ils vont mourir et que rien ne pourra les sauver.
En général, les personnes à qui ce remède convient ont tendance à être déprimées et distraites. Elles s'inquiètent beaucoup pour leur santé.
Amélioration des symptômes
La position allongée sur le côté droit, tête surélevée ; au grand air.
Aggravation Entre 11 h et 23 h.

CACTUS GRANDIFLORUS
Le remède, fabriqué à partir des jeunes tiges et des fleurs, soigne l'angine de poitrine.

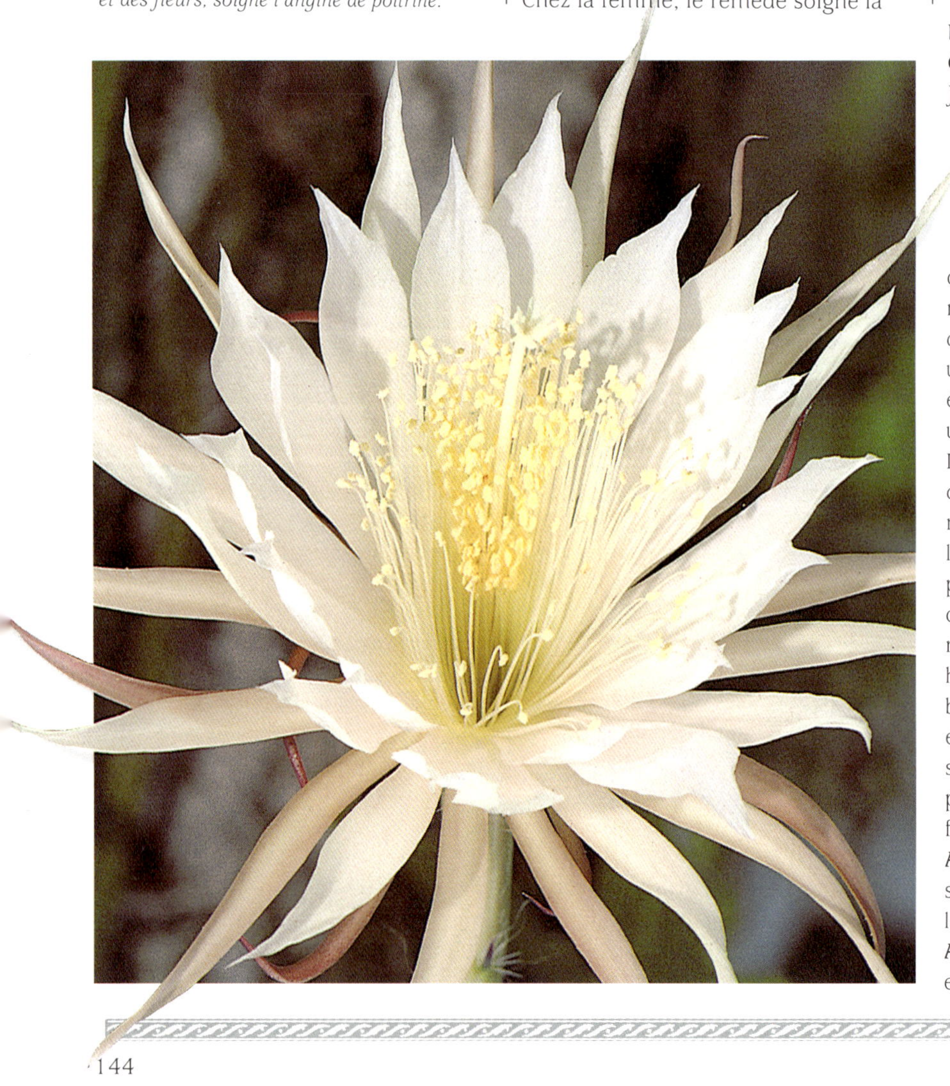

SERENDA REPENS/S. SERRULATA

SABAL

En 1885, un homéopathe américain, le Dr Hale, remarqua que l'été, lorsque la nourriture était rare, les animaux sauvages mangeaient des baies de palmier nain et reprenaient du poids. Au cours du même siècle, un autre homéopathe américain déclara qu'une consommation régulière de ces baies permettait d'accroître le volume des seins.

Nom commun Palmier nain à feuilles en dents de scie.
Origine États-Unis.
Parties utilisées Baies fraîches mûres et graines.

Affections traitées

Sabal traite l'hypertrophie de la prostate avec douleurs de l'urètre et troubles de la miction, sensation de froid dans les organes génitaux, affaiblissement de la libido, faiblesse générale et irritabilité. Il est prescrit dans le cas d'inflammation testiculaire. Chez la femme, le remède soigne la mastite durant l'allaitement ; il atténue l'hypersensibilité et l'œdème des seins pendant la période prémenstruelle. Il est prescrit lors d'une diminution du volume des seins due à un déséquilibre hormonal.
Amélioration des symptômes
La chaleur.
Aggravation Le froid et l'humidité ; la nuit ; la consolation.

Principale automédication

Adénome de la prostate – voir p. 200-201

SMILAX OFFICINALIS/S. ORNATA/ S. REGELII/S. MEDICA

SARSAPARILLA

Sarsaparilla *vient de l'espagnol* zarza, *qui signifie ronce, et* parilla, *petite vigne vierge. On pense que la plante fut importée d'Amérique du Sud en Espagne, comme médicament, au* XVIIe *siècle. Elle était utilisée pour traiter la syphilis, le rhumatisme chronique et les maladies de la peau.*

Nom commun Salsepareille.
Origine Amérique centrale et du Sud, Jamaïque.
Partie utilisée Racine séchée.

Affections traitées

Sarsaparilla est un remède surtout destiné à l'appareil urinaire (cystite, coliques néphrétiques). La cystite se manifeste par un besoin fréquent d'uriner et une douleur dans la vessie une fois les dernières gouttes d'urine évacuées. Il peut y avoir incontinence urinaire plus ou moins accusée. L'urine est opaque, parfois troublée de sang et de calculs (petits graviers) rénaux. Ce remède soigne aussi l'eczéma avec crevasses à vif et profondes aux mains, surtout sur les côtés des doigts, ainsi que les douleurs rhumatismales s'aggravant par temps humide et la nuit. Les sujets qui ont besoin de ce remède sont très frileux et présentent souvent sur la peau, surtout au printemps, des plaques très prurigineuses et desquamantes, qui forment une croûte.
Amélioration des symptômes La station debout ; quand on dénude le cou ou la poitrine.
Aggravation La nuit ; le temps froid et humide ; après la miction.

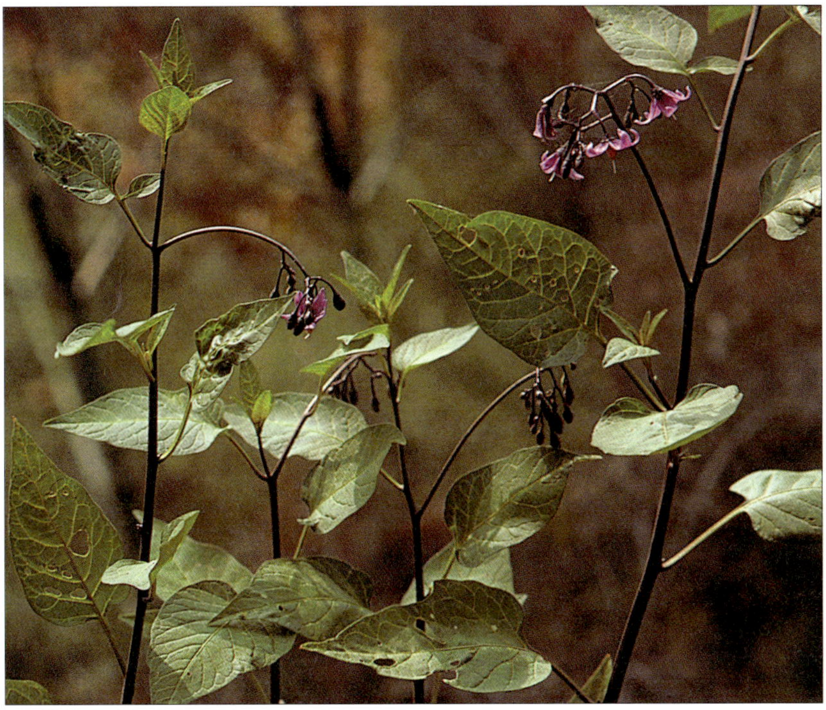

SOLANUM DULCAMARA *Le remède est fabriqué à partir des jeunes pousses et des feuilles de la plante.*

SOLANUM DULCAMARA

DULCAMARA

L'usage médical de la morelle douce-amère remonte à la Rome antique. Elle était utilisée pour traiter la pneumonie, l'aménorrhée, la jaunisse, les rhumatismes, les crampes, l'eczéma, le psoriasis, l'asthme et la rhinite. En homéopathie, le remède est analogue à Belladonna, Capsicum, Hyoscyamus *et* Stramonium, *qui sont aussi administrés aux personnes très sensibles au froid et à l'humidité.*

Noms communs Morelle douce-amère, réglisse sauvage, vigne de Judée, herbe-à-la-fièvre.
Origine Toute l'Europe.
Parties utilisées Jeunes pousses vertes et feuilles de la plante fraîche fleurie.

AFFECTIONS TRAITÉES

Les troubles dus à l'exposition à un temps froid et humide, aux brusques changements de température, à un refroidissement brutal après une forte transpiration relèvent de *Dulcamara*. Ceux qui ont besoin de ce remède sont résolus, dominateurs, possessifs. Sensibles au froid et à l'humidité, ils attrapent facilement des rhumes, qui peuvent se compliquer de conjonctivite, de cystite, de toux, de diarrhée. Le mucus est abondant, épais et jaunâtre. Ce remède soigne l'urticaire, la teigne, les éruptions prurigineuses du cuir chevelu et du visage avec tendance à saigner en se grattant, et les grandes verrues lisses et planes.
Amélioration des symptômes
La chaleur ; le mouvement.
Aggravation L'humidité et le froid ; les températures extrêmes.

PRINCIPALE AUTOMÉDICATION

Mal de gorge – voir pp. 176-177

SPIGELIA ANTHELMIA

SPIGELIA

Cette plante fut introduite en médecine en 1751 par le Dr Browne, qui écrivit : « Elle procure le sommeil presque aussi assurément que l'opium. » On savait que sa toxicité était analogue à celle de la strychnine et, au XVIIe siècle, elle servait d'ingrédient de base à certains poisons. Elle répand une mauvaise odeur, qui peut endormir.

Nom commun Spigélie.
Origine États-Unis, Amérique du Sud, Antilles.
Partie utilisée Plante séchée.

AFFECTIONS TRAITÉES

Ce remède s'applique surtout aux maladies cardiaques avec angine de poitrine, aux migraines, aux névralgies et à l'inflammation de l'iris. Parmi les symptômes observés, on note une douleur aiguë ou lancinante, irradiante, affectant la tempe et l'œil gauches. Malades, les sujets qui ont besoin de ce remède ont peur des objets pointus, des aiguilles par exemple.
Amélioration des symptômes
Le temps sec ; le repos ; après le coucher du soleil ; la position allongée sur le côté droit, tête surélevée.
Aggravation Le contact physique ; la position allongée sur le côté gauche ; le mouvement ; les changements de temps, surtout avant un orage.

STANNUM METALLICUM

STANNUM MET.

L'étain est un métal mou et blanc à reflets bleus. En médecine populaire, il était utilisé contre le ténia et administré sous forme de limaille, censée expulser le ver par son poids et les pointes des parcelles, ou en l'endormant. Plus tard, on comprit que le bon résultat était simplement dû à la purge donnée au patient après l'ingestion de la limaille d'étain.

Nom commun Étain.
Origine Cassitérite, présente en Europe, en Afrique, en Chine et en Extrême-Orient.
Partie utilisée Étain.

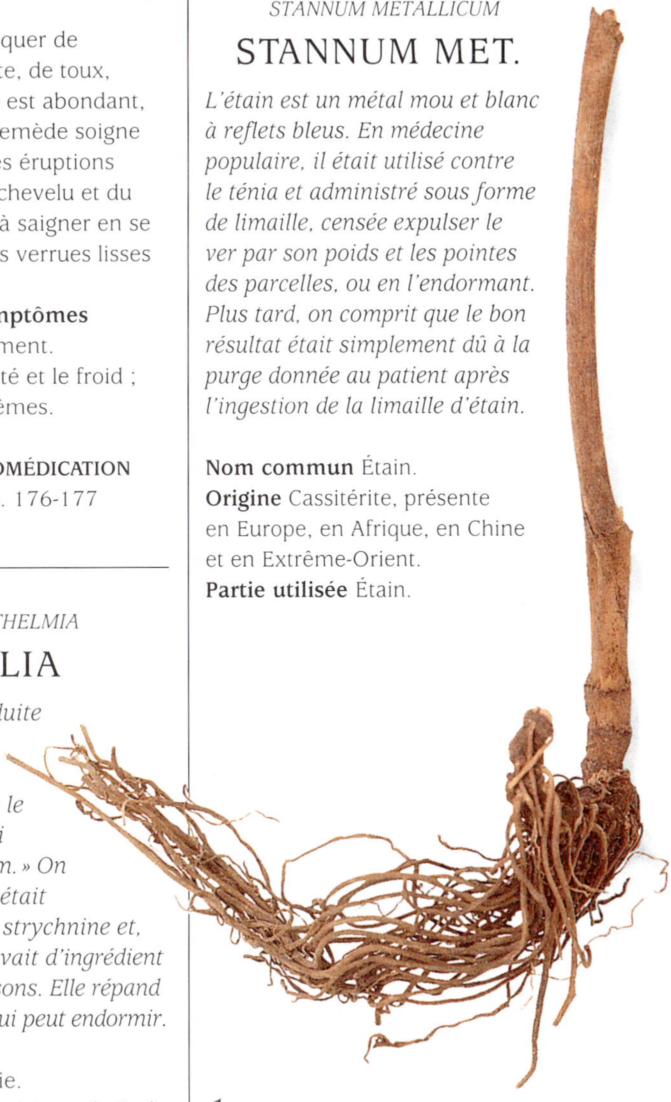

SPIGELIA ANTHELMIA
Le remède est préparé à partir de la plante séchée.

Affections traitées

Ce remède traite l'asthme, la bronchite et la trachéite. Parmi les symptômes, on observe une toux épuisante avec expectoration verdâtre à goût douceâtre, une faiblesse thoracique et une tendance à pleurnicher. Ceux qui ont besoin de ce remède sont enroués ou toussent dès qu'ils parlent, rient ou chantent. Ils sont très frileux. Parmi les autres troubles relevant de *Stannum met.*, citons les maux de tête et les névralgies siégeant du côté gauche. Les symptômes apparaissent progressivement et disparaissent lentement, suivant la courbe solaire.

Amélioration des symptômes
Une forte pression ; l'expectoration.

Aggravation La position allongée sur le côté droit ; le froid.

SYPHILINUM

SYPHILINUM

On prépare ce remède aujourd'hui appelé Luesinum *à partir des sécrétions du chancre de la syphilis, maladie qui apparut en Europe au XVᵉ siècle, probablement ramenée d'Amérique par les explorateurs. Les premiers traitements, à base de préparations arsenicales et mercurielles, étaient presque aussi dangereux que la maladie elle-même. Selon Hahnemann, la syphilis était un miasme ou trait héréditaire* *(voir p. 19)**, appelé luèse.*

Nom commun Syphilis.
Origine Patients porteurs d'un chancre syphilitique.
Partie utilisée Sécrétion du chancre.

Type constitutionnel

Les individus bénéficiant de ce remède souffrent de confusion mentale et manquent de concentration et de mémoire. Toujours anxieux, ils ont une nette tendance aux pensées ou aux comportements compulsifs – ils vérifient sans cesse les mêmes choses ou se lavent les mains sans arrêt, par exemple.

Affections traitées

Luesinum traite les ulcérations chroniques et peu douloureuses à l'aine avec abcès récidivants. Il agit aussi sur des affections chroniques tels l'asthme, la constipation, les règles douloureuses, l'inflammation de l'iris, les névralgies et les douleurs nocturnes. Les symptômes viennent progressivement et partent lentement.

Amélioration des symptômes
La journée ; la montagne ; la promenade en solitaire.

Aggravation La nuit ; le bord de mer ; la forte chaleur, le grand froid ; l'orage.

TARENTULA CUBENSIS/ MYGALE CUBENSIS

TARENTULA CUB.

Lorsque cette araignée-loup mord, la victime ne s'en aperçoit que le lendemain en voyant se développer une zone inflammatoire cerclée de rouge. Celle-ci gonfle et s'étend, la fièvre s'installe et un abcès se forme. Le délai entre la morsure et l'apparition des symptômes correspond à la pénétration du venin dans le sang. Le remède homéopathique traite les symptômes analogues associés à des états septiques.

Nom commun Araignée-loup de Cuba.
Origine Cuba, sud des États-Unis.
Partie utilisée Araignée vivante entière.

Affections traitées

Les personnes qui ont besoin de ce remède présentent fréquemment des épisodes de fièvre élevée associée à un délire et à des troubles du sommeil. *Tarentula cub.* est recommandé pour traiter les abcès, les furoncles de teinte bleuâtre. Il est également conseillé en cas de toux sévère.

Amélioration des symptômes
En fumant.

Aggravation La nuit ; les boissons froides ; l'effort physique.

TARTARUS STIBIATUS

ANTIMONIUM TART.

Le tartrate de potassium et d'antimoine sert dans l'industrie textile comme fixateur des teintures. Il fut utilisé en médecine classique comme expectorant et comme vomitif, et dans le traitement des infections mycosiques et des infestations par les vers.

Nom commun Tartre stibié.
Origine Préparé chimiquement à partir d'oxyde d'antimoine et de tartrate de potassium.
Partie utilisée Tartrate de potassium et d'antimoine.

Affections traitées

Le remède est employé chez les sujets très âgés ou très jeunes présentant une gêne respiratoire mais trop faibles pour expectorer en toussant. Ils sont somnolents et irritables. Il est conseillé en cas de maux de tête avec sensation de bandeau serré autour du crâne et accentuée par la toux. Ces maux s'accompagnent généralement des symptômes suivants : un visage froid au toucher, une langue chargée, rouge au centre et au bord ; parfois, une absence de soif et des jambes enflées par la rétention liquidienne ; des nausées soulagées par les vomissements.

Amélioration des symptômes L'air froid ; la position assise.

Aggravation Une pièce chaude ; le froid, l'humidité ; la position allongée ; le mouvement ; le lait.

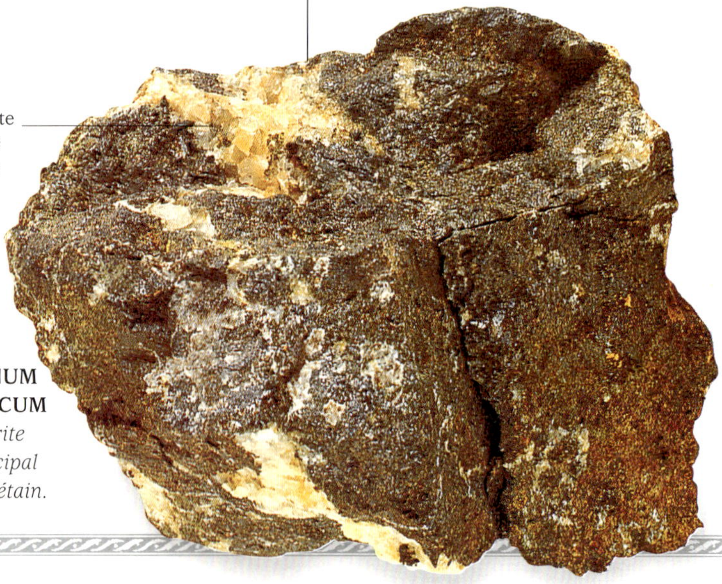

La cassitérite se présente en cristaux bruns ou noirs

STANNUM METALLICUM
La cassitérite est le principal minerai d'étain.

TEREBINTHINA LARICINA

TEREBENTHUM

Sur la peau, la térébenthine provoque une sensation brûlante. Inhalée, elle déclenche des éternuements et un essoufflement. Avalée, elle brûle la bouche et l'estomac, causant vomissements et diarrhée. On l'utilisait en médecine classique contre la gonorrhée et les écoulements génitaux. Le remède homéopathique a été expérimenté au XIXe *siècle.*

Nom commun Essence de térébenthine.
Origine Conifères, en particulier les pins de l'hémisphère Nord.
Partie utilisée Essence distillée à partir de l'oléorésine.

AFFECTIONS TRAITÉES

Le remède agit principalement sur les muqueuses de la vessie et des reins et est administré en cas d'infection. On le prescrit contre l'inflammation de l'urètre ou des reins, la cystite accompagnée de brûlures intenses et de douleurs dans l'urètre, dans la vessie ou dans les reins. L'urine est trouble ou foncée et hémorragique. S'y associent souvent des douleurs dans le dos et une impression de contraction et de froid dans la région ombilicale. *Terebenthum* agit également sur l'œdème (rétention liquidienne dans les tissus) associé aux maladies rénales.
Amélioration des symptômes La marche en plein air.
Aggravation L'humidité ; la nuit.

TEUCRIUM MARUM/MARUM VERUM

TEUCRIUM MARUM

Malgré son nom populaire de thym de chat, la germandrée appartient à la même famille que les menthes. Cette plante aromatique est depuis longtemps utilisée par les herboristes pour ses propriétés astringentes et stimulantes. Le remède homéopathique est prescrit pour les rhinites et les polypes (excroissances des muqueuses).

Noms communs Germandrée maritime, thym de chat, thym marin.
Origine Le monde entier.
Partie utilisée Plante entière fraîche.

AFFECTIONS TRAITÉES

Les principales indications sont les polypes – dans les fosses nasales, les oreilles, le vagin ou le rectum, par exemple. Le remède agit aussi sur les vers intestinaux. On le prescrit encore en cas de rhinite chronique, de nez bouché avec déficience de l'odorat et mouchage fréquent de croûtes verdâtres qui irritent les narines.
Amélioration des symptômes L'air frais.
Aggravation Les changements de temps ; le froid et l'humidité ; la chaleur excessive du lit.

THERIDION CURASSAVICUM

THERIDION

Cette araignée porte une grosse tache jaune sur le ventre et des taches orangées sur le dos. Son venin est très toxique. Il provoque agitation, faiblesse, tremblements avec sensation de froid, anxiété, perte de connaissance et transpiration abondante. Le remède homéopathique a été expérimenté par le Dr Hering (*voir p. 17*) *en 1832.*

Nom commun Théridion.
Origine Antilles, surtout Curaçao.
Partie utilisée Araignée vivante entière.

AFFECTIONS TRAITÉES

Theridion agit sur les nerfs, le rachis et les os. Il est prescrit dans les cas d'inflammations rachidiennes, de mal de dents, de vertiges, de mal des transports, de décalcification osseuse. Il traite le vertige de Ménière (affection touchant l'oreille interne). Tous ces maux se caractérisent par une forte sensibilité au bruit et aux vibrations, qui sont douloureuses. Le rachis est très sensible, et ceux qui ont besoin de ce remède ne supportent pas les secousses de la marche et des transports. Ils s'assoient de travers pour éviter les pressions sur la base de la colonne vertébrale. Les voyages et les déplacements leur causent des vertiges, qui empirent quand ils ferment les yeux.
Amélioration des symptômes Le repos ; la chaleur ; l'ingestion d'eau chaude.
Aggravation Le bruit ; les contacts physiques, les pressions ; les voyages ; les secousses ; en fermant les yeux ; la position penchée en avant ; la nuit.

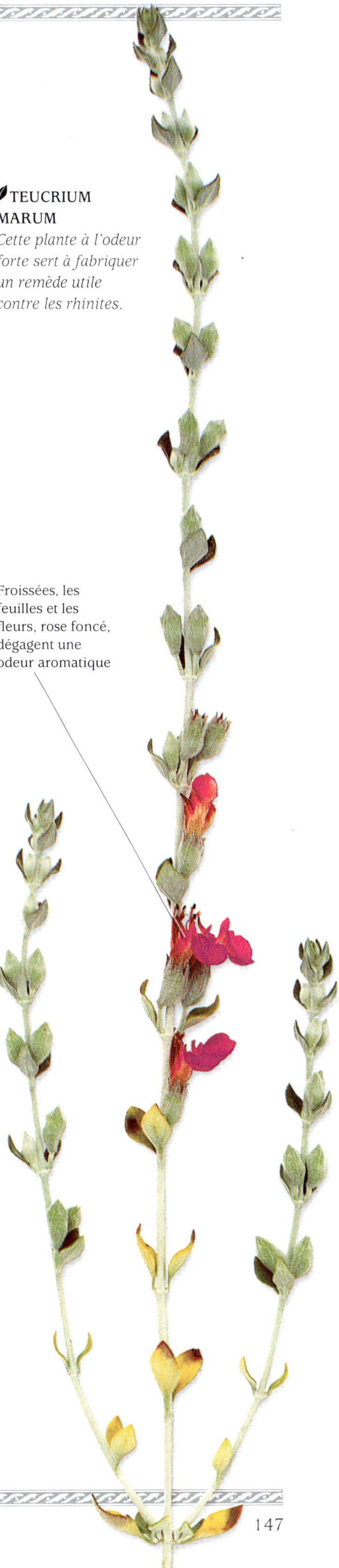
Froissées, les feuilles et les fleurs, rose foncé, dégagent une odeur aromatique

TEUCRIUM MARUM
Cette plante à l'odeur forte sert à fabriquer un remède utile contre les rhinites.

TRITITRUM/NITROGLYCERINUM

GLONOINUM

La nitroglycérine est un liquide toxique, huileux et incolore. Elle fut découverte par un chimiste italien, Sobrero, en 1846. En 1867, le scientifique suédois Alfred Nobel fabriqua la dynamite, un explosif puissant, en lui ajoutant de la kieselguhr. La nitroglycérine agit sur la circulation et est utilisée en médecine classique pour soigner l'angine de poitrine.

Noms communs Nitroglycérine, trinitrine, trinitroglycérine.
Origine Préparée chimiquement en ajoutant de la glycérine à un mélange d'acides nitrique et sulfurique.
Partie utilisée Nitroglycérine.

AFFECTIONS TRAITÉES

Glonoinum soigne les hyperthermies qui agissent sur la circulation sanguine de la tête et du cœur. Parmi les symptômes, on note les bouffées de chaleur causées par l'afflux de sang à la tête, une sensation de tête pleine et des douleurs dans la tête que le sujet tente de calmer en serrant son crâne dans ses mains. Le remède soigne aussi l'épuisement dû à la chaleur et prévient les coups de chaleur.

Amélioration des symptômes L'air frais.
Aggravation La chaleur, surtout le soleil ; les mouvements, par exemple secouer la tête.

PRINCIPALE AUTOMÉDICATION

Coup de chaleur – voir p. 222.

TUBERCULINUM KOCH ET *T. BOVUM*

TUBERCULINUM

En 1882, Robert Koch découvrit qu'une préparation de bacilles tuberculeux morts pouvait être utilisée pour prévenir et soigner la tuberculose. Entre 1885 et 1890, Burnett effectua une série d'expérimentations utilisant du tissu pulmonaire de patients tuberculeux, et il démontra l'efficacité du remède homéopathique, utilisé pour traiter les maladies respiratoires.

Nom commun Remède tuberculostatique.
Origine Tissu tuberculeux d'origine humaine ou animale rendu stérile.
Partie utilisée Bacille tuberculeux.

TYPE CONSTITUTIONNEL

Ces individus ont les cheveux blonds, les yeux bleus, sont grands et minces et manquent d'énergie. Ils ont toujours envie de changement, adorent voyager. Ils peuvent être terrorisés par les chiens ou les chats et adorent les aliments fumés et le lait froid.

AFFECTIONS TRAITÉES

Ce remède convient aux sujets qui attrapent facilement des rhumes et ont dans leur famille des cas déclarés de tuberculose, d'allergies ou de maladies respiratoires chroniques. Parfois, ces patients présentent un système immunitaire défaillant héréditaire. *Tuberculinum* soigne principalement la toux, la fièvre avec sueurs nocturnes, l'amaigrissement et les douleurs qui siègent au sommet du poumon gauche. Les ganglions cervicaux sont gonflés. Les symptômes varient et se déplacent, ou apparaissent et disparaissent brusquement.
Amélioration des symptômes L'air frais ; l'environnement froid et sec.
Aggravation Le froid et l'humidité ; l'effort physique.

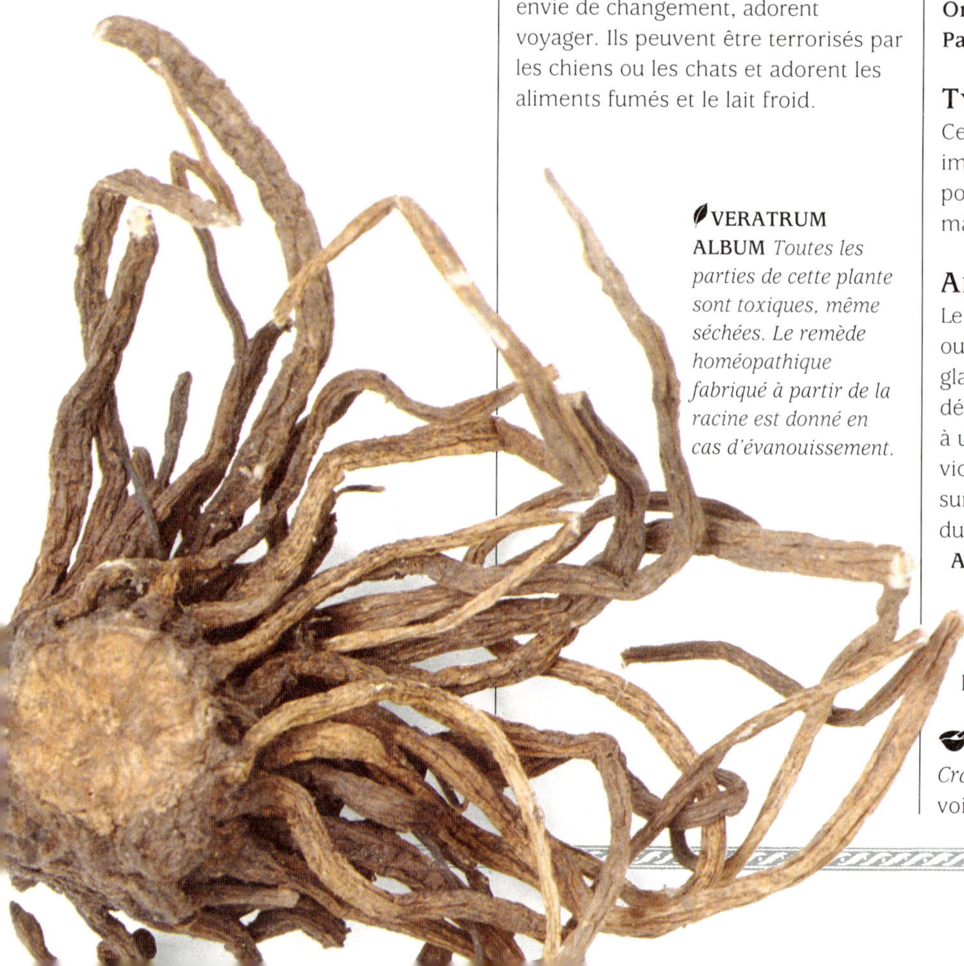

VERATRUM ALBUM *Toutes les parties de cette plante sont toxiques, même séchées. Le remède homéopathique fabriqué à partir de la racine est donné en cas d'évanouissement.*

VERATRUM ALBUM

VERAT. ALB.

Cette plante traitait jadis la manie, la mélancolie et l'épilepsie. Hippocrate l'utilisa pour soigner un cas de diarrhée ressemblant au choléra asiatique. Le remède homéopathique fut étudié par Hahnemann entre 1826 et 1830.

Noms communs Vérâtre blanc, hellébore blanc, varaire.
Origine Montagnes d'Europe.
Partie utilisée Racine fraîche.

TYPE CONSTITUTIONNEL

Ces types sont ambitieux et impitoyables. Soucieux de leur position sociale, ils ont recours à la manipulation comme à la tromperie.

AFFECTIONS TRAITÉES

Le remède agit en cas d'évanouissement ou de collapsus – le sujet est pâle, glacé, couvert de sueurs froides, déshydraté – qui peuvent succéder à une peur intense, un vomissement violent avec diarrhée et crampes, surtout pendant la grossesse, ou être dus à de fortes douleurs menstruelles.
Amélioration des symptômes Les boissons et les aliments chauds ; la position allongée.
Aggravation Les boissons froides ; les mouvements ; la nuit.

PRINCIPALE AUTOMÉDICATION

Crampes pendant la grossesse – voir pp. 210-211

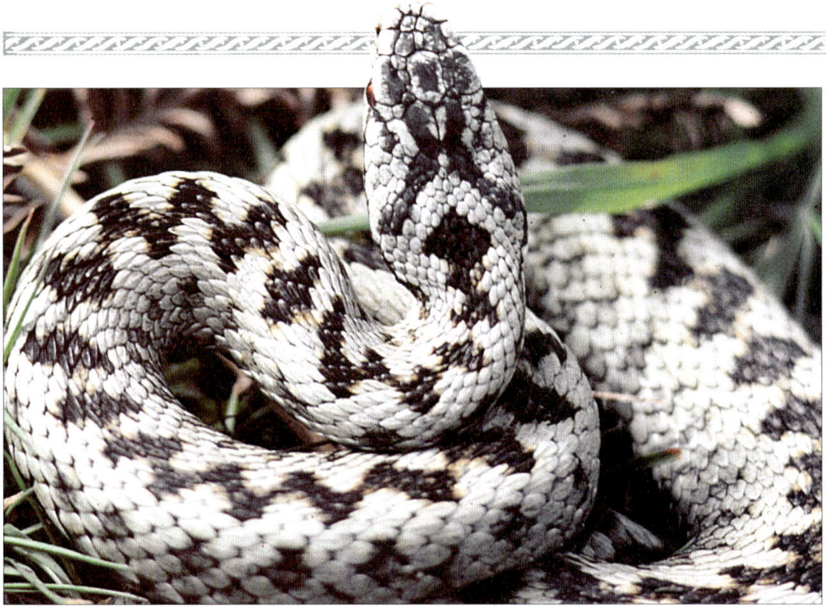

VIPERA BERIS *La vipère, grise, porte un zigzag noir sur le dos et des taches brunes sur les flancs. Le remède est fabriqué avec le venin frais.*

VIPERA BERIS

VIPERA

Bien que rarement mortelle pour les êtres humains, la morsure de cette vipère entraîne une inflammation et des troubles vasculaires. Il se produit un œdème important et douloureux, surtout quand le membre mordu reste pendant. Le remède homéopathique agit sur des symptômes analogues.

Nom commun Vipère péliade.
Origine Europe, Asie.
Partie utilisée Venin frais.

Affections traitées

Ce remède agit sur les œdèmes veineux douloureux tels que les varices et les phlébites. Les jambes paraissent si lourdes et si distendues quand elles pendent que le sujet a l'impression qu'elles vont exploser.
Amélioration des symptômes En surélevant les membres malades.
Aggravation Les changements de temps ; les pressions ; les contacts physiques ; en laissant pendre les membres.

VITEX AGNUS CASTUS

AGNUS CASTUS

Les fruits rouges de cette plante buissonnante servent d'aromates. Les phytothérapeutes prescrivent la plante pour stimuler la sécrétion hormonale en cas de syndrome prémenstruel ou lors de la ménopause. Le remède a été étudié par Hahnemann entre 1826 et 1830.

Noms communs Gattilier, agnus castus, poivre sauvage.
Origine Asie, Europe, surtout les rivages de la Méditerranée. Naturalisée aux États-Unis.
Partie utilisée Baies fraîches, mûres.

Affections traitées

Ce remède est très efficace pour la ménopause et les dépressions résultant d'un abus d'alcool et de médicaments ou d'une hyperactivité sexuelle. Il agit sur la dépression, l'anxiété et la fatigue, la morosité et le désespoir. Parmi les symptômes associés, on note l'éjaculation précoce, surtout chez les hommes ayant connu une activité sexuelle intense ; une perte de la libido chez la femme, au moment de la ménopause par exemple. Il est utile en cas d'absence de lait maternel après l'accouchement et de dépression du post-partum.
Amélioration des symptômes Les pressions.
Aggravation Le mouvement ; le matin ; après la miction.

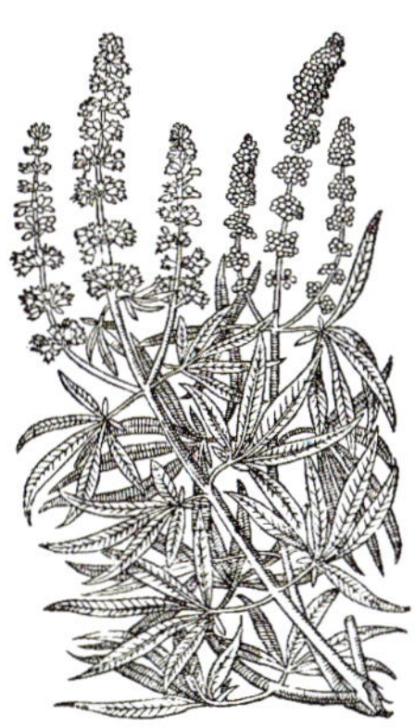

VITEX AGNUS CASTUS *Les phytothérapeutes utilisent cette plante pour stimuler l'hypophyse.*

ZINCUM METALLICUM

ZINC. MET.

Le zinc n'existe dans le corps humain que sous forme de traces, mais il est essentiel à la croissance. Il intervient dans l'action de l'insuline, une hormone capitale pour le métabolisme. Sur le plan médical, l'oxyde de zinc est la base d'une pommade cicatrisante utilisée pour soigner les ulcérations et les crevasses cutanées ; des compléments de zinc sont administrés en cas de fièvre, dans l'hystérie, les névralgies, les convulsions et le tétanos.

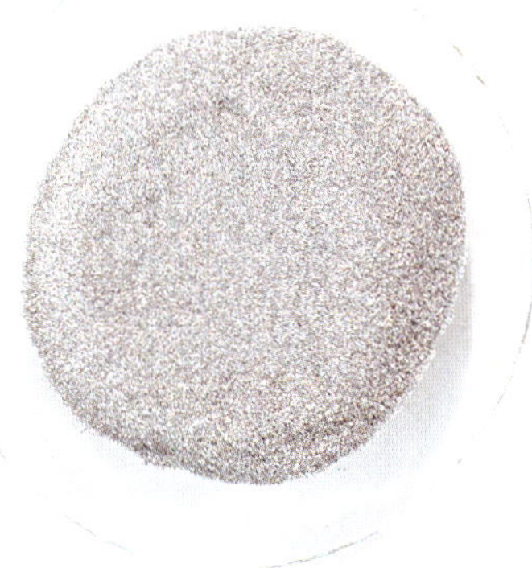

ZINCUM METALLICUM *On fabrique le remède homéopathique* Zinc. met. *par trituration de ce métal blanc bleuâtre* *(voir p. 20).*

Nom commun Zinc.
Origine Sulfure de zinc naturel, présent aux États-Unis, en Amérique du Sud, en Australasie.
Partie utilisée Zinc.

Affections traitées

Zinc. met. agit très bien dans les états d'extrême faiblesse, ou d'épuisement accompagné de mouvements et de tressaillements continuels (syndrome des jambes sans repos). Ces symptômes peuvent être dus au stress ou au manque de sommeil.
Le sujet est épuisé physiquement et semble souffrir d'une grande fatigue cérébrale : il a tendance à répéter les questions qu'on lui pose avant d'y répondre, est irritable et sursaute au moindre bruit ou contact. Les symptômes empirent si l'on freine une élimination naturelle, en calmant la toux par exemple.
Amélioration des symptômes Une élimination naturelle, par exemple les règles, la miction ou aller à la selle.
Aggravation L'alcool, surtout le vin ; le bruit.

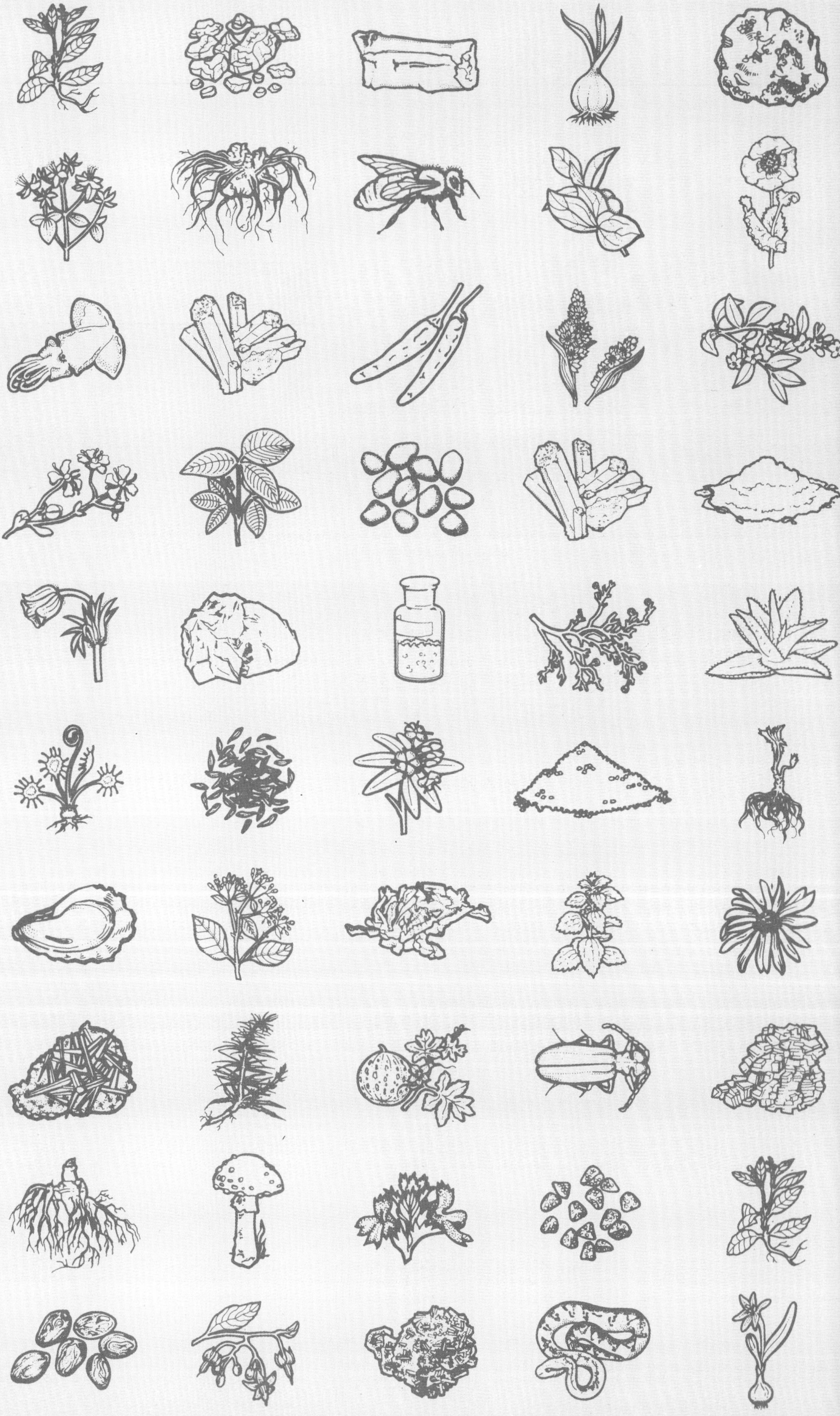

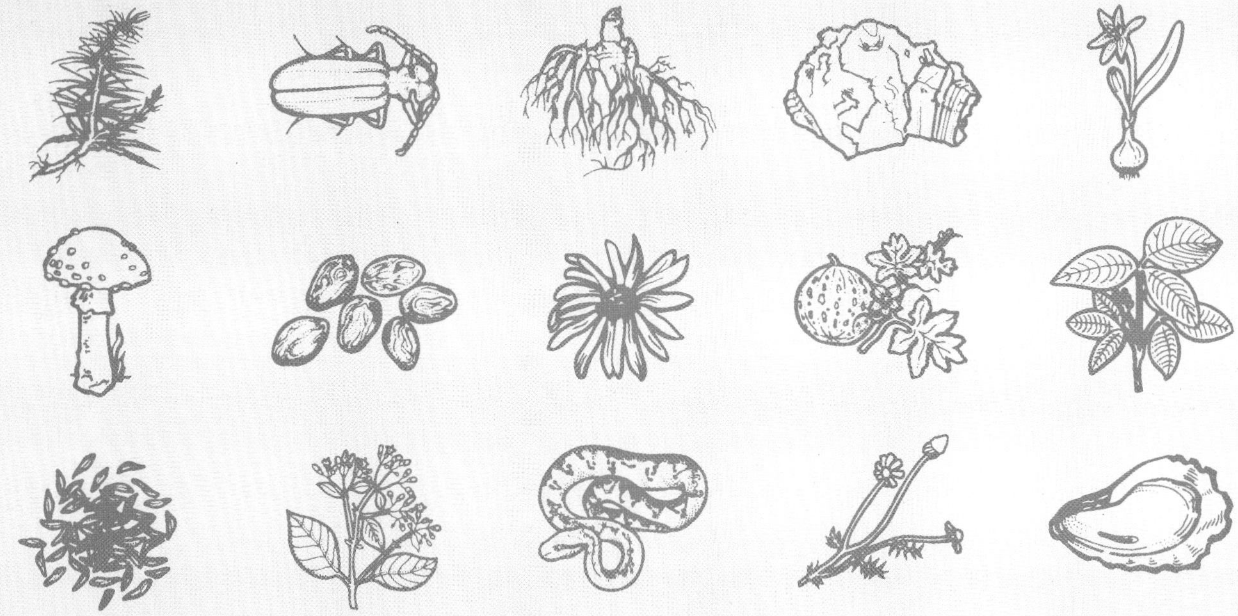

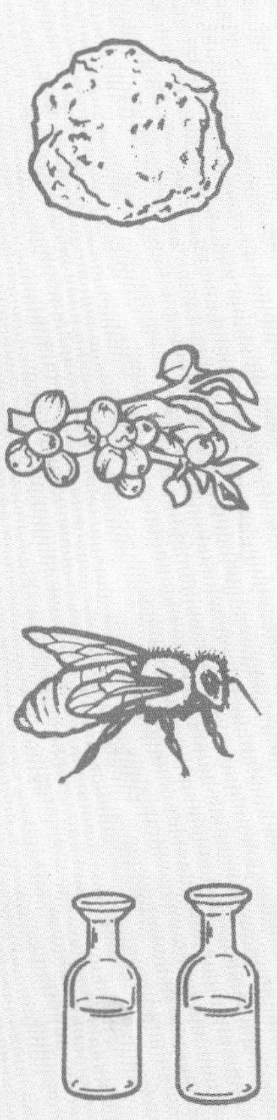

TRAITEMENT
DES
AFFECTIONS COURANTES

L'homéopathie peut soigner efficacement et sans effets secondaires la plupart des petits maux quotidiens. Respectez toujours la dose préconisée et consultez un médecin si les symptômes persistent.

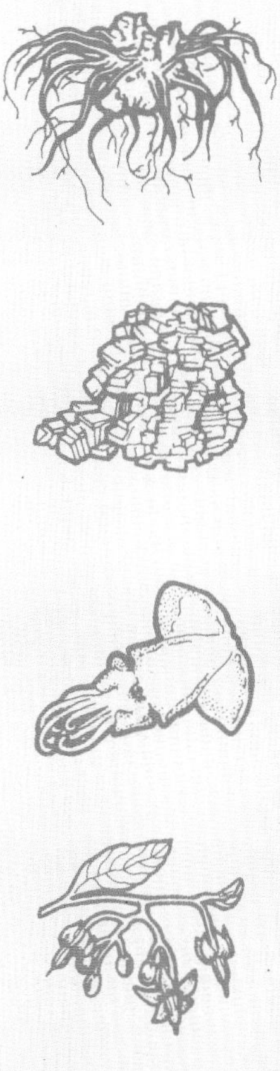

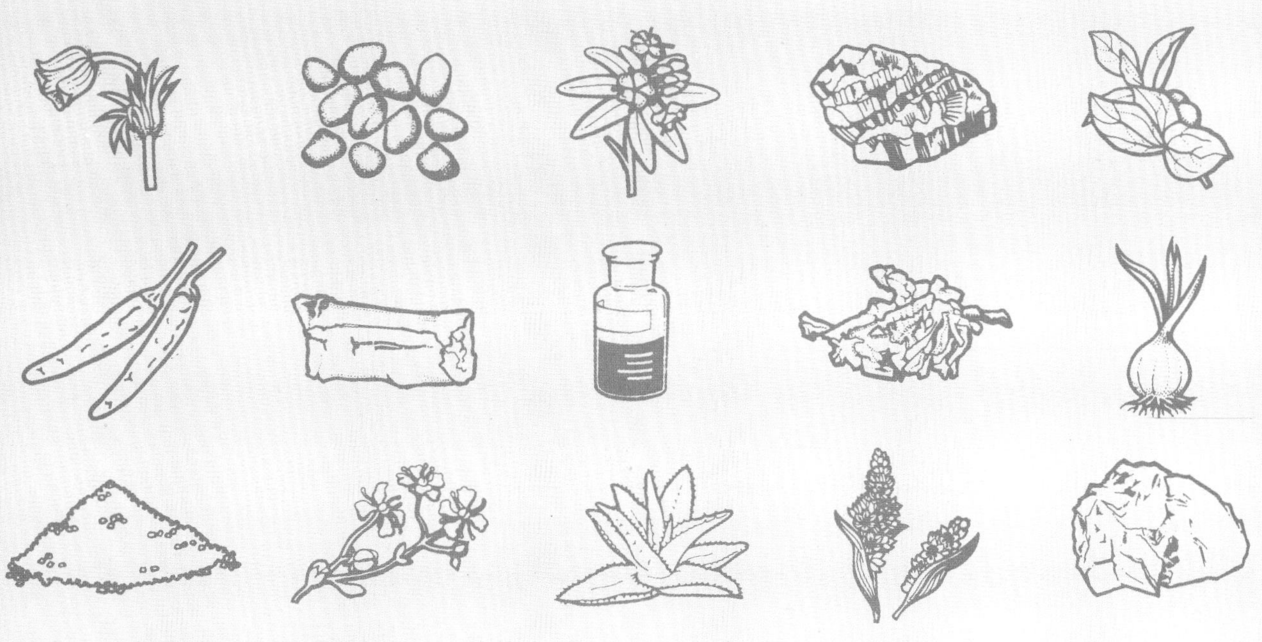

COMMENT UTILISER CE CHAPITRE

Les affections courantes répertoriées dans les pages suivantes peuvent être soignées par une automédication à base de produits homéopathiques. Elles sont regroupées en fonction des différentes parties du corps, et selon les catégories d'individus. Pour chaque groupe de maladies – par exemple rhumes, toux et grippes –, une introduction présente les principaux symptômes ainsi que les causes et les facteurs déclenchants. Les différentes formes que peut prendre chaque affection – par exemple, un rhume qui s'installe lentement – sont listées dans la première colonne des tableaux. Dans les quatre colonnes suivantes, vous trouverez des informations sur les symptômes, sur les causes, et sur les facteurs et situations qui améliorent ou aggravent votre condition. Pour choisir le médicament approprié, proposé dans la dernière colonne, comparez vos malaises avec les descriptions données dans le tableau et optez pour le remède correspondant. Si les symptômes évoluent, consultez à nouveau le tableau et essayez un autre remède.

En ce qui concerne les affections qui ne figurent pas dans ce chapitre ou les maladies chroniques ou par trop évolutives, consultez un médecin. Les affections récidivantes nécessitent un traitement de fond, qui doit être prescrit par un homéopathe qualifié (voir pp. 24-25).

EXEMPLE

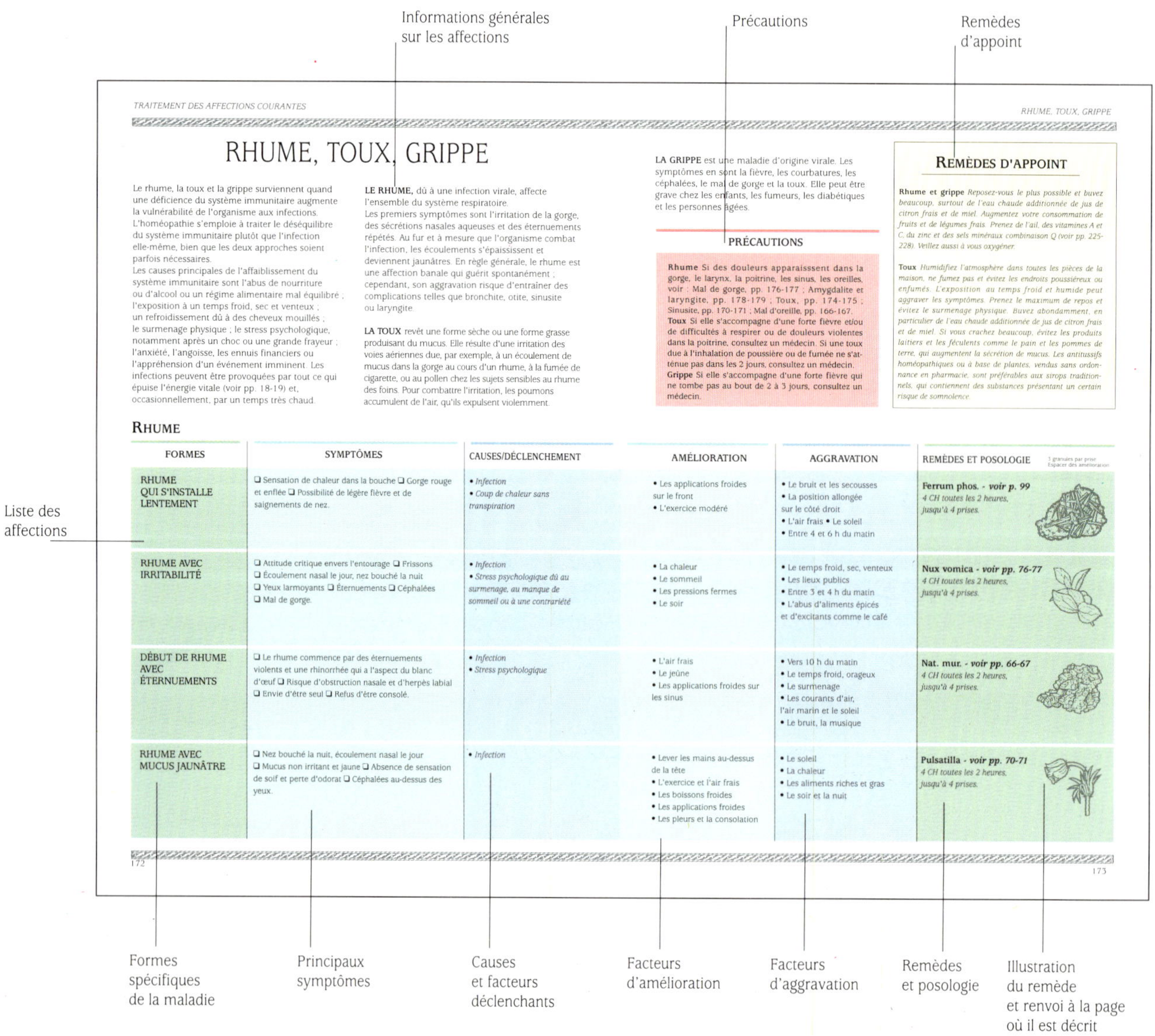

TRAITEMENT DES AFFECTIONS COURANTES — RHUME, TOUX, GRIPPE

RHUME, TOUX, GRIPPE

Le rhume, la toux et la grippe surviennent quand une déficience du système immunitaire augmente la vulnérabilité de l'organisme aux infections. L'homéopathie s'emploie à traiter le déséquilibre du système immunitaire plutôt que l'infection elle-même, bien que les deux approches soient parfois nécessaires.
Les causes principales de l'affaiblissement du système immunitaire sont l'abus de nourriture ou d'alcool ou un régime alimentaire mal équilibré ; l'exposition à un temps froid, sec et venteux ; un refroidissement dû à des cheveux mouillés ; le surmenage physique ; le stress psychologique, notamment après un choc ou une grande frayeur ; l'anxiété, l'angoisse, les ennuis financiers ou l'appréhension d'un événement imminent. Les infections peuvent être provoquées par tout ce qui épuise l'énergie vitale (voir pp. 18-19) et, occasionnellement, par un temps très chaud.

LE RHUME, dû à une infection virale, affecte l'ensemble du système respiratoire.
Les premiers symptômes sont l'irritation de la gorge, des sécrétions nasales aqueuses et des éternuements répétés. Au fur et à mesure que l'organisme combat l'infection, les écoulements s'épaississent et deviennent jaunâtres. En règle générale, le rhume est une affection banale qui guérit spontanément ; cependant, son aggravation risque d'entraîner des complications telles que bronchite, otite, sinusite ou laryngite.

LA TOUX revêt une forme sèche ou une forme grasse produisant du mucus. Elle résulte d'une irritation des voies aériennes due, par exemple, à un écoulement de mucus dans la gorge au cours d'un rhume, à la fumée de cigarette, ou au pollen chez les sujets sensibles au rhume des foins. Pour combattre l'irritation, les poumons accumulent de l'air, qu'ils expulsent violemment.

LA GRIPPE est une maladie d'origine virale. Les symptômes en sont la fièvre, les courbatures, les céphalées, le mal de gorge et la toux. Elle peut être grave chez les enfants, les fumeurs, les diabétiques et les personnes âgées.

PRÉCAUTIONS

Rhume Si des douleurs apparaisssent dans la gorge, le larynx, la poitrine, les sinus, les oreilles, voir : Mal de gorge, pp. 176-177 ; Amygdalite et laryngite, pp. 178-179 ; Toux, pp. 174-175 ; Sinusite, pp. 170-171 ; Mal d'oreille, pp. 166-167.
Toux Si elle s'accompagne d'une forte fièvre et/ou de difficultés à respirer ou de douleurs violentes dans la poitrine, consultez un médecin. Si une toux due à l'inhalation de poussière ou de fumée ne s'atténue pas dans les 2 jours, consultez un médecin.
Grippe Si elle s'accompagne d'une forte fièvre qui ne tombe pas au bout de 2 à 3 jours, consultez un médecin.

REMÈDES D'APPOINT

Rhume et grippe *Reposez-vous le plus possible et buvez beaucoup, surtout de l'eau chaude additionnée de jus de citron frais et de miel. Augmentez votre consommation de fruits et de légumes frais. Prenez de l'ail, des vitamines A et C, du zinc et des sels minéraux combinaison Q (voir pp. 225-228). Veillez aussi à vous oxygéner.*

Toux *Humidifiez l'atmosphère dans toutes les pièces de la maison, ne fumez pas et évitez les endroits poussiéreux ou enfumés. L'exposition au temps froid et humide peut aggraver les symptômes. Prenez le maximum de repos et évitez le surmenage physique. Buvez abondamment, en particulier de l'eau chaude additionnée de jus de citron frais et de miel. Si vous crachez beaucoup, évitez les produits laitiers et les féculents comme le pain et les pommes de terre, qui augmentent la sécrétion de mucus. Les antitussifs homéopathiques ou à base de plantes, vendus sans ordonnance en pharmacie, sont préférables aux sirops traditionnels, qui contiennent des substances présentant un certain risque de somnolence.*

RHUME

FORMES	SYMPTÔMES	CAUSES/DÉCLENCHEMENT	AMÉLIORATION	AGGRAVATION	REMÈDES ET POSOLOGIE (3 granules par prise. Espacer dès amélioration)
RHUME QUI S'INSTALLE LENTEMENT	❑ Sensation de chaleur dans la bouche ❑ Gorge rouge et enflée ❑ Possibilité de légère fièvre et de saignements de nez.	• *Infection* • *Coup de chaleur sans transpiration*	• Les applications froides sur le front • L'exercice modéré	• Le bruit et les secousses • La position allongée sur le côté droit • L'air frais • Le soleil • Entre 4 et 6 h du matin	**Ferrum phos.** - ***voir p. 99*** *4 CH toutes les 2 heures, jusqu'à 4 prises.*
RHUME AVEC IRRITABILITÉ	❑ Attitude critique envers l'entourage ❑ Frissons ❑ Écoulement nasal le jour, nez bouché la nuit ❑ Yeux larmoyants ❑ Éternuements ❑ Céphalées ❑ Mal de gorge.	• *Infection* • *Stress psychologique dû au surmenage, au manque de sommeil ou à une contrariété*	• La chaleur • Le sommeil • Les pressions fermes • Le soir	• Le temps froid, sec, venteux • Les lieux publics • Entre 3 et 4 h du matin • L'abus d'aliments épicés et d'excitants comme le café	**Nux vomica** - ***voir pp. 76-77*** *4 CH toutes les 2 heures, jusqu'à 4 prises.*
DÉBUT DE RHUME AVEC ÉTERNUEMENTS	❑ Le rhume commence par des éternuements violents et une rhinorrhée qui a l'aspect du blanc d'œuf ❑ Risque d'obstruction nasale et d'herpès labial ❑ Envie d'être seul ❑ Refus d'être consolé.	• *Infection* • *Stress psychologique*	• L'air frais • Le jeûne • Les applications froides sur les sinus	• Vers 10 h du matin • Le temps froid, orageux • Le surmenage • Les courants d'air, l'air marin et le soleil • Le bruit, la musique	**Nat. mur.** - ***voir pp. 66-67*** *4 CH toutes les 2 heures, jusqu'à 4 prises.*
RHUME AVEC MUCUS JAUNÂTRE	❑ Nez bouché la nuit, écoulement nasal le jour ❑ Mucus non irritant et jaune ❑ Absence de sensation de soif et perte d'odorat ❑ Céphalées au-dessus des yeux.	• *Infection*	• Lever les mains au-dessus de la tête • L'exercice et l'air frais • Les boissons froides • Les applications froides • Les pleurs et la consolation	• Le soleil • La chaleur • Les aliments riches et gras • Le soir et la nuit	**Pulsatilla** - ***voir pp. 70-71*** *4 CH toutes les 2 heures, jusqu'à 4 prises.*

172 — 173

EXPLICATION DE L'EXEMPLE

REMARQUE IMPORTANTE

Pour choisir le remède le mieux adapté à votre cas, recherchez les causes, les facteurs déclenchants et les symptômes qui se rapprochent le plus des vôtres. Il n'est pas indispensable de présenter tous les symptômes décrits ni d'être sensible à tous les facteurs d'aggravation ou d'amélioration cités. Si vous ne constatez aucune amélioration après la durée du traitement, consultez un médecin.

Introduction Informations sur les causes et symptômes généraux des affections. (Les symptômes cités dans ce texte ne sont pas tous repris dans la description des formes spécifiques figurant dans le tableau.)
Affections Brève description des formes spécifiques d'une maladie.
Symptômes Principaux symptômes physiques et psychologiques pour chaque forme de la maladie.
Causes/déclenchement Les causes spécifiques de l'affection, comme une infection virale, et autres facteurs susceptibles de déclencher la maladie, tels un changement de température ou des problèmes d'ordre affectif.
Amélioration Les facteurs qui atténuent les symptômes d'une maladie ou améliorent votre état.
Aggravation Les facteurs qui amplifient les symptômes d'une maladie ou aggravent votre état.
Remèdes et posologie Le médicament approprié, avec sa dilution (4, 5, 7 ou 15 CH) et la fréquence des prises, à raison de 3 granules par prise, ainsi qu'un renvoi au *Dictionnaire des remèdes homéopathiques*.
Précautions À lire avant d'entreprendre tout traitement. Une consultation médicale s'impose si l'affection se complique ou si les symptômes s'aggravent.
Remèdes d'appoint Les compléments minéraux ou vitaminés, les plantes et les moyens naturels qui peuvent soulager une affection.

CONSEILS D'UTILISATION DES REMÈDES HOMÉOPATHIQUES

DILUTION ET POSOLOGIE

À la rubrique *Remèdes et posologie* du tableau figurent des indications sur la durée du traitement et la fréquence des prises. En règle générale, les remèdes homéopathiques, tout comme les médicaments allopathiques, ne doivent être pris qu'en cas de nécessité. Pour que le traitement soit efficace, prenez soin de choisir le médicament le mieux adapté à votre cas, en comparant les causes et symptômes de l'affection dont vous souffrez avec les causes et symptômes décrits dans les tableaux. Si les symptômes empirent, c'est peut-être signe que le remède agit et qu'il mobilise votre force vitale (voir pp. 18-19). Cette aggravation ne devrait durer que quelques heures, à l'issue desquelles vous devriez vous sentir mieux. Dès que vous ressentez une aggravation de votre état, arrêtez le traitement et laissez votre système immunitaire combattre lui-même la maladie. Si les symptômes réapparaissent, reprenez le médicament. Si vous ne constatez aucune amélioration, abandonnez-le et consultez un médecin.

CES REMÈDES SONT-ILS INOFFENSIFS ?

• Oui. Les médicaments homéopathiques sont dépourvus de toxicité car ils sont dilués plusieurs fois. Si un enfant avale un tube de granules, il risque tout au plus une diarrhée passagère due au lactose, mais il ne souffrira d'aucun effet secondaire grave.
• Les remèdes sont sans danger pour les personnes âgées et les femmes qui allaitent. Cependant, malgré leur innocuité, ils ne seront utilisés qu'en cas d'absolue nécessité par la femme enceinte (voir pp. 208-209).
• La posologie indiquée dans les tableaux des maladies convient également aux bébés et aux enfants.
• L'homéopathie n'exclut pas la prise de médicaments allopathiques ou à base de plantes. Si vous suivez un traitement médical classique, demandez l'avis de votre médecin avant de prendre des remèdes homéopathiques.

PRISE DES REMÈDES

• Ne touchez pas les granules avec les doigts. Utilisez une cuiller à café propre et sèche et déposez les granules directement sous la langue.
• N'absorbez pas les médicaments avec des aliments ou des boissons. Prenez-les 15 minutes avant les repas ou 30 minutes après.
• Évitez tout ce qui peut en annuler l'effet : café, alcool, tabac, épices, et tous les produits qui contiennent de la menthe, y compris le dentifrice.
• Ne portez pas de parfums capiteux et n'utilisez pas de produits ménagers trop odorants quand vous suivez un traitement homéopathique.
• Certaines huiles essentielles entravent l'action des produits homéopathiques, en particulier l'huile de camphre, d'eucalyptus, de menthe poivrée, de romarin et de thym. L'essence de lavande ne peut être utilisée qu'en solution à moins de 2 %.
• Il est préférable de ne prendre qu'un médicament homéopathique à la fois.

PRÉSENTATION

On fabrique les remèdes en imprégnant du lactose avec la dilution. Ils sont disponibles sous forme de comprimés, de granules, de poudre, de doses et de gouttes. Si vous êtes allergique au lactose, préférez les remèdes liquides (disponibles dans les pharmacies homéopathiques). Les granules et la poudre sont recommandés aux bébés et aux enfants car ils fondent rapidement sous la langue. Les cachets peuvent être dissous dans un peu d'eau froide préablablement bouillie, et administrés ensuite avec une cuiller à café.

CONSERVATION

Les remèdes doivent être rangés dans un endroit frais et sombre, à l'écart des aliments ou de produits dégageant une odeur forte. Assurez-vous que les flacons sont bien fermés. Stockés dans de bonnes conditions, les médicaments homéopathiques conservent leurs propriétés pendant plusieurs années. Gardez-les hors de portée des enfants.

DOULEURS ET RHUMATISMES

Les douleurs dans les os, les articulations, les muscles, les tendons et les ligaments sont fréquentes et entravent l'activité quotidienne de nombreux individus. Les douleurs osseuses sont souvent dues à un début de grippe, mais consultez un médecin s'il peut s'agir d'une fracture ou de toute autre lésion osseuse. Les douleurs musculaires et articulaires peuvent résulter d'une position incorrecte pour travailler, d'une vie trop sédentaire, d'un mauvais maintien ou de la vieillesse. Elles révèlent aussi des troubles psychologiques latents comme l'anxiété. Des douleurs aiguës dans les muscles, les articulations, les tendons et les ligaments peuvent être l'effet d'une lésion traumatique provoquant une raideur et un gonflement de la zone affectée avec perte de mobilité.

L'ARTHROSE est l'usure du cartilage qui recouvre les articulations. Cette dégénérescence peut survenir avec l'âge, l'obésité, un traumatisme ou un exercice physique intensif. Elle se caractérise par une limitation des mouvements, des douleurs et, parfois, une inflammation aiguë. Plus fréquente après la quarantaine, l'arthrose affecte surtout les articulations qui supportent le poids du corps : hanches, genoux, colonne vertébrale... Elle peut aussi être localisée dans les doigts, notamment pendant la ménopause.

LE RHUMATISME est un terme générique utilisé pour désigner la plupart des douleurs musculaires. Il peut être provoqué par une infection virale, une allergie alimentaire, ou révéler une maladie d'ordre articulaire. La douleur est constante ou variable, selon le temps ou le cycle hormonal. La tension musculaire consécutive à un stress, un choc affectif ou un état anxieux aggrave le rhumatisme.

LA CRAMPE est un spasme musculaire dû à une oxygénation insuffisante et à une accumulation de déchets toxiques. Une position inhabituelle, un exercice physique trop intensif, la station assise ou debout prolongée en sont les causes les plus courantes. Un excès de sudation peut aussi provoquer des crampes par déperdition de sel. On notera enfin que les crampes sont fréquentes chez la femme enceinte.

ARTHROSE

FORMES	SYMPTÔMES	CAUSES/DÉCLENCHEMENT
DOULEUR ACCOMPAGNÉE DE RAIDEUR	❑ Agitation et irritabilité ❑ Tendance à rêver d'exercice physique ❑ Raideur et douleur dans les articulations atteintes, notamment au réveil.	• *Sédentarité* • *Temps froid et humide*
DOULEUR EXACERBÉE PAR LE MOUVEMENT	❑ Articulations chaudes et enflées, extrêmement douloureuses au moindre mouvement.	• *Surmenage physique ou blessure*
DOULEUR ENTRAÎNANT LES LARMES	❑ Hyperémotivité et sanglots ❑ Douleurs diffuses dans les articulations ❑ Besoin d'affection et de consolation.	• *Variations hormonales liées au cycle menstruel*
DOULEUR DUE À UNE BLESSURE	❑ Articulation douloureuse au toucher ❑ Mouvement difficile ❑ Ensemble de l'organisme en léger état de choc ❑ Envie de solitude ❑ Tendance aux cauchemars.	• *Chute ou entorse*

LE SYNDROME DES JAMBES SANS REPOS se manifeste par des picotements, des fourmillements, des brûlures ou des courbatures, surtout dans les mollets, qui provoquent des contractions dans les jambes. Cet état est souvent héréditaire et lié à des troubles du système nerveux. Il frappe fréquemment les personnes âgées et les fumeurs, ainsi que les sujets souffrant de fatigue musculaire, surtout par temps froid et humide. Le syndrome des jambes sans repos s'observe également en cas de diabète, de carence en vitamine B, d'excès de caféine, de sevrage médicamenteux ou d'allergie alimentaire. La cause exacte de cette affection n'est pas encore connue, mais les statistiques ont établi qu'elle va souvent de pair avec une carence en fer.

PRÉCAUTIONS

Consultez un médecin :
- dans les 12 heures, si les douleurs musculaires, osseuses ou articulaires deviennent de plus en plus violentes ;
- si vous ne constatez pas d'amélioration au bout de 2 semaines de traitement homéopathique.

REMÈDES D'APPOINT

Arthrose *Le régime alcalin (voir p. 229) apporte souvent une amélioration. Si une articulation est enflammée, évitez de lui faire porter le poids du corps, au besoin en utilisant une canne. Si vous souffrez de surcharge pondérale, essayez de perdre du poids. Dormez sur un matelas ferme. Prenez des compléments vitaminés et minéraux efficaces contre l'arthrose : huile de foie de morue, cuivre, harpagophytum ou griffe du diable, extrait de moule verte, fer, varech, manganèse, zinc, sélénium, vitamines A, C, E, complexes vitaminés B (voir pp. 225-228).*

Rhumatisme *Essayez le régime alcalin (voir p. 229) et prenez du calcium, du magnésium et de la vitamine B6 (voir pp. 225-227).*

Crampe *Étirez vos muscles et massez-les pour augmenter le débit sanguin. Surélevez les pieds du lit de 10 cm. Prenez du magnésium (voir p. 226).*

Syndrome des jambes sans repos *Dormez avec des chaussettes ou une bouillotte. Assurez-vous que votre alimentation contient suffisamment d'acide folique et de vitamines. Prenez un complexe vitaminé B et du fer (voir pp. 225-227). Supprimez les excitants (thé, café et boissons à base de cola).*

AMÉLIORATION	AGGRAVATION	REMÈDES ET POSOLOGIE (3 granules par prise Espacer dès amélioration)
• La chaleur • Les mouvements intensifs • Le temps sec	• Les premiers mouvements • La sensation de froid une fois déshabillé • Le temps humide, froid, orageux, venteux • La nuit	**Rhus tox.** - ***voir p. 107*** *4 CH quatre fois par jour, jusqu'à 14 jours.* 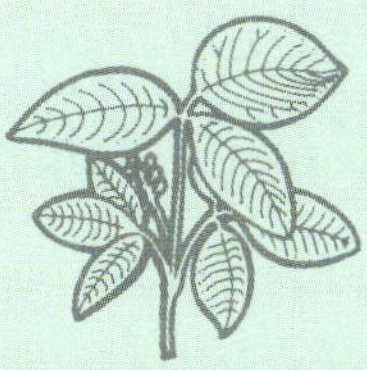
• Les applications froides et les pressions fermes sur la zone affectée • Le repos	• La chaleur • Le moindre mouvement • Entre 21 h et 3 h du matin • Les pressions légères	**Bryonia** - ***voir p. 88*** *4 CH quatre fois par jour, jusqu'à 14 jours.* 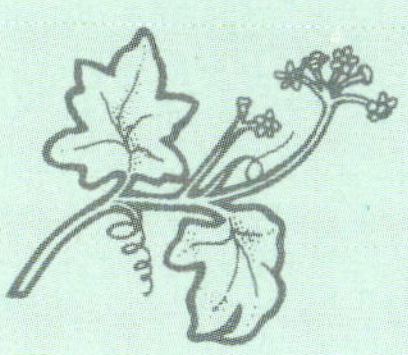
• Pleurer • Le mouvement • Les applications froides • La consolation	• La chaleur • Les aliments riches et gras • Être étendu sur le côté douloureux • Le soir et la nuit	**Pulsatilla** - ***voir pp. 70-71*** *4 CH quatre fois par jour, jusqu'à 14 jours.* 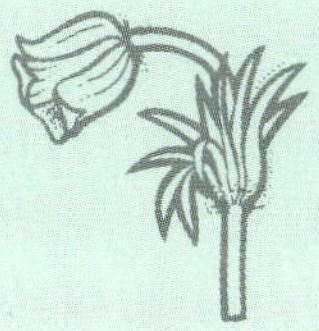
• Les mouvements légers pendant une courte période	• Les mouvements prolongés • La chaleur • Après une période de repos • Le moindre contact	**Arnica** - ***voir p. 85*** *4 CH quatre fois par jour, jusqu'à 14 jours.* 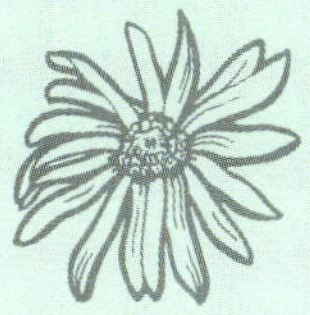

RHUMATISME

FORMES	SYMPTÔMES	CAUSES/DÉCLENCHEMENT
DOULEUR AU MOUVEMENT	❑ Douleur aggravée par le moindre mouvement, soulagée par le repos ou des pressions sur les articulations atteintes ❑ Mélancolie ❑ Tendance à rêver du travail.	• *Mouvement* • *Problèmes professionnels ou financiers*
DOULEUR AVEC ENVIE DE PLEURER	❑ Douleurs diffuses associées à un état dépressif ❑ Besoin d'affection et de consolation.	• *Variations hormonales liées au cycle menstruel*
RAIDEUR DUE À LA CONTRACTURE DES TENDONS	❑ Douleur avec spasmes musculaires, surtout dans les mâchoires et la nuque, due à la contracture des tendons ❑ Nuque raide après l'exposition à un courant d'air ❑ Douleurs musculaires aiguës, souvent du côté droit.	• *Exposition à un temps froid et sec*
DOULEUR SOULAGÉE PAR UN MOUVEMENT PROLONGÉ	❑ Douleur et raideur le matin au réveil ❑ Douleur aiguë en début de mouvement et soulagée après un mouvement prolongé ❑ Agitation extrême.	• *Immobilité*
DOULEUR DANS LES TENDONS	❑ Douleur qui apparaît après une lésion traumatique des tendons, ou à l'endroit où la surface de l'os a été meurtrie.	• *Blessure*

CRAMPE

FORMES	SYMPTÔMES	CAUSES/DÉCLENCHEMENT
CRAMPES VIOLENTES DANS LES PIEDS OU LES JAMBES	❑ Crampe qui commence par des contractions musculaires avant de provoquer de violents spasmes dans les orteils, les chevilles et les jambes.	• *Déperdition en sel après transpiration abondante ou vomissements* • *Refroidissement après une baignade, par exemple*
CRAMPES DUES À LA FATIGUE MUSCULAIRE	❑ Douleur due à un exercice trop intense ❑ Courbatures.	• *Fatigue musculaire due à un excès d'exercice physique*

SYNDROME DES JAMBES SANS REPOS

FORMES	SYMPTÔMES	CAUSES/DÉCLENCHEMENT
SOULAGÉ PAR UN MOUVEMENT CONTINU	❑ Agitation soulagée par des mouvements intensifs ❑ Fourmillements sous la peau ❑ Sensation de brûlure et de picotements.	• *Surmenage, claquage musculaire* • *Exposition à un temps froid et humide*

AMÉLIORATION	AGGRAVATION	REMÈDES ET POSOLOGIE 3 granules par prise Espacer dès amélioration
• Les pressions sur la zone affectée • Le repos	• Le temps froid, sec, venteux • Les courants d'air • Le mouvement • Vers 3 h du matin	**Bryonia** - ***voir p. 88*** *4 CH quatre fois par jour, jusqu'à 14 jours.* 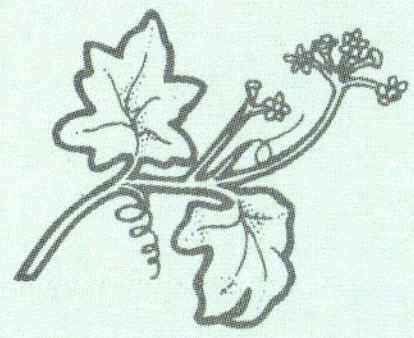
• Les larmes et la consolation • Un peu d'exercice • L'air frais •Les applications froides	• La chaleur • Les aliments riches et gras • Être étendu sur le côté affecté • Le soir et la nuit • Les contrariétés	**Pulsatilla** - ***voir pp. 70-71*** *4 CH quatre fois par jour, jusqu'à 14 jours.* 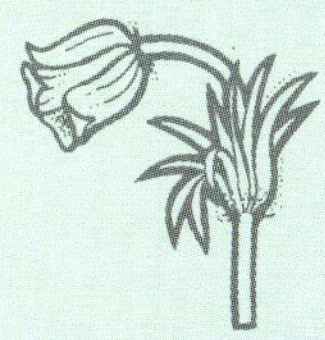
• Le temps chaud et humide	• Le temps froid, sec, venteux • Les courants d'air • Le chagrin, le choc moral • Les aliments sucrés et le café	**Causticum** - ***voir p. 123*** *4 CH quatre fois par jour, jusqu'à 14 jours.* 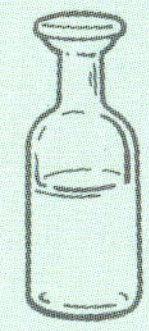
• Les mouvements intensifs • La chaleur	• Le matin • Le sommeil ou le repos • Le temps froid, humide	**Rhus tox.** - ***voir p. 107*** *4 CH quatre fois par jour, jusqu'à 14 jours.* 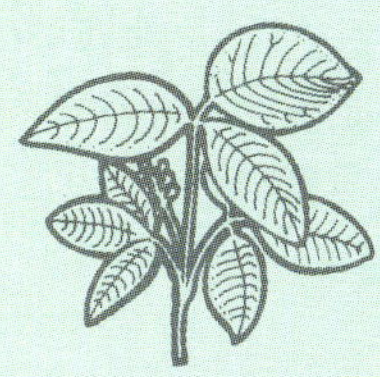
• Le mouvement	• Le temps froid, humide • Couché ou assis sur la région douloureuse	**Ruta** - ***voir p. 108*** *4 CH quatre fois par jour, jusqu'à 14 jours.* 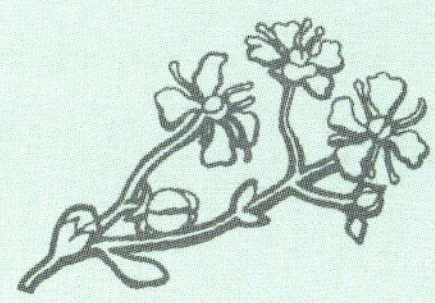
• Les pressions fermes sur la zone affectée	• Le mouvement et les pressions • La nuit	**Cuprum met.** - ***voir p. 96*** *4 CH quatre fois par jour, jusqu'à 14 jours.* 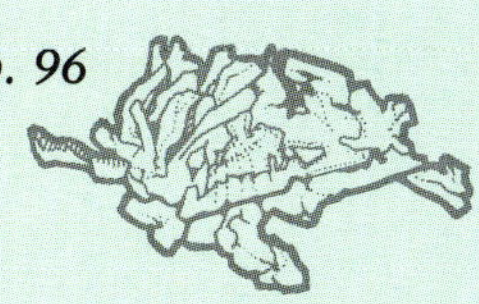
• Les premiers mouvements	• La chaleur et les pressions légères • Les mouvements prolongés	**Arnica** - ***voir p. 85*** *4 CH quatre fois par jour, jusqu'à 14 jours.* 
• Les mouvements prolongés	• Le repos • Les premiers mouvements • Le temps froid, humide	**Rhus tox.** - ***voir p. 107*** *4 CH quatre fois par jour, jusqu'à 14 jours.* 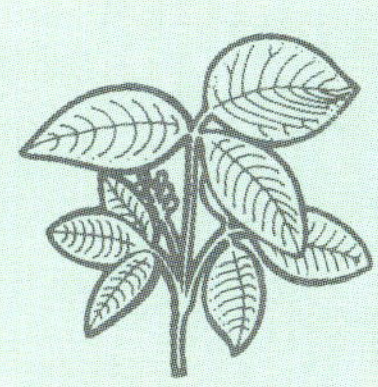

CÉPHALÉES ET MIGRAINES

À moins d'être consécutives à un traumatisme crânien, les céphalées et les migraines sont considérées par les homéopathes comme le symptôme d'un déséquilibre général de l'organisme, surtout lorsqu'elles sont récidivantes. Pour traiter efficacement un mal de tête chronique, le médecin homéopathe s'intéresse au tempérament de son patient. Outre les symptômes manifestes, il tient compte de ses habitudes alimentaires et de son état général pour déterminer les éléments qui le prédisposent au mal de tête. En se basant sur ces informations, il prescrit un traitement adapté à chaque cas particulier (voir pp. 24-25).
Les traitements homéopathiques recommandés ici sont efficaces contre de nombreux types de céphalées et de migraines.

LA CÉPHALÉE est une affection extrêmement courante, généralement provoquée par une tension des muscles de la tête, de la nuque et des épaules, ou par une congestion des vaisseaux sanguins qui irriguent le cerveau et les muscles. S'il arrive que le mal de tête soit le signe d'une maladie grave, il est dû le plus souvent à des causes banales : manque de sommeil, consommation excessive ou suppression brutale de caféine, allergie alimentaire, fatigue oculaire, poussée de fièvre, hypoglycémie (accompagnée d'une baisse de tonus si le dernier repas est loin), anxiété, stress, peur...
L'arthrose cervicale, la sinusite ou le syndrôme prémenstruel font également partie des facteurs déclenchants des céphalées.

LA MIGRAINE est un mal violent qui affecte en général la moitié de la tête et peut s'accompagner d'une photophobie (sensibilité excessive des yeux), de troubles de la vue, de nausées ou de vomissements et, plus rarement, d'une sensation d'engourdissement ou de picotement dans les bras. La douleur est due à la constriction, puis à la dilatation des vaisseaux sanguins irriguant le cerveau, probablement sous l'effet du stress, de la fatigue ou d'une allergie alimentaire. La migraine est une affection fréquente qui touche un individu sur

CÉPHALÉE

FORMES	SYMPTÔMES	CAUSES/DÉCLENCHEMENT
CÉPHALÉE VIOLENTE ET SOUDAINE	❑ Douleur violente et soudaine ❑ Impression que le cerveau est comprimé et sensation de bandeau serré autour de la tête ❑ Peur de mourir, au point de prédire le moment de la mort.	• *Exposition à un vent froid ou à un courant d'air* • *Émotion violente ou peur* • *Hypertension artérielle*
CÉPHALÉE PULSATILE DUE À LA CHALEUR	❑ Douleur lancinante et pulsatile ❑ Visage congestionné, pupilles dilatées, regard hébété ❑ Délire en cas de crise sévère ❑ Douleur souvent plus violente du côté droit.	• *Chaleur due à la fièvre ou à une insolation* • *Froid, chaleur ou humidité sur la tête*
CÉPHALÉE VIOLENTE AVEC EFFET D'ÉTAU	❑ Douleur aiguë et lancinante, même au moindre mouvement des yeux ❑ Impression que la tête va éclater ❑ Envie de ne parler à personne.	• *Stress ou soucis, en particulier d'ordre professionnel* • *Exposition au vent froid et sec* • *Arthrose cervicale*
CÉPHALÉE DUE AU STRESS	❑ Douleur très violente avec sensation de clou enfoncé dans la tête ❑ Impression d'avoir un bandeau serré autour de la tête.	• *Choc émotionnel, tels un deuil ou une rupture*

dix, avec une proportion trois fois plus importante de femmes que d'hommes. Chez la femme, elle peut être liée aux variations hormonales, et parfois plus violente au moment des règles. Il arrive qu'elle soit aggravée par la prise de contraceptifs oraux.
La ménopause peut également augmenter la fréquence et l'intensité des crises migraineuses chez les sujets prédisposés.

PRÉCAUTIONS

Si le mal de tête est consécutif à un choc, s'installe brusquement et s'accompagne de nausées, de vomissements, de torpeur et de photophobie, appelez une ambulance et administrez de l'*Arnica* 7 CH toutes les 15 minutes jusqu'à l'arrivée des secours. S'il est violent et associé à une fièvre supérieure à 38 °C et à une photophobie, ou s'il s'accompagne d'une douleur derrière un œil avec troubles de la vision, appelez un médecin dans les 2 heures. Si le mal de tête dure plusieurs jours, est plus violent le matin et s'accompagne de nausées et de vomissements, appelez un médecin dans les 12 heures.

REMÈDES D'APPOINT

Céphalées et migraines *En évitant les situations stressantes et le surmenage, en apprenant à vous relaxer, vous espacerez les céphalées et les migraines. Pour combattre les maux de tête, prenez du potassium et de la vitamine B3 (voir pp. 225-227) et évitez les compléments en vitamine A.*
Supprimez les aliments connus pour provoquer les migraines (voir p. 230). Éliminez-les un par un pendant 4 semaines environ, puis réintroduisez-les progressivement pour identifier ceux qui déclenchent des crises. Évitez tous les additifs utilisés dans l'industrie alimentaire. Si vos migraines sont plus violentes au moment des règles, réduisez les aliments salés. Préférez les en-cas riches en protéines, en légumes verts et en glucides aux repas copieux, et faites au moins 1/2 heure d'exercice en plein air chaque jour.
Évitez le tabac et ne prenez pas de contraceptifs oraux. N'utilisez ni parfum ni produits parfumés. Absorbez de l'huile d'onagre et des vitamines B6, C et E (voir pp. 225-227), et ajoutez du gingembre frais à vos plats.
Lorsque vous sentez le mal arriver, aspergez-vous le visage d'eau fraîche pendant quelques minutes, allongez-vous dans une pièce sombre et à l'écart du bruit, et essayez de dormir. Si la migraine ne cède pas, appliquez-vous des compresses très chaudes sur le front.

AMÉLIORATION	AGGRAVATION	REMÈDES ET POSOLOGIE (3 granules par prise. Espacer dès amélioration)
• L'air frais ou tiède	• Le temps très chaud • L'exposition à un temps froid, sec, venteux • La fumée de cigarette	**Aconit. - *voir p. 82*** *7 CH toutes les 10-15 minutes, jusqu'à 10 prises.* 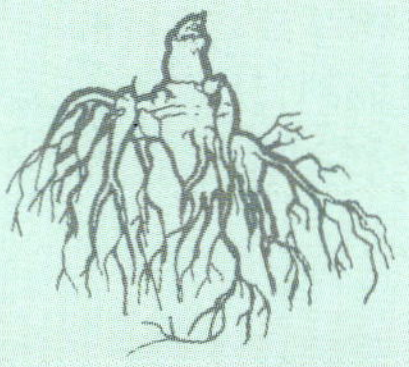
• La position debout ou assise • La chaleur	• Le moindre choc • Le mouvement ou le bruit • La position allongée • La lumière vive ou le soleil • La nuit	**Belladonna - *voir p. 86*** *7 CH toutes les 10-15 minutes, jusqu'à 10 prises.* 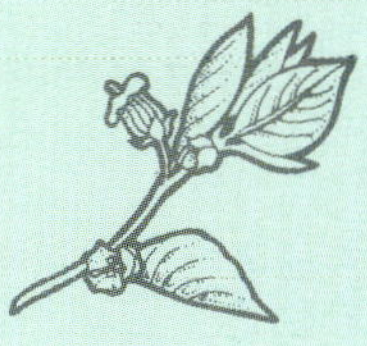
• Les pressions fermes et les applications fraîches sur la tête • Le repos	• L'agitation, le bruit • Le contact ou le mouvement • Manger • La lumière vive	**Bryonia - *voir p. 88*** *7 CH toutes les 10-15 minutes, jusqu'à 10 prises.* 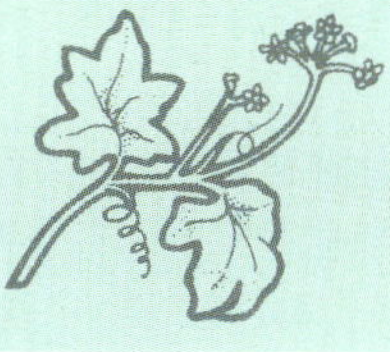
• Manger • Les mictions • La marche ou le repos • S'allonger du côté douloureux • La chaleur et les pressions fermes	• L'air frais • Le froid • Le café ou l'alcool • La fumée de cigarette • Les odeurs fortes	**Ignatia - *voir pp. 60-61*** *7 CH toutes les 10-15 minutes, jusqu'à 10 prises.* 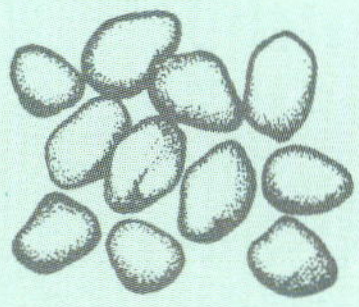

CÉPHALÉE *(suite)*

FORMES	SYMPTÔMES	CAUSES/DÉCLENCHEMENT
CÉPHALÉE DUE À UNE TENSION MUSCULAIRE DANS LA NUQUE	❑ Douleur sur le dessus de la tête irradiant vers ou depuis la nuque ❑ Sensation de pression sur le sommet du crâne ❑ Douleur oculaire ❑ Raideur de la nuque irradiant vers les épaules ❑ Contractures de la nuque.	• *Contracture des muscles du cou et du dos* • *Stress et chocs affectifs, surtout chez la femme* • *Blessure au dos* • *Fatigue oculaire*
CÉPHALÉE AVEC NAUSÉES DUES À LA GUEULE DE BOIS	❑ Mal de tête avec sensation de poids sur la tête ❑ Irritabilité extrême et attitude critique envers l'entourage ❑ Vertiges.	• *Abus d'alcool ou de café*

MIGRAINE

FORMES	SYMPTÔMES	CAUSES/DÉCLENCHEMENT
MIGRAINE PLUS VIOLENTE DU CÔTÉ GAUCHE	❑ Mal de tête accompagné de nausées et de vomissements ❑ Douleur qui peut irradier vers la face, la bouche, les dents et la base de la langue ❑ Le fait de vomir ne soulage pas la douleur ❑ La langue n'est pas chargée malgré les nausées.	• *Stress* • *Indigestion*
MIGRAINE PULSATIVE ET PÉRIODIQUE	❑ Douleur sous-orbitaire d'apparition matinale ❑ Douleur intermittente, comme si un clou était enfoncé dans la région latérale.	• *Repas copieux* • *Suite de contradictions et de contrariétés*
MIGRAINE AVEC ENVIE DE PLEURER	❑ Souvent associée à une humeur maussade et changeante ❑ Impression que la tête va éclater ❑ Crise de larmes à la moindre contrariété.	• *Pendant les règles tardives, peu abondantes et courtes* • *Chocs affectifs* • *Alimentation trop riche ou trop grasse*
MIGRAINE AU NIVEAU DE L'ŒIL DROIT	❑ Douleur qui commence le matin derrière la tête et gagne progressivement le front et l'œil droit ❑ Veines des tempes dilatées ❑ Douleur violente et soudaine qui peut irradier vers l'épaule droite.	• *Variations hormonales, surtout pendant la ménopause*
MIGRAINE AVEC ENVIE DE SE COUVRIR LA TÊTE	❑ Douleur qui commence derrière la tête pour remonter vers un œil ❑ Transpiration de la tête, surtout du côté droit ❑ La pression des doigts et les mictions soulagent la douleur.	• *Stress* • *Surmenage*

AMÉLIORATION	AGGRAVATION	REMÈDES ET POSOLOGIE 3 granules par prise Espacer dès amélioration
• La chaleur • Manger	• Les règles • Les courants d'air • Le froid	**Cimicifuga** - ***voir p. 93*** *4 CH par heure, jusqu'à 6 prises.* 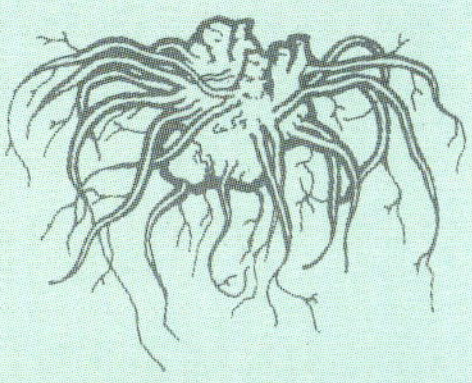
• La chaleur • Après un court sommeil • Les pressions fermes sur la zone affectée • Se laver la tête	• Le temps froid, venteux • Le bruit • L'alcool • Le moindre contact • Entre 3 et 4 h du matin	**Nux vomica** - ***voir pp. 76-77*** *4 CH par heure, jusqu'à 6 prises.* 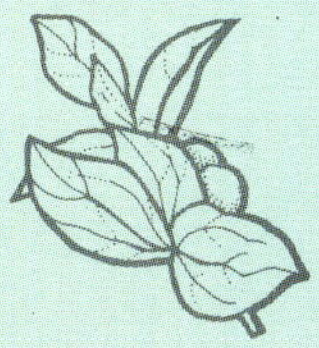
• Le repos • Les pressions sur la zone affectée • Les yeux fermés	• Les aliments riches • Les fruits • Le mouvement • Vomir ou tousser	**Ipeca.** - ***voir p. 92*** *4 CH toutes les 15 minutes, jusqu'à 10 prises.* 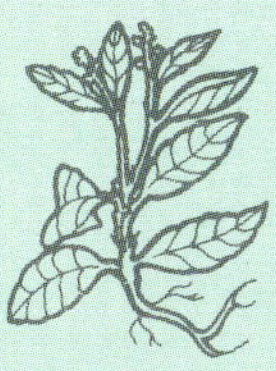
• Le temps humide • Le jeûne • Les matelas fermes	• Le surmenage • Les odeurs fortes, le bruit, la musique • Le temps froid et sec • La lumière vive, le soleil • Après avoir mangé	**Nat. mur.** - ***voir pp. 66-67*** *4 CH toutes les 15 minutes, jusqu'à 10 prises.* 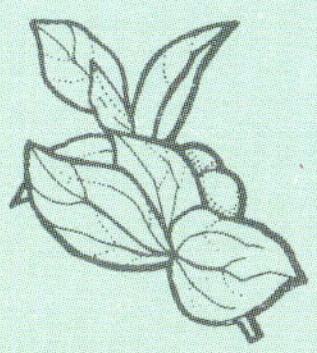
• Les pressions fermes et les applications froides • Les larmes et la consolation • Lever les mains au-dessus de la tête • Un peu d'exercice • L'air frais	• La chaleur et le soleil • Les températures extrêmes • Les aliments riches et gras • Le soir	**Pulsatilla** - ***voir pp. 70-71*** *Dès le début de la crise, 4 CH toutes les 15 minutes, jusqu'à 10 prises.* 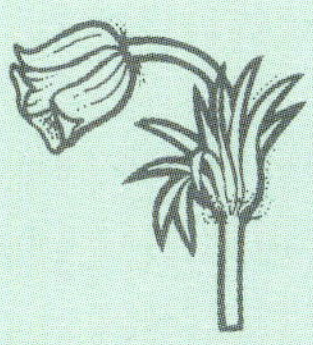
• Les aliments et les boissons acides • Le sommeil • Être étendu dans l'obscurité	• Les aliments sucrés • Le moindre contact • Le soleil	**Sanguinaria** - ***voir p. 142*** *Dès le début de la crise, 4 CH toutes les 15 minutes, jusqu'à 10 prises.* 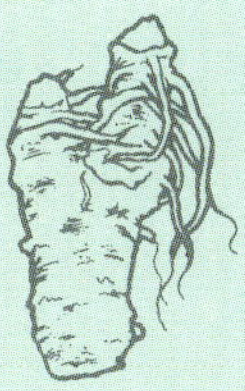
• S'envelopper la tête au chaud • La miction • Le temps chaud, humide	• La position allongée sur le côté gauche • Une fois déshabillé • Le temps froid, venteux	**Silicea** - ***voir pp. 74-75*** *Dès le début de la crise, 4 CH toutes les 15 minutes, jusqu'à 10 prises.* 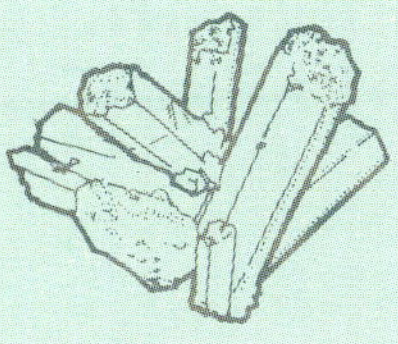

DENTS, BOUCHE, GENCIVES

Très fréquents, les problèmes de dents, de bouche et de gencives peuvent pourtant être évités par une bonne hygiène bucco-dentaire, des visites régulières chez le dentiste et la consommation d'aliments fibreux, longs à mastiquer et sans sucre. Les aliments mous, acides ou sucrés favorisent les caries.

LE MAL DE DENTS est souvent signe de caries et nécessite une visite chez le dentiste. Il peut aussi cacher une infection comme un abcès, une parodontite ou une sinusite.

LA GINGIVITE est une inflammation des gencives causée par une accumulation de plaque dentaire due à un brossage insuffisant. Les gencives saignent et deviennent rouges, gonflées et infectées. Dans de rares cas, la gingivite est provoquée par une carence en vitamines, une maladie du sang, certains médicaments ou une déficience du système immunitaire due au stress ou à un choc affectif.

LES APHTES apparaissent en cas de mauvaise hygiène dentaire et lorsque l'on se mord accidentellement la bouche ou que l'on mange trop chaud. Ils peuvent également être causés par le stress, la fatigue ou une allergie, et par un abus d'aliments acides ou épicés.

L'HERPÈS LABIAL est le résultat d'une infection virale réactivée par la fatigue, l'exposition au soleil, au froid ou au vent.

LA MAUVAISE HALEINE est due à une carie, une gingivite, des troubles digestifs ou une amygdalite. Elle est fréquente en cas de diabète ou de jeûne.

MAL DE DENTS

FORMES	SYMPTÔMES	CAUSES/DÉCLENCHEMENT
MAL DE DENTS AVEC DOULEUR LANCINANTE	❑ Réaction exagérée à la douleur ❑ Agitation ❑ Insomnie due à la douleur ❑ Incapacité à se détendre ❑ Esprit hyperactif.	• *Carie*
MAL DE DENTS AVEC DOULEUR INSUPPORTABLE	❑ Irritabilité ❑ Agressivité ❑ Désir de rester seul et de ne pas être dérangé ❑ Intolérance à la douleur.	• *Carie*
MAL DE DENTS AVEC DOULEUR PULSATILE	❑ Gencives et joues enflées, douloureuses et chaudes ❑ La douleur peut descendre de l'oreille ❑ Elle augmente progressivement pour atteindre un paroxysme avant de se calmer.	• *Infection*

GINGIVITE

FORMES	SYMPTÔMES	CAUSES/DÉCLENCHEMENT
GENCIVES QUI SAIGNENT ET MAUVAISE HALEINE	❑ Les gencives sont molles, rétractées, spongieuses et saignent facilement ❑ Salivation abondante pendant le sommeil ❑ Impression que les dents bougent ❑ Goût métallique dans la bouche.	• *Mauvaise hygiène buccale* • *Déficience du système immunitaire* • *Parodontite*
GENCIVES GONFLÉES AVEC SAIGNEMENTS ET ULCÉRATIONS	❑ Goût de pus dans la bouche ❑ Dents très sensibles au froid et au chaud ❑ Possibilité d'aphtes et d'herpès labial ❑ Envie d'être seul.	• *Déficience du système immunitaire due au stress ou à un choc affectif*

LA PEUR DU DENTISTE est un phénomène très répandu. L'homéopathie peut vous aider à vous relaxer et à rendre l'attente plus supportable.

L'INCONFORT APRÈS LES SOINS DENTAIRES est généralement dû à une blessure ou une contusion près de la dent. La douleur peut aussi se réveiller après dissipation de l'anesthésique. Si elle persiste, elle est parfois signe d'une infection.

PRÉCAUTIONS

Mal de dents En cas de dent branlante ou de fièvre avec gonflement des gencives ou du visage, consultez un dentiste dans les 12 heures. Si une dent est sensible au froid, au chaud ou au sucre, ou si vous avez mal en mangeant, consultez un dentiste dans les 48 heures.
Soins dentaires Si la douleur persiste après dissipation de l'anesthésique, consultez votre dentiste.

REMÈDES D'APPOINT

Mal de dents *Imbibez un coton d'essence de clou de girofle et maintenez-le sur la dent douloureuse et la gencive, sauf si vous prenez un médicament homéopathique, l'essence de clou de girofle pouvant entraver son action.*

Gingivite *Rincez-vous la bouche avec une solution au calendula et au millepertuis (voir p. 228).*

Aphte *Évitez de consommer des aliments épicés, sucrés et acides. Rincez-vous la bouche avec de l'eau tiède salée plusieurs fois par jour. Prenez un complexe vitaminé B (voir p. 225).*

Herpès labial *Prenez de la vitamine C et P, de la lysine et du zinc (voir pp. 225-227). Évitez les aliments riches en protéines.*

Mauvaise haleine *Arrêtez de fumer. Évitez les aliments épicés et l'alcool.*

AMÉLIORATION	AGGRAVATION	REMÈDES ET POSOLOGIE (3 granules par prise. Espacer dès amélioration)
• L'eau glacée dans la bouche soulage temporairement le mal	• La chaleur • Les aliments très chauds	**Coffea - *voir p. 125*** *4 CH toutes les 5 minutes, jusqu'à 10 prises.* 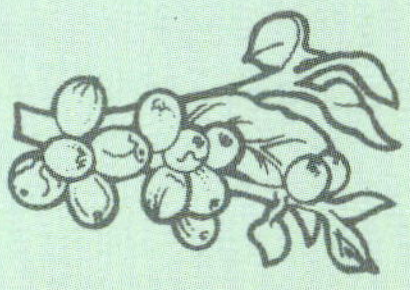
• Le réconfort	• La nuit • L'air froid • La colère • Les boissons et les aliments chauds	**Chamomilla - *voir p. 124*** *4 CH toutes les 5 minutes, jusqu'à 10 prises.* 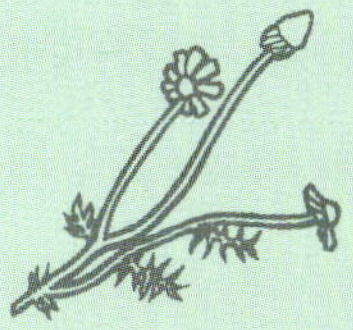
• Manger, bien que la mastication soit douloureuse	• Le moindre contact • Après avoir mangé • La nuit, après minuit • L'air frais	**Belladonna - *voir p. 86*** *7 CH toutes les 5 minutes, jusqu'à 10 prises.* 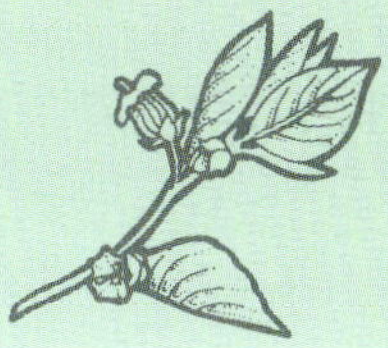
• Le repos • Les vêtements chauds	• Le temps froid, humide • La transpiration nocturne	**Merc. sol. - *voir pp. 58-59*** *4 CH toutes les 4 heures pendant 3 jours au plus.* 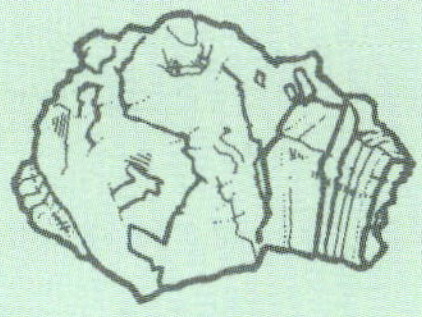
• L'air frais • Le jeûne	• Le surmenage physique ou intellectuel • La chaleur et le soleil • Le bruit et les secousses	**Nat. mur. - *voir pp. 66-67*** *4 CH toutes les 4 heures pendant 3 jours au plus.* 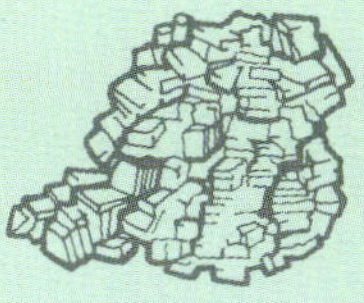

APHTE

FORMES	SYMPTÔMES	CAUSES/DÉCLENCHEMENT
APHTE AVEC SENSATION DE BRÛLURE	❑ Bouche sèche ❑ Douleur cuisante ❑ Agitation et anxiété.	• *Stress et soucis* • *Surmenage*

HERPÈS LABIAL

FORMES	SYMPTÔMES	CAUSES/DÉCLENCHEMENT
VÉSICULE SUR LES LÈVRES ET AUTOUR DE LA BOUCHE	❑ Bouche sèche ❑ Lèvres gonflées, démangeaisons et petites vésicules ❑ Crevasse profonde et douloureuse au milieu de la lèvre inférieure ❑ Le surmenage physique ou mental aggrave la sensation d'inconfort ❑ Dépression ❑ Envie d'être seul.	• *Infection* • *Problèmes affectifs* • *Chagrin*

MAUVAISE HALEINE

FORMES	SYMPTÔMES	CAUSES/DÉCLENCHEMENT
MAUVAISE HALEINE ASSOCIÉE À UNE CARIE OU À UNE GINGIVITE	❑ Haleine et transpiration fétides ❑ Salivation abondante, surtout pendant le sommeil ❑ Langue chargée d'un enduit jaunâtre.	• *Carie* • *Amygdalite* • *Sinusite* • *Gingivite*

PEUR DU DENTISTE

FORMES	SYMPTÔMES	CAUSES/DÉCLENCHEMENT
PEUR PANIQUE	❑ Angoisse et panique intenses pouvant aller jusqu'à la peur de mourir des suites du traitement.	• *Peur soudaine*
PEUR ACCOMPAGNÉE DE TREMBLEMENTS	❑ Appréhension extrême provoquant des tremblements dans tout le corps ❑ Jambes en coton.	• *Peur progressive*

INCONFORT APRÈS LES SOINS DENTAIRES

FORMES	SYMPTÔMES	CAUSES/DÉCLENCHEMENT
INCONFORT IMMÉDIAT	❑ Apparaît après tout traitement dentaire, particulièrement en cas d'intervention traumatisante.	• *Contusion ou hémorragie pendant les soins dentaires*
DOULEUR PERSISTANTE	❑ La douleur persiste après l'inconfort initial, ou réapparaît après dissipation de l'anesthésique.	• *Irritation d'un nerf due aux soins dentaires*

AMÉLIORATION	AGGRAVATION	REMÈDES ET POSOLOGIE 3 granules par prise Espacer dès amélioration
• Les bains de bouche tièdes • Les compresses chaudes sur le visage	• Les boissons et les aliments froids • Le temps froid, sec, venteux • Entre minuit et 3 h du matin	**Arsen. alb.** - ***voir pp. 50-51*** *4 CH trois fois par jour, jusqu'à 5 jours.* 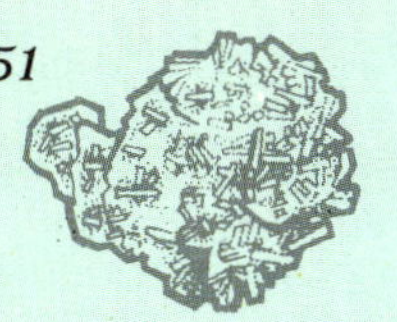
• L'air frais • Le jeûne	• Autour de 10 h du matin • Le temps froid, orageux • L'air marin, le soleil et les courants d'air • La chaleur • La musique, le bruit	**Nat. mur.** - ***voir pp. 66-67*** *4 CH quatre fois par jour, jusqu'à 5 jours.* 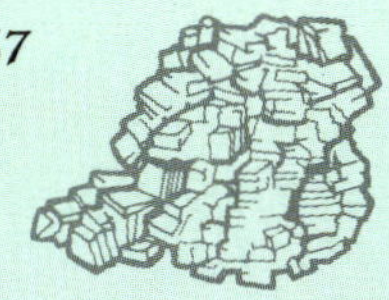
• Le repos • Les vêtements chauds	• Le froid et les températures extrêmes • La transpiration nocturne	**Merc. sol.** - ***voir pp. 58-59*** *4 CH trois fois par jour, jusqu'à 7 jours.* 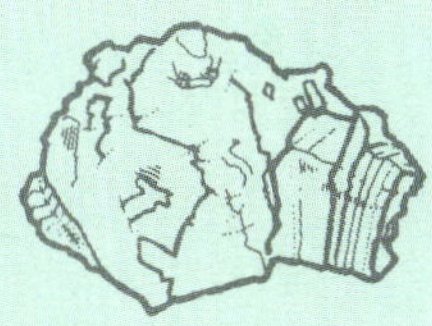
• L'air frais	• La perspective d'une visite chez le dentiste • La chaleur	**Aconit.** - ***voir p. 82*** *7 CH par heure si nécessaire.* 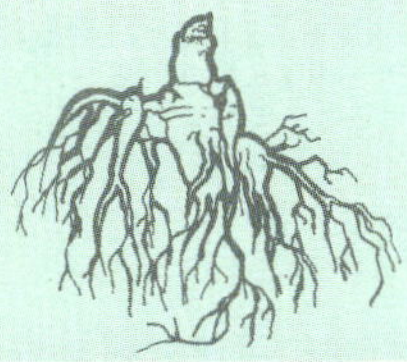
• L'air frais • La miction • L'exercice physique • L'alcool • Se pencher en avant	• L'obsession du dentiste • La chaleur • Le petit matin	**Gelsemium** - ***voir p. 100*** *7 CH par heure si nécessaire.* 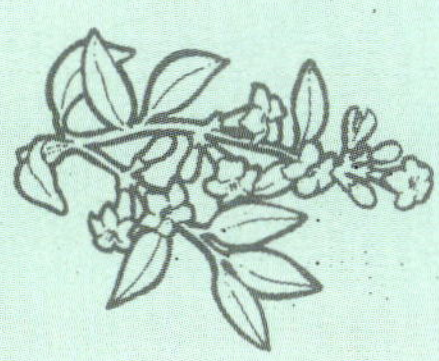
• Le mouvement • La position allongée avec les pieds surélevés	• La chaleur • Les pressions sur la zone affectée	**Arnica** - ***voir p. 85*** *7 CH par heure, jusqu'à 10 prises.* 
• Rejeter la tête en arrière	• Le temps froid ou humide • Les pièces chaudes et mal aérées • Le moindre contact	**Hypericum** - ***voir p. 103*** *4 CH toutes les 30 minutes, jusqu'à 10 prises, puis quatre fois par jour, jusqu'à 5 jours.* 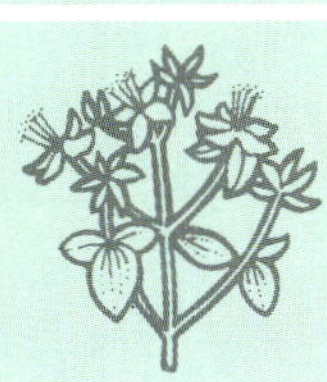

AFFECTIONS DES OREILLES, DES YEUX

Les oreilles, les yeux et le nez sont agressés en permanence par les particules de poussière, le pollen, les produits chimiques, les virus, les bactéries, la fumée et la pollution. Les courants d'air, les températures extrêmes, les cheveux mouillés, la fatigue physique et mentale aggravent les maladies qui frappent ces organes en affaiblissant les défenses du système immunitaire.

LE MAL D'OREILLE peut être dû à la formation d'un bouchon de cérumen ou à une infection de l'oreille externe, moyenne ou interne, après un rhume, par exemple. L'exposition à des températures extrêmes peut affaiblir les réactions de défense de l'organisme.

LA FATIGUE OCULAIRE peut être causée par le surmenage ou de mauvaises conditions d'éclairage. Le stress, notamment après un choc émotionnel, peut contribuer à l'affaiblissement des muscles de l'œil et donner une sensation de fatigue.

LA CONJONCTIVITE, d'origine infectieuse ou allergique, est une inflammation de la face interne des paupières et du blanc de l'œil.

L'ORGELET est un petit furoncle qui se forme à la base des cils. Il est d'origine infectieuse.

LE RHUME DES FOINS est une réaction allergique saisonnière due à des agents irritants en suspension dans l'air – les pollens des plantes, des arbres et des fleurs... S'il persiste toute l'année, il peut être causé par la poussière ou la fourrure d'un animal.

LA RHINITE est un écoulement de mucus. Douloureuse lorsqu'elle congestionne le nez, elle est due le plus souvent à une infection ou à une allergie. En agressant les muqueuses, la pollution déclenche une hypersécrétion de mucus destinée à lubrifier les fosses nasales et à calmer l'irritation. L'exercice physique intensif augmente la production de sécrétions nasales.

MAL D'OREILLE

FORMES	SYMPTÔMES	CAUSES/DÉCLENCHEMENT
MAL D'OREILLE AVEC DOULEUR VIOLENTE	❑ Douleur aiguë ❑ Oreille atteinte très sensible au toucher ❑ Irritabilité.	• *Exposition à l'air froid et aux courants d'air*
MAL D'OREILLE PULSATILE AVEC ROUGEUR	❑ L'oreille atteinte est rouge vif ❑ Douleur pulsatile ❑ Possibilité de fièvre élevée et de sécheresse de la bouche et de la gorge.	• *Infection* • *Refroidissement de la tête, après un shampooing par exemple*

FATIGUE OCULAIRE

FORMES	SYMPTÔMES	CAUSES/DÉCLENCHEMENT
AVEC DOULEUR AU MOUVEMENT	❑ Douleur sourde à chaque mouvement de l'œil ❑ Refus de compassion et de consolation.	• *Surmenage oculaire* • *Travail dans de mauvaises conditions d'éclairage*
AVEC SENSATION DE BRÛLURE	❑ Les yeux brûlent ou sont fatigués après de longues heures de travail ou de lecture ❑ Les yeux sont rouges ❑ Possibilité de céphalées.	• *Surmenage oculaire* • *Travail dans de mauvaises conditions d'éclairage*

ET DU NEZ

LA SINUSITE provient d'une irritation ou d'une inflammation des sinus (cavités remplies d'air des os de la face). Gonflés de mucus, les sinus sont congestionnés et douloureux. La sinusite peut être due à la pollution, à la fumée de cigarette ou à une infection virale.

PRÉCAUTIONS

Mal d'oreille Quelles que soient les douleurs de l'oreille, en particulier chez l'enfant, elles exigent une consultation médicale d'urgence.
Conjonctivite Si vous ne constatez aucune amélioration dans les 24 heures, consultez un médecin.
Orgelet À défaut d'amélioration au bout de 1 semaine, consultez un médecin.
Sinusite Si la douleur est aiguë, consultez un médecin dans les 12 heures.

REMÈDES D'APPOINT

Conjonctivite *Reposez-vous les yeux et baignez-les avec un collyre à base de teinture d'euphrasia (voir p. 228).*

Orgelet *Évitez d'y toucher ou de vous frotter les yeux, surtout si vous avez les mains sales. Ne pressez jamais un orgelet. Reposez-vous les yeux.*

Rhume des foins *Augmentez votre consommation de fruits et de légumes crus. Prenez du magnésium, de la vitamine C et des sels minéraux combinaison H (voir pp. 225-228).*

Rhinite *Prenez du fer, un complexe vitaminé B, de la vitamine C, du zinc et des sels minéraux combinaison Q (voir pp. 225-228). Ne consommez pas de produits laitiers pendant 2 semaines et notez les éventuels changements. Buvez de l'eau abondamment.*

Sinusite *Humidifiez toutes les pièces de votre maison, au besoin en installant un humidificateur. Mouchez-vous doucement, une narine à la fois. Prenez du fer, un complexe vitaminé B, de la vitamine C, des sels minéraux combinaison Q (voir pp. 225-228), et buvez beaucoup. Arrêtez de fumer et évitez les gouttes nasales.*

AMÉLIORATION	AGGRAVATION	REMÈDES ET POSOLOGIE (3 granules par prise. Espacer dès amélioration)
• La chaleur • Les applications chaudes sur le front • S'envelopper la tête au chaud	• L'air froid et les courants d'air • La sensation de froid une fois déshabillé • Les contacts sur l'oreille affectée • Être allongé sur le côté douloureux	**Hepar sulf. - *voir p. 102*** *En l'absence de fièvre ou d'écoulement, 4 CH toutes les 30 minutes en attendant de voir le médecin.* 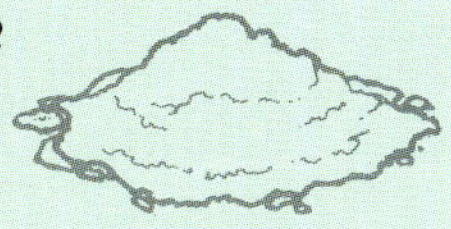
• La position debout ou assise • Les applications froides sur le front	• Le mouvement, le bruit, la lumière et la pression • La position allongée sur le côté affecté • La nuit, après minuit	**Belladonna - *voir p. 86*** *7 CH toutes les 30 minutes en attendant de voir le médecin.* 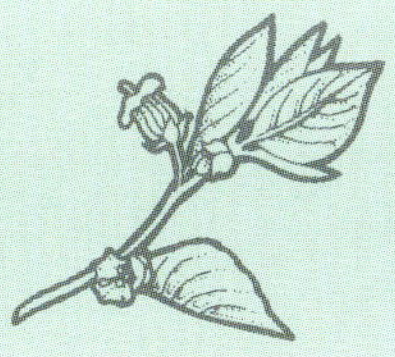
• L'air frais • Le jeûne • Les applications froides sur l'œil affecté	• Le temps froid, orageux et l'air marin • Le surmenage • Les courants d'air et le soleil • Les problèmes affectifs	**Nat. mur. - *voir pp. 66-67*** *4 CH quatre fois par jour, jusqu'à 7 jours.* 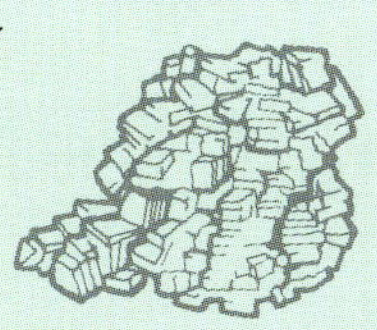
• Le mouvement	• Le temps froid, humide • Le repos ou la position allongée • L'alcool	**Ruta - *voir p. 108*** *4 CH quatre fois par jour, jusqu'à 7 jours.* 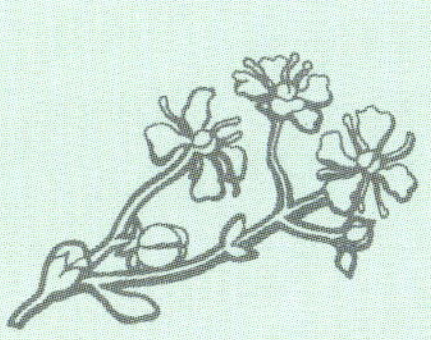

CONJONCTIVITE

FORMES	SYMPTÔMES	CAUSES/DÉCLENCHEMENT
PAUPIÈRES GONFLÉES AVEC SÉCRÉTIONS ET BRÛLURES	❑ Écoulement permanent des yeux irritant les paupières inférieures ❑ Paupières gonflées, sensation de brûlure avec besoin de cligner des yeux ❑ Possibilité de petites vésicules à l'intérieur des paupières ❑ Sécrétions nasales non irritantes.	• *Allergie* • *Infection*

ORGELET

FORMES	SYMPTÔMES	CAUSES/DÉCLENCHEMENT
YEUX GONFLÉS ET PAUPIÈRES IRRITÉES	❑ Yeux rouges et irritants, paupières qui démangent ❑ Petits furoncles sur les paupières, avec pointes de pus ❑ Les symptômes physiques peuvent s'accompagner d'un état dépressif.	• *Infection*
YEUX ROUGES, GONFLÉS ET DOULOUREUX	❑ L'orgelet démarre comme un bouton, puis développe une tête de pus.	• *Infection* • *L'orgelet peut apparaître à la suite d'une contrariété*

RHUME DES FOINS (ou rhinite allergique)

FORMES	SYMPTÔMES	CAUSES/DÉCLENCHEMENT
RHUME DES FOINS AVEC ÉCOULEMENT NASAL ET SENSATION DE BRÛLURE	❑ Sécrétions nasales abondantes et brûlantes, qui commencent dans la narine gauche pour gagner la droite et congestionnent la lèvre supérieure ❑ Douleur dans le front ❑ Irritation du larynx ❑ Yeux larmoyants avec écoulement non irritant.	• *Allergie*
RHUME DES FOINS AVEC DÉSIR CONSTANT D'ÉTERNUER	❑ Sécrétions nasales épaisses et couleur miel qui apparaissent après 3 ou 4 jours d'éternuements permanents et violents qui n'apportent aucun soulagement ❑ Narines rouges, congestionnées et douloureuses ❑ Irritation de la gorge et toux ❑ État anxieux.	• *Allergie*
RHUME DES FOINS QUI AFFECTE SURTOUT LES YEUX	❑ Les yeux sont gonflés et sensibles à la lumière ❑ Des écoulements épais irritent la conjonctive ❑ Les sécrétions nasales ne sont pas irritantes ❑ Le mucus coule dans l'arrière-gorge.	• *Allergie*
RHUME DES FOINS AVEC MAL DE GORGE	❑ Mal de gorge qui commence souvent du côté gauche ❑ Déglutition difficile ❑ Gorge sèche et sensation de corps étranger qui oblige à déglutir sans cesse ❑ Paupières rouges et gonflées ❑ Yeux larmoyants et éternuements violents ❑ Céphalées avec impression que la tête rétrécit.	• *Allergie*

AMÉLIORATION	AGGRAVATION	REMÈDES ET POSOLOGIE (3 granules par prise Espacer dès amélioration)
• L'obscurité • Le café	• Le soir • Rester à l'intérieur • La chaleur et la lumière • Le temps chaud, venteux	**Euphrasia** - ***voir p. 98*** *4 CH par heure,* *jusqu'à 10 prises.* 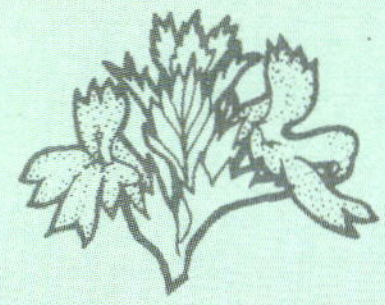
• Les applications froides	• La chaleur • La chambre surchauffée • Les aliments gras	**Pulsatilla** - ***voir pp. 70-71*** *4 CH par heure,* *jusqu'à 10 prises.* 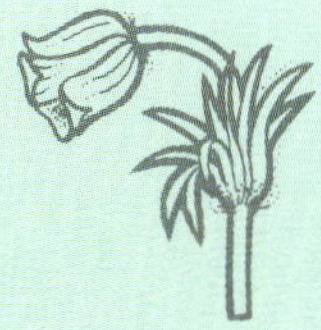
• La chaleur	• Néant	**Staphysagria** - ***voir p. 127*** *4 CH par heure,* *jusqu'à 10 prises.* 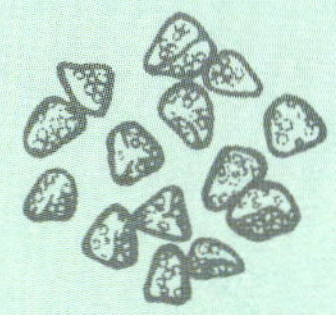
• Les pièces fraîches • L'air frais	• Les pièces chaudes • Le temps humide ou froid • Les boissons et les aliments chauds	**Allium cepa** - ***voir p. 83*** *4 CH chaque fois* *que c'est nécessaire, jusqu'à* *10 prises.* 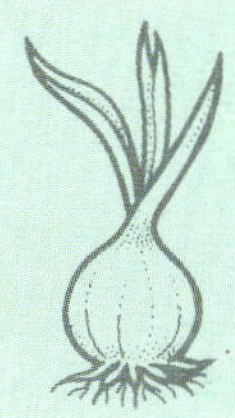
• Le grand air tempéré	• Éternuer	**Arsen. iod.** - ***voir p. 119*** *4 CH chaque fois* *que c'est nécessaire,* *jusqu'à 10 prises.* 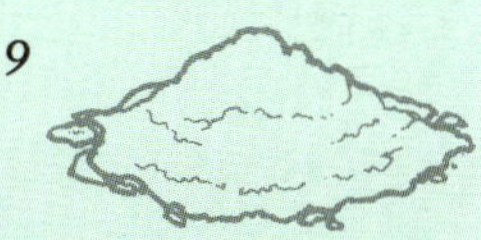
• Être allongé dans le noir • Le café	• La chaleur • Le temps chaud, venteux • La lumière vive • Rester à l'intérieur	**Euphrasia** - ***voir p. 98*** *4 CH chaque fois* *que c'est nécessaire,* *jusqu'à 10 prises.* 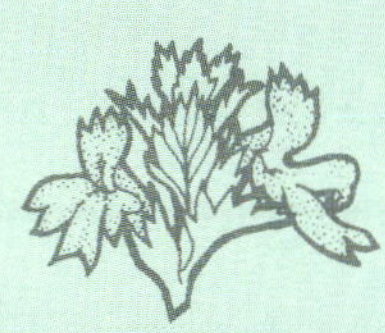
• La chaleur • Manger • Les boissons chaudes • Les vêtements chauds	• Le froid • Les boissons froides	**Sabadilla** - ***voir p. 143*** *4 CH chaque fois* *que c'est nécessaire,* *jusqu'à 10 prises.* 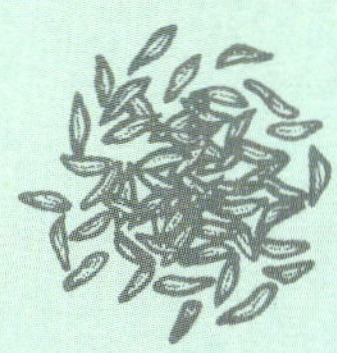

RHINITE

FORMES	SYMPTÔMES	CAUSES/DÉCLENCHEMENT
AVEC MUCUS BLANC ET ÉPAIS	❑ Rhinite qui survient au second stade d'un rhume, quand l'inflammation est descendue dans la gorge ❑ Le mucus est évacué par le nez ou coule dans l'arrière-gorge.	• *Infection* • *Allergie*
MUCUS QUI A L'ASPECT DU BLANC D'ŒUF	❑ Mucus liquide et transparent, si abondant qu'il oblige à se moucher en permanence ❑ Perte du goût et de l'odorat.	• *Infection* • *Allergie*
RHINITE AVEC NEZ QUI COULE EN PERMANENCE	❑ Le nez coule en permanence et oblige à se moucher sans cesse ❑ Les sécrétions nasales sont jaunes ou vertes, fines et provoquent une sensation de brûlure ❑ Mucus épais qui coule dans la gorge ❑ Risque de petites ulcérations sur le septum.	• *Infection*
RHINITE AVEC SENSIBILITÉ AUX ODEURS FORTES	❑ Croûtes et crevasses dans le nez qui rendent le mouchage douloureux ❑ Possibilité de saignements de nez ❑ Odorat si sensible que même l'odeur des fleurs peut être insupportable ❑ Risque d'eczéma ❑ Impression d'avoir une toile d'araignée sur le visage.	• *Exercice physique intense* • *Pollution*

SINUSITE

FORMES	SYMPTÔMES	CAUSES/DÉCLENCHEMENT
SINUSITE AVEC MUCUS FILANDREUX	❑ Mucus filandreux, élastique, de couleur jaune verdâtre ❑ Sensation de nez plein et d'obstruction nasale dans une narine ou l'autre ❑ Mucus qui coule dans la gorge ❑ Éternuements violents ❑ Perte de l'odorat.	• *Infection*
SINUSITE AVEC ENVIE DE PLEURER	❑ Douleur au-dessus des yeux ou dans la joue droite, avec névralgies du côté droit du visage ❑ Mucus jaune ❑ Nez bouché ❑ Envie de pleurer et apitoiement sur soi-même.	• *Infection*
SINUSITE AVEC DOULEURS FACIALES	❑ Les os de la face sont très douloureux et sensibles au moindre contact ❑ Mucus jaune abondant avec éternuements ❑ Irritabilité ❑ Frissons.	• *Infection* • *Exposition à un temps froid, sec, venteux*

AMÉLIORATION	AGGRAVATION	REMÈDES ET POSOLOGIE (3 granules par prise Espacer dès amélioration)
• Les boissons froides • Les massages	• L'air frais • Le froid et les courants d'air • Les aliments gras • Pendant les règles	**Kali. mur.** - ***voir p. 132*** *4 CH quatre fois par jour, jusqu'à 14 jours.* 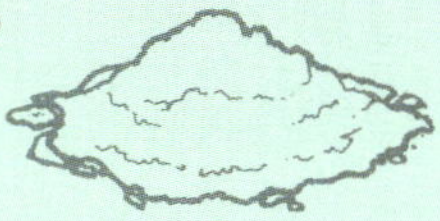
• Le repos • L'air frais • La transpiration • Les pressions • Le jeûne	• Le soleil et la chaleur • Le bord de mer • L'humidité • L'exercice • La consolation • Vers 10 h du matin	**Nat. mur.** - ***voir pp. 66-67*** *4 CH quatre fois par jour, jusqu'à 14 jours.* 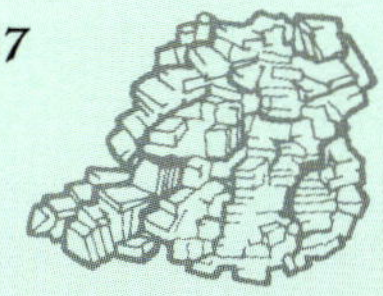
• Le repos	• La chaleur • Les vents secs • La nuit	**Hydrastis** - ***voir p. 130*** *4 CH quatre fois par jour, jusqu'à 14 jours* 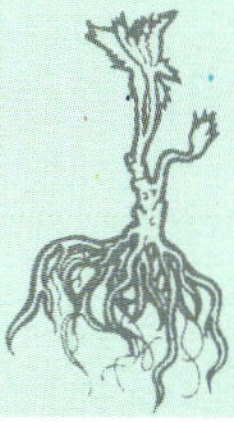
• Le sommeil	• Les aliments froids ou sucrés	**Graphites** - ***voir pp. 56-57*** *4 CH quatre fois par jour, jusqu'à 14 jours.* 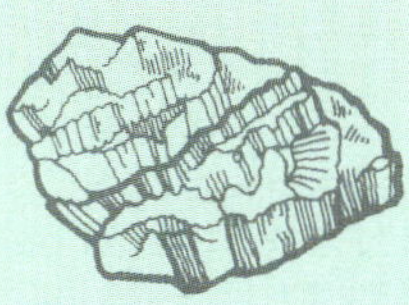
• Les applications très chaudes sur les sinus	• La bière • Le matin • L'hiver • La sensation de froid une fois déshabillé	**Kali. bich.** - ***voir p. 104*** *4 CH toutes les 2 heures pendant 2 jours au plus* 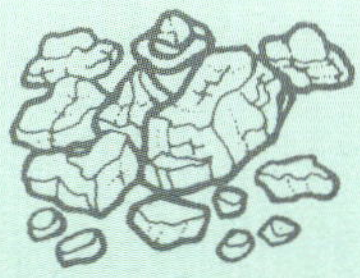
• Les larmes et la consolation • Lever les mains au-dessus de la tête • L'exercice modéré • L'air frais • Les boissons et les applications froides	• Les pièces mal aérées • Le soleil, la chaleur et les températures extrêmes • Les aliments riches, gras • Être allongé sur le côté douloureux • Le soir et la nuit	**Pulsatilla** - ***voir pp. 70-71*** *4 CH toutes les 2 heures pendant 2 jours au plus.* 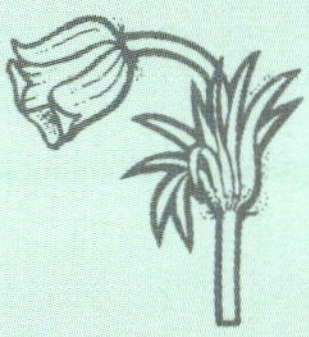
• Être assis au chaud • S'envelopper la tête au chaud	• Les courants d'air • Le moindre contact • La sensation de froid une fois déshabillé	**Hepar sulf.** - ***voir p. 102*** *4 CH toutes les 2 heures pendant 2 jours au plus.* 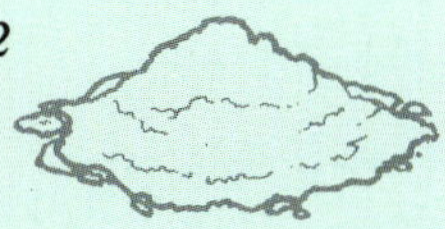

RHUME, TOUX, GRIPPE

Le rhume, la toux et la grippe surviennent quand une déficience du système immunitaire augmente la vulnérabilité de l'organisme aux infections. L'homéopathie s'emploie à traiter le déséquilibre du système immunitaire plutôt que l'infection elle-même, bien que les deux approches soient parfois nécessaires.
Les causes principales de l'affaiblissement du système immunitaire sont l'abus de nourriture ou d'alcool ou un régime alimentaire mal équilibré ; l'exposition à un temps froid, sec et venteux ; un refroidissement dû à des cheveux mouillés ; le surmenage physique ; le stress psychologique, notamment après un choc ou une grande frayeur ; l'anxiété, l'angoisse, les ennuis financiers ou l'appréhension d'un événement imminent. Les infections peuvent être provoquées par tout ce qui épuise l'énergie vitale (voir pp. 18-19) et, occasionnellement, par un temps très chaud.

LE RHUME, dû à une infection virale, affecte l'ensemble du système respiratoire.
Les premiers symptômes sont l'irritation de la gorge, des sécrétions nasales aqueuses et des éternuements répétés. Au fur et à mesure que l'organisme combat l'infection, les écoulements s'épaississent et deviennent jaunâtres. En règle générale, le rhume est une affection banale qui guérit spontanément ; cependant, son aggravation risque d'entraîner des complications telles que bronchite, otite, sinusite ou laryngite.

LA TOUX revêt une forme sèche ou une forme grasse produisant du mucus. Elle résulte d'une irritation des voies aériennes due, par exemple, à un écoulement de mucus dans la gorge au cours d'un rhume, à la fumée de cigarette, ou au pollen chez les sujets sensibles au rhume des foins. Pour combattre l'irritation, les poumons accumulent de l'air, qu'ils expulsent violemment.

RHUME

FORMES	SYMPTÔMES	CAUSES/DÉCLENCHEMENT
RHUME QUI S'INSTALLE LENTEMENT	❑ Sensation de chaleur dans la bouche ❑ Gorge rouge et enflée ❑ Possibilité de légère fièvre et de saignements de nez.	• *Infection* • *Coup de chaleur sans transpiration*
RHUME AVEC IRRITABILITÉ	❑ Attitude critique envers l'entourage ❑ Frissons ❑ Écoulement nasal le jour, nez bouché la nuit ❑ Yeux larmoyants ❑ Éternuements ❑ Céphalées ❑ Mal de gorge.	• *Infection* • *Stress psychologique dû au surmenage, au manque de sommeil ou à une contrariété*
DÉBUT DE RHUME AVEC ÉTERNUEMENTS	❑ Le rhume commence par des éternuements violents et une rhinorrhée qui a l'aspect du blanc d'œuf ❑ Risque d'obstruction nasale et d'herpès labial ❑ Envie d'être seul ❑ Refus d'être consolé.	• *Infection* • *Stress psychologique*
RHUME AVEC MUCUS JAUNÂTRE	❑ Nez bouché la nuit, écoulement nasal le jour ❑ Mucus non irritant et jaune ❑ Absence de sensation de soif et perte d'odorat ❑ Céphalées au-dessus des yeux.	• *Infection*

LA GRIPPE est une maladie d'origine virale. Les symptômes en sont la fièvre, les courbatures, les céphalées, le mal de gorge et la toux. Elle peut être grave chez les enfants, les fumeurs, les diabétiques et les personnes âgées.

PRÉCAUTIONS

Rhume Si des douleurs apparaisssent dans la gorge, le larynx, la poitrine, les sinus, les oreilles, voir : Mal de gorge, pp. 176-177 ; Amygdalite et laryngite, pp. 178-179 ; Toux, pp. 174-175 ; Sinusite, pp. 170-171 ; Mal d'oreille, pp. 166-167.
Toux Si elle s'accompagne d'une forte fièvre et/ou de difficultés à respirer ou de douleurs violentes dans la poitrine, consultez un médecin. Si une toux due à l'inhalation de poussière ou de fumée ne s'atténue pas dans les 2 jours, consultez un médecin.
Grippe Si elle s'accompagne d'une forte fièvre qui ne tombe pas au bout de 2 à 3 jours, consultez un médecin.

REMÈDES D'APPOINT

Rhume et grippe *Reposez-vous le plus possible et buvez beaucoup, surtout de l'eau chaude additionnée de jus de citron frais et de miel. Augmentez votre consommation de fruits et de légumes frais. Consommez de l'ail, prenez des vitamines A et C, du zinc et des sels minéraux combinaison Q (voir pp. 225-228). Veillez aussi à vous oxygéner.*

Toux *Humidifiez l'atmosphère dans toutes les pièces de la maison, ne fumez pas et évitez les endroits poussiéreux ou enfumés. L'exposition au temps froid et humide peut aggraver les symptômes. Prenez le maximum de repos et évitez le surmenage physique. Buvez abondamment, en particulier de l'eau chaude additionnée de jus de citron frais et de miel. Si vous crachez beaucoup, évitez les produits laitiers et les féculents comme le pain et les pommes de terre, qui augmentent la sécrétion de mucus. Les antitussifs homéopathiques ou à base de plantes, vendus sans ordonnance en pharmacie, sont préférables aux sirops traditionnels, qui contiennent des substances présentant un certain risque de somnolence.*

AMÉLIORATION	AGGRAVATION	REMÈDES ET POSOLOGIE (3 granules par prise, Espacer dès amélioration)
• Les applications froides sur le front • L'exercice modéré	• Le bruit et les secousses • La position allongée sur le côté droit • L'air frais • Le soleil • Entre 4 et 6 h du matin	**Ferrum phos. - *voir p. 99*** *4 CH toutes les 2 heures, jusqu'à 4 prises.* 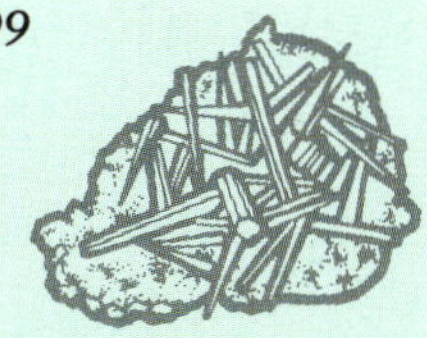
• La chaleur • Le sommeil • Les pressions fermes • Le soir	• Le temps froid, sec, venteux • Les lieux publics • Entre 3 et 4 h du matin • L'abus d'aliments épicés et d'excitants comme le café	**Nux vomica - *voir pp. 76-77*** *4 CH toutes les 2 heures, jusqu'à 4 prises.* 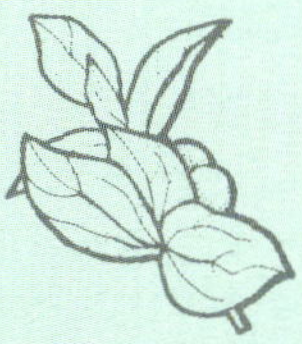
• L'air frais • Le jeûne • Les applications froides sur les sinus	• Vers 10 h du matin • Le temps froid, orageux • Le surmenage • Les courants d'air, l'air marin et le soleil • Le bruit, la musique	**Nat. mur. - *voir pp. 66-67*** *4 CH toutes les 2 heures, jusqu'à 4 prises.* 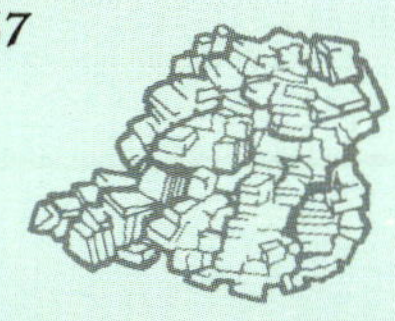
• Lever les mains au-dessus de la tête • L'exercice et l'air frais • Les boissons froides • Les applications froides • Les pleurs et la consolation	• Le soleil • La chaleur • Les aliments riches et gras • Le soir et la nuit	**Pulsatilla - *voir pp. 70-71*** *4 CH toutes les 2 heures, jusqu'à 4 prises.* 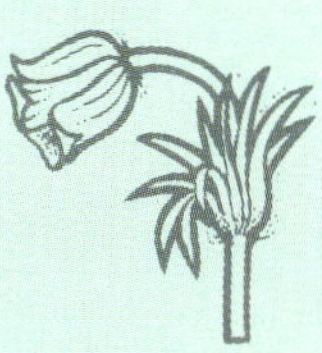

Toux

FORMES	SYMPTÔMES	CAUSES/DÉCLENCHEME
TOUX SÈCHE ET IRRITANTE QUI S'INSTALLE BRUSQUEMENT	❑ Toux sèche qui sonne creux ❑ Soif intense ❑ Poussées de fièvre ❑ Angoisse avec peur de mourir ❑ Sensibilité à la fumée.	• *Rhume ou grippe* • *Frayeur* • *Exposition à un temps sec, froid, venteux ou très chaud* • *Pollen*
TOUX AVEC DOULEUR DANS LA POITRINE	❑ Violentes céphalées aggravées par la moindre toux ❑ Soif intense avec envie de boissons chaudes, mais à intervalles espacés ❑ Impression de déshydratation ❑ Risque de fièvre.	• *Rhume ou grippe* • *Stress et soucis, souvent d'ordre financier ou professionnel*
TOUX AVEC EXPECTORATION DE MUCUS VERDÂTRE	❑ Expectoration d'un mucus épais, verdâtre, amer, qui laisse un mauvais goût dans la bouche ❑ Manque d'appétit ❑ Langue couverte d'un enduit blanc ❑ Possibilité d'écoulement nasal verdâtre et non irritant	• *Rhume ou grippe* • *Bronchite* • *Pollen*

Grippe

FORMES	SYMPTÔMES	CAUSES/DÉCLENCHEME
GRIPPE AVEC AGITATION	❑ Fièvre élevée et soudaine ❑ Mal de gorge ❑ Souvent associée à un sentiment d'appréhension et de peur.	• *Infection* • *Exposition à un temps froid, sec, venteux ou très chaud* • *Choc émotionnel ou frayeur*
GRIPPE AVEC FORTE FIÈVRE	❑ Fièvre élevée et soudaine ❑ Visage congestionné et yeux rouges ❑ Mal de gorge ❑ Regard fixe, yeux grand ouverts ❑ Possibilité d'état de confusion et de délire.	• *Infection* • *Coup de froid ou de chaleur sur la tête*
GRIPPE AVEC FRISSONS ET FAIBLESSE	❑ Absence de soif malgré la fièvre ❑ Mal de gorge ❑ Frissons le long de la colonne vertébral ❑ Céphalées soulagées par la miction ❑ Fatigue ❑ Jambes en coton ❑ Fortes douleurs osseuses ❑ Appréhension et stress à l'approche d'un événement ou d'une tâche à accomplir.	• *Infection* • *Appréhension d'un événement imminent, comme prendre la parole en public*
GRIPPE AVEC VIOLENTES CÉPHALÉES PULSATILES	❑ Violent mal de tête aggravé par la toux et le moindre mouvement des yeux ❑ Déshydratation avec besoin de boire beaucoup à intervalles espacés ❑ Irritabilité ❑ Envie de rester chez soi.	• *Infection* • *Stress et soucis d'ordre financier*

AMÉLIORATION	AGGRAVATION	REMÈDES ET POSOLOGIE 3 granules par prise Espacer dès amélioration
• L'air frais	• Les pièces chaudes • La fumée de cigarette • Le soir et la nuit	**Aconit. - *voir p. 82*** *7 CH toutes les 4 heures, jusqu'à 10 prises.* 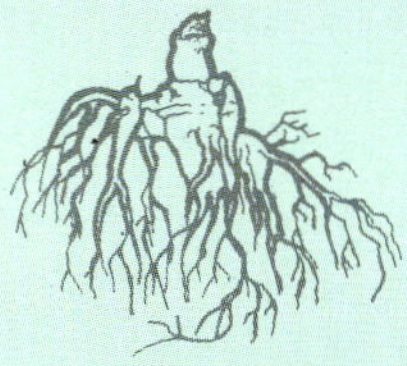
• La fraîcheur • Les pressions fermes et les applications froides sur la tête et la poitrine	• Le mouvement • La lumière vive • Le bruit et le contact • Vers 21 h et 3 h du matin • Le matin	**Bryonia - *voir p. 88*** *7 CH toutes les 4 heures, jusqu'à 10 prises.* 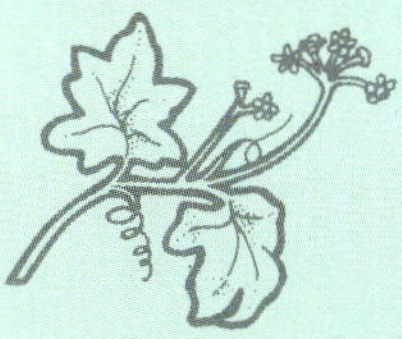
• L'air frais	• Le soir • Les pièces chaudes, mal aérées	**Pulsatilla - *voir pp. 70-71*** *7 CH toutes les 4 heures, jusqu'à 10 prises.* 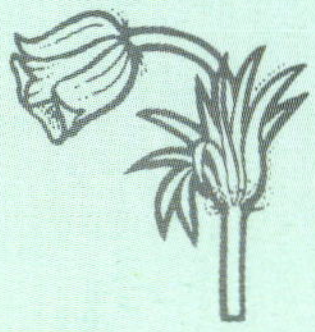
• L'air frais	• Les pièces chaudes • Être allongé sur le côté douloureux • Le soir et la nuit • La fumée de cigarette • La musique	**Aconit. - *voir p. 82*** *7 CH toutes les 2 heures, jusqu'à 10 prises.* 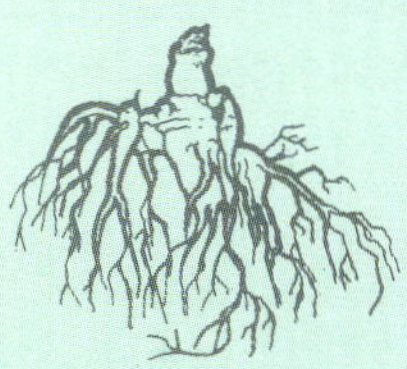
• La position debout • La position assise • Les pièces chaudes	• Le mouvement, le bruit et la lumière • Le soleil intense • La position allongée sur le côté droit • La nuit	**Belladonna - *voir p. 86*** *7 CH toutes les 2 heures, jusqu'à 10 prises.* 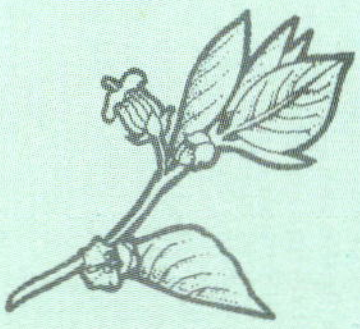
• L'air frais • Le mouvement • La miction • L'alcool et les stimulants • Se pencher en avant	• Le petit matin et la nuit • Le soleil ou le brouillard • Avant l'orage • L'humidité • La fumée de cigarette	**Gelsemium - *voir p. 100*** *4 CH toutes les 2 heures, jusqu'à 10 prises.* 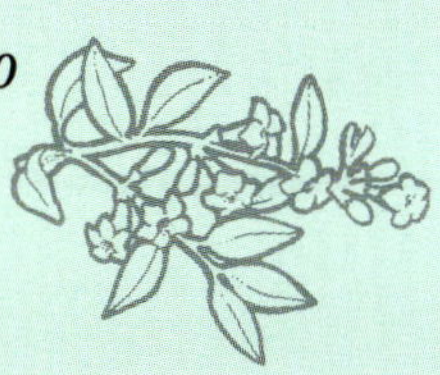
• La fraîcheur • Les pressions fermes sur la tête • Le sommeil	• L'agitation, le bruit, le contact, le mouvement et la lumière vive • Manger • Vers 21 h et 3 h du matin • La toux	**Bryonia - *voir p. 88*** *7 CH toutes les 2 heures, jusqu'à 10 prises.* 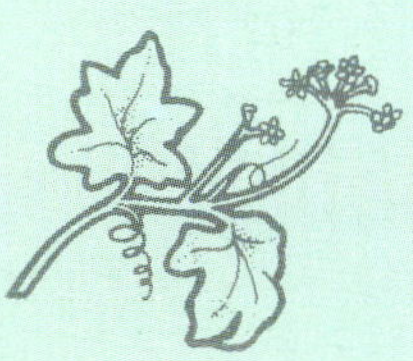

MAL DE GORGE

Le mal de gorge peut avoir plusieurs formes, allant de la simple irritation à des maladies plus sérieuses, comme l'amygdalite ou la laryngite, entravant plus ou moins la respiration et la déglutition. Les infections peuvent affecter toute la gorge ou donner une sensation d'inconfort intense dans des zones spécifiques. Les symptômes les plus caractéristiques sont les suivants : bouche et gorge sèches, inflammation de la gorge et des amygdales rendant la déglutition douloureuse, goût désagréable dans la bouche, mauvaise haleine, fatigue, bouffées de chaleur, fébrilité, irritabilité.
S'il existe de nombreux types d'infections, les microbes incriminés sont surtout les virus responsables du rhume, de la grippe et de la mononucléose infectieuse. D'autres infections sont dues à un streptocoque, telles certaines formes d'amygdalites, ou à un champignon comme le muguet buccal. L'abus d'alcool et de tabac, l'exposition au froid ou à l'humidité, le vent, le surmenage vocal, les allergies alimentaires ou les carences en vitamines peuvent provoquer ou aggraver l'inflammation et l'infection. Le mal de gorge peut également résulter du manque de sommeil, du surmenage, d'un refroidissement ou d'un stress psychologique ou physique, consécutif à un choc ou à une frayeur par exemple. Un mal de gorge chronique est le signe d'une déficience du système immunitaire, qui doit faire l'objet d'un traitement de terrain prescrit par un homéopathe (voir pp. 24-25).

LE MAL DE GORGE est un terme générique qui désigne n'importe quelle inflammation ou infection du larynx, des amygdales, des végétations, du pharynx et des cordes vocales.

L'AMYGDALITE est une inflammation des amygdales – situées à l'arrière de la bouche et au sommet de la gorge – due à une infection. Il arrive que ces glandes augmentent de volume et provoquent un gonflement du visage et du cou.

LA LARYNGITE, qui est marquée par un enrouement ou une extinction de voix, est une inflammation du

MAL DE GORGE

FORMES	SYMPTÔMES	CAUSES/DÉCLENCHEMENT
MAL DE GORGE AVEC DOULEUR AIGUË	❑ Le mal de gorge s'installe brutalement et sa violence cause une angoisse extrême pouvant aller jusqu'à la peur de mourir ❑ Peau sèche et chaude ❑ Soif intense ❑ Amygdales enflées ❑ Gorge à vif, rouge et sèche, sensation de constriction, de brûlure et de picotements ❑ La voix peut être enrouée.	• *Exposition au froid et au vent* • *Peur*
MAL DE GORGE AVEC IRRITATION ET SENSATION DE BRÛLURE	❑ Mal de gorge aigu avec salive épaisse et enrouement ❑ Possibilité d'herpès labial ou d'urticaire ❑ Soif de boissons froides ❑ Possibilité de lumbago, de maux d'oreilles ou d'écoulement de mucus dans la gorge.	• *Exposition à un temps froid et humide* • *Refroidissement après avoir transpiré*
DOULEUR QUI S'ÉTEND AU COU ET AUX OREILLES	❑ Mauvais goût dans la bouche ❑ Déglutition difficile ❑ Alternance de frissons et de bouffées de chaleur due à la fièvre ❑ Fatigue, faiblesse, tremblements, mélancolie et somnolence ❑ Tête lourde, impression de bandeau autour du front.	• *Infection virale, surtout en été*
LE FOND DE LA GORGE EST ROUGE VIF ET TRÈS ENFLÉ	❑ Brûlures et picotements ❑ Le fond de la gorge est rouge vif et enflé ❑ Dépression et irritabilité.	• *Allergie*

larynx d'origine allergique ou infectieuse. Elle est due à un surmenage vocal, à des quintes de toux répétées pour expulser des sécrétions, à des vomissements, à l'abus de tabac ou d'alcool, à l'inhalation de produits toxiques ou au fait de respirer constamment par la bouche. Chez les sujets dont le larynx est le point faible, une peur ou un choc émotionnel suffisent pour provoquer une inflammation.
La laryngite est un risque professionnel chez les enseignants, les chanteurs, les animateurs de jeux, les camelots...

PRÉCAUTIONS

Mal de gorge Si l'inflammation s'accompagne d'une forte fièvre, consultez un médecin dans les 12 heures si le malade est un enfant, et dans les 48 heures s'il s'agit d'un adulte.
Amygdalite Si l'infection s'accompagne d'une forte fièvre, consultez un médecin dans les 12 heures.
Laryngite S'il n'y a pas d'amélioration au bout de 7 à 10 jours, ou si l'enrouement ou l'extinction de voix persiste, consultez un médecin.

REMÈDES D'APPOINT

Mal de gorge *Prenez de l'ail, de la vitamine C et du zinc (voir pp. 225-227). Gargarisez-vous toutes les 4 heures avec une solution à base de calendula et de millepertuis (5 gouttes de teinture mère de chacune des deux plantes dans 300 ml d'eau bouillie). Buvez de l'eau abondamment.*

Amygdalite *Gardez le lit pendant quelques jours et buvez abondamment. Prenez du fer, de la vitamine C, un complexe vitaminé B et du zinc (voir pp. 225-227).*

Laryngite *Évitez le tabac, l'alcool et les pièces très chaudes et enfumées. Reposez-vous la voix et buvez abondamment. Prenez du fer, un complexe vitaminé B, de la vitamine C et du zinc (voir pp. 225-227). Gargarisez-vous toutes les 4 heures avec une solution à base de calendula et de millepertuis (5 gouttes de teinture mère de chacune des deux plantes dans 300 ml d'eau bouillie). Si vous êtes chanteur professionnel et que votre voix vous pose des problèmes, pensez à la retravailler. Demandez conseil à un professeur de chant. Une laryngite chronique peut également être le signe d'un mauvais maintien du corps, et la technique Alexander, une méthode spéciale pour apprendre à se tenir correctement, peut se révéler efficace.*

AMÉLIORATION	AGGRAVATION	REMÈDES ET POSOLOGIE (3 granules par prise, Espacer dès amélioration)
• L'air frais	• Les pièces chaudes • La fumée de cigarette • La musique • Le soir et la nuit	**Aconit. - *voir p. 82*** *7 CH toutes les 2 heures, jusqu'à 10 prises.* 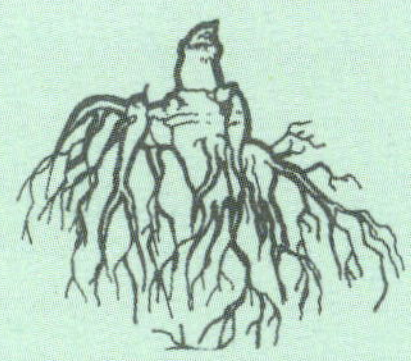
• Le mouvement • La chaleur	• La nuit • Le temps froid ou humide • Le repos	**Dulcamara - *voir p. 145*** *4 CH toutes les 2 heures, jusqu'à 10 prises.* 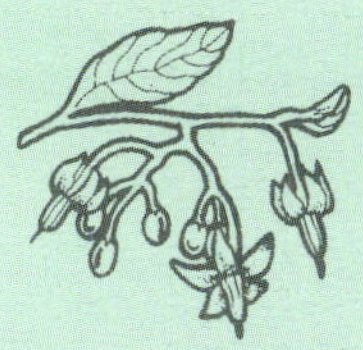
• L'air frais • L'exercice physique • Les excitants • L'application de chaleur • Se pencher en avant	• Le petit matin et la nuit • Le soleil, le brouillard, l'humidité, avant l'orage • Le stress psychologique, les soucis	**Gelsemium - *voir p. 100*** *4 CH toutes les 2 heures, jusqu'à 10 prises.* 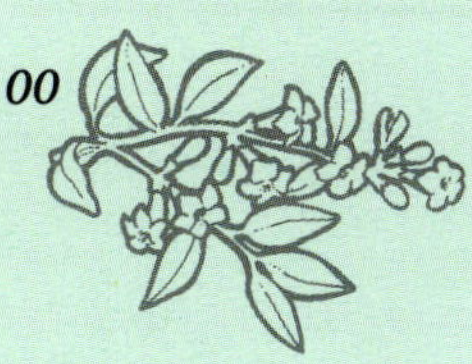
• L'air frais • Les applications froides sur la gorge • Les vêtements amples	• Le repos • Le contact, la pression, la chaleur • Les pièces mal aérées	**Apis - *voir p. 84*** *7 CH toutes les 2 heures, jusqu'à 10 prises.* 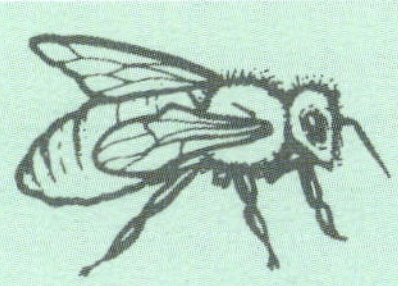

Amygdalite

FORMES	SYMPTÔMES	CAUSES/DÉCLENCHEMENT
AMYGDALITE AVEC DOULEUR CUISANTE QUI IRRADIE VERS LA TÊTE	❑ Gorge douloureuse et sensible ❑ Spasmes douloureux au moindre mouvement ❑ L'amygdale droite est souvent la plus atteinte ❑ Cou sensible et raide ❑ Visage congestionné ❑ Pupilles dilatées ❑ La langue a l'aspect d'une fraise ❑ Forte fièvre.	• *Infection* • *Refroidissement après un shampooing, par exemple*
AMYGDALITE AVEC DOULEUR LANCINANTE DANS LA GORGE	❑ Mal de gorge avec sensation d'arête coincée ❑ Enrouement ou extinction de voix avec mauvaise haleine ❑ Expectoration de pus jaunâtre ❑ Ganglions au niveau du cou ❑ Douleur dans l'oreille à la déglutition ❑ Frissons et tremblements ❑ Hyperémotivité et humeur capricieuse.	• *Infection*
AMYGDALITE AVEC MAUVAISE HALEINE	❑ Gorge rouge foncé, douloureuse et enflée ❑ La salive brûle à la déglutition ❑ La langue paraît enflée et couverte d'un enduit jaunâtre qui garde l'empreinte des dents ❑ Salivation abondante, surtout pendant le sommeil ❑ Déglutition difficile.	• *Infection*

Laryngite

FORMES	SYMPTÔMES	CAUSES/DÉCLENCHEMENT
LARYNGITE AVEC FORTE FIÈVRE	❑ Enrouement et extinction de voix ❑ Le brusque accès de laryngite cause un état d'angoisse qui peut aller jusqu'à la peur de mourir ❑ Agitation ❑ Risque de croup chez l'enfant.	• *Exposition à un temps froid, sec et venteux* • *Choc émotionnel*
LARYNGITE AVEC TOUX SÈCHE ET IRRITANTE	❑ Gorge sèche et douloureuse ❑ Phonation difficile en raison de l'enrouement ou de l'extinction de voix ❑ Soif de boissons glacées qui sont régurgitées dès qu'elles se réchauffent dans l'estomac ❑ Besoin de compagnie et de consolation.	• *Changements de température*
GORGE SÈCHE ET IRRITÉE AVEC VIOLENTES QUINTES DE TOUX	❑ Toux due au mucus qui descend dans la gorge en quantité si abondante que la phonation est difficile ❑ La toux peut être assez violente pour provoquer une incontinence accidentelle ❑ Souvent associée à un état dépressif et une hypersensibilité à la souffrance des autres ❑ L'absorption d'eau froide peut enrayer une quinte de toux ❑ Exceptionnellement, l'extinction de voix et la laryngite sont indolores.	• *Exposition à un temps froid, sec et venteux* • *Après une contrariété ou une frayeur*
EXTINCTION DE VOIX DUE AU SURMENAGE VOCAL	❑ Picotements dans le larynx ❑ Voix faible, chevrotante, qui a tendance à se casser ❑ Enrouement.	• *Surmenage vocal après avoir trop chanté ou crié*

AMÉLIORATION	AGGRAVATION	REMÈDES ET POSOLOGIE 3 granules par prise Espacer dès amélioration
• La position debout • La position assise • La chaleur	• Le moindre mouvement • La lumière ou le bruit • Le moindre contact sur la gorge • La nuit	**Belladonna** - ***voir p. 86*** *7 CH toutes les 2 heures, jusqu'à 10 prises.* 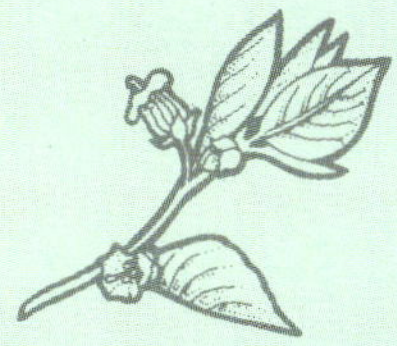
• Manger • La chaleur • Envelopper le cou au chaud	• L'air froid et les courants d'air • La sensation de froid une fois déshabillé • Le moindre contact sur la gorge • Être allongé sur le côté douloureux	**Hepar sulf.** - ***voir p. 102*** *4 CH toutes les 2 heures, jusqu'à 10 prises.* 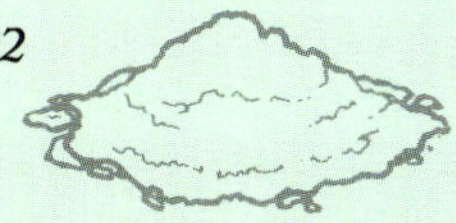
• Le repos • Les vêtements chauds	• Les températures extrêmes • Après avoir transpiré • La nuit • La position allongée sur le côté droit	**Merc. sol.** - ***voir pp. 58-59*** *4 CH toutes les 2 heures, jusqu'à 10 prises.* 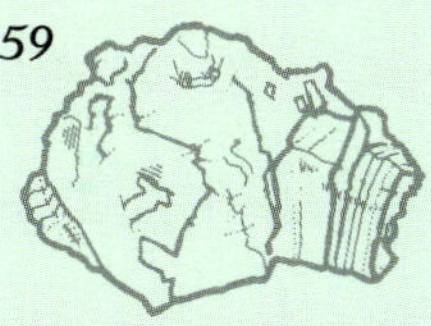
• L'air frais	• Les pièces chaudes • La fumée de cigarette • La musique • Le soir et la nuit	**Aconit.** - ***voir p. 82*** *7 CH quatre fois par jour, jusqu'à 7 jours.* 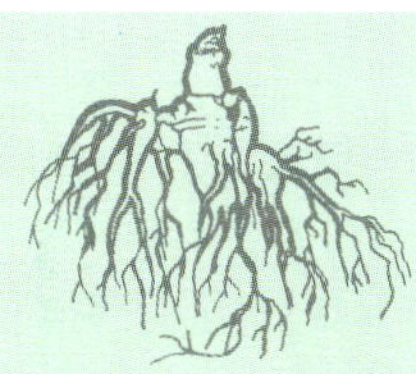
• Le sommeil • Les massages • L'air frais • Boire	• Parler et rire • Les boissons et aliments très chauds • La position allongée sur le côté gauche ou sur le côté douloureux • Le soir, avant minuit	**Phosphorus** - ***voir pp. 68-69*** *4 CH quatre fois par jour, jusqu'à 7 jours.* 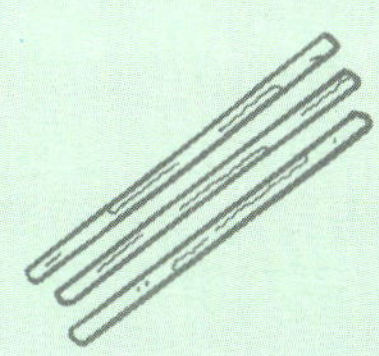
• Le temps chaud, humide	• Les aliments sucrés • Le café	**Causticum** - ***voir p. 123*** *4 CH six fois par jour, jusqu'à 7 jours.* 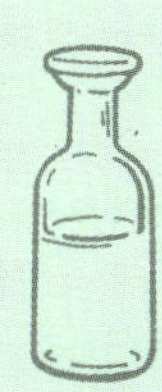
• L'air frais	• Le moindre contact • Autour de midi	**Argentum nit.** - ***voir pp. 52-53*** *4 CH quatre fois par jour, jusqu'à 6 jours.* 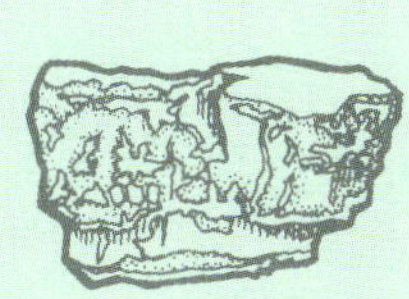

LES TROUBLES DIGESTIFS

La digestion est un processus complexe qui met à contribution non seulement les intestins, mais aussi le foie, la vésicule biliaire et le pancréas. Des habitudes alimentaires anarchiques, un régime mal équilibré, la tension, l'anxiété et la sédentarité aggravent les troubles digestifs. Pour faciliter le travail de l'appareil digestif, il est essentiel de consommer des aliments frais, variés, pauvres en graisses et riches en fibres, et qui n'ont pas subi de traitement industriel. Mangez lentement, au calme, et pratiquez un exercice physique régulier.

L'INDIGESTION est un terme générique qui regroupe des symptômes divers, comme les brûlures d'estomac, les crampes, les nausées, les flatulences et l'aérophagie. Une alimentation très épicée ou riche en graisses, des repas copieux ou trop rapides et l'ingestion d'air peuvent aussi être cause d'indigestion. Les fumeurs et les personnes obèses ou qui souffrent de constipation sont particulièrement affectés par les troubles digestifs, ainsi que les femmes enceintes, dont l'utérus de plus en plus volumineux fait pression sur l'estomac, provoquant une sensation d'inconfort après les repas.

LES NAUSÉES ET VOMISSEMENTS peuvent être dus à une infection comme une gastro-entérite, ou à des causes diverses : migraine, stress, abus d'alcool ou repas trop copieux, hernie hiatale, intoxication alimentaire, mauvais fonctionnement du foie ou de la vésicule biliaire, variations hormonales liées aux règles ou à la grossesse, problèmes de l'oreille interne, auquel cas ces troubles s'accompagnent de vertiges.

LA GASTRO-ENTÉRITE est une inflammation du tractus digestif qui peut entraîner des désordres soudains et violents. En règle générale, elle résulte d'une allergie ou d'une infection virale contractée dans de l'eau ou par des aliments contaminés. Elle peut aussi apparaître à la suite d'une contrariété ou d'un brusque changement de régime alimentaire, ou encore faire partie des effets indésirables de certains médicaments.

LA DIARRHÉE est signe de gastro-entérite ou de colopathie, affection du côlon qui se caractérise par des spasmes abdominaux intermittents et l'alternance de diarrhée et de constipation. La diarrhée peut aussi être le symptôme de troubles intestinaux plus graves ou l'un des effets secondaires de certains médicaments. Enfin, elle est parfois le résultat d'une allergie ou d'une intolérance alimentaires, du stress ou de l'anxiété.

INDIGESTION

FORMES	SYMPTÔMES	CAUSES/DÉCLENCHEMENT
INDIGESTION AVEC FLATULENCES ABONDANTES	❑ La digestion semble plus lente que d'habitude et même des aliments simples provoquent des douleurs ❑ Possibilité de brûlures d'estomac qui irradient vers le dos ❑ Céphalées ❑ Envie d'aliments salés, acides ou sucrés, et de café ❑ Aversion pour la viande et le lait.	• *Repas trop copieux* • *Alimentation trop riche ou trop grasse* • *Dîner trop tardif*
INDIGESTION AVEC HAUT-LE-CŒUR DOULOUREUX	❑ Surexcitation par stress et manque de sommeil ❑ Irritabilité ❑ Brûlures d'estomac 1/2 heure après avoir mangé, avec goût de pourri dans la bouche ❑ Désir d'alcool et d'aliments gras, acides ou épicés, même s'ils troublent la digestion.	• *Surmenage mental et physique dû au stress*
INDIGESTION AVEC NAUSÉES ET VOMISSEMENTS	❑ Commence 2 heures après les repas, surtout le soir ❑ Sensation de poids sous le sternum ❑ Palpitations cardiaques ❑ Mauvais goût dans la bouche ❑ Possibilité de céphalées autour des yeux ❑ Dépression, envie de pleurer et apitoiement sur soi-même.	• *Alimentation trop riche ou trop grasse* • *Stress psychologique* • *Avant ou pendant les règles* • *Durant la grossesse*

LES BALLONNEMENTS ET FLATULENCES sont dus à la constipation, la tension prémenstruelle, l'ingestion d'air, une intolérance alimentaire ou un état anxieux.

LA CONSTIPATION est due le plus souvent à un régime alimentaire pauvre en fibres, mais elle est aussi favorisée par la tension nerveuse, des intestins paresseux et une vie trop sédentaire.

LES HÉMORROÏDES sont des veines gonflées et distendues dans le rectum ou autour de l'anus. Les causes en sont : la grossesse, l'accouchement, la constipation, la toux chronique, la station debout prolongée, l'abus de laxatifs, ou après des stations assises prolongées sur des surfaces froides et dures.

PRÉCAUTIONS

En cas de fièvre, de douleur abdominale violente avec ou sans vomissements, ou de vomissements de sang, appelez une ambulance. Si les vomissements ou la diarrhée persistent plus de 48 heures, appelez un médecin. En cas de fièvre et/ou d'apparition de sang dans les selles, appelez un médecin dans les 2 heures. En cas d'hémorragie rectale, consultez un médecin dans les 12 heures. Une visite médicale s'impose aussi s'il y a constipation chronique ou modification des selles.

REMÈDES D'APPOINT

Indigestion *Accordez-vous 15 minutes de repos avant les repas, et veillez à ne pas vous mettre à table trop tard le soir. Réduisez votre consommation de café, de thé, de boissons alcoolisées et de tabac. En cas de flatulences, évitez les aliments répertoriés p. 230.*

Nausées et vomissements *Buvez peu et souvent. Évitez les aliments solides pendant quelques jours. Arrêtez de fumer.*

Gastro-entérite *Reposez-vous et buvez abondamment. N'absorbez que des liquides jusqu'à ce que l'estomac se calme.*

Diarrhée *Buvez de grandes quantités d'eau froide préalablement bouillie et additionnée d'un peu de miel, ou de l'eau de cuisson de riz. Si vous sortez d'un traitement à base d'antibiotiques, prenez de l'acidophilus, de l'acide folique et un complexe vitaminé B (voir pp. 225-227). Évitez les compléments en vitamine D.*

Ballonnements et flatulences *Consultez les aliments à éviter, p. 230.*

Constipation *Prenez du magnésium et de la vitamine C (voir pp. 225-227) et mangez des légumes crus.*

Hémorroïdes *Essayez le régime pour le foie (voir p. 230) ; appliquez une pommade à la pivoine (voir p. 228) ou utilisez des suppositoires à l'hamamélis (voir p. 228).*

AMÉLIORATION	AGGRAVATION	REMÈDES ET POSOLOGIE 3 granules par prise Espacer dès amélioration
• L'air frais ou froid • Les éructations	• Le temps chaud, humide • Le soir • La position allongée	**Carbo veg. - *voir p. 91*** *7 CH toutes les 10-15 minutes, jusqu'à 7 prises.* 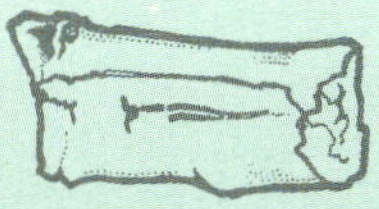
• La chaleur et le sommeil • Les pressions fermes sur l'estomac • Le soir • La solitude	• Le temps froid, venteux • Le bruit • Le moindre contact • Les aliments gras, acides, épicés, l'alcool	**Nux vomica - *voir pp. 76-77*** *4 CH toutes les 10-15 minutes, jusqu'à 7 prises.* 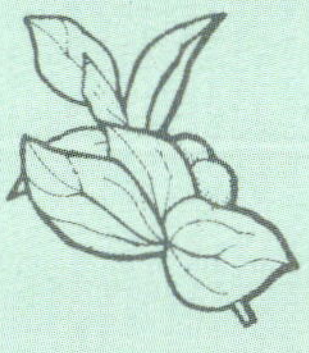
• Pleurer • Lever les mains au-dessus de la tête • Un peu d'exercice • L'air frais • Les boissons froides	• Les pièces chaudes, mal aérées • Le soir • La nuit	**Pulsatilla - *voir pp. 70-71*** *4 CH toutes les 10-15 minutes, jusqu'à 7 prises.* 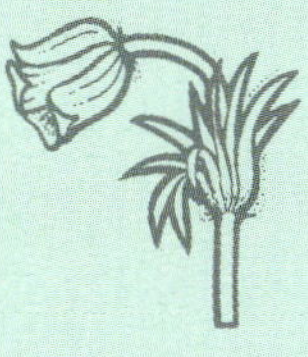

NAUSÉES ET VOMISSEMENTS

FORMES	SYMPTÔMES	CAUSES/DÉCLENCHEMENT
NAUSÉE PERMANENTE	❑ Nausée permanente qui n'est pas soulagée par les vomissements ❑ Possibilité de céphalées, de transpiration et de diarrhées ❑ Douleur lancinante dans l'abdomen ❑ Salivation abondante ❑ Possibilité de régurgitation de mucus verdâtre.	• *Stress causé par une situation embarrassante*
VOMISSEMENTS AVEC SOIF INTENSE	❑ Soif intense de boissons glacées, qui sont régurgitées une fois réchauffées dans l'estomac ❑ Brûlures d'estomac avec aérophagie et vomissements ❑ Anxiété et appréhension.	• *Tension nerveuse* • *Problèmes de foie*
NAUSÉES ET VOMISSEMENTS AVEC ENVIE DE PLEURER	❑ Envie de pleurer, dépression et besoin de consolation ❑ Nausées et vomissements peuvant être associés à un écoulement de mucus dans la gorge.	• *Contrariété* • *Avant et pendant les règles* • *Durant la grossesse* • *Troubles de la vésicule biliaire* • *Migraine*

GASTRO-ENTÉRITE

FORMES	SYMPTÔMES	CAUSES/DÉCLENCHEMENT
VOMISSEMENTS ET DIARRHÉE SIMULTANÉS	❑ Frissons, agitation et anxiété ❑ Fréquent besoin de boire de petites quantités d'eau ❑ Préférence pour les boissons froides, mais elles sont souvent régurgitées ❑ Brûlures dans l'abdomen et diarrhées qui irritent l'anus et causent une douleur cuisante dans le rectum.	• *Infection virale due à l'absorption d'eau ou d'aliments contaminés, surtout en voyage* • *Abus de fruits verts, d'aliments froids ou glacés et d'alcool*
GASTRO-ENTÉRITE AVEC DOULEUR SPASMODIQUE VIOLENTE	❑ Coliques soulagées quand on se plie en deux ❑ Possibilité de diarrhée ❑ Douleur soulagée par les flatulences ❑ Irritabilité et hypersensibilité.	• *Infection virale* • *Colère et indignation*
GASTRO-ENTÉRITE AVEC ALTERNANCE DE DIARRHÉE ET DE CONSTIPATION	❑ Estomac qui gargouille ❑ Sensation de poids sur le sternum après les repas ❑ Alternance de selles de consistance et de couleur différentes ❑ Possibilité de vomissement ❑ Dépression, apitoiement sur soi-même.	• *Infection virale* • *Alimentation trop riche ou trop grasse* • *Stress*

DIARRHÉE

FORMES	SYMPTÔMES	CAUSES/DÉCLENCHEMENT
DIARRHÉE DUE A UNE INTOLÉRANCE ALIMENTAIRE	❑ Différenciation difficile entre le besoin d'émettre des gaz et celui d'aller à la selle ❑ Pointe de la langue rouge ❑ Miction douloureuse ❑ Selles vert jaunâtre et flatulences abondantes.	• *Intolérance alimentaire* • *Colère* • *Refroidissement estival*

AMÉLIORATION	AGGRAVATION	REMÈDES ET POSOLOGIE 3 granules par prise Espacer dès amélioration
• Néant	• En voiture ou en regardant des objets en mouvement • Le mouvement • La position allongée	**Ipeca. - *voir p. 92*** *En cas de crise sévère, 4 CH toutes les 15 minutes, jusqu'à 10 prises ; en cas de crise légère, 4 CH par heure.* 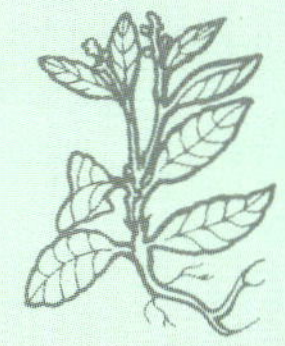
• Le sommeil • Les massages et la relaxation • La position allongée sur le côté droit	• Le surmenage • Les boissons et aliments chauds • Le soir, avant minuit • Plonger les mains dans de l'eau froide	**Phosphorus - *voir pp. 68-69*** *En cas de crise sévère, 4 CH toutes les 15 minutes, jusqu'à 10 prises ; en cas de crise légère, 4 CH par heure.* 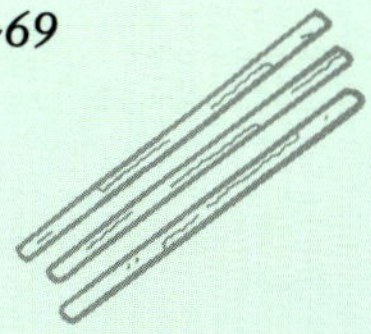
• Les larmes et la consolation • Un peu d'exercice • L'air frais • Les boissons froides • Lever les mains au-dessus de la tête	• Les aliments riches et gras • Les pièces chaudes, mal aérées • Le soleil • Le soir et la nuit	**Pulsatilla - *voir pp. 70-71*** *En cas de crise sévère, 4 CH toutes les 15 minutes, jusqu'à 10 prises ; en cas de crise légère, 4 CH par heure.* 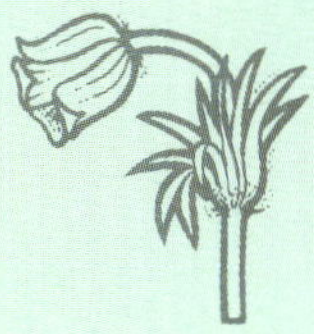
• La chaleur • Les boissons chaudes	• La vue ou l'odeur de la nourriture • Entre minuit et 2 h du matin • Les boissons froides	**Arsen. alb. - *voir pp. 50-51*** *4 CH par heure, jusqu'à 10 prises.* 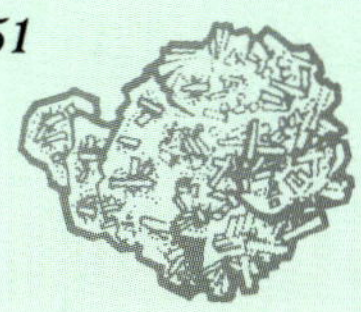
• La position allongée sur le côté, les genoux repliés sur la poitrine • La chaleur et le sommeil • Le café	• Boire ou manger • Le temps froid, humide • Vers 16 h	**Colocynthis - *voir p. 95*** *4 CH par heure, jusqu'à 10 prises.* 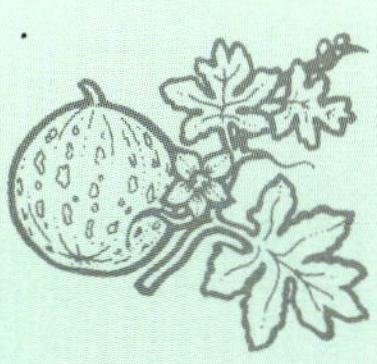
• Les larmes et la consolation • L'air frais • Les boissons froides	• Les pièces chaudes, mal aérées • Le soir et la nuit • Les aliments riches ou gras	**Pulsatilla - *voir pp. 70-71*** *4 CH par heure, jusqu'à 10 prises.* 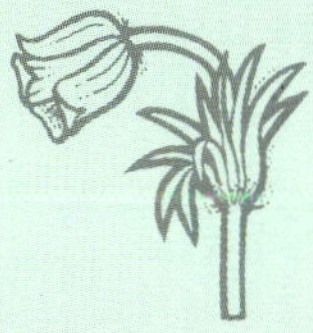
• Le froid • L'air frais • Le jeûne	• Le temps chaud • Boire ou manger • Le petit matin	**Aloe - *voir p. 116*** *4 CH par heure, jusqu'à 10 prises.* 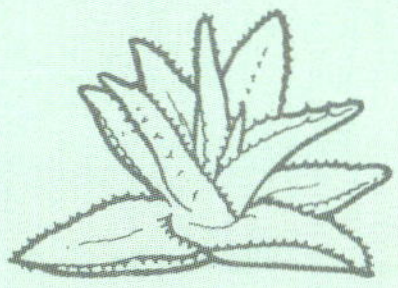

DIARRHÉE (*suite*)

FORMES	SYMPTÔMES	CAUSES/DÉCLENCHEMENT
DIARRHÉE D'ORIGINE NERVEUSE	❑ Diarrhée accompagnée de flatulences abondantes ❑ Selles parfois verdâtres ❑ Envie d'aliments salés, sucrés et froids ❑ Les éructations ne soulagent pas les flatulences	• *Anxiété ou peur, par exemple avant un examen ou un événement important*
DIARRHÉE AVEC IRRITATION AUTOUR DE L'ANUS	❑ Besoin impérieux d'aller à la selle tôt le matin, d'où un réveil caractéristique vers 5 h ❑ Risque d'hémorroïdes.	• *Alimentation qui dérange l'estomac, souvent à base de mets gras, salés, sucrés ou épicés*

BALLONNEMENTS ET FLATULENCES

FORMES	SYMPTÔMES	CAUSES/DÉCLENCHEMENT
BALLONNEMENTS APRÈS UN REPAS LÉGER	❑ Constipation rendant la défécation difficile ❑ Gêne du côté droit de l'abdomen, qui est soulagée par l'émission de gaz.	• *Anxiété*
BALLONNEMENTS ET FLATULENCES SOULAGÉS PAR LES ÉRUCTATIONS	❑ Brûlures d'estomac avec flatulences abondantes, quels que soient les aliments absorbés ❑ Envie d'aliments salés, acides et sucrés et de café ❑ Aversion pour la viande et le lait.	• *Repas trop copieux* • *Alimentation trop riche ou trop grasse* • *Repas du soir trop tardif*

CONSTIPATION

FORMES	SYMPTÔMES	CAUSES/DÉCLENCHEMENT
CONSTIPATION DUE À UN INTESTIN PARESSEUX	❑ Pas d'envie d'aller à la selle tant que le rectum n'est pas plein ❑ Selles molles, argileuses ou enrobées de mucus ❑ Impression que les selles sont coincées dans la partie supérieure gauche de l'abdomen ❑ État de confusion et d'appréhension concomitant ❑ Fringales de fruits, de légumes et d'aliments indigestes ❑ Aversion pour la viande et la bière.	• *Intestin paresseux, souvent en raison d'une alimentation pauvre en fibres*
CONSTIPATION AVEC BESOIN URGENT D'ALLER À LA SELLE	❑ Malgré le besoin impérieux d'aller à la selle, les matières fécales sont peu abondantes, voire inexistantes ❑ Agressivité et irritabilité ❑ Extrême sensibilité au bruit, au contact et aux pressions physiques.	• *Crampes et spasmes de l'anus* • *Utilisation chronique de laxatifs* • *Vie trop sédentaire*

HÉMORROÏDES

FORMES	SYMPTÔMES	CAUSES/DÉCLENCHEMENT
HÉMORROÏDES AVEC DOULEUR ET BRÛLURES	❑ Sensation douloureuse dans l'anus, les hémorroïdes peuvent saigner ❑ Les hémorroïdes sont ressenties tendues et rigides.	• *Inflammation veineuse*

AMÉLIORATION	AGGRAVATION	REMÈDES ET POSOLOGIE (3 granules par prise – Espacer dès amélioration)
• L'air frais • Le froid	• La chaleur • Les aliments sucrés • La nuit	**Argentum nit. - *voir pp. 52-53*** *4 CH toutes les 30 minutes, jusqu'à 10 prises.* 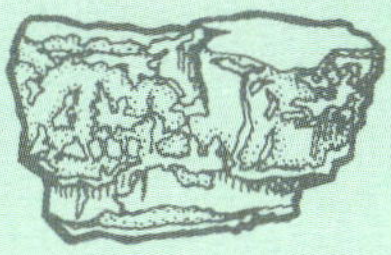
• L'air frais • La position allongée sur le côté droit	• Les horaires de repas irréguliers • Vers 11 h et 23 h • La chaleur	**Sulfur - *voir pp. 78-79*** *4 CH toutes les 30 minutes, jusqu'à 10 prises.* 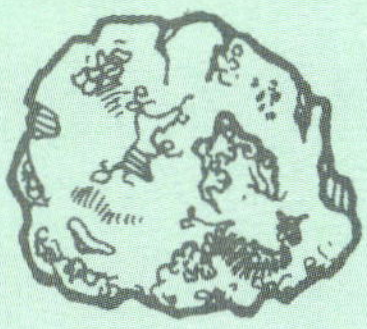
• La fraîcheur • Les boissons et les repas chauds • Après minuit	• Les pièces mal aérées • Les vêtements serrés • Les repas copieux • Entre 16 et 20 h	**Lycopodium - *voir pp. 64-65*** *4 CH toutes les 30 minutes, jusqu'à 10 prises.* 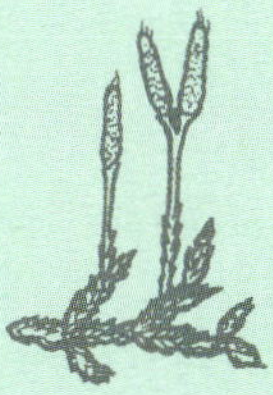
• Le froid • L'air frais • Les éructations	• Le soir • La position allongée	**Carbo veg. - *voir p. 91*** *4 CH toutes les 30 minutes, jusqu'à 10 prises.* 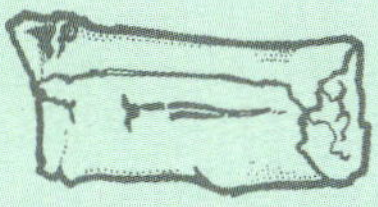
• La chaleur • Les boissons et aliments chauds	• L'air froid • Le petit matin • Les féculents, le vinaigre, le sel, le poivre et le vin	**Alumina - *voir p. 116*** *4 CH toutes les 2 heures, jusqu'à 10 prises.* 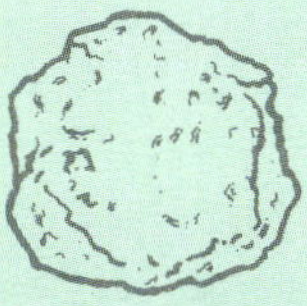
• La chaleur • Après une sieste • Le soir	• Le petit matin • Le froid • Le café et l'alcool • Le surmenage intellectuel	**Nux vomica - *voir pp. 76-77*** *4 CH toutes les 2 heures, jusqu'à 10 prises.* 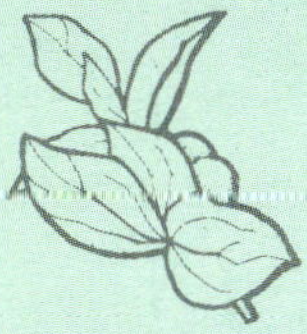
• Néant	• La chaleur • Le temps chaud, humide • Les pressions et le mouvement	**Hamamelis - *voir p. 101*** *4 CH quatre fois par jour, jusqu'à 5 jours.* 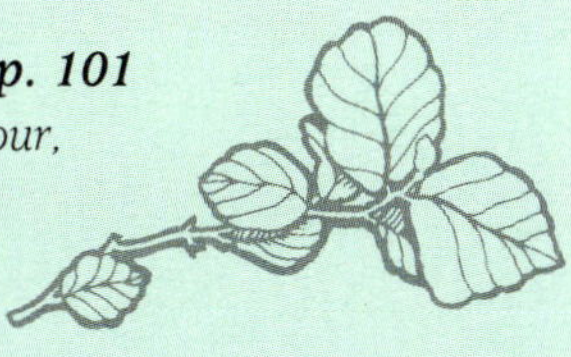

LA PEAU ET LES CHEVEUX

Pour les homéopathes, les maladies de peau ne sont pas un problème local, mais plutôt le reflet d'un trouble de l'état général. N'importe quel dérèglement de l'organisme, qu'il soit dû au stress ou à une mauvaise alimentation, peut se manifester sous la forme d'une maladie de peau. L'allergie et l'infection sont les autres causes les plus fréquentes. Le manque d'exercice, la constipation, le sucre, les glucides raffinés, les épices, la caféine, l'alcool et les cosmétiques sont les principaux facteurs aggravants.

L'ECZÉMA est une inflammation de la peau qui se caractérise par des démangeaisons et des rougeurs. Il arrive que la peau se couvre de cloques et saigne au grattage. L'eczéma peut résulter d'une allergie à certains métaux, plantes, détergents ou produits chimiques, ou être héréditaire. Les problèmes psychologiques, les règles et les régimes alimentaires mal équilibrés constituent des facteurs aggravants.

L'ACNÉ est une maladie de peau très fréquente chez l'adolescent. Elle est due aux modifications hormonales qui accompagnent la puberté et qui, en augmentant la production de sébum (une substance grasse sécrétée par la peau), provoquent une obstruction des pores. L'inflammation et l'infection qui en résultent causent des boutons (qu'il ne faut en aucun cas gratter ou percer). Le stress est un facteur aggravant de l'acné.

L'URTICAIRE est une éruption cutanée caractérisée par des plaques rouges et saillantes, souvent plus claires au centre, qui provoquent des démangeaisons douloureuses. Elle est due le plus souvent à des allergènes comme certaines plantes, aliments, médicaments ou piqûres d'insectes, mais peut survenir à la suite d'un choc émotionnel grave, comme un deuil. Chez les sujets à la peau très sensible, les fortes différences de température ou le moindre contact suffisent pour provoquer une crise d'urticaire.

LE FURONCLE résulte de l'infection d'un follicule pileux. Il se manifeste par une petite tuméfaction gorgée de pus. Son apparition est favorisée par certaines maladies et par la fatigue ou le surmenage, qui fragilisent le système immunitaire. Il ne faut jamais percer un furoncle.

ECZÉMA

FORMES	SYMPTÔMES	CAUSES/DÉCLENCHEMENT
ECZÉMA SUINTANT AVEC ÉCOULEMENT À ASPECT DE MIEL	❑ Peau sèche, rugueuse ou craquelée ❑ La paume des mains et l'arrière des oreilles sont les zones les plus atteintes ❑ Sensation de toile d'araignée sur le visage ❑ La peau eczémateuse a tendance à s'infecter.	• *Allergie* • *Hérédité*
ECZÉMA SEC	❑ Peau sèche, rugueuse, rouge et qui démange ❑ L'eczéma peut être associé à des diarrhées ou à des fringales d'aliments gras, salés, sucrés ou épicés, ou encore à une envie d'alcool.	• *Allergie* • *Hérédité*
ECZÉMA SUINTANT AVEC PEAU QUI SE CREVASSE	❑ Peau très sensible, rugueuse et craquelée ❑ La moindre écorchure provoque des surinfections qui se crevassent et saignent ❑ Les croûtes peuvent être verdâtres et causer des démangeaisons et une sensation de brûlure.	• *Allergie* • *Stress chronique* • *Réaction à une peur ou à un choc*

ACNÉ

FORMES	SYMPTÔMES	CAUSES/DÉCLENCHEMENT
BOUTONS QUI DÉMANGENT SUR LE VISAGE, LA POITRINE ET LES ÉPAULES	❑ Points noirs ❑ Pustules ❑ Acné parfois associée à des pulsions sexuelles accrues.	• *Changements hormonaux, parfois liés à la puberté*

LES VERRUES sont dues à une infection virale, mais le stress peut les favoriser. Pour empêcher le virus de s'étendre, l'organisme l'emmure dans des papules.

LA CHUTE DE CHEVEUX (ou alopécie) et le blanchiment vont de pair avec le vieillissement, mais la chute de cheveux peut arriver après une fièvre élevée, un accouchement ou un choc émotionnel grave, ou à cause d'un excès ou d'un manque de vitamine A et de sélénium. La calvitie est héréditaire et frappe surtout les hommes.

PRÉCAUTIONS

Urticaire Si la gorge enfle beaucoup et brusquement, appelez une ambulance. Prenez *Apis* 15 CH toutes les minutes, jusqu'à l'arrivée des secours.
Furoncles S'ils sont récidivants, s'ils s'accompagnent de fièvre ou ne cicatrisent pas au bout de 1 semaine, si la rougeur est très douloureuse et s'étend, consultez un médecin.
Verrues Si elles changent de forme ou de couleur, si elles démangent ou se mettent à saigner, consultez un médecin.
Chute de cheveux En cas de soudaine chute de cheveux sans raison apparente, consultez un médecin.

REMÈDES D'APPOINT

Eczéma *Évitez les produits irritants connus, séchez-vous bien après la toilette et badigeonnez les zones atteintes de crème au calendula (voir p. 228). Prenez un complexe vitaminé B, de la vitamine C et du zinc (voir p. 225- 227). Suivez le régime pour le foie (voir p. 230) pendant 1 mois.*

Acné *Prenez de la vitamine A, C, un complexe vitaminé B et du zinc (voir p. 225-227). Évitez l'iode (présent dans les sirops antitussifs, les algues et le sel). Essayez le régime pour le foie (voir p. 230).*

Urticaire *Placez une poche à froid sur les zones affectées ou prenez une douche froide. Appliquez une pommade à l'ortie (voir p. 228).*

Furoncles *Nettoyez-les avec une solution au calendula et au millepertuis (voir p. 228). Ne touchez pas les aliments.*

Verrues *Utilisez de la teinture de thuya (voir p. 228).*

Chute de cheveux *Évitez les soins capillaires traumatisants. Prenez du fer, un complexe vitaminé B, de la vitamine C et du zinc (voir pp. 225-227). Assurez-vous que votre consommation de vitamine A et de sélénium n'est ni excessive ni insuffisante (voir p. 225-227).*

AMÉLIORATION	AGGRAVATION	REMÈDES ET POSOLOGIE (3 granules par prise. Espacer dès amélioration)
• Le sommeil	• Les aliments froids ou sucrés et les fruits de mer • Les règles	**Graphites** - ***voir pp. 56-57*** *4 CH quatre fois par jour, jusqu'à 14 jours.* 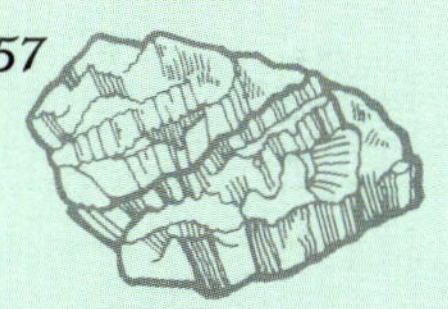
• L'air frais	• La station debout prolongée • La toilette • La chaleur excessive • Le petit matin	**Sulfur** - ***voir pp. 78-79*** *4 CH quatre fois par jour, jusqu'à 14 jours.* 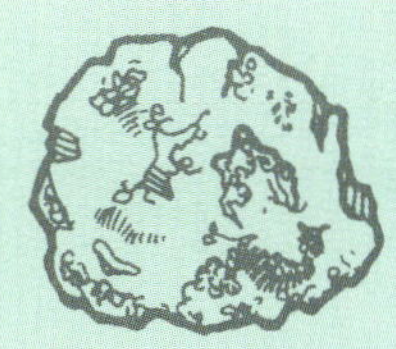
• L'air chaud • Le temps sec	• Le temps moite, humide • L'hiver	**Petroleum** - ***voir p. 138*** *4 CH quatre fois par jour, jusqu'à 14 jours.* 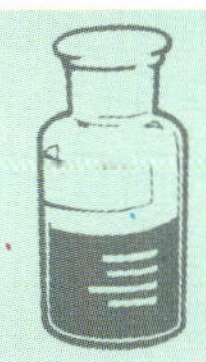
• Le surmenage physique ou intellectuel	• Les règles	**Kali. brom.** - ***voir pp. 131*** *4 CH quatre fois par jour, jusqu'à 14 jours.* 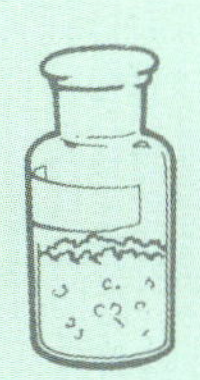

ACNÉ (*suite*)

FORMES	SYMPTÔMES	CAUSES/DÉCLENCHEMENT
GROS BOUTONS DOULOUREUX ET PURULENTS	❑ Boutons extrêmement douloureux au moindre contact ❑ Points noirs abondants sur le front.	• *Modifications hormonales liées à la puberté*
BOUTONS LIÉS À UN DÉSÉQUILIBRE HORMONAL	❑ Les boutons sont abondants pendant la puberté et lorsque les règles apparaissent, surtout chez les jeunes filles obèses.	• *Puberté* • *Variations hormonales souvent liées à un retard de règles ou à des règles peu abondantes*

URTICAIRE

FORMES	SYMPTÔMES	CAUSES/DÉCLENCHEMENT
BOURSOUFLURES, SURTOUT SUR LES LÈVRES ET LES PAUPIÈRES	❑ Peau rouge, boursouflée avec sensation de brûlure ❑ Possibilité de dépression, irritabilité, méfiance et hypersensibilité ❑ Dans certains cas, gorge enflée (voir Précautions).	• *Allergie* • *Apparition soudaine*
BOUTONS AVEC VIOLENTES DÉMANGEAISONS	❑ Sensation de brûlure légère, surtout sur les mains et les doigts ❑ Boutons légèrement saillants, rouges ou pâles, qui démangent.	• *Contact avec des orties ou autre plante irritante* • *Allergie alimentaire* • *Rhumatismes*

FURONCLE

FORMES	SYMPTÔMES	CAUSES/DÉCLENCHEMENT
AU STADE DE LA FORMATION	❑ La zone affectée est arrondie et dure ❑ La tuméfaction est douloureuse, sèche, brûlante, pulsatile et rouge.	• *Infection* • *Crise soudaine*
AU STADE PURULENT (BOURBILLON)	❑ Le furoncle, sensible au moindre contact, est sur le point d'éclater.	• *Infection*

VERRUE

FORMES	SYMPTÔMES	CAUSES/DÉCLENCHEMENT
SOUPLE, CHARNUE, EN FORME DE CHOU-FLEUR	❑ Verrue qui suinte ou saigne facilement et qui affecte n'importe quelle partie du corps, avec une prédilection pour la nuque.	• *Infection virale* • *Certaines vaccinations*

CHUTE DE CHEVEUX

FORMES	SYMPTÔMES	CAUSES/DÉCLENCHEMENT
CALVITIE OU BLANCHIMENT PRÉCOCES	❑ Chute de cheveux importante ❑ Blanchiment chez un sujet encore jeune.	• *Accouchement* • *Vieillissement prématuré*

AMÉLIORATION	AGGRAVATION	REMÈDES ET POSOLOGIE (3 granules par prise Espacer dès amélioration)
• La chaleur • Les compresses chaudes sur le visage	• Le froid • Les courants d'air • Le matin	**Hepar sulf. - *voir p. 102*** 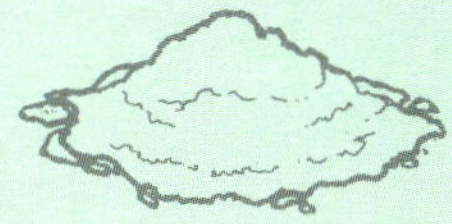 *4 CH trois fois par jour, jusqu'à 14 jours.*
• Les larmes et le réconfort • Un peu d'exercice • L'air frais • Les compresses froides	• Les pièces chaudes, mal aérées • Les aliments riches et gras • Le soir et la nuit	**Pulsatilla - *voir pp. 70-71*** 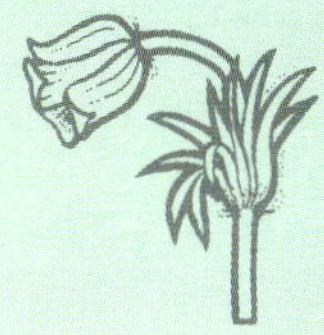 *4 CH trois fois par jour, jusqu'à 14 jours.*
• L'air frais • Se déshabiller • Les bains froids	• La chaleur, le moindre contact • La fin de l'après-midi • Le sommeil • Les pièces mal aérées	**Apis - *voir p. 84*** 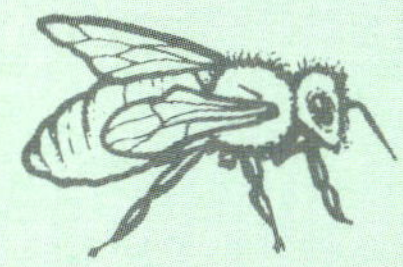 *15 CH par heure, jusqu'à 10 prises.*
• La position allongée	• Le moindre contact • Le temps froid, humide, l'eau et la neige • Se gratter	**Urtica - *voir p. 111*** 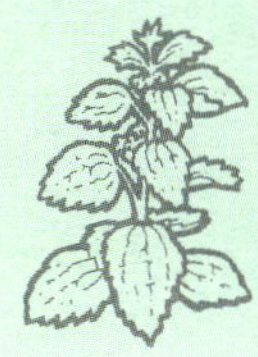 *15 CH par heure pendant 10 jours au plus.*
• Les pressions sur la zone atteinte • La nuit • La chaleur	• Les compresses froides sur la zone atteinte	**Belladonna - *voir p. 86*** 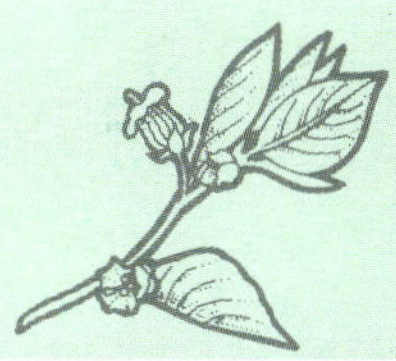 *7 CH par heure, jusqu'à 10 prises.*
• La chaleur • Les applications chaudes sur la zone atteinte	• L'air froid et les courants d'air	**Hepar sulf. - *voir p. 102*** 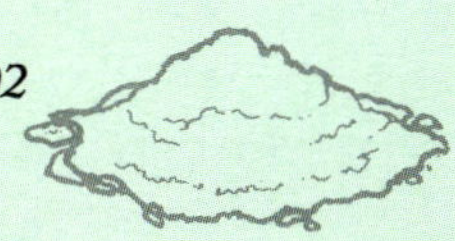 *4 CH par heure, jusqu'à 10 prises.*
• Néant	• Néant	**Thuja - *voir p. 110*** 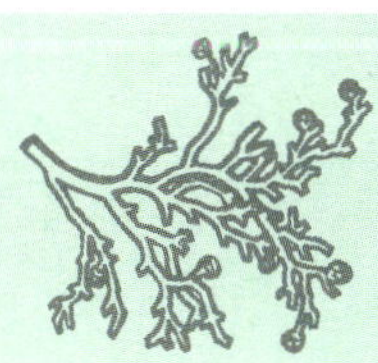 *4 CH toutes les 12 heures pendant 3 semaines au plus.*
• Les boissons et les repas très chauds • L'environnement frais	• Les pièces mal aérées • Entre 16 et 20 h	**Lycopodium - *voir pp. 64-65*** 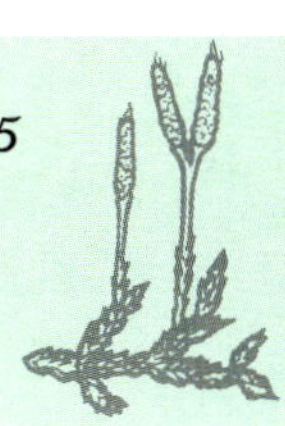 *4 CH toutes les 12 heures pendant 1 mois au plus.*

LES TROUBLES PSYCHOLOGIQUES

L'homéopathie est particulièrement indiquée pour traiter les troubles d'ordre psychologique. Ces troubles font en effet partie d'un tableau global incluant l'aspect spirituel, psychologique et physique de la personne, dont le médecin homéopathe tient compte pour établir son diagnostic.

L'ANXIÉTÉ, ou angoisse, est un trouble très répandu dû au stress, au surmenage, à la peur ou à un sentiment d'insécurité. Chez certains individus, elle se traduit par des symptômes d'ordre physique, comme une accélération du rythme cardiaque, des sueurs et des troubles de l'appétit. Une forte crise d'angoisse peut provoquer la même sensation d'oppression qu'un infarctus.

LE CHAGRIN DU DEUIL passe par quatre stades : torpeur et incrédulité ; refus d'accepter la mort de l'être cher ; colère ou sentiment de culpabilité ; puis dépression, qui s'atténue au fil du temps. Le chagrin du deuil dure plusieurs années, avec des paroxysmes le jour anniversaire de la mort de l'être cher.

LA PEUR est une émotion courante et la plupart du temps contrôlée. Cependant, certaines peurs consécutives à un choc, au surmenage ou à un événement terrifiant sont plus difficiles à maîtriser.

L'IRRITABILITÉ ET L'AGRESSIVITÉ sont des réponses à des situations perçues comme menaçantes ou effrayantes. Elles s'accompagnent souvent d'une accélération du rythme cardiaque, de crampes d'estomac et d'une tension musculaire. Les repas trop copieux, l'abus d'alcool, le surmenage favorisent l'irritabilité et l'agressivité.

L'ÉTAT DE CHOC est une réaction à un événement effrayant ou bouleversant, ou le résultat d'un traumatisme physique grave. Il se caractérise par une accélération du rythme respiratoire et des crampes d'estomac.

LA DÉPRESSION englobe un grand nombre de perturbations psychiques, de la mélancolie au désespoir total. Lorsqu'elle a une cause spécifique,

ANXIÉTÉ

FORMES	SYMPTÔMES	CAUSES/DÉCLENCHEMEN
ANXIÉTÉ ET MANQUE DE CONFIANCE EN SOI	❑ Crainte de prendre la parole en public ❑ Insomnies avec incessant passage en revue des événements de la journée ❑ Troubles de l'appétit ❑ Les insomnies peuvent s'accompagner de fringales de sucre.	• *Appréhension d'une tâche ou d'un événement imminents* • *Affecte surtout les personnes très ambitieuses qui ont de grandes aspirations*
ANXIÉTÉ AVEC AGITATION	❑ Frilosité ❑ Fatigue ❑ Troubles de l'appétit ❑ Tendance à la maniaquerie ❑ Sueurs ❑ Accélération du rythme cardiaque.	• *Profonde insécurité*
ANXIÉTÉ SOULAGÉE PAR LA CONSOLATION	❑ Nervosité et irritabilité ❑ Ressent les pensées et les émotions des autres mais a besoin d'être le centre d'intérêt ❑ Peur du noir, de l'orage, de la solitude ou de la mort.	• *Surmenage*
ANXIÉTÉ AVEC PEUR DE SOMBRER DANS LA FOLIE	❑ Trous de mémoire, dépression et peur d'être ridicule ❑ Obsession du travail, suivie d'un sentiment d'échec ❑ Réticence à répondre aux questions ❑ Tendance à ennuyer l'entourage à force de ressasser les mêmes problèmes.	• *Surmenage*

tel un déséquilibre hormonal (dépression du post-partum, par exemple) ou une infection virale, elle guérit spontanément avec le temps. Parfois, elle n'a pas de cause spécifique.

L'INSOMNIE est le mal du siècle. Elle se caractérise par des difficultés à s'endormir et un sommeil perturbé, ce qui entraîne une accumulation de fatigue qui mène rapidement à l'épuisement. L'abus de caféine, les allergies alimentaires, l'alcool, le stress, l'anxiété, la dépression ou le manque d'aération de la chambre à coucher en sont les causes les plus fréquentes.

PRÉCAUTIONS

Anxiété En cas de douleur dans la poitrine, appelez une ambulance.
État de choc S'il est consécutif à un traumatisme physique et s'accompagne de nausées, de vomissements, d'évanouissements ou d'un état de confusion, appelez une ambulance.
Dépression Si elle persiste, consultez un médecin.
Insomnie Sans amélioration après 3 semaines de traitement, consultez un médecin.

REMÈDES D'APPOINT

Anxiété *Évitez les situations angoissantes et initiez-vous aux techniques de relaxation. Prenez du calcium, du magnésium, un complexe vitaminé B et de la vitamine C (voir pp. 225-227). Supprimez le thé, le café et les boissons à base de cola.*

Irritabilité et agressivité *Faites du sport. Prenez des vitamines P et C, du calcium, du magnésium et un complexe vitaminé B (voir pp. 225-227).*

Dépression *Réduisez votre consommation de cuivre, de vitamine D, de zinc (voir pp. 225-227), de thé et de café. Évitez les contraceptifs oraux. Augmentez votre consommation de vitamines P, B et C, de biotine, de calcium, d'acide folique, de magnésium et de potassium (voir pp. 225-227).*

Insomnie *Faites du sport ou pratiquez des activités physiques. Dînez tôt. Arrêtez de travailler 1 heure avant de vous coucher, buvez une infusion ou une boisson lactée chaude, prenez un bain chaud et plongez-vous dans un livre distrayant. Les relations sexuelles ont un effet relaxant. Prenez de la biotine, de l'acide folique, des vitamines B1 et C et du zinc (voir pp. 225-227). Si vous consommez des compléments alimentaires, limitez la vitamine A.*

AMÉLIORATION	AGGRAVATION	REMÈDES ET POSOLOGIE (3 granules par prise. Espacer dès amélioration)
• La fraîcheur • Les boissons et les aliments très chauds • Après minuit • Le mouvement	• Les pièces mal aérées • Les repas trop copieux • Entre 16 et 20 h	**Lycopodium** - ***voir pp. 64-65*** *4 CH toutes les 2 heures, jusqu'à 10 prises.* 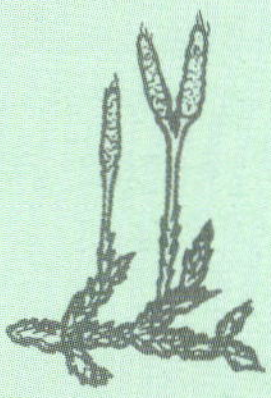
• La chaleur • Les boissons très chaudes • La position allongée, la tête surélevée	• Le temps froid, sec, venteux • Entre minuit et 2 h du matin • Les boissons et les aliments froids	**Arsen. alb.** - ***voir pp. 50-51*** *4 CH toutes les 2 heures, jusqu'à 10 prises.* 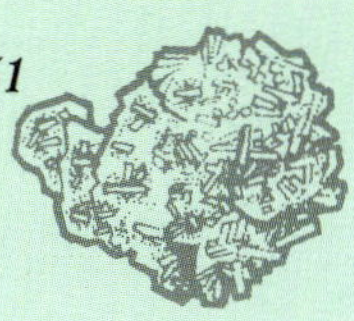
• Le sommeil • Les massages • L'air frais • La consolation	• L'exercice physique • Le surmenage intellectuel • Les boissons et les aliments très chauds • Avant l'orage	**Phosphorus** - ***voir pp. 68-69*** *4 CH toutes les 2 heures, jusqu'à 10 prises.* 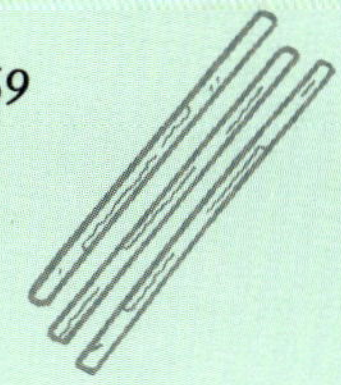
• Le matin • Une légère constipation	• Les courants d'air • La fraîcheur • L'exercice physique • Entre 2 et 3 h du matin	**Calc. carb.** - ***voir pp. 54-55*** *4 CH toutes les 2 heures, jusqu'à 10 prises.* 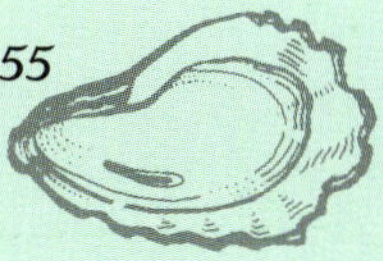

CHAGRIN DU DEUIL

FORMES	SYMPTÔMES	CAUSES/DÉCLENCHEMENT
CHOC QUI SUIT LE DEUIL	❑ Désir d'être seul ❑ Aversion pour les contacts physiques ❑ Tendance à repousser l'entourage en affirmant que l'on va bien.	• *Disparition soudaine d'un être cher*
CHAGRIN AVEC AGITATION	❑ Agitation et sentiment d'être pressé ❑ Sommeil agité ❑ Peur de mourir au point de prédire le moment de sa mort.	• *Tristesse qui s'installe brusquement*
DEUIL AVEC CHAGRIN REFOULÉ	❑ Rires, soupirs et crises de larmes hors de propos, voire hystérie avec sautes d'humeur dues au refoulement du chagrin ❑ Apitoiement sur soi-même ❑ Sentiment de culpabilité au moindre problème.	• *Tristesse qui s'installe lentement*

PEUR

FORMES	SYMPTÔMES	CAUSES/DÉCLENCHEMENT
PEUR DE MOURIR	❑ Très forte peur de mourir, au point de prédire le moment de sa mort ❑ Peur des grands espaces ❑ Agitation ❑ Sentiment d'être pressé ❑ Sommeil agité.	• *Choc* • *Peur soudaine*
PEUR AVEC COMPORTEMENT IMPULSIF	❑ Superstition et appréhension d'un malheur imminent ❑ Peur de la foule, des hauteurs et d'être en retard ❑ Peurs irrationnelles ❑ En levant les yeux vers un immeuble, peur qu'il s'écroule sur soi.	• *Peur de l'échec*

IRRITABILITÉ ET AGRESSIVITÉ

FORMES	SYMPTÔMES	CAUSES/DÉCLENCHEMENT
IRRITABILITÉ ET ATTITUDE CRITIQUE	❑ Le moindre incident provoque un accès de colère, qui se calme rapidement, mais aux effets dévastateurs ❑ Le sujet est très critique envers son entourage, très impatient, toujours insatisfait et difficile à vivre.	• *Surmenage* • *Repas trop copieux ou abus d'alcool* • *Épuisement*
AGRESSIVITÉ AVEC SENTIMENT D'INSÉCURITÉ	❑ Manque de confiance en soi et profond sentiment de lâcheté pouvant occasionner des accès de colère ❑ Risque de comportement violent.	• *Peur d'événements imminents*

ÉTAT DE CHOC

FORMES	SYMPTÔMES	CAUSES/DÉCLENCHEMENT
ÉTAT DE CHOC AVEC TORPEUR PHYSIQUE ET MENTALE	❑ Peur de sortir ❑ Agitation et sentiment d'être pressé ❑ Sommeil agité ❑ Peur de mourir, au point de prédire le moment de sa mort.	• *Crise soudaine*

AMÉLIORATION	AGGRAVATION	REMÈDES ET POSOLOGIE 3 granules par prise Espacer dès amélioration
• Le mouvement • La position allongée, les pieds surélevés	• La chaleur • Les pressions légères	**Arnica** - ***voir p. 85*** *7 CH toutes les heures, jusqu'à 10 prises ; puis quatre fois par jour, jusqu'à 14 jours.* 
• L'air frais	• Les pièces chaudes • La fumée de cigarette • La musique • Le soir et la nuit	**Aconit.** - ***voir p. 82*** *4 CH toutes les heures, jusqu'à 10 prises.* 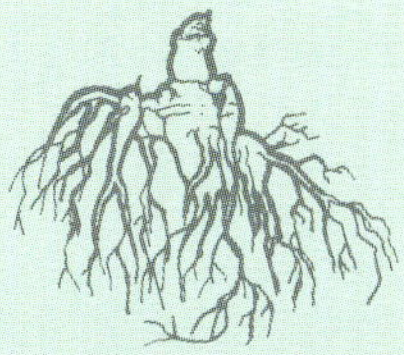
• Manger • La miction • La marche à pied • La chaleur	• L'air frais • La fraîcheur • Les vêtements chauds • Le café et la fumée de cigarette	**Ignatia** - ***voir pp. 60-61*** *4 CH toutes les 2 heures, jusqu'à 10 prises ; puis trois fois par jour, jusqu'à 14 jours.* 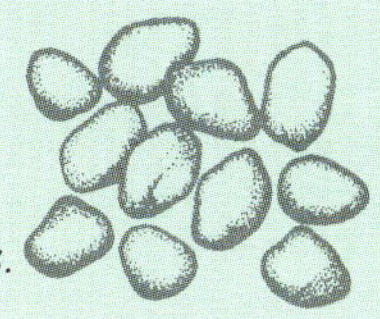
• L'air frais	• Les pièces chaudes • La fumée de cigarette • La musique • Le soir et la nuit	**Aconit.** - ***voir p. 82*** *7 CH toutes les 30 minutes, jusqu'à 10 prises.* 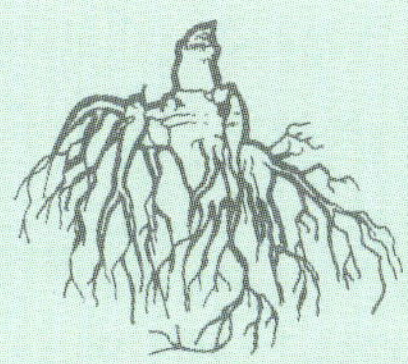
• L'air frais • L'environnement frais	• La chaleur • Les aliments sucrés • La nuit • Pendant les règles	**Argentum nit.** - ***voir pp. 52-53*** *4 CH toutes les 30 minutes, jusqu'à 10 prises ; puis quatre fois par jour, jusqu'à 14 jours.* 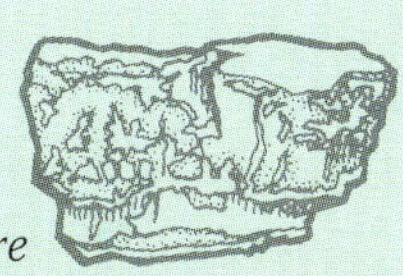
• La chaleur • Le sommeil • Les pressions fermes • Le soir	• Le froid, le bruit • Les aliments épicés et les excitants • Entre 3 et 4 h du matin	**Nux vomica** - ***voir pp. 76-77*** *4 CH toutes les 30 minutes, jusqu'à 10 prises.* 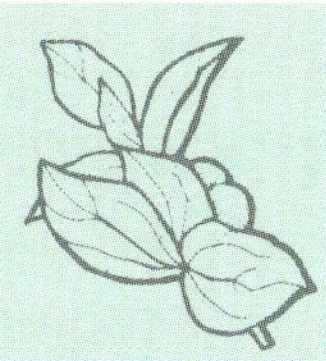
• La consolation • La fraîcheur • Les boissons et les aliments très chauds	• Les pièces mal aérées • Les vêtements serrés • Les repas trop copieux • Entre 16 et 20 h	**Lycopodium** - ***voir pp. 64-65*** *4 CH toutes les 30 minutes, jusqu'à 10 prises.* 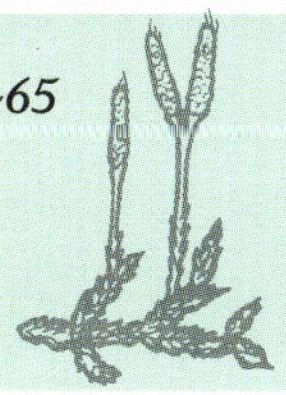
• L'air frais	• Les pièces chaudes • La fumée de cigarette • La musique • Le soir et la nuit	**Aconit.** - ***voir p. 82*** *7 CH toutes les 30 minutes, jusqu'à 10 prises.* 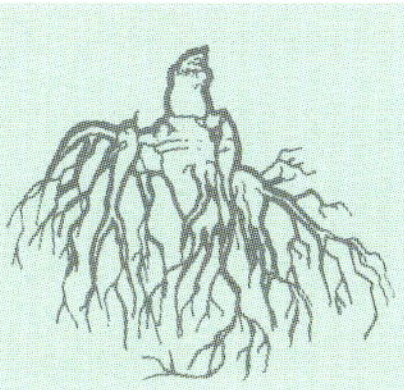

ÉTAT DE CHOC (*suite*)

FORMES	SYMPTÔMES	CAUSES/DÉCLENCHEMENT
CHOC APRÈS UNE FRAYEUR	❑ Appréhension à l'idée de rencontrer des inconnus, d'aller dans des endroits nouveaux ou d'entreprendre de nouvelles activités ❑ Les examens et les situations nouvelles sont vécus comme des épreuves terrifiantes ❑ Faiblesse physique et mentale avec sensation de lourdeur dans les membres inférieurs ❑ Muscles lents à réagir.	• *Choc émotionnel* • *Peur physique*

DÉPRESSION

FORMES	SYMPTÔMES	CAUSES/DÉCLENCHEMENT
DÉPRESSION AVEC SAUTES D'HUMEUR	❑ Comportement inapproprié, alternance de crises de rire et de larmes sans raison ❑ Sentiment de culpabilité au moindre problème ❑ Tendance à refouler les émotions ❑ Hystérie et sensibilité au bruit, surtout en période de concentration intellectuelle.	• *Chagrin*
DÉPRESSION AVEC ENVIE DE PLEURER	❑ Apitoiement sur soi-même ❑ Besoin de consolation et de réconfort ❑ Crise de larmes à la moindre contrariété ❑ Compassion envers les gens et les animaux qui souffrent ❑ Manque d'estime de soi et de volonté.	• *Variations hormonales*

INSOMNIE

FORMES	SYMPTÔMES	CAUSES/DÉCLENCHEMENT
INSOMNIE AVEC INCAPACITÉ DE SE DÉTENDRE	❑ Esprit hyperactif ❑ Le sommeil survient, mais après une période d'agitation extrême.	• *Émotion soudaine due à une bonne ou à une mauvaise nouvelle*
INSOMNIE AVEC IRRITABILITÉ	❑ Endormissement facile, mais réveil entre 3 et 4 h du matin, pour ne se rendormir qu'à l'heure du lever ❑ Cauchemars fréquents ❑ Irritabilité ❑ Pessimisme ❑ Attitude très critique à l'égard de l'entourage.	• *Surexcitation* • *Surmenage et stress*
INSOMNIE AVEC PEUR INTENSE	❑ Nervosité et agitation ❑ Peur de mourir, au point de prédire le moment de sa mort ❑ Sommeil agité et cauchemars.	• *Choc ou frayeur* • *Exposition à un temps sec, froid, venteux*
INSOMNIE AVEC PEUR DE NE PLUS JAMAIS DORMIR	❑ Bâillements continuels, mais peur d'aller se coucher ❑ Sautes d'humeur, allant du rire aux larmes, et comportement hystérique ❑ Possibilité de cauchemars.	• *Problèmes affectifs* • *Chagrin*

AMÉLIORATION	AGGRAVATION	REMÈDES ET POSOLOGIE 3 granules par prise Espacer dès amélioration
• La miction • La transpiration • L'alcool	• L'excitation • Les mauvaises nouvelles • La chaleur	**Gelsemium - *voir p. 100*** 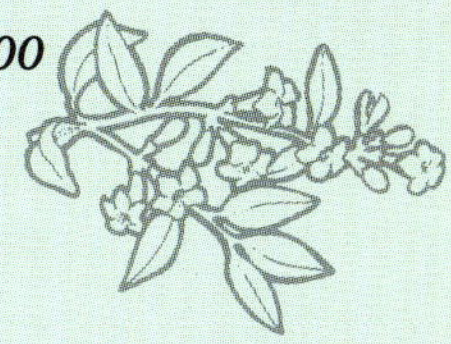 *7 CH toutes les 30 minutes, jusqu'à 10 prises.*
• Manger • La marche à pied • La chaleur	• Le froid • Les vêtements chauds • Le café et les excitants • Les odeurs fortes	**Ignatia - *voir pp. 60-61*** 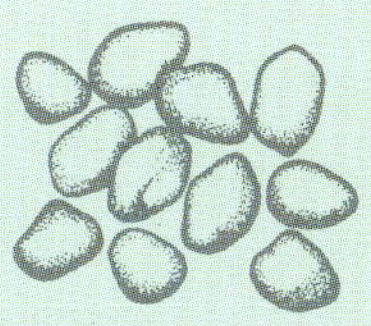 *4 CH trois fois par jour, jusqu'à 14 jours.*
• Pleurer • Un peu d'exercice • L'air frais • Les boissons froides	• La chaleur • Les pièces mal aérées • Les aliments riches et gras • Le crépuscule	**Pulsatilla - *voir pp. 70-71*** 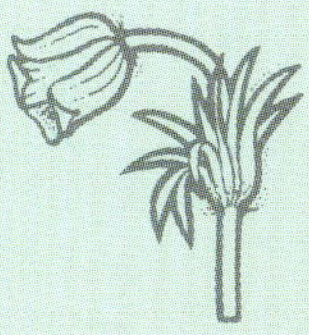 *4 CH trois fois par jour, jusqu'à 14 jours.*
• La chaleur • La position allongée • Sucer de la glace	• Les somnifères • Les odeurs fortes • Le bruit • L'air frais et le froid	**Coffea - *voir p. 125*** 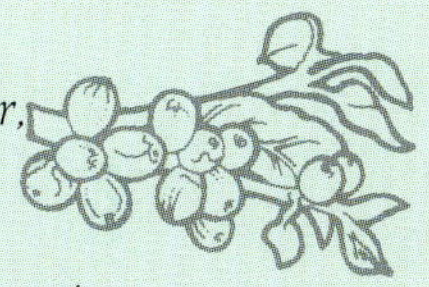 *7 CH 1 heure avant le coucher, 10 jours au plus. Même dose en cas de réveil dans la nuit avec impossibilité de se rendormir.*
• La chaleur • Le sommeil • Le soir • La solitude	• Les repas trop copieux, surtout épicés • L'abus d'alcool • Le temps froid, venteux • Le bruit	**Nux vomica - *voir pp. 76-77*** 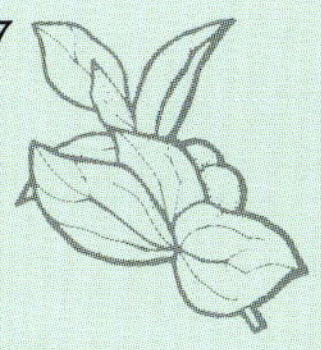 *7 CH 1 heure avant le coucher, 10 jours au plus. Même dose en cas de réveil dans la nuit avec impossibilité de se rendormir.*
• L'air frais	• Les pièces chaudes • La fumée de cigarette • La musique • Le soir	**Aconit. - *voir p. 82*** 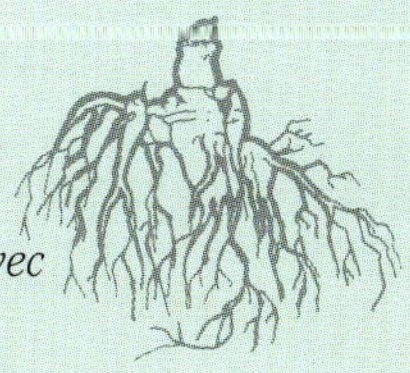 *7 CH 1 heure avant le coucher, 10 jours au plus. Même dose en cas de réveil dans la nuit avec impossibilité de se rendormir.*
• Manger • Après la miction • La marche à pied	• L'air frais • Le froid • Les vêtements chauds • Le café et l'alcool	**Ignatia - *voir p. 60-61*** 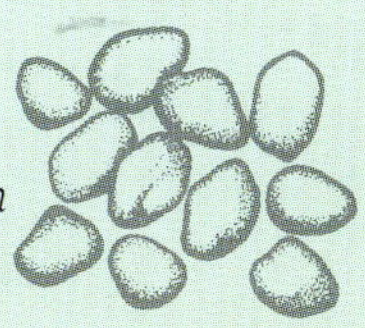 *7 CH 1 heure avant le coucher, 10 jours au plus. Même dose en cas de réveil dans la nuit avec impossibilité de se rendormir.*

LA FATIGUE

Une fatigue normale disparaît avec le repos et quelques heures de sommeil supplémentaire. La fatigue chronique, en revanche, est un état qui persiste et qui n'est diagnostiqué qu'après plusieurs mois de maladie et d'épuisement permanent.

LA FATIGUE est le plus souvent due au manque de sommeil, à un stress physique ou psychologique, ou au surmenage. Elle est fréquente en période prémenstruelle, au cours des premiers mois de la grossesse et pendant la ménopause. Elle peut aussi avoir pour origine une anémie due à une carence en fer, en sels minéraux ou en vitamines, en particulier en vitamine B12. La fatigue est aussi l'un des effets secondaires de certains médicaments, de l'alcool, de la caféine et de la nicotine, ou d'un excédent de vitamine A. Enfin, elle apparaît à la suite d'une maladie, d'un traumatisme physique ou d'une opération chirurgicale.

LE SYNDROME DE LA FATIGUE CHRONIQUE, appelé également syndrome de fatigue post-virale ou asthénie, reste souvent inexpliqué. Une infection virale chronique, le stress et l'épuisement nerveux en sont des causes probables. Le diagnostic d'asthénie est retenu si la fatigue est le principal symptôme, si elle est ressentie au moins la moitié du temps et depuis plus de 6 mois. Cette fatigue se traduit par une

FATIGUE

FORMES	SYMPTÔMES	CAUSES/DÉCLENCHEMENT
FATIGUE AVEC ANXIÉTÉ INTENSE	❑ Ganglions dans l'aine et le cou ❑ Douleurs articulaires ❑ Violents maux de tête ❑ Crampes abdominales et estomac ballonné ❑ Vaginite mycosique ❑ Insomnie ❑ Épuisement après le moindre effort physique ❑ Impression d'être incapable de réactions normales et peur que l'entourage ne s'en aperçoive ❑ Peur de la folie.	• *Surmenage*
FATIGUE AVEC AGITATION	❑ Sensation permanente de froid avec douleurs articulaires et musculaires ❑ Raideur de tout le corps avec courbatures et sensation de brûlure ❑ Doigts et orteils engourdis ❑ Faiblesse et vertiges au moindre effort physique ❑ Fatigabilité du matin ❑ Migraines, diarrhée, fatigue oculaire et troubles visuels ❑ Crises d'angoisse, trous de mémoire, insomnies et dyspnée.	• *Stress dû aux soucis*
FATIGUE AVEC IRRITABILITÉ	❑ Sensation de froid extrême ❑ Douleurs articulaires dans tout le corps ❑ Tension musculaire ❑ Indigestion, en général 30 minutes après les repas, avec flatulences et constipation ❑ Réveil à l'aube avec difficultés à se rendormir ❑ Fatigabilité du matin ❑ Difficultés de concentration ❑ Attitude critique à l'égard de l'entourage.	• *Manque de sommeil* • *Stress* • *Surmenage*

SYNDROME DE LA FATIGUE CHRONIQUE

FATIGUE AVEC TREMBLEMENTS	❑ Anxiété, irritabilité et sentiment d'incapacité à affronter les difficultés ❑ Peur de perdre sa maîtrise de soi ❑ Appréhension ❑ Grande fatigue musculaire au moindre effort ❑ Teint pâle qui rougit facilement sous l'effet du stress ❑ Sensibilité au contact.	• *Stress* • *Épuisement nerveux dû au surmenage*

importante diminution des capacités physiques et intellectuelles et s'accompagne d'autres symptômes tels que des douleurs musculaires, des fluctuations de poids, des troubles du sommeil et des variations de température. Des accès de fatigue récurrents, qui font penser à des infections virales et entre lesquels le malade ne récupère jamais totalement, sont caractéristiques de l'asthénie. Toutefois, le diagnostic de fatigue chronique ne sera retenu qu'après un bilan de santé complet ayant éliminé toute autre maladie.

PRÉCAUTIONS

Fatigue Si la fatigue est associée à d'autres symptômes que ceux répertoriés ci-après, consultez un médecin.

REMÈDES D'APPOINT

Fatigue *Tâchez de dormir 1 ou 2 heures de plus chaque jour, et, dans la mesure du possible, faites la sieste. Si la fatigue est due au surmenage ou au stress, accordez-vous quelques journées de repos. Évitez les boissons caféinées. Prenez du fer, des compléments minéraux et vitaminés, et de la vitamine B12 (voir pp. 225-227).*

Syndrome de la fatigue chronique *Dès l'apparition des premiers symptômes, reposez-vous aussi souvent que possible pour augmenter vos réserves d'énergie. Faites davantage de sport, mais n'épuisez pas vos forces. Évitez l'hypoglycémie en faisant plusieurs petites collations dans la journée. Prenez du bêta-carotène, du cuivre, des huiles de poisson, de l'huile d'onagre, du fer, du magnésium, du sélénium, des vitamines B5, C, D et E et du zinc (voir pp. 225-227).*

AMÉLIORATION	AGGRAVATION	REMÈDES ET POSOLOGIE 3 granules par prise Espacer dès amélioration
• Le matin • Une légère constipation • Être allongé sur le côté douloureux	• Les courants d'air • La fraîcheur • Le temps froid, humide, venteux • Entre 2 et 3 h du matin	**Calc. carb. - *voir pp. 54-55*** *7 CH deux fois par jour, jusqu'à 14 jours.* 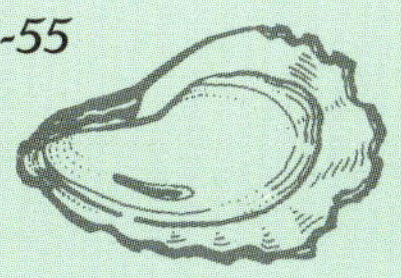
• La chaleur • Les boissons très chaudes • La position allongée avec la tête surélevée	• La vue ou l'odeur de la nourriture • Les boissons et les aliments froids • Le temps froid, sec, venteux • Entre minuit et 2 h du matin	**Arsen. alb. - *voir pp. 50-51*** *7 CH deux fois par jour, jusqu'à 14 jours.* 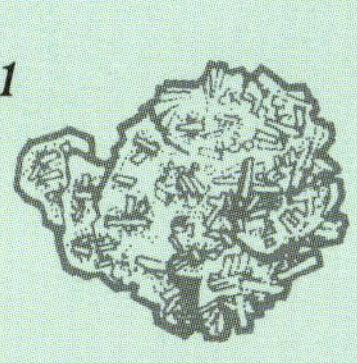
• La chaleur • Le sommeil • Les pressions fermes • La toilette • Le soir • La solitude	• Le temps froid, sec, venteux • Le bruit • Les épices et les excitants • Manger	**Nux vomica - *voir pp. 76-77*** *7 CH deux fois par jour, jusqu'à 14 jours.* 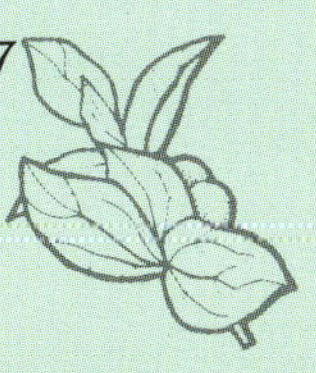
• La chaleur • Manger	• Le surmenage physique et mental • L'agitation • La fraîcheur • Entre 3 et 5 h du matin	**Kali. phos - *voir p. 105*** *7 CH deux fois par jour, jusqu'à 14 jours.* 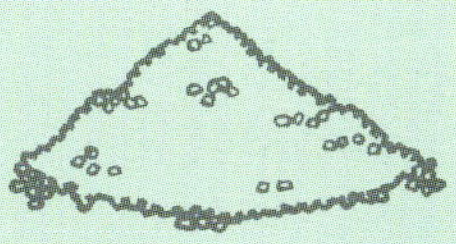

LES TROUBLES CIRCULATOIRES

Les troubles de la circulation augmentent avec l'âge, à cause de la formation de cholestérol et de la perte d'élasticité des veines. La circulation sanguine étant également régie par le système nerveux, elle peut être affectée par le stress. Un régime pauvre en matières grasses, la pratique d'un sport, des exercices de relaxation et la suppression du tabac ont un effet bénéfique sur ces troubles. Un traitement de terrain (voir pp. 24-25) peut les prévenir en réduisant le stress et en améliorant les fonctions métaboliques du corps.

LE SYNDROME DES EXTRÉMITÉS FROIDES peut résulter d'un régime alimentaire mal équilibré ou de la tension nerveuse. Il peut aussi être héréditaire. C'est également l'un des symptômes de la maladie de Raynaud, due à la contraction brutale, sous l'effet du froid, des artères qui irriguent les doigts et les orteils. Cette affection peut être aggravée par le stress, certains médicaments ou l'utilisation répétée d'appareils émettant des vibrations, tels les marteaux-piqueurs.

LES ENGELURES résultent d'une grande sensibilité au froid et siègent le plus souvent au niveau des doigts et des orteils. Sous l'effet de la constriction des petits vaisseaux sanguins sous-cutanés, la peau pâlit et s'engourdit, puis rougit, gonfle et démange. Elle risque de se crevasser.

SYNDROME DES EXTRÉMITÉS FROIDES

FORMES	SYMPTÔMES	CAUSES/DÉCLENCHEMENT
EXTRÉMITÉS FROIDES AVEC SENSATION DE BRÛLURE	❑ Les doigts et les orteils sont froids, mais on éprouve une sensation de brûlure ❑ Ils sont bleus ou blancs ❑ Sensation de froid dans tout le corps.	• *Maladie de Raynaud*
EXTRÉMITÉS FROIDES AVEC PEAU MARBRÉE	❑ Peau glacée et bleuâtre, veines proéminentes ❑ Peau marbrée ❑ Démangeaisons au moment du coucher.	• *Vasoconstriction des vaisseaux sanguins entravant la circulation sanguine*

ENGELURE

FORMES	SYMPTÔMES	CAUSES/DÉCLENCHEMENT
ENGELURES AVEC DÉMANGEAISONS ET SENSATION DE BRÛLURE	❑ La peau des zones atteintes est rouge, enflée et sensible.	• *Exposition au froid*
ENGELURES AVEC VEINES ENFLÉES	❑ Douleur brûlante, pulsatile, qui provoque des crises de larmes ❑ Peau enflée et bleuâtre ❑ Besoin de consolation.	• *Exposition au froid*

VARICE

FORMES	SYMPTÔMES	CAUSES/DÉCLENCHEMENT
VARICES AVEC HÉMATOMES	❑ Veines gonflées, sensibles et douloureuses, avec sensation de contusion et de brûlure ❑ Inflammation ❑ Possibilité d'hémorragie.	• *Grossesse* • *Blessure*

LES VARICES sont des veines enflées et noueuses. Elles siègent généralement au niveau des jambes et sont le résultat d'une insuffisance de fonctionnement des valvules. L'obésité, la grossesse, la station debout ou assise prolongée et la constipation en sont les causes principales.

PRÉCAUTIONS

Syndrome des extrémités froides Si les doigts et les orteils sont fréquemment froids et engourdis, consultez un médecin.
Varices À défaut d'amélioration à l'issue de 3 semaines de traitement, consultez un médecin. En cas de douleur dans les mollets avec gonflement et coloration rouge foncé de la peau, consultez un médecin dans les 12 heures.

REMÈDES D'APPOINT

Syndrome des extrémités froides *Évitez de porter des gants et des chaussettes trop serrés. Arrêtez de fumer. Adoptez un régime pauvre en graisses. Prenez du magnésium, des vitamines B et E (voir pp. 225-227).*

Engelures *Gardez les zones atteintes au chaud et au sec et évitez de les gratter. Appliquez une pommade au tamier ou, si la peau est crevassée, une crème au calendula (voir p. 228).*

Varices *Évitez de rester debout longtemps et portez des bas ou des collants de contention. En position assise, surélevez les jambes plus haut que les hanches le plus souvent possible. Surélevez le pied de votre lit de 10 cm. Pratiquez un exercice physique, augmentez votre consommation de fibres et surveillez votre poids. Prenez des vitamines P, C et E (voir pp. 225-227).*

AMÉLIORATION	AGGRAVATION	REMÈDES ET POSOLOGIE 3 granules par prise Espacer dès amélioration
• L'air frais et en circulation • Mettre à nu, frotter et étirer les doigts et les orteils	• La chaleur	**Secale** - ***voir p. 143*** *4 CH toutes les 30 minutes, jusqu'à 10 prises.* 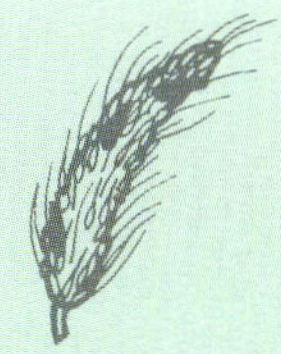
• L'air frais et en circulation	• Le soir • Les aliments riches et gras • Le temps chaud, humide	**Carbo veg.** - ***voir p. 91*** *4 CH toutes les 30 minutes, jusqu'à 10 prises.* 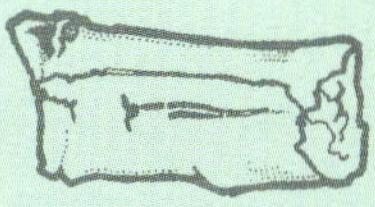
• Les mouvements lents	• Le temps froid • Avant l'orage	**Agaricus** - ***voir p. 115*** *4 CH toutes les 30 minutes, jusqu'à 6 prises.* 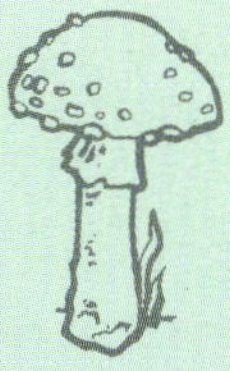
• Lever les mains au-dessus de la tête • Un peu d'exercice	• La chaleur • Les températures extrêmes • Le soir et la nuit	**Pulsatilla** - ***voir pp. 70-71*** *4 CH toutes les 30 minutes, jusqu'à 6 prises.* 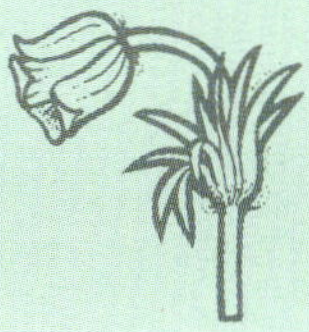
• Le repos • La position allongée	• Le temps chaud, humide • Le mouvement • La pression	**Hamamelis** - ***voir p. 101*** *7 CH toutes les 12 heures pendant 7 jours au plus.* 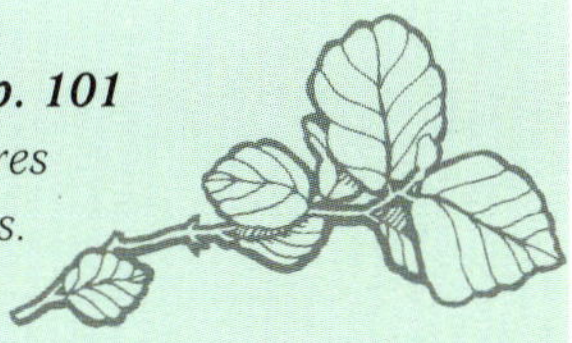

LES AFFECTIONS URINAIRES

Pour la médecine homéopathique, les problèmes urinaires ne concernent pas seulement les reins et l'appareil urinaire, ils sont le reflet de l'état général et du régime alimentaire. Le stress augmente la sécrétion de substances chimiques que l'organisme doit évacuer, tandis qu'une mauvaise alimentation fatigue le métabolisme en général, et les reins en particulier. Pour prévenir les ennuis urinaires, évitez le plus possible les situations stressantes, adoptez un régime sain, faites du sport et buvez abondamment afin de purifier vos reins.

LA CYSTITE peut être d'origine infectieuse – elle se caractérise alors par des mictions douloureuses et fréquentes – ou causée par une irritation de la vessie consécutive à la prise d'antibiotiques. Le stress, un régime mal équilibré, une allergie alimentaire, une hygiène insuffisante, les sous-vêtements en Nylon, les contraceptifs oraux et locaux et les rapports sexuels sont des facteurs aggravants. Non traitée, la cystite peut évoluer vers l'infection rénale.

L'ADÉNOME DE LA PROSTATE est fréquent chez les hommes de plus de 45 ans. La cause de cette augmentation du volume de la prostate n'est pas connue. Les symptômes englobent des difficultés à uriner, une augmentation de la fréquence des mictions nocturnes et un affaiblissement du jet d'urine.

CYSTITE

FORME	SYMPTÔMES	CAUSES/DÉCLENCHEMENT
CYSTITE AVEC ENVIE PERMANENTE D'URINER	❑ Douleurs violentes dans le bas-ventre ❑ Douleurs au creux des reins ❑ Besoin fréquent d'uriner ❑ Impression que la vessie n'est jamais complètement vidée ❑ Les mictions n'évacuent que quelques gouttes d'urine, parfois teintée de sang.	• *Infection*
CYSTITE AVEC BESOIN D'URINER DOULOUREUX	❑ Besoin fréquent d'uriner pour n'éliminer que quelques gouttes ❑ Frissons ❑ Irritabilité ❑ Attitude très critique envers l'entourage ❑ Envie d'être seul.	• *Stress* • *Abus d'alcool, de caféine et d'aliments épicés* • *Manque de sommeil*
CYSTITE AVEC SENSATION DE BRÛLURE PERMANENTE	❑ Impression qu'une goutte d'urine coule en permanence de l'urètre ❑ Irritabilité et agressivité.	• *Rapports sexuels ou sonde urétrale*

ADÉNOME DE LA PROSTATE

FORME	SYMPTÔMES	CAUSES/DÉCLENCHEMENT
HYPERTROPHIE DE LA PROSTATE AVEC BESOIN FRÉQUENT D'URINER	❑ Miction difficile ❑ Possibilité d'écoulement au niveau du pénis ❑ Douleurs spasmodiques dans la vessie et l'urètre ❑ Sensation de froid de la prostate aux organes génitaux.	• *Augmentation du volume de la prostate*

INCONTINENCE D'EFFORT

FORME	SYMPTÔMES	CAUSES/DÉCLENCHEMENT
ÉMISSION INVOLONTAIRE D'URINE	❑ Incontinence inaperçue due à une pression intra-abdominale provoquée par la toux, un éternuement ou un effort.	• *Manque de tonicité des muscles pelviens*

L'INCONTINENCE D'EFFORT désigne une émission involontaire d'urine due à une augmentation de la pression abdominale déclenchée par la toux, l'éternuement, le rire ou un effort physique. Elle est due à une faiblesse des muscles pelviens (qui soutiennent l'utérus, le vagin et la vessie) consécutive à un accouchement, à une surcharge pondérale ou encore à la ménopause.

PRÉCAUTIONS

Cystite En cas de douleur dans les reins ou de sang dans les urines, consultez un médecin.
Adénome de la prostate Les problèmes de prostate doivent impérativement être traités par un médecin.

REMÈDES D'APPOINT

Cystite *Buvez au moins 2,5 litres d'eau par jour ainsi qu'une solution alcaline (1 cuillerée à café de bicarbonate de soude dans 900 ml d'eau) toutes les heures pendant 3 heures. Buvez du jus d'airelle, essayez le régime alcalin (voir p. 229) et évitez les boissons alcoolisées, le café, la viande et les produits laitiers. Proscrivez les tampons hygiéniques, les douches vaginales et les bains moussants, et utilisez un lubrifiant pour les rapports sexuels. Ne luttez jamais contre le besoin d'uriner.*

Adénome de la prostate *Prenez du calcium, de la lécithine et du magnésium (voir pp. 225-227).*

Incontinence d'effort *Pour renforcer les muscles pelviens, efforcez-vous d'interrompre plusieurs fois le jet d'urine à chaque miction.*

AMÉLIORATION	AGGRAVATION	REMÈDES ET POSOLOGIE 3 granules par prise Espacer dès amélioration
• La chaleur • Les massages légers • La nuit • Le matin	• Le mouvement • Boire du café ou de l'eau froide • L'après-midi	**Cantharis** - ***voir p. 90*** *7 CH toutes les 30 minutes, jusqu'à 10 prises, en attendant de voir le médecin.* 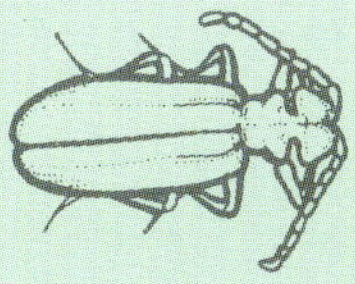
• La chaleur et le sommeil • Les pressions sur la vessie • La toilette • Le soir	• Le temps froid, venteux • Le bruit, les aliments épicés, les excitants et la nourriture • Entre 3 et 4 h du matin	**Nux vomica** - ***voir pp. 76-77*** *4 CH toutes les 30 minutes, jusqu'à 10 prises.* 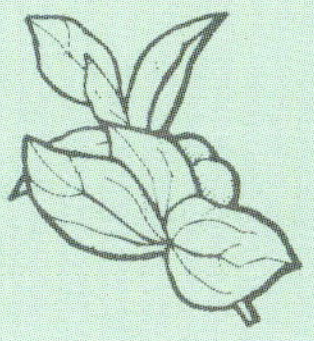
• La chaleur • Une bonne nuit de sommeil	• Les pressions sur la vessie • L'absorption insuffisante de liquide	**Staphysagria** - ***voir p. 127*** *4 CH toutes les 30 minutes, jusqu'à 10 prises.* 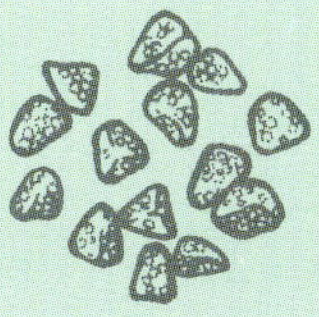
• La chaleur	• La consolation • Le froid • Le temps humide, nuageux	**Sabal** - ***voir p. 144*** *4 CH quatre fois par jour, jusqu'à 21 jours.* 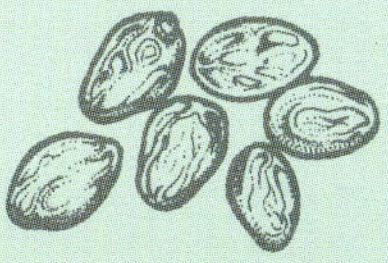
• Les boissons froides • La toilette • La position assise	• Le froid, éternuer, tousser, marcher ou se moucher • Les premières heures de sommeil	**Causticum** - ***voir p. 123*** *4 CH quatre fois par jour, jusqu'à 21 jours.* 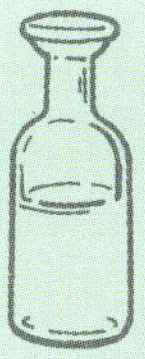

LES MALADIES DE LA FEMME

Le cycle reproducteur de la femme commence avec les règles et s'achève avec la ménopause. Les troubles physiques et psychologiques qui y sont liés sont dus en général à un déséquilibre hormonal. L'approche homéopathique des problèmes féminins ne se limite pas à des symptômes spécifiques : pour rétablir l'équilibre hormonal et améliorer le bien-être, l'homéopathe prend en compte les différents éléments du mode de vie.

LA VAGINITE MYCOSIQUE est une infection causée par des champignons microscopiques. Démangeaisons et pertes blanches en sont les principaux symptômes. Parmi les causes les plus courantes, on trouve le stress, le surmenage, un déséquilibre hormonal, la grossesse ou la prise de certains médicaments, comme les antibiotiques et la pilule. Le port de pantalons serrés et l'insuffisance de lubrification pendant les rapports sexuels sont des facteurs aggravants.

LE SYNDROME PRÉMENSTRUEL regroupe une série de symptômes physiques et psychologiques qui affectent les femmes de 2 à 14 jours avant les règles. Parmi les plus courants, citons les ballonnements, la tension mammaire, l'anxiété, la dépression et l'irritabilité. Le syndrome prémenstruel peut avoir de nombreuses causes, dont le stress, le surmenage, une prise de poids ou un déséquilibre hormonal.

LA MÉNORRAGIE désigne des règles trop abondantes, c'est-à-dire quand le flux menstruel atteint 90 ml de sang, la moyenne étant de 60. Les causes principales sont le stress, le surmenage, un déséquilibre hormonal ou l'approche de la ménopause.

LA DYSMÉNORRHÉE désigne les règles douloureuses. Fréquente chez les adolescentes et les jeunes femmes, elle disparaît souvent après la naissance d'un premier enfant. Néanmoins, nombreuses sont les femmes plus âgées qui en souffrent. Chez certaines, la douleur peut être suffisamment violente pour causer des nausées et des vomissements. Souvent due à un déséquilibre hormonal, la dysménorrhée est aggravée par le stress.

L'AMÉNORRHÉE, ou absence de règles chez une femme en période d'activité génitale, peut être due à une anorexie, à une perte de poids trop importante,

VAGINITE MYCOSIQUE

FORMES	SYMPTÔMES	CAUSES/DÉCLENCHEMENT
VAGINITE AVEC PERTES BLANCHES ET DÉMANGEAISONS	❑ Les démangeaisons empirent avant les règles ou après la miction ❑ La mycose est parfois associée à des végétations vénériennes ou à une érosion cervicale (destruction des cellules qui tapissent le col de l'utérus) ❑ Possibilité de céphalées chroniques, d'augmentation de l'appétit, d'anxiété et de dépression.	• *Stress* • *Surmenage* • *Grossesse*
VAGINITE AVEC PERTES TRÈS IRRITANTES	❑ Importantes démangeaisons vulvaires et vaginales ❑ Douleurs et brûlures dans le vagin ❑ Possibilité d'ulcérations sur la vulve ❑ Pertes blanches plus abondantes après les rapports sexuels ❑ Dépression, irritabilité et indifférence à l'égard de l'entourage.	• *Ménopause* • *Déséquilibre hormonal*
VAGINITE AVEC BRÛLURES	❑ Pertes irritantes, blanches ou jaunâtres, provoquant douleurs et démangeaisons vaginales ❑ Douleur vaginale pendant les rapports sexuels ❑ Alternance de constipation et de diarrhée ❑ Flatulences ❑ Peau irritée et démangeaisons au niveau de l'anus ❑ Mycose qui s'accompagne parfois d'une augmentation de l'appétit.	• *Stress* • *Après une maladie*

à la pratique de certains sports, au stress, à l'arrêt de la pilule, à un choc ou à des troubles utérins. En principe, les premières règles surviennent vers l'âge de 13 ans, mais un retard pubertaire est toujours possible. Si les règles s'arrêtent ou tardent trop à venir, une visite chez le gynécologue s'impose.

LA MÉNOPAUSE est la cessation définitive des règles. Elle survient entre 45 et 55 ans. Les symptômes – bouffées de chaleur, transpiration abondante, sécheresse vaginale et sensation d'angoisse – peuvent être particulièrement marqués si les règles s'arrêtent brusquement, soit naturellement, soit après ablation des ovaires.

PRÉCAUTIONS

Vaginite mycosique Si les pertes persistent plus de 5 jours, consultez un médecin.
Règles Consultez un médecin en cas de modification importante du flux menstruel, d'aménorrhée de plus de 2 mois, de saignements abondants ou de douleurs alors que vous pensez être enceinte.
Ménopause En cas de règles prolongées ou irrégulières, consultez un médecin.

REMÈDES D'APPOINT

Vaginite mycosique *Mangez de l'ail (voir p. 225), des yaourts au bifidus ou prenez de l'acidophilus (voir p. 225). L'infection étant sexuellement transmissible, utilisez des préservatifs. Évitez les aliments sucrés ou contenant de la levure.*

Syndrome prémenstruel *Évitez les aliments salés ou gras, le thé et le café. Préférez les en-cas riches en protéines, les légumes crus et les salades. Supprimez les glucides raffinés et les produits laitiers. Prenez de l'huile d'onagre, des vitamines B6 et E, ainsi que des complexes multivitaminés et minéraux (voir pp. 225-227).*

Ménorragie *Évitez le thé, le café et l'alcool. Essayez le régime pour le foie (voir p. 230). Prenez de la vitamine P, du calcium, du fer, des vitamines A et B6, du zinc (voir pp. 225-227).*

Dysménorrhée *Essayez le régime pour le foie (p. 230). Prenez du calcium, de l'huile d'onagre, du magnésium, un complexe vitaminé B, des vitamines C et E et du zinc (voir pp. 225-227).*

Aménorrhée *Prenez un complexe multivitaminé (voir p. 225).*

Ménopause *Évitez les aliments sucrés et la caféine. Prenez du calcium, du sélénium, un complexe vitaminié B et des vitamines C et E (voir pp. 225-227).*

AMÉLIORATION	AGGRAVATION	REMÈDES ET POSOLOGIE 3 granules par prise Espacer dès amélioration
• Le matin • Une légère constipation	• Avant et après les règles • L'application de chaleur sur la région vulvaire • La grossesse • Le temps froid, humide, venteux • Après un effort • Entre 2 et 3 h du matin	**Calc. carb.- *voir pp. 54-55*** *4 CH six fois par jour, jusqu'à 5 jours.* 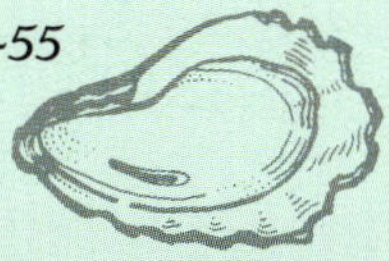
• Manger • Le sommeil • L'exercice physique • L'application de chaleur sur la région vulvaire	• Le froid • La fumée de cigarette • Le surmenage • Le petit matin et le soir	**Sepia - *voir pp. 72-73*** *4 CH six fois par jour, jusqu'à 5 jours.* 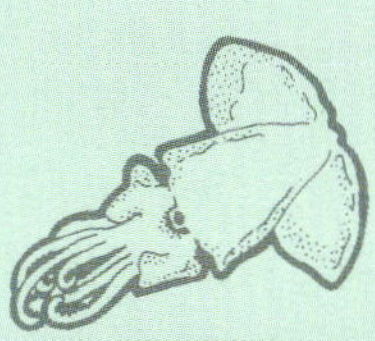
• L'air frais • La chaleur sèche	• La station debout prolongée • Être habillée trop chaudement • Le froid et l'humidité • La toilette • Avoir trop chaud au lit • L'alcool • Le matin et la nuit	**Sulfur - *voir pp. 78-79*** *4 CH six fois par jour, jusqu'à 5 jours.* 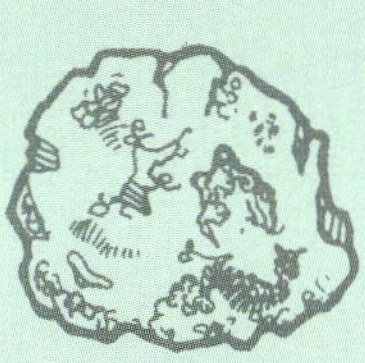

Syndrome prémenstruel

FORMES	SYMPTÔMES	CAUSES/DÉCLENCHEMENT
SYNDROME PRÉMENSTRUEL AVEC INDIFFÉRENCE ENVERS L'ENTOURAGE	❑ Irritabilité ❑ Envie de pleurer ❑ Difficultés de concentration ❑ Découragement ❑ Crise de nerfs ❑ Agressivité ❑ Aversion pour les relations sexuelles ❑ Impression que l'utérus va tomber ❑ Possibilité de peau grasse, d'acné, de fringales d'aliments sucrés et salés ❑ Problèmes de sinus, mal de gorge et bouffées de chaleur ❑ Fatigabilité du matin.	• *Déséquilibre hormonal* • *Approche de la ménopause* • *Stress*
SYNDROME PRÉMENSTRUEL AVEC RÉTENTION D'EAU ET TENSION MAMMAIRE	❑ Douleurs articulaires ❑ Manque d'énergie et faiblesse ❑ Possibilité de pertes vaginales ou de vaginite ❑ Dépression ❑ Indifférence ❑ Envie de pleurer ❑ Irritabilité ❑ Difficultés de concentration ❑ Crainte que ces symptômes soient perçus ou peur de la folie.	• *Déséquilibre hormonal* • *Obésité* • *Surmenage*
SYNDROME PRÉMENSTRUEL AVEC ÉTAT DÉPRESSIF	❑ Dépression, apitoiement sur soi-même et crises de larmes sans raison ❑ Peur de l'avenir ❑ Peur de la foule ❑ Parfois, envie d'aliments sucrés, estomac ballonné, gonflement des paupières supérieures et du visage ❑ Céphalées, nausées, vertiges et pertes vaginales ❑ Tendance à prendre du poids avant les règles.	• *Déséquilibre hormonal*

Ménorragie (règles abondantes)

RÈGLES ABONDANTES AVEC PRISE DE POIDS	❑ Sensation de froid avant les règles ❑ Spasmes dans l'utérus ❑ Sang rouge vif ❑ Règles irrégulières ❑ État de confusion, difficultés de concentration ❑ Crainte que les symptômes ne soient perçus par l'entourage ou peur de la folie ❑ Parfois accompagnée de maladresse, de douleurs lombaires et de transpiration abondante.	• *Stress* • *Surmenage*
RÈGLES ABONDANTES AVEC FAIBLESSE ET IRRITABILITÉ	❑ Spasmes violents allant jusqu'à l'évanouissement ❑ Règles irrégulières ❑ Troubles visuels ❑ Pertes vaginales qui démangent ❑ Transpiration abondante pendant les règles ❑ Envie de pleurer ❑ Indifférence envers l'entourage.	• *Approche de la ménopause* • *Déséquilibre hormonal* • *Stress*

Dysménorrhée (règles douloureuses)

SPASMES DOULOUREUX AVEC ÉTAT DÉPRESSIF	❑ Contractions utérines violentes provoquant nausées et vomissements ❑ Estomac dérangé ❑ Douleurs déchirantes dans le bas-ventre ❑ Possibilité de migraines et de diarrhées ❑ Flux menstruel peu abondant, ou épais avec des caillots ❑ Envie de pleurer à la moindre contrariété ❑ Dépression et apitoiement sur soi-même.	• *Déséquilibre hormonal*

AMÉLIORATION	AGGRAVATION	REMÈDES ET POSOLOGIE 3 granules par prise Espacer dès amélioration
• Manger • Le sommeil • L'exercice vigoureux • La chaleur	• Le froid • La fumée de cigarette • Le surmenage intellectuel • Le petit matin et le soir • Avant l'orage	**Sepia** - ***voir pp. 72-73*** *5 CH toutes les 12 heures pendant 3 jours au plus, en commençant 1 jour avant le début présumé du syndrome.* 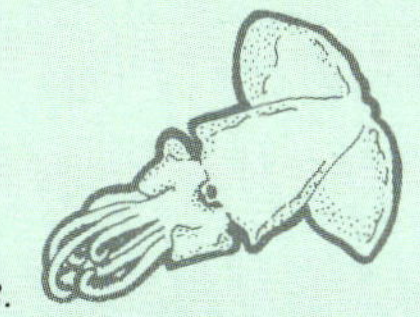
• Le matin • Une légère constipation	• Les courants d'air • Le temps froid, humide, venteux • Le surmenage • Entre 2 et 3 h du matin.	**Calc. carb.** - ***voir pp. 54-55*** *5 CH toutes les 12 heures pendant 3 jours au plus, en commençant 1 jour avant le début présumé du syndrome.* 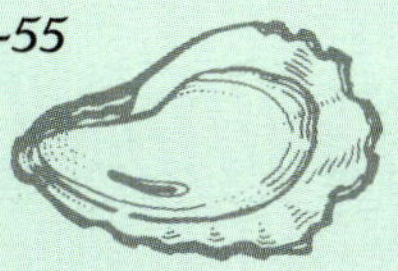
• Pleurer • La consolation • L'exercice physique • L'air frais • Les boissons froides	• La chaleur et le soleil • Les aliments riches et gras • Le soir et la nuit	**Pulsatilla** - ***voir pp. 70-71*** *5 CH toutes les 12 heures pendant 3 jours au plus, en commençant 1 jour avant le début présumé du syndrome.* 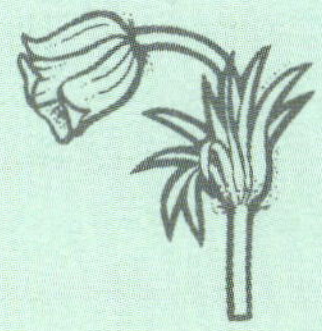
• Le matin • Une légère constipation	• Les courants d'air • Le temps froid, humide, venteux • L'exercice physique • Entre 2 et 3 h du matin	**Calc. carb.** - ***voir pp. 54-55*** *5 CH toutes les 8 heures, jusqu'à 10 prises.* 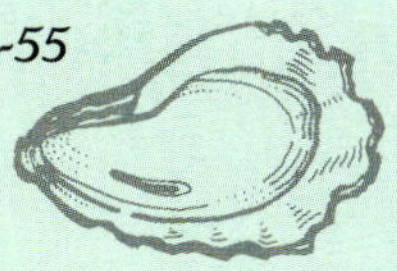
• Manger et dormir • L'exercice physique • Les applications chaudes sur le bas-ventre	• Le froid • La fumée de cigarette • Le petit matin et le soir • L'exercice intellectuel	**Sepia** - ***voir pp. 72-73*** *5 CH toutes les 8 heures, jusqu'à 10 prises.* 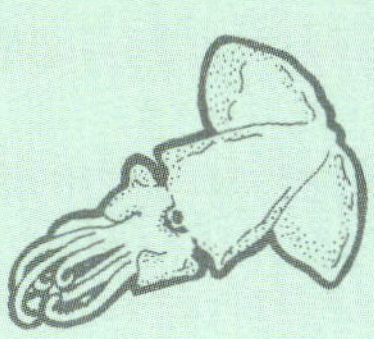
• Les larmes et la consolation • Lever les mains au-dessus de la tête • Un peu d'exercice • L'air frais • Les boissons froides • Les applications froides	• La chaleur • Les températures extrêmes • Les aliments riches et gras • Être allongé sur le côté douloureux • Le soir et la nuit	**Pulsatilla** - ***voir pp. 70-71*** *5 CH toutes les heures, jusqu'à 10 prises.* 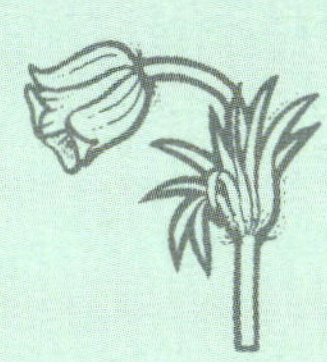

DYSMÉNORRHÉE *(suite)*

FORMES	SYMPTÔMES	CAUSES/DÉCLENCHEMENT
SPASMES AVEC INDIFFÉRENCE ENVERS L'ENTOURAGE	❑ Douleurs violentes dans le bas-ventre ❑ Irritabilité ❑ Dépression et désir d'être seule ❑ Spasmes, parfois accompagnés de migraines, d'acné, de faiblesse, d'évanouissements et de transpiration.	• *Déséquilibre hormonal*

AMÉNORRHÉE (absence de règles)

FORMES	SYMPTÔMES	CAUSES/DÉCLENCHEMENT
RÈGLES QUI S'ARRÊTENT BRUSQUEMENT	❑ Douleur et sensation de lourdeur dans les ovaires ❑ Douleur violente dans l'utérus ❑ Peur et anxiété ❑ Nervosité au point d'avoir peur de mourir et de prédire le moment de sa mort.	• *Choc émotionnel grave* • *Stress après une exposition à un temps froid, sec, venteux*
ABSENCE DE RÈGLES AVEC IMPORTANT CHANGEMENT DE COMPORTEMENT	❑ Émotion refoulée avec peur de montrer ses sentiments dans des circonstances inappropriées ❑ Sautes d'humeur avec alternance de crises de rire et de crises de larmes hors de propos ❑ Risque d'hystérie.	• *Choc dû à la disparition d'un être cher*

MÉNOPAUSE

FORMES	SYMPTÔMES	CAUSES/DÉCLENCHEMENT
MÉNOPAUSE AVEC AVERSION POUR LES RAPPORTS SEXUELS	❑ Rapports sexuels douloureux par sécheresse vaginale ❑ Bouffées de chaleur avec crises d'angoisse ❑ Céphalées du côté gauche ❑ Crainte des rapports sexuels ❑ Sensation d'oppression dans l'estomac ❑ Règles abondantes ou irrégulières ❑ Frilosité ❑ Risque de vaginite mycosique ❑ Étourdissements ❑ Envie de pleurer ❑ Irritabilité ❑ Indifférence à l'égard de l'entourage ❑ Chute des cheveux.	• *Déséquilibre hormonal*
MÉNOPAUSE AVEC PRISE DE POIDS ET CRISES D'ANGOISSE	❑ Anxiété, peur de perdre la mémoire et difficultés de concentration ❑ Peur de devenir folle ❑ Phobies ❑ Acouphènes ❑ Transpiration du visage ❑ Envie de sucre ❑ Risque de vaginite mycosique ❑ Mal de dos ❑ Gonflement des articulations des doigts ❑ Varices.	• *Surmenage*
MÉNOPAUSE AVEC MÉFIANCE ET TENDANCE À TROP PARLER	❑ Surexcitation ❑ Sensation de congestion dans tout le corps ❑ Étourdissements et tendance à l'évanouissement ❑ Céphalées, particulièrement violentes le matin au réveil et du côté gauche ❑ Migraines du côté gauche ❑ Constriction de l'abdomen ❑ Gêne respiratoire ❑ Insomnies.	• *Arrêt des règles (surtout en cas de ménopause précoce) dû à un choc émotionnel ou physique*

AMÉLIORATION	AGGRAVATION	REMÈDES ET POSOLOGIE 3 granules par prise Espacer dès amélioration
• La position allongée sur le côté droit, les genoux repliés sur la poitrine • Manger et dormir • L'exercice physique • Les applications chaudes	• Le froid • La fumée de cigarette • Le travail intellectuel • Le petit matin et le soir	**Sepia** - ***voir pp. 72-73*** *5 CH toutes les heures, jusqu'à 10 prises.* 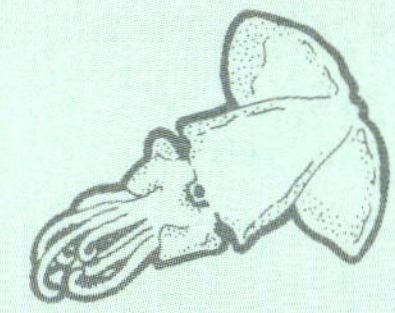
• L'air frais	• Les pièces chaudes • La fumée de cigarette • Le soir et la nuit	**Aconit.** - ***voir p. 82*** *5 CH toutes les 12 heures pendant 14 jours au plus.* 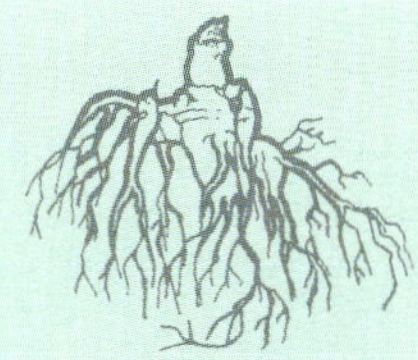
• Manger • La miction • La chaleur	• L'air frais • Le froid • Être habillé trop chaudement • Le café, l'alcool et la fumée de cigarette • Les odeurs fortes • Le matin • Après les repas	**Ignatia** - ***voir pp. 60-61*** *5 CH toutes les 12 heures pendant 14 jours au plus.* 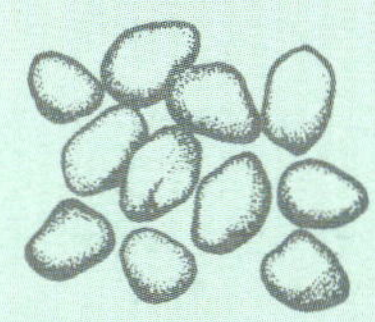
• Manger • Le sommeil • L'exercice physique • Les applications chaudes sur la zone affectée • Le temps orageux	• Avant les règles • Le froid • La fumée de cigarette • La fatigue intellectuelle • Le temps chaud, humide • Le petit matin et le soir • Avant l'orage	**Sepia** - ***voir pp. 72-73*** *5 CH toutes les 12 heures pendant 7 jours au plus.* 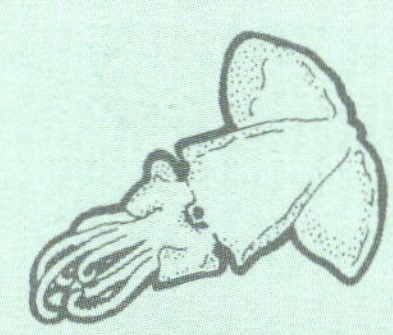
• Le matin • Une légère constipation	• Les courants d'air • Le temps froid, humide, venteux • Le surmenage • Entre 2 et 3 h du matin	**Calc. carb.** - ***voir pp. 54-55*** *5 CH toutes les 12 heures pendant 7 jours au plus.* 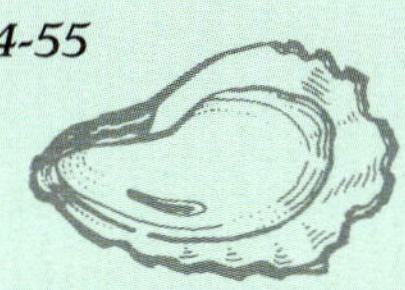
• Au début des règles	• Le moindre contact • Après un bain chaud • Les boissons très chaudes • Le sommeil • Au réveil	**Lachesis** - ***voir pp. 62-63*** *5 CH toutes les 12 heures pendant 7 jours au plus.* 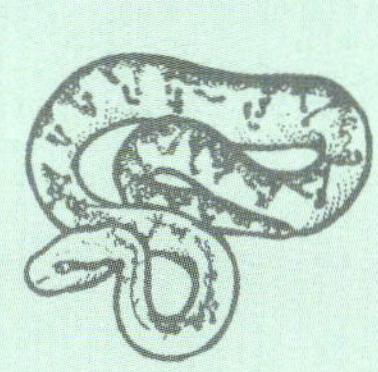

GROSSESSE ET ACCOUCHEMENT

Dès les premiers mois de la grossesse, traitez le bébé que vous attendez comme une personne à part entière. Adoptez une alimentation saine, faites de l'exercice et évitez le stress et le surmenage. Supprimez l'alcool, le tabac, et ne prenez ni médicaments ni compléments alimentaires pendant les 14 premières semaines de grossesse. Bien que la nocivité des remèdes homéopathiques chez la femme enceinte n'ait pas été prouvée, il est préférable de ne les prendre qu'en cas d'absolue nécessité.

LES NAUSÉES DU MATIN, très fréquentes, sont dues aux bouleversements hormonaux liés à la grossesse. En règle générale, elles cessent entre la 14e et la 16e semaine. Parfois, les vomissements persistent et présentent un danger pour la mère et l'enfant.

LES BRÛLURES D'ESTOMAC sont causées par le reflux de suc gastrique acide dans l'œsophage, les hormones diminuant le tonus du sphincter qui isole l'œsophage de l'estomac. Elles sont plus violentes à la fin de la grossesse, lorsque l'utérus comprime l'estomac.

LES CRAMPES dans les mollets sont très courantes pendant la grossesse, de jour comme de nuit. Dans des cas extrêmes, elles peuvent entraîner des insomnies qui conduisent à un état d'épuisement.

LES DOULEURS MAMMAIRES et la tension des seins se manifestent surtout au cours des premiers mois de la grossesse en raison des bouleversements hormonaux, et pendant les 2 ou 3 derniers mois, à cause de la lactation. Une inflammation de la glande mammaire (mastite) peut survenir en cas d'infection.

LES TROUBLES URINAIRES se manifestent surtout par de fréquents besoins d'uriner dus à la pression de l'utérus sur la vessie, l'urètre et les muscles pelviens. Des muscles pelviens distendus et des vêtements trop serrés sont des facteurs aggravants.

LES DOULEURS DE L'ACCOUCHEMENT varient énormément d'une femme à l'autre. L'homéopathie peut soulager la douleur et la fatigue de l'accouchement, et également calmer la peur, l'agressivité ou l'anxiété qui accompagnent les différentes phases du travail.

NAUSÉES DU MATIN

FORMES	SYMPTÔMES	CAUSES/DÉCLENCHEMENT
NAUSÉES AVEC IRRITABILITÉ	❑ Nausées plus violentes le matin ❑ Rejets alimentaires peu abondants et enrobés de mucus ❑ Bouche sèche et langue chargée ❑ Haut-le-cœur ❑ Envie d'aliments très frais ou gras, épicés et acides, ainsi que d'alcool ❑ Aversion pour le pain, la viande, le café et le tabac.	• *Surviennent le matin*
NAUSÉES AVEC ENVIE DE PLEURER	❑ Nausées violentes en début de soirée, qui s'atténuent pendant la nuit ❑ Bouche sèche mais absence de soif ❑ Les aliments riches ou gras, en particulier le porc, occasionnent des troubles digestifs ❑ Sensation de poids sous le sternum après les repas ❑ Envie de sucre ❑ Estomac qui gargouille.	• *Surviennent le soir* • *2 heures après les repas*
NAUSÉES PERMANENTES AVEC VOMISSEMENTS	❑ Rejet des aliments solides et liquides ❑ Les vomissements ne soulagent pas la nausée ❑ La langue n'est pas chargée ❑ Salivation abondante ❑ Absence de soif ❑ Risque d'évanouissement.	• *Se pencher en avant*

LES PROBLÈMES LIÉS À L'ALLAITEMENT se manifestent par la tension douloureuse dans les seins lorsque le bébé cesse de téter. La douleur peut aussi avoir pour origine une mastite due à l'obstruction d'un canal galactophore, à une infection, un abcès ou un engorgement mammaire.

PRÉCAUTIONS

Pendant la grossesse, les médicaments homéopathiques et les sels minéraux ne seront pris qu'en cas d'absolue nécessité et sous forme de dilutions égales ou supérieures à 5 CH. En ce qui concerne *Apis*, évitez les dilutions trop basses en cas d'accouchement. Consultez votre médecin.
Nausées du matin Si les vomissements surviennent après tous les repas ou presque, consultez un médecin.
Douleurs mammaires En cas de fièvre et/ou de ganglions sous les bras, consultez un médecin.
Troubles urinaires En cas de douleur qui persiste plus de 48 heures ou de mictions très fréquentes pendant plus de 3 jours, consultez un médecin.
Problèmes liés à l'allaitement S'il y a engorgement et/ou tension mammaire, douleur, fièvre et ganglions sous les bras, consultez un médecin.

REMÈDES D'APPOINT

Nausées du matin *Faites plusieurs petits repas et évitez les graisses. Mangez un biscuit sec dès le réveil et parsemez vos plats de gingembre frais. Reposez-vous souvent.*

Brûlures d'estomac *Faites plusieurs petits repas et évitez les aliments épicés, les fritures, le thé et le café. Si les douleurs se font plus violentes pendant la nuit, surélevez la tête du lit d'une dizaine de centimètres, sauf si vous avez les chevilles enflées.*

Crampes *Absorbez calcium, magnésium, potassium, sels minéraux et* Mag. phos. *(voir pp. 225-228).*

Troubles urinaires *Ne tentez pas de lutter contre le besoin d'uriner. Pour vider complètement la vessie, urinez deux fois à chaque miction. En fin de grossesse, balancez-vous d'avant en arrière pour faciliter l'évacuation de l'urine.*

Problèmes liés à l'allaitement *Si les mamelons deviennent douloureux et crevassés, badigeonnez-les avec une solution à l'arnica après chaque tétée (10 gouttes de teinture d'arnica dans 300 ml d'eau préalablement bouillie). Puis essuyez-les soigneusement et appliquez une crème au calendula (voir p. 228). Exposez-les le plus possible à l'air et ne les lavez jamais au savon.*

AMÉLIORATION	AGGRAVATION	REMÈDES ET POSOLOGIE (3 granules par prise Espacer dès amélioration)
• La chaleur, le sommeil et les pressions sur l'estomac • La toilette ou les applications sur l'estomac • Le soir • La solitude	• Le temps froid, venteux • Les aliments épicés • Les excitants • Le stress • Le matin au réveil • Entre 3 et 4 h du matin	**Nux vomica - *voir pp. 76-77*** *4 CH toutes les 2 heures pendant 3 jours au plus.* 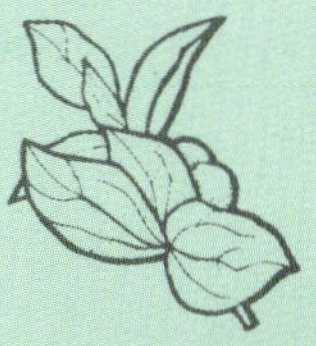
• Les boissons froides ou les applications froides sur l'estomac • La consolation et les larmes • Lever les mains au-dessus de la tête • Des mouvements lents • L'air frais	• Les pièces chaudes, mal aérées • Le matin et le soir • Les aliments riches et gras • La position allongée sur le côté gauche	**Pulsatilla - *voir pp. 70-71*** *4 CH toutes les 2 heures pendant 3 jours au plus.* 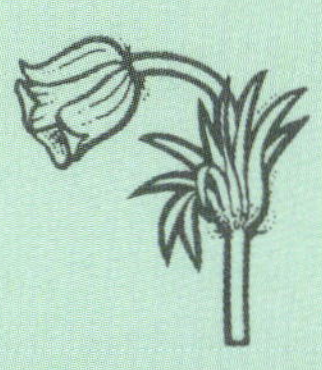
• L'air frais	• Le moindre mouvement • La chaleur humide • La position allongée • L'embarras ou le stress	**Ipeca. - *voir p. 92*** *4 CH toutes les 2 heures pendant 3 jours au plus.* 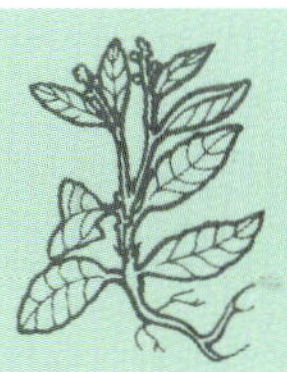

BRÛLURES D'ESTOMAC

FORMES	SYMPTÔMES	CAUSES/DÉCLENCHEMENT
BRÛLURES AVEC SENSATION CUISANTE DERRIÈRE LE STERNUM	❑ Soif extrême, mais frissons après avoir bu ❑ Flatulences ❑ Sensation de brûlure sur la pointe de la langue ❑ Envie impérieuse d'excitants ❑ Sensation d'oppression dans l'estomac ❑ Aigreurs d'estomac	• *Manger et boire*
BRÛLURES D'ESTOMAC AVEC NAUSÉES ET VOMISSEMENTS	❑ Sensation de froid au creux de l'estomac et envie de boissons gazeuses ❑ Rejet de mucus, de bile et de nourriture.	• *Vue ou odeur de la nourriture*

CRAMPES

FORMES	SYMPTÔMES	CAUSES/DÉCLENCHEMENT
CRAMPES SOULAGÉES PAR LE MOUVEMENT	❑ Crampes dans les mollets ❑ Vomissements et diarrhées ❑ Épuisement.	• *Surviennent dans la journée*
CRAMPES SOULAGÉES PAR LE REPOS	❑ Crampes dans les mollets et sous la plante des pieds ❑ Engourdissement des bras et des mains ❑ Irritabilité ❑ Attitude très critique à l'égard de l'entourage.	• *Surviennent le matin*

DOULEURS MAMMAIRES

FORMES	SYMPTÔMES	CAUSES/DÉCLENCHEMENT
DOULEURS MAMMAIRES DUES À LA TENSION DES SEINS	❑ Seins sensibles au toucher ❑ Sensation de picotements dans les mamelons ❑ Envie de presser fortement les seins ❑ Jambes lourdes.	• *Bouleversements hormonaux du début de la grossesse*
INCONFORT MAMMAIRE EXACERBÉ PAR LE MOUVEMENT	❑ Seins durs et congestionnés, comme si un abcès était en formation ❑ Violentes céphalées.	• *Bouleversements hormonaux de la fin de la grossesse* • *Risque d'abcès du sein*

TROUBLES URINAIRES

FORMES	SYMPTÔMES	CAUSES/DÉCLENCHEMENT
MICTIONS FRÉQUENTES, PEU ABONDANTES ET DOULOUREUSES	❑ Sang dans les urines dû à l'effort ❑ Démangeaisons au niveau de l'urètre et de la vulve ❑ Irritabilité ❑ Plus la miction est difficile, moins le volume d'urine émis est important.	• *Contraction du muscle du col de la vessie*

AMÉLIORATION	AGGRAVATION	REMÈDES ET POSOLOGIE 3 granules par prise Espacer dès amélioration
• La chaleur • Manger, quoique cela provoque des brûlures d'estomac	• L'air frais • Une fois déshabillée • Les courants d'air • Après avoir mangé	**Capsicum** - ***voir p. 122*** *4 CH quatre fois par jour pendant 7 jours au plus.* 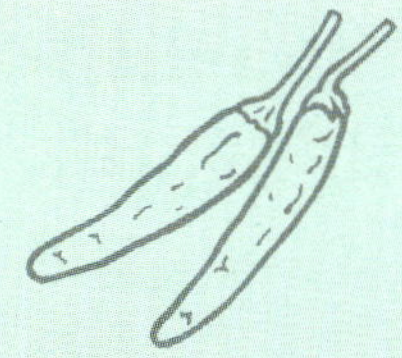
• Se pencher en avant	• La nuit • Le mouvement • Le manque de sommeil • Le surmenage mental	**Causticum** - ***voir p. 123*** *4 CH quatre fois par jour pendant 7 jours au plus.* 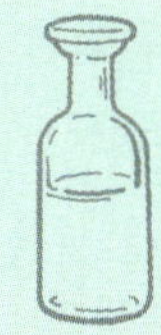
• La chaleur • La marche à pied	• La nuit • Le temps humide, moite	**Verat. alb.** - ***voir p. 148*** *4 CH toutes les 4 heures pendant 7 jours au plus.* 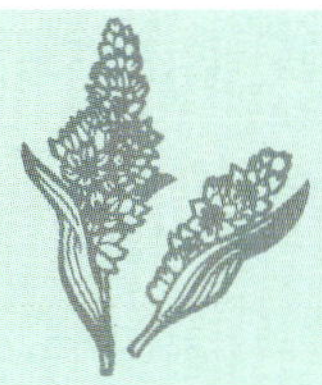
• La chaleur, le sommeil et les pressions fermes • La toilette ou les applications sur les mollets et les pieds • Le repos • Le soir	• Le froid • Les excitants • Manger • Le moindre contact • Entre 3 et 4 h du matin	**Nux vomica** - ***voir pp. 76-77*** *4 CH toutes les 4 heures pendant 7 jours au plus.* 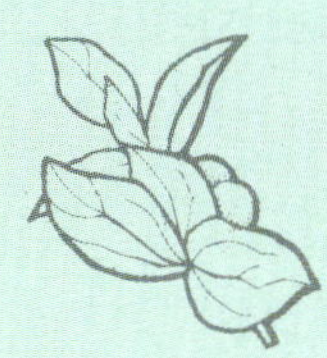
• Le jeûne • Exprimer ses émotions • Laisser pendre les bras	• La position allongée • Se retourner dans le lit • Le froid	**Conium** - ***voir p. 126*** *4 CH toutes les 4 heures pendant 5 jours au plus.* 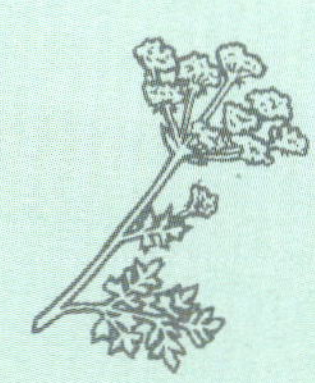
• L'air frais • Les pressions fermes et fraîches sur les seins	• Le moindre mouvement • Le matin • Autour de 21 h, puis vers 3 h du matin	**Bryonia** - ***voir p. 88*** *4 CH toutes les 4 heures pendant 5 jours au plus.* 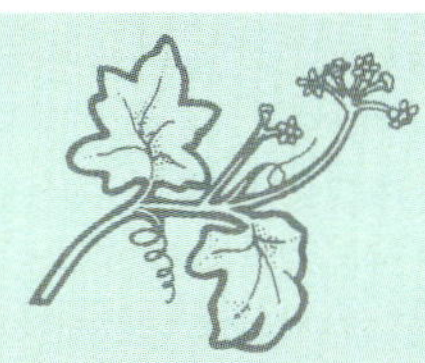
• La chaleur, le sommeil et les pressions fermes • La toilette ou les compresses sur la vessie • Le soir	• Le temps froid, venteux • Les aliments épicés • Les excitants • Entre 3 et 4 h du matin	**Nux vomica** - ***voir pp. 76-77*** *4 CH toutes les 2 heures pendant 3 jours au plus.* 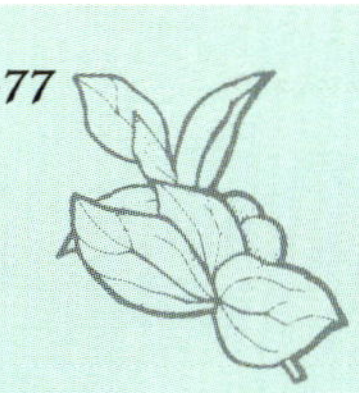

TROUBLES URINAIRES *(suite)*

FORMES	SYMPTÔMES	CAUSES/DÉCLENCHEMENT
BESOIN FRÉQUENT D'URINER DÛ À UNE DÉFICIENCE DES MUSCLES PELVIENS	❑ Sensation de brûlure pendant et après la miction ❑ Absence de soif ❑ Envie de pleurer et apitoiement sur soi-même.	• *Le fait de tousser ou les flatulences*

DOULEURS DE L'ACCOUCHEMENT

FORMES	SYMPTÔMES	CAUSES/DÉCLENCHEMENT
DOULEUR INSUPPORTABLE QUI PROVOQUE DES CRIS INCONTRÔLABLES	❑ Contractions si douloureuses qu'elles provoquent des cris involontaires ❑ Nervosité et agitation entre les contractions ❑ Vulve hypersensible au contact.	• *Hypersensibilité à la douleur*
DOULEUR ASSOCIÉE À UN BESOIN D'URINER OU D'ALLER À LA SELLE	❑ Contractions inefficaces ❑ La douleur irradie vers le rectum ❑ Irritabilité ❑ Impatience ❑ Agressivité envers l'entourage.	• *Spasmes du col utérin, qui ne s'ouvre pas suffisamment*
DOULEUR AVEC ENVIE DE PLEURER	❑ Accouchement qui progresse lentement ❑ Agitation ❑ Sensation de froid ❑ Attitude gênée ❑ Tendance à se plaindre.	• *Mauvaise position du bébé* • *Épuisement de la mère*

PROBLÈMES LIÉS À L'ALLAITEMENT

FORMES	SYMPTÔMES	CAUSES/DÉCLENCHEMENT
ENGORGEMENT OU TENSION MAMMAIRE, AVEC MARBRURES ROUGES SUR LA PEAU	❑ Élancements dans les seins, qui sont rouges et gonflés ❑ La poitrine paraît lourde ❑ La peau est chaude et sèche.	• *Mastite avec risque d'abcès*
MAMELONS DOULOUREUX ET CREVASSÉS	❑ Les mamelons sont congestionnés et très sensibles au toucher ❑ La succion est insupportable, ce qui rend la mère agressive.	• *Nettoyage insuffisant des mamelons* • *Le bébé ne prend pas le sein correctement*

AMÉLIORATION	AGGRAVATION	REMÈDES ET POSOLOGIE 3 granules par prise Espacer dès amélioration
• Lever les mains au-dessus de la tête • Un peu d'exercice • L'air frais • Les boissons et les applications froides • Les larmes et la consolation	• La chaleur • La position allongée • Le soir • La nuit	**Pulsatilla** - ***voir pp. 70-71*** *4 CH toutes les 2 heures pendant 3 jours au plus.* 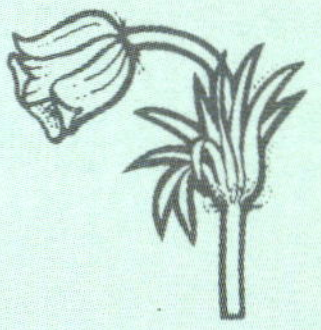
• La chaleur • La position allongée • Sucer de la glace	• Les émotions fortes, même agréables • Les odeurs fortes • Le bruit • L'air frais • Le froid • La nuit	**Coffea** - ***voir p. 125*** *7 CH toutes les 5 minutes, jusqu'à 10 prises.* 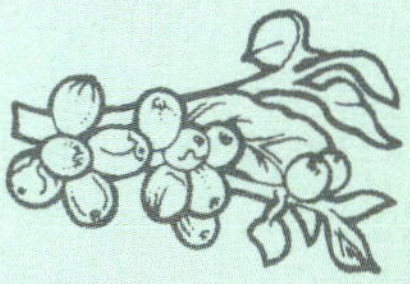
• La chaleur, le sommeil et les pressions fermes • La toilette, un bain chaud ou des applications chaudes • Le soir • La solitude	• Le froid • Le bruit • Les excitants • Manger • Le stress	**Nux vomica** - ***voir pp. 76-77*** *7 CH toutes les 5 minutes, jusqu'à 10 prises.* 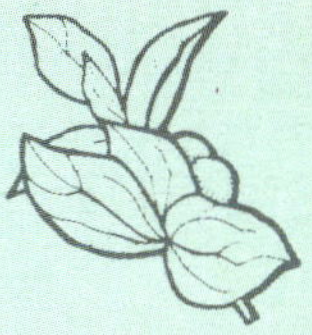
• Les larmes et la consolation • Lever les mains au-dessus de la tête • Les mouvements doux • L'air frais • Les boissons froides • Les applications froides	• La chaleur • Les températures extrêmes • Être allongée sur le côté douloureux • Le soir et la nuit	**Pulsatilla** - ***voir pp. 70-71*** *7 CH toutes les 5 minutes, jusqu'à 10 prises.* 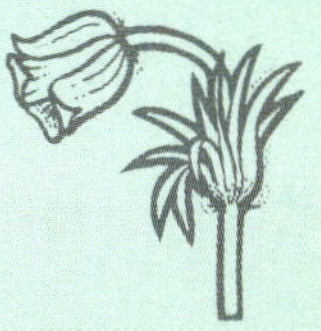
• La position debout ou assise • Les pièces chaudes • Les applications chaudes sur les seins	• Le mouvement • Le bruit • La pression • La position allongée, surtout sur le côté droit • La nuit	**Belladonna**- ***voir p. 86*** *7 CH toutes les heures, jusqu'à 10 prises.* 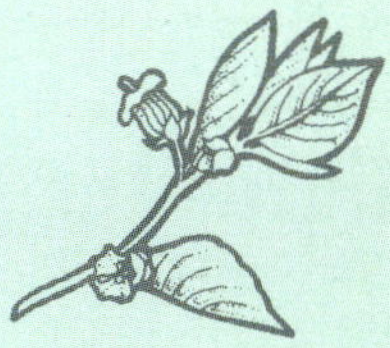
• Néant	• La chaleur • La nuit	**Chamomilla**- ***voir p. 124*** *7 CH toutes les 4 heures, jusqu'à 6 prises.* 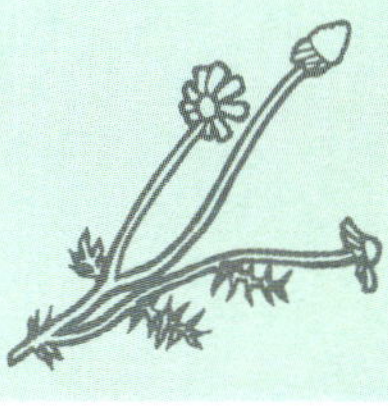

LES MALADIES DE L'ENFANT

Les traitements homéopathiques sont de plus en plus souvent utilisés chez l'enfant car ils ont l'avantage de guérir les affections courantes sans entraîner les effets indésirables des médicaments allopathiques. L'homéopathie est très efficace chez les enfants parce que leur système immunitaire réagit vite, mais également parce qu'il n'est pas encore affaibli par le stress, les régimes alimentaires mal équilibrés et l'abus d'antibiotiques et autres médicaments. En mettant à l'épreuve la force vitale (voir pp. 18-19), les maladies infantiles préparent le système immunitaire à affronter des maladies plus graves.

LES COLIQUES (spasmes de l'intestin) sont fréquentes pendant les 3 premiers mois. Le nourrisson agite les jambes, pleure et devient rouge. D'origine mal connue, ces troubles sont généralement attribués à l'ingestion d'air, à la déshydratation, au comportement angoissé de la mère ou, chez les bébés nourris au sein, à la présence d'un allergène dans le lait (blé, chou, produits laitiers et agrumes étant le plus souvent incriminés).

L'INSOMNIE des bébés est due à la faim, au froid, à des gaz, des coliques, une couche mouillée, une percée dentaire, une colère ou un état de surexcitation. Chez l'enfant plus grand, les troubles du sommeil résultent des horaires de coucher irréguliers, de la chaleur, du froid, du manque d'aération de la chambre, d'un excès de boissons à base de cola, d'une allergie alimentaire, du bruit, du stress ou de l'anxiété.

LES PROBLÈMES DE PERCÉE DENTAIRE se manifestent par des douleurs gingivales, de la fièvre, une irritabilité et des diarrhées. Toutefois, avant de mettre une poussée de fièvre sur le compte de la percée dentaire, il faudra éliminer toute autre maladie.

L'ÉRYTHÈME FESSIER est une irritation cutanée provoquée par une réaction aux substances contenues dans l'urine et les selles, ou à la lessive utilisée pour laver les couches non jetables. La peau des fesses, des cuisses et des parties génitales est sensible, rouge, boutonneuse et suintante.

L'ÉNURÉSIE peut survenir lorsque la fonction du système nerveux qui régule le contrôle de la vessie n'est pas totalement développée. Un enfant propre peut recommencer à faire pipi au lit en cas d'anxiété, de peur ou de choc, d'allergie alimentaire, de toux ou d'infection urinaire.

COLIQUE DU NOURRISSON

FORMES	SYMPTÔMES	CAUSES/DÉCLENCHEMENT
LE BÉBÉ REPLIE LES GENOUX SUR LA POITRINE	❑ Irritabilité ❑ Violentes crises de larmes.	• *Ingestion d'air pendant la tétée*
DOULEUR VIOLENTE PROVOQUANT DES GESTES VIFS ET DES PLEURS	❑ Estomac ballonné ❑ Les rots ne soulagent pas la douleur.	• *Flatulences* • *Crise soudaine*
COLIQUE PROVOQUANT DES CRIS AU MOINDRE MOUVEMENT	❑ Le moindre mouvement déclenche une douleur violente ❑ Selles sèches ❑ Bouche sèche.	• *Déshydratation*
COLIQUE VIOLENTE AVEC CRISES DE LARMES	❑ Irritabilité ❑ Le bébé ne se calme que lorsqu'on le prend dans ses bras.	• *Colère*

LA FIÈVRE est généralement le signe que l'organisme combat une infection. L'enfant est agité et sa peau est chaude. Le diagnostic d'infection sera renforcé par tout événement susceptible d'affaiblir le système immunitaire, comme une exposition au froid.

L'OTITE est un épanchement de pus dans l'oreille moyenne, qui peut provoquer des troubles de l'audition. En règle générale, elle est causée par une infection chronique, mais elle peut aussi être due à une allergie ou une exposition à un courant d'air.

PRÉCAUTIONS

Coliques Si le bébé pleure beaucoup, devient pâle, s'affaiblit, s'il vomit ou a la diarrhée, consultez un médecin.
Énurésie En cas de risque d'infection urinaire, consultez un médecin dans les 48 heures.
Fièvre Si elle s'accompagne de gêne respiratoire, de toux, de convulsions, d'irritabilité, de somnolence, de pleurs aigus, de maux de tête ou de photophobie, ou si la température ne tombe pas en dessous de 39 °C, consultez un médecin.
En cas de diarrhée, de vomissements, de nuque raide ou d'éruption cutanée rouge violacé, ou si l'enfant se tire l'oreille, appelez immédiatement un médecin.

REMÈDES D'APPOINT

Coliques *Si le bébé est nourri au biberon, agrandir le trou de la tétine. Si la mère est épuisée par l'allaitement, elle doit boire davantage et se reposer.*

Insomnie *Essayez de coucher l'enfant à la même heure tous les soirs. La température de la chambre doit être comprise entre 16 et 20 °C. Évitez d'énerver l'enfant avant l'heure du coucher et donnez-lui un biberon.*
Dans le cas d'un enfant plus grand qui semble fatigué mais retrouve son entrain juste avant d'aller au lit et se réveille plusieurs fois pendant la nuit, avancez l'heure du coucher de 15 minutes tous les 3 soirs. Évitez les dîners tardifs et faites-lui prendre un bain chaud avant de le coucher.

Troubles de la percée dentaire *Pendant la période de poussée dentaire, administrez du* Calc. fluor, *du* Calc. phos. *ou des sels minéraux combinaison R (voir p. 228).*

Érythème fessier *Nettoyez la région atteinte avec une solution au calendula et au millepertuis, séchez-la bien, puis appliquez une crème au calendula (voir p. 228). Changez les couches souvent.*

Fièvre *Six fois de suite, humectez le visage, les bras, les jambes et le corps de l'enfant avec une éponge imbibée d'eau tiède, puis séchez-le. Recommencez 2 heures plus tard. Faites boire l'enfant abondamment.*

AMÉLIORATION	AGGRAVATION	REMÈDES ET POSOLOGIE (3 granules par prise. Espacer dès amélioration)
• Les pressions légères sur l'estomac • La chaleur et le sommeil • L'émission de gaz	• Le biberon • Autour de 16 h	**Colocynthis** - ***voir p. 95*** *4 CH toutes les 5 minutes, jusqu'à 10 prises.* 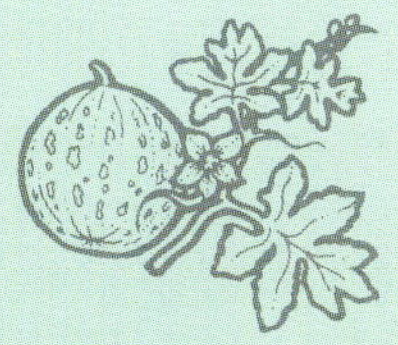
• La chaleur • Les pressions légères sur l'estomac	• Allongé sur le côté droit • La nuit et les contacts • Une fois déshabillé • Un coup de froid sur l'estomac	**Mag. phos.**- ***voir p. 134*** *4 CH toutes les 5 minutes, jusqu'à 10 prises.* 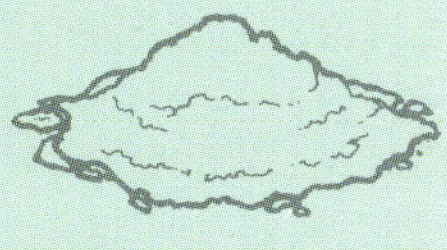
• Le repos • L'air frais • Les compresses froides	• Le bruit et la lumière vive • Le matin • Vers 21 h, puis vers 3 h du matin	**Bryonia** - ***voir p. 88*** *5 CH toutes les 5 minutes, jusqu'à 10 prises.* 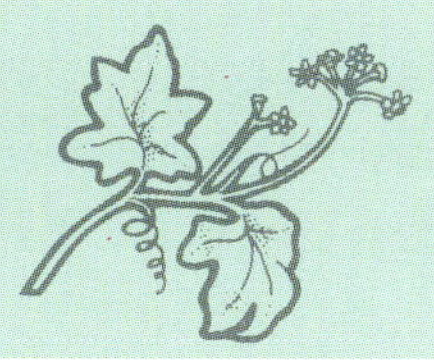
• Le mouvement	• La chaleur • Les rots • La nuit	**Chamomilla** - ***voir p. 124*** *4 CH toutes les 5 minutes, jusqu'à 10 prises.* 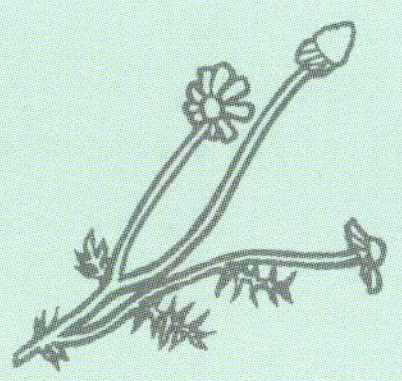

Insomnie

FORMES	SYMPTÔMES	CAUSES/DÉCLENCHEMENT
INSOMNIE AVEC IRRITABILITÉ ET COLÈRE CHEZ LE BÉBÉ	❑ Paupières entrouvertes et geignements pendant le sommeil ❑ Éveillé, le bébé est impossible à calmer.	• *Colère* • *Percée dentaire*
INSOMNIE DUE À LA SUREXCITATION CHEZ LE JEUNE ENFANT	❑ Agitation qui empêche le sommeil ❑ L'enfant se réveille dans un état d'excitation extrême et se met aussitôt à jouer.	• *Trop de stimulation et d'excitation*

Percée dentaire

FORMES	SYMPTÔMES	CAUSES/DÉCLENCHEMENT
PERCÉE DENTAIRE AVEC UNE JOUE CHAUDE ET ROUGE, L'AUTRE PÂLE	❑ Irritabilité et colère ❑ Le bébé ne se calme que quand on le porte ❑ Il est grognon une fois dans son berceau ❑ Ses gencives sont enflées et sensibles au moindre contact ❑ La douleur peut provoquer de violentes diarrhées.	• *Douleur de la percée dentaire*
PERCÉE DENTAIRE AVEC ROUGEURS DU VISAGE ET REGARD FIXE	❑ Agitation ❑ Apparente poussée de fièvre ❑ Gencives enflées ❑ Bouche chaude et sèche.	• *Inflammation des gencives*
PERCÉE DENTAIRE AVEC DOULEUR VIOLENTE	❑ Le bébé semble terrifié par la violence de la douleur ❑ Gencives douloureuses, enflées ❑ Nervosité ❑ Sommeil agité.	• *Crise soudaine*

Érythème fessier

FORMES	SYMPTÔMES	CAUSES/DÉCLENCHEMENT
ÉRYTHÈME AVEC PEAU SÈCHE, ROUGE ET SQUAMEUSE	❑ Le bébé a la peau sèche ❑ La peau du siège est sèche, rouge et irritable.	• *Peau sensible qui réagit aux germes présents dans la région du siège*
ÉRYTHÈME AVEC PETITS BOUTONS	❑ Violentes démangeaisons ❑ Boutons dans la région du siège ❑ Agitation.	• *Réaction allergique à la lessive utilisée pour laver les couches non jetables*

AMÉLIORATION	AGGRAVATION	REMÈDES ET POSOLOGIE 3 granules par prise Espacer dès amélioration
• Être porté • Le temps chaud, humide	• Les températures trop élevées • Le temps froid, venteux • Les rots • À partir de 21 h	**Chamomilla** - ***voir p. 124*** *5 CH toutes les 30 minutes, en commençant 1 heure avant le coucher. Si l'enfant se réveille, 5 CH toutes les 30 minutes, jusqu'à 10 prises.* 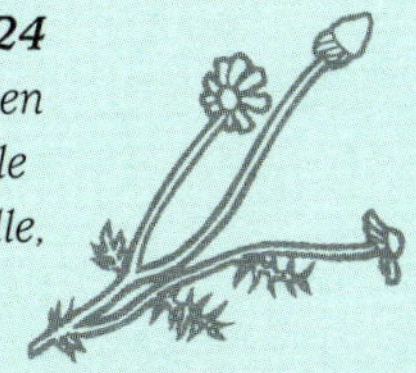
• La chaleur • La position allongée	• La surexcitation • Dormir dans les courants d'air • Le bruit • Le froid • Les odeurs fortes	**Coffea** - ***voir p. 125*** *4 CH toutes les 30 minutes, en commençant 1 heure avant le coucher. Si l'enfant se réveille, 4 CH toutes les 30 minutes, jusqu'à 10 prises.* 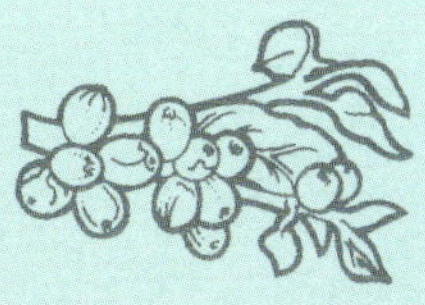
• Être porté	• La colère • La chaleur • L'air frais • À partir de 21 h	**Chamomilla** - ***voir p. 124*** *5 CH toutes les 30 minutes, ou plus souvent en cas de crise violente, jusqu'à 10 prises.* 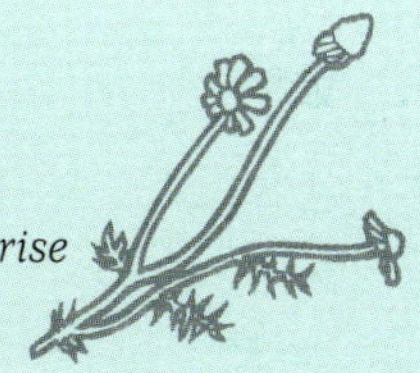
• La chaleur	• Le mouvement, le bruit et la lumière • Les pressions sur les gencives • La position allongée • La nuit	**Belladonna**- ***voir p. 86*** *5 CH toutes les 30 minutes, ou plus souvent en cas de crise violente, jusqu'à 10 prises.* 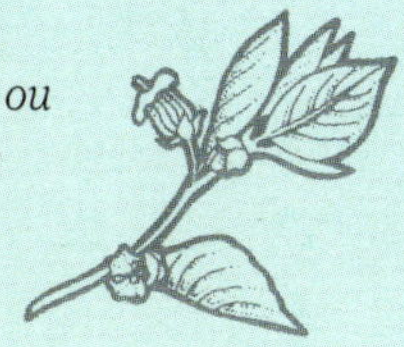
• L'air pur	• Les pièces chaudes • Être allongé sur le côté douloureux • Le soir et la nuit	**Aconit.** - ***voir p. 82*** *5 CH toutes les 30 minutes, plus souvent en cas de crise violente, jusqu'à 10 prises.* 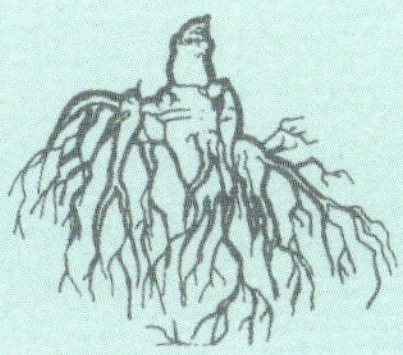
• L'air pur • Être au chaud et au sec	• Être habillé trop chaudement • La toilette • La chaleur	**Sulfur** - ***voir pp. 78-79*** *7 CH deux fois par jour pendant 5 jours au plus.* 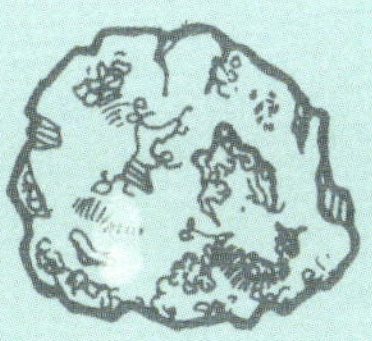
• Les changements de position • Être au chaud et au sec	• Une fois déshabillé	**Rhus tox.** - ***voir p. 107*** *5 CH quatre fois par jour pendant 5 jours au plus.* 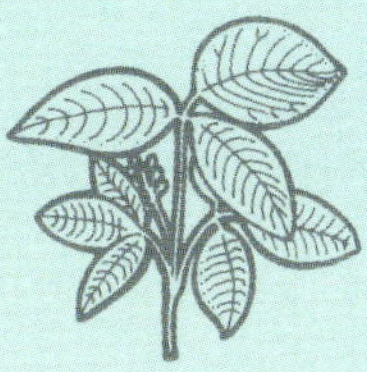

ÉNURÉSIE

FORMES	SYMPTÔMES	CAUSES/DÉCLENCHEMENT
ÉNURÉSIE EN RÊVANT	❑ Émission très abondante d'urine pendant les rêves et les cauchemars ❑ Enfant maigre, frileux, distrait.	• *Fonctions du système nerveux pas totalement développées (voir p. 214)*
ÉNURÉSIE DÈS L'ENDORMISSEMENT	❑ Survient souvent chez des enfants excitables, sociables, curieux de tout, hypersensibles et très affectés par l'injustice.	• *Toux* • *Problèmes affectifs* • *Mort d'un proche* • *Peur violente*

FIÈVRE

FORMES	SYMPTÔMES	CAUSES/DÉCLENCHEMENT
FIÈVRE ACCOMPAGNÉE DE PEUR	❑ Pâleur du visage ❑ Agitation ❑ Soif.	• *Exposition à un temps froid, sec, venteux* • *Accès de fièvre brutal*
FIÈVRE AVEC VISAGE CONGESTIONNÉ ET REGARD FIXE	❑ Violente poussée de fièvre avec accélération du pouls ❑ Peau chaude et sèche.	• *Accès de fièvre brutal*
FIÈVRE AU DÉBUT D'UNE INFECTION	❑ Joues rouges ❑ Pouls faible et rapide ❑ Transpiration abondante ❑ Frissons ❑ Mal de tête pulsatile.	• *Accès de fièvre progressif*
FIÈVRE ACCOMPAGNÉE D'ANXIÉTÉ	❑ Agitation ❑ Frissons et fatigue ❑ Douleur cuisante dans les membres ❑ Soif étanchée par de petites et fréquentes gorgées de boissons chaudes.	• *Infections, en particulier du système gastro-intestinal*

OTITE

FORMES	SYMPTÔMES	CAUSES/DÉCLENCHEMENT
OTITE AVEC GANGLIONS DANS LE COU	❑ Écoulement au niveau de l'oreille ❑ Douleur ou impression que l'oreille est bouchée ❑ Ganglions dans le cou ❑ Survient plus particulièrement chez des enfants indolents.	• *Exposition à des courants d'air ou à un temps froid, venteux*
OTITE AVEC MUCUS ÉPAIS ET FILANDREUX	❑ Mucus s'écoulant des sinus dans la gorge ❑ Douleur et impression que l'oreille est bouchée ❑ Douleur sourde en haut du nez.	• *Prédisposition à la rhinite*

AMÉLIORATION	AGGRAVATION	REMÈDES ET POSOLOGIE 3 granules par prise Espacer dès amélioration
• La sieste	• Allongé sur le côté droit • Le mouvement • Les pressions • Le moindre contact	**Equisetum** - ***voir p. 128*** *4 CH à l'heure du coucher pendant 14 jours au plus.* 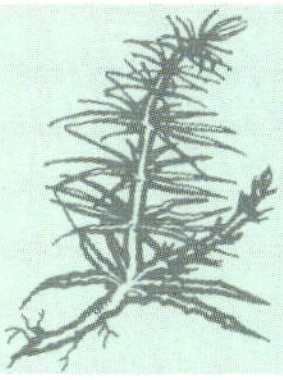
• Le temps chaud, humide	• Le temps froid, sec • Les bonbons	**Causticum** - ***voir p. 123*** *4 CH à l'heure du coucher pendant 14 jours au plus.* 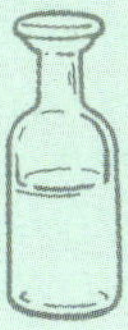
• L'air frais	• Les pièces chaudes • La fumée de cigarette • À minuit	**Aconit.** - ***voir p. 82*** *5 CH toutes les heures, jusqu'à 10 prises.* 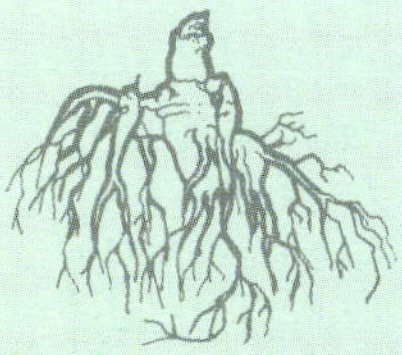
• La position debout ou assise • La chaleur	• Le mouvement • La lumière, le bruit, les pressions • Être allongé sur le côté droit • La nuit	**Belladonna** - ***voir p. 86*** *5 CH toutes les heures, jusqu'à 10 prises.* 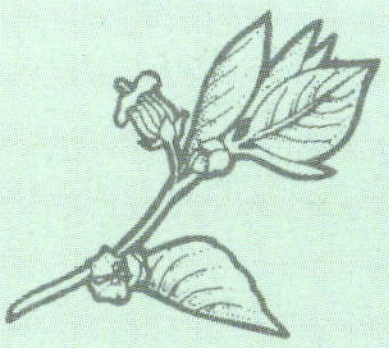
• Les applications sur la tête • Les mouvements doux	• Le bruit, le mouvement et le moindre contact • Allongé sur le côté droit • Les températures trop élevées • Entre 4 et 6 h du matin	**Ferrum phos.** - ***voir p. 99*** *5 CH toutes les heures, jusqu'à 10 prises.* 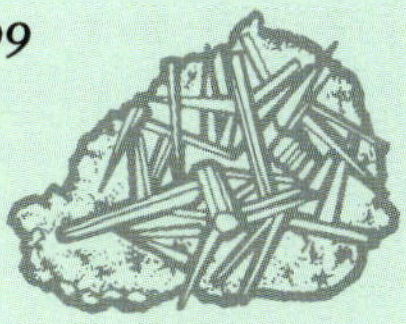
• La chaleur • Les applications froides sur la tête • Les boissons chaudes • La position allongée, la tête surélevée	• L'odeur ou la vue de la nourriture • Les boissons et aliments froids • Le temps froid, venteux • Entre minuit et 2 h du matin	**Arsen. alb.** - ***voir pp. 50-51*** *4 CH toutes les heures, jusqu'à 10 prises.* 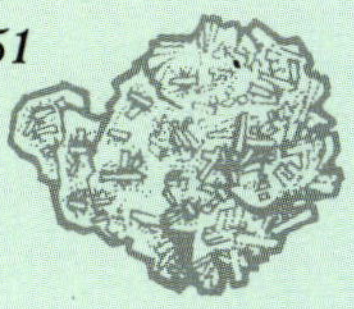
• Une légère constipation • Être allongé sur le côté douloureux	• Les efforts • Entre 2 et 3 h du matin	**Calc. carb.** - ***voir pp. 54-55*** *4 CH trois fois par jour pendant 14 jours au plus.* 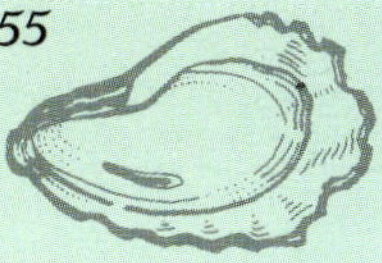
• La chaleur douce	• Le matin • La forte chaleur	**Kali. bich.** - ***voir p. 104*** *4 CH trois fois par jour pendant 14 jours au plus.* 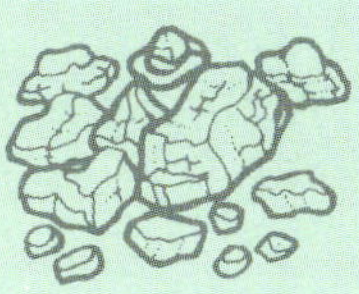

SOINS D'URGENCE

Les médicaments homéopathiques peuvent être d'un grand secours en cas d'accident ou de situation d'urgence, dans la mesure où les blessures occasionnées sont superficielles. Leur rôle est de calmer la victime, de soulager sa douleur et d'accélérer le processus de guérison.
En présence d'une urgence mineure, conformez-vous aux indications sur la conduite à tenir et choisissez le remède approprié parmi les solutions proposées. En cas d'accident grave, appelez immédiatement des secours.

TROUSSE D'URGENCE HOMÉOPATHIQUE

Stockés dans un endroit sombre, frais et sec, les remèdes homéopathiques conservent leurs propriétés pendant plusieurs années. Comme pour tout autre médicament, gardez-les toujours hors de portée des enfants.

REMÈDES D'URGENCE
Posologie Utilisez des dilutions à 7 CH pour les douleurs aiguës et à 4 CH pour les douleurs légères. La posologie indiquée est valable pour les bébés, les enfants et les adultes. Avant de prendre un médicament, rincez-vous la bouche à l'eau. Les remèdes homéopathiques suivants vous permettront de faire face aux urgences mineures.

Arnica
C'est le médicament de l'urgence par excellence.

SOINS D'URGENCE

COUPURE/ÉCORCHURE	SYMPTÔMES CLÉS	REMÈDES ET POSOLOGIE (3 granules par prise. Espacer dès amélioration)
Si la coupure ou l'échorchure saigne, la plaie peut s'infecter. Possibilité d'hématome. **Conduite à tenir** • Nettoyez soigneusement la plaie avec du coton stérile imbibé de solution au calendula et au millepertuis. • Appliquez une crème au calendula. • Protégez les écorchures et les coupures sans gravité avec un pansement stérile, que vous laisserez en place pendant 2 ou 3 jours.	❑ Plaie avec hématome plus ou moins important.	**Arnica** - ***voir p. 85*** *7 CH toutes les 2 heures, jusqu'à 6 prises, puis trois fois par jour, jusqu'à 3 jours.* 
	❑ La zone affectée est engourdie et froide ❑ Les applications froides calment la douleur.	**Ledum** - ***voir p. 106*** *4 CH toutes les 2 heures, jusqu'à 6 prises, puis trois fois par jour pendant 3 jours au plus.* 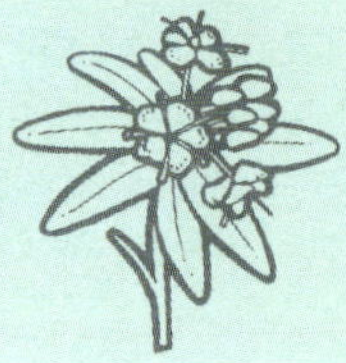
	❑ La plaie provoque une douleur lancinante.	**Hypericum** - ***voir p. 103*** *7 CH toutes les 2 heures pendant 3 jours au plus.* 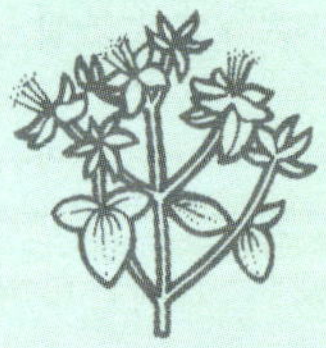

BRÛLURE/ÉCHAUDURE	SYMPTÔMES CLÉS	REMÈDES ET POSOLOGIE (3 granules par prise. Espacer dès amélioration)
Limitez les contacts avec la zone atteinte, toujours douloureuse. **Conduite à tenir** • Maintenez la brûlure sous un robinet d'eau froide pour refroidir la peau et soulager la douleur. • Pour calmer les brûlures superficielles, appliquez de la pommade à l'arnica. **ATTENTION Si la brûlure est plus large que la paume de la main, consultez un médecin.**	❑ La brûlure peut former une ampoule ❑ Douleur cuisante soulagée par l'application de compresses froides.	**Arnica** - ***voir p. 85*** *7 CH toutes les 15 minutes, jusqu'à 3 prises.* 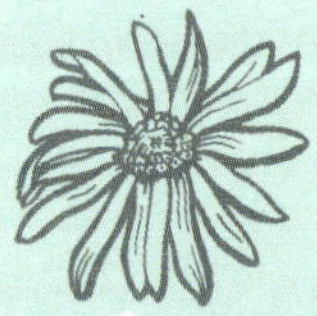 SUIVI DE **Cantharis** - ***voir p. 90*** *7 CH toutes les 15 minutes, jusqu'à 6 prises.* 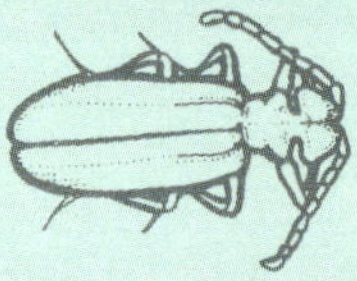
	❑ Douleur cuisante et permanente.	**Urtica** - ***voir p. 111*** *4 CH toutes les 15 minutes, jusqu'à 10 prises.* 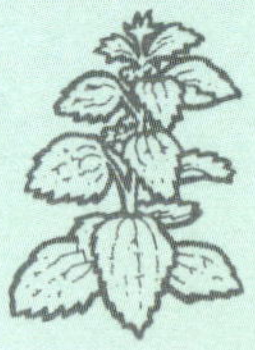

Il est disponible sous forme de granules, de cachets, de crème et de teinture. Il agit sur le psychisme en calmant la victime et sur le physique en résorbant les hématomes et en accélérant la cicatrisation des tissus meurtris.
Apis 7 CH *(Pendant la grossesse, choisissez la dilution avec votre médecin.)*
Bryonia 7 CH
Cantharis 4 CH, 7 CH
Euphrasia 4 CH
Glonoinum 7 CH
Hypericum 7 CH
Ledum 4 CH
Nux vomica 4 CH
Phosphorus 4 CH
Rhus tox. 4 CH
Ruta 4 CH
Silicea 4 CH
Tabacum 4 CH
Urtica 4 CH

CRÈMES ET POMMADES
Il s'agit des mêmes produits que les crèmes et pommades utilisées en phytothérapie, disponibles prêts à l'emploi.
Crème à l'arnica *(Ne pas appliquer sur une plaie.)*
Crème au calendula
Pommade à l'ortie

TEINTURES
Il s'agit des mêmes produits que les teintures utilisées en phytothérapie, disponibles prêts à l'emploi.
Teinture d'arnica *(Ne pas appliquer sur une plaie.)*
Teinture de calendula et **teinture de millepertuis** *Pour obtenir une solution au calendula et au millepertuis, ajoutez 10 gouttes de chacune des deux teintures à 1,25 litre d'eau que vous aurez préalablement fait bouillir.*
Teinture d'euphrasia *Pour obtenir une solution à l'euphrasia, ajoutez 10 gouttes de teinture à 1,25 litre d'eau préablablement bouillie.*

Solution d'urgence du Dr Bach (Rescue remedy) C'est un remède qui calme la nervosité, les tremblements, l'anxiété ou la panique. Respectez la dose prescrite sur l'emballage.

SOINS D'URGENCE

PIQÛRES D'INSECTES	SYMPTÔMES CLÉS	REMÈDES ET POSOLOGIE 3 granules par prise Espacer dès amélioration
Les piqûres d'insectes sont source de douleur, de gonflement et, parfois, d'infection. **Conduite à tenir** • En cas de piqûre de guêpe ou d'abeille, enlevez le dard avec une pince à épiler stérilisée.	❑ La zone piquée est chaude, rouge et enflée.	**Arnica** - ***voir p. 85*** *7 CH toutes les 5 minutes, jusqu'à 10 prises.* 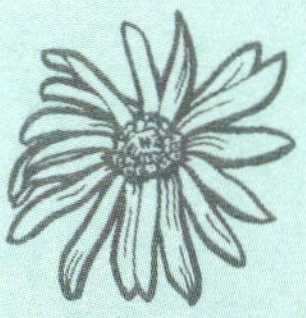 SUIVI DE **Ledum** - ***voir p. 106*** *4 CH toutes les 8 heures pendant 3 jours au plus.* 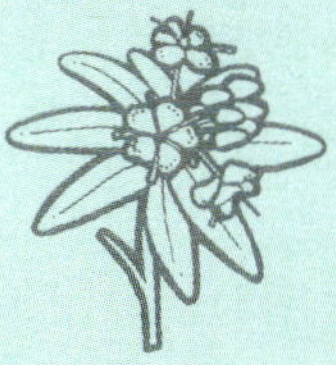
ATTENTION Si la piqûre est dans la bouche, gargarisez-vous à l'eau glacée pour réduire le gonflement, et consultez un médecin.	❑ La peau est chaude, rouge et enflée.	**Apis** - ***voir p. 84*** *7 CH toutes les 15 minutes, jusqu'à 6 prises.* 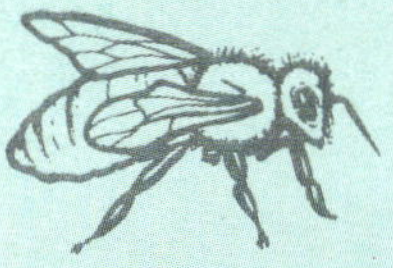

HÉMORRAGIE NASALE	SYMPTÔMES CLÉS	REMÈDES ET POSOLOGIE 3 granules par prise Espacer dès amélioration
L'hémorragie nasale survient après un choc sur le nez ou un mouchage violent.	❑ Hémorragie nasale consécutive à un choc sur le nez.	**Arnica** - ***voir p. 85*** *4 CH toutes les 2 minutes, jusqu'à 10 prises.* 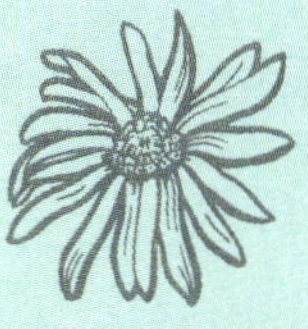
Conduite à tenir • Pour arrêter le saignement, penchez la tête en avant et pincez fermement le bas des narines pendant 10 minutes, puis relâchez doucement. **ATTENTION Si l'hémorragie dure plus de 20 minutes, consultez un médecin.**	❑ Hémorragie nasale consécutive à un mouchage trop violent.	**Phosphorus** - ***voir pp. 68-69*** *4 CH toutes les 2 minutes, jusqu'à 10 prises.* 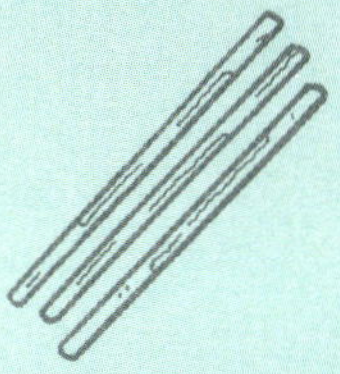

Soins d'urgence

COUP DE CHALEUR	SYMPTÔMES CLÉS	REMÈDES ET POSOLOGIE 3 granules par prise Espacer dès amélioration
Le coup de chaleur est provoqué par une perte en eau par temps chaud et humide. **Conduite à tenir** • Installez la victime dans un endroit frais • Faites-lui boire régulièrement de l'eau salée (1 cuillerée à café de sel par litre d'eau).	❑ Violent mal de tête aggravé par le moindre mouvement ❑ Nausées.	**Bryonia** - ***voir p. 88*** *7 CH toutes les 5 minutes, jusqu'à 10 prises.* 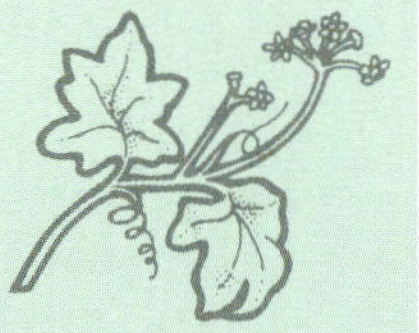
	❑ Mal de tête pulsatile ❑ Visage chaud ❑ Peau moite.	**Glonoinum** - ***voir p. 148*** *7 CH toutes les 5 minutes, jusqu'à 10 prises.* 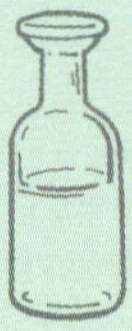

MAL DES TRANSPORTS	SYMPTÔMES CLÉS	REMÈDES ET POSOLOGIE 3 granules par prise Espacer dès amélioration
Le mécanisme d'équilibre de l'oreille interne peut être perturbé par le mouvement et donner le mal des transports. Les enfants y sont sensibles. **Note** Pour prévenir le mal des transports, commencez le traitement 1 heure avant le départ.	❑ Nausées ❑ Étourdissements, faiblesse ❑ Frissons ❑ Sueurs ❑ Tête serrée dans un bandeau ❑ Aggravé par la fumée de cigarette.	**Tabacum** - ***voir p. 138*** *4 CH toutes les 15 minutes, jusqu'à 10 prises.* 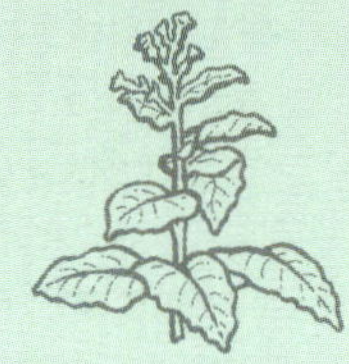
	❑ Nausées ❑ Frissons ❑ Céphalée derrière la tête ou au-dessus d'un œil ❑ Aggravé par la nourriture, la fumée de cigarette et le café.	**Nux vomica** - ***voir pp. 76-77*** *4 CH toutes les 15 minutes, jusqu'à 10 prises.* 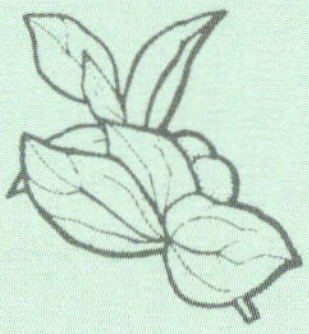

ÉCHARDE	SYMPTÔMES CLÉS	REMÈDES ET POSOLOGIE 3 granules par prise Espacer dès amélioration
La blessure peut s'infecter. **Conduite à tenir** • Extirpez l'écharde avec une pince à épiler stérilisée. **ATTENTION Si vous n'êtes pas vacciné contre le tétanos, consultez un médecin.**	❑ Douleur cuisante ❑ Une compresse chaude peut attirer l'écharde à la surface.	**Silicea** - ***voir pp. 74-75*** *4 CH quatre fois par jour pendant 14 jours au plus.* 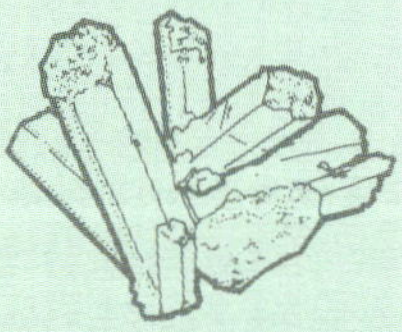

AMPOULE	SYMPTÔMES CLÉS	REMÈDES ET POSOLOGIE 3 granules par prise Espacer dès amélioration
L'ampoule est une boursouflure remplie de liquide qui se forme sous la peau à la suite d'une friction ou d'une brûlure. **Conduite à tenir** • Si l'ampoule éclate, nettoyez-la avec une solution au calendula et au millepertuis.	❑ L'ampoule brûle et démange ❑ Les compresses froides soulagent la douleur.	**Cantharis** - ***voir p. 90*** *4 CH quatre fois par jour jusqu'à disparition de la douleur.* 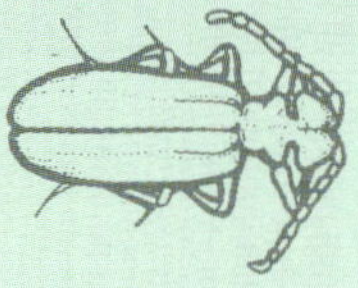
	❑ L'ampoule est rouge, gonflée et démange énormément.	**Rhus tox.** - ***voir p. 107*** *4 CH quatre fois par jour jusqu'à disparition de la douleur.* 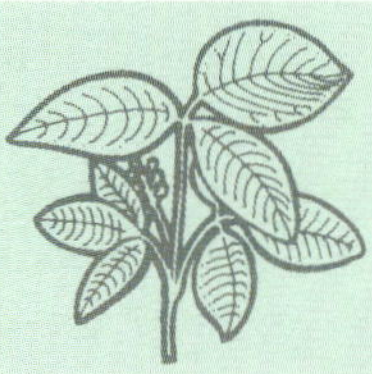

SOINS D'URGENCE

BLESSURE À L'ŒIL	SYMPTÔMES CLÉS	REMÈDES ET POSOLOGIE 3 granules par prise Espacer dès amélioration
Très fragile, la surface de l'œil est sensible au choc ou à la présence d'un corps étranger. **Conduite à tenir** • Lavez l'œil à l'eau froide pour évacuer le corps étranger. • Rncez-le avec une solution au calendula et au millerpertuis. • Si la douleur persiste, baignez l'œil avec une solution à l'euphrasia toutes les 4 heures. **ATTENTION Toutes les blessures à l'œil doivent être examinées par un médecin. En cas de projection de produits chimiques, d'éclats de verre ou de métal, appelez une ambulance.**	❑ Ecchymose autour de l'œil juste après le choc ❑ Œil au beurre noir.	**Arnica** - ***voir p. 85*** *4 CH toutes les 2 heures, jusqu'à 4 prises.* 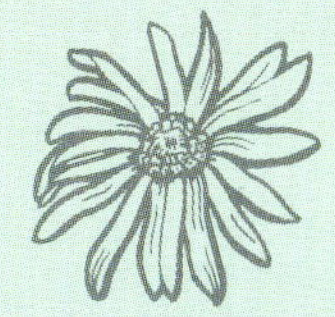
	❑ Œil au beurre noir ❑ Douleur persistante soulagée par l'application de compresses froides.	**Ledum** - ***voir p. 106*** *4 CH toutes les 2 heures, jusqu'à 10 prises.* 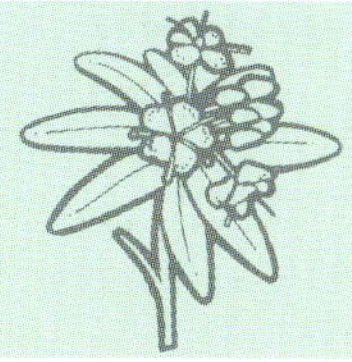
	❑ Douleur qui persiste après l'évacuation du corps étranger.	**Euphrasia** - ***voir p. 98*** *4 CH toutes les 2 heures, jusqu'à 3 prises.* 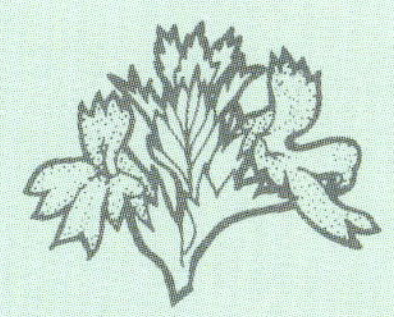

ENTORSE/ÉLONGATION	SYMPTÔMES CLÉS	REMÈDES ET POSOLOGIE 3 granules par prise Espacer dès amélioration
Les entorses, dues à un étirement ou à une rupture des ligaments d'une articulation, peuvent être graves. La blessure survient après un effort violent et affecte les muscles. La zone touchée est enflée, raide et douloureuse au moindre mouvement du muscle ou de l'articulation. **Conduite à tenir** • Immobilisez la blessure dans une position confortable. • Pour réduire le gonflement, appliquez des compresses imbibées d'eau froide et de 10 gouttes de teinture d'arnica. • En cas d'entorse de la cheville, bandez-la fermement après l'avoir badigeonnée de pommade à l'arnica. **ATTENTION Si la douleur et le gonflement persistent, consultez un médecin.**	❑ Ligaments et tendons étirés ❑ Douleur et raideur.	**Arnica** - ***voir p. 85*** *7 CH toutes les 30 minutes, jusqu'à 10 prises.* 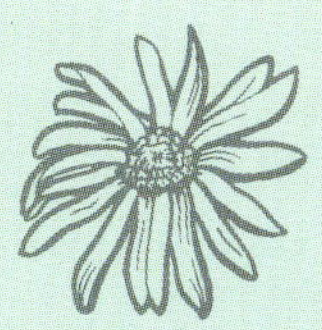 SUIVI DE **Ruta** - ***voir p. 108*** *7 CH quatre fois par jour jusqu'à disparition de la douleur et de la raideur.* 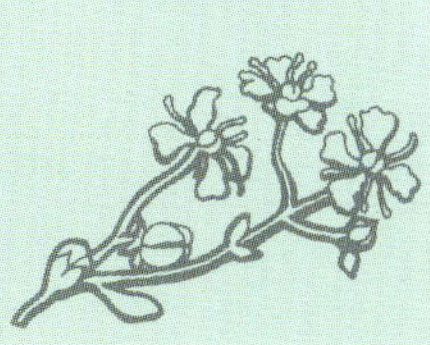
	❑ Muscles déchirés ❑ Articulations chaudes et enflées ❑ La douleur est intense en début de mouvement et s'estompe après un mouvement prolongé.	**Arnica** - ***voir p. 85*** *7 CH toutes les 30 minutes, jusqu'à 10 doses.*  SUIVI DE **Rhus tox.** - ***voir p. 107*** *4 CH quatre fois par jour jusqu'à disparition de la douleur et de la raideur.* 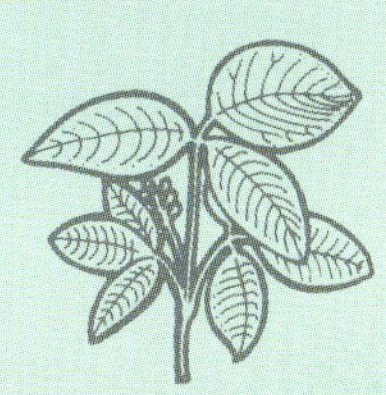

NUTRITION, COMPLÉMENTS ALIMENTAIRES ET AUTRES REMÈDES UTILES

Un changement d'alimentation, des nutriments supplémentaires sous forme de compléments minéraux et vitaminés et quelques autres remèdes simples suffisent pour prévenir ou soulager un grand nombre d'affections. Vous trouverez ci-après la description détaillée des compléments alimentaires, sels minéraux, pommades et teintures homéopathiques ou à base de plantes préconisés dans la rubrique Remèdes d'appoint *de la partie* Traitement des affections courantes *(voir pp. 151-219). Chaque supplément ou remède est assorti de renseignements sur sa source, ses propriétés, ses indications et la posologie recommandée en fonction de l'affection dont vous souffrez.*

NUTRITION ET COMPLÉMENTS ALIMENTAIRES

Une alimentation variée et équilibrée fournit tous les éléments nutritifs nécessaires à la santé. Pourtant, dans certaines circonstances, l'organisme a besoin de compléments. On peut les lui procurer en augmentant la consommation de certains aliments et sous forme de compléments alimentaires (ou nutritionnels). Dans ce cas, les posologies recommandées sont adaptées à des affections spécifiques et ne correspondent pas aux besoins journaliers standards d'un individu en bonne santé. On parle alors de dose thérapeutique, par opposition à la dose minimale nécessaire à la prévention d'une déficience.

Répondre aux exigences accrues en éléments nutritifs

Il y a des circonstances où des compléments nutritionnels s'imposent pour répondre à des besoins accrus. C'est le cas pendant la grossesse, en période d'allaitement, pendant un régime amaigrissant, lors de la ménopause, en cas de tabagisme ou au cours de certaines maladies. Les médecins peuvent également recommander des compléments spécifiques aux personnes âgées pour compenser une mauvaise assimilation digestive. Il est toujours conseillé de consulter un médecin ou un nutritionniste avant de prendre des compléments, surtout si l'on suit un traitement médical.

Savoir choisir les compléments nutritionnels

Vous pouvez vous procurer des compléments alimentaires dans les pharmacies, les magasins de produits diététiques, les grandes surfaces, ainsi que par correspondance ou via Internet. Leurs prix sont extrêmement variables, mais généralement révélateurs de leur degré de pureté. Si vous souffrez d'une sensibilité ou d'une tendance allergique aux produits laitiers ou à des additifs comme la tartrazine, lisez soigneusement les informations données sur l'étiquette. Outre la liste des ingrédients utilisés, vous y trouverez des précisions sur la quantité de nutriment présente dans une dose unitaire, des conseils concernant le mode d'utilisation (moment et manière d'absorber le produit) et de conservation, avec une date limite d'utilisation, des précautions d'emploi (concernant, par exemple, la grossesse ou les risques d'allergie). Si vous prenez régulièrement des compléments, essayez de vous procurer un tableau des apports nutritionnels conseillés (ANC) ou des apports journaliers recommandés (AJR) qui indique la quantité journalière d'une vitamine ou d'un minéral nécessaire à un individu en bonne santé pour satisfaire les besoins de l'organisme et prévenir les déficiences. Cela vous donnera un point de repère précieux et vous permettra d'éviter tout risque de surdosage. Les quantités de nutriments peuvent être exprimées en milligrammes (mg) – millièmes de gramme – ou en microgrammes (µg) – millioniėmes de gramme.

REMARQUES IMPORTANTES

- Les doses conseillées dans les pages suivantes sont prévues pour le traitement de maladies spécifiques et ne sont pas recommandées pour les apports journaliers d'entretien.
- Ne dépassez jamais la dose prescrite. La posologie variant d'une marque à l'autre, lisez les recommandations indiquées sur la notice. En cas de doute, demandez l'avis d'un médecin ou d'un nutritionniste.
- Si l'organisme expulse naturellement les excédents de vitamines hydrosolubles comme la vitamine B ou C, les vitamines liposolubles (A, D, E et K, notamment) peuvent s'accumuler dans l'organisme et entraîner des troubles graves.
- Sauf prescription médicale contraire, les doses recommandées ici ne conviennent pas aux enfants.
- Pendant la grossesse, ne prenez pas de compléments nutritifs sans avis médical.
- En règle générale, et sauf indication contraire, veillez à prendre le complément alimentaire pendant un mois. Si vous constatez une amélioration, continuez à le prendre 5 jours par semaine pendant le mois suivant. Puis arrêtez le traitement et consultez un médecin ou un nutritionniste.
- Enfin, sachez que l'efficacité de certains nutriments est optimale lorsqu'ils sont founis par les aliments.

❑ ACIDE FOLIQUE
Sources Foie, épinards, brocolis, asperges, betteraves, rognons, choux, laitue, avocats, fruits à écale et blé complet.
Propriétés Indispensable à la formation des globules rouges et au bon fonctionnement du système nerveux ; l'acide folique agit en synergie avec la vitamine B12.
Indications et posologie En cas de dépression, de diarrhée, d'insomnie et de jambes sans repos, prendre jusqu'à 400 µg par jour.
Attention Ne pas associer avec certains médicaments contre l'épilepsie ou en cas de tumeur du sein soignée par les œstrogènes ; ne pas prendre d'acide folique pendant plus de 1 mois sans l'associer à la vitamine B12.

❑ ACIDOPHILUS
Source Yaourt au ferment actif.
Propriétés Fournit des bactéries qui reconstituent la flore intestinale ; particulièrement recommandé en cas de diarrhée ou de vaginite mycosique consécutives à la destruction des germes de l'intestin par un traitement antibiotique.
Indications et posologie En cas de diarrhée ou de vaginite mycosique, se conformer à la posologie indiquée sur la notice. Chez l'enfant, administrer la moitié de la dose adulte pendant 2 semaines.
Attention L'utilisation prolongée de compléments alimentaires peut être dangereuse. Après 1 mois de traitement, supprimer le complément le week-end. Cesser le traitement après 3 à 4 mois.

❑ AIL
Source Ail ; également disponible sous forme de gélules d'ail concentré.
Propriétés Antibactérien et antifongique ; fait baisser la tension et le taux de cholestérol.
Indications et posologie Contre les infections comme le mal de gorge, prendre la posologie maximale conseillée sur la notice.

❑ BÊTA-CAROTÈNE
Propriétés Mêmes sources et propriétés que la vitamine A (voir ce mot) ; particulièrement efficace contre la fatigue chronique.
Indications et posologie Contre la fatigue chronique, 4 500 µg.
Attention En cas de grossesse ou de projet de grossesse, ne pas prendre de bêta-carotène sans l'accord du médecin traitant.

❑ BIOTINE
Sources Produits laitiers, céréales complètes et viande.
Propriété Antifongique.
Indications et posologie Contre la dépression et l'insomnie, 200 µg par jour.

❑ CALCIUM
Sources Épinards, persil, lait, fromage, graines de sésame, pain complet, haricots blancs, amandes, brocolis, navets, eau du robinet, poisson.
Propriétés Présent dans les os, les dents, les muscles, les nerfs et le sang ; indispensable pendant la croissance et chez les femmes ménopausées pour prévenir les risques d'ostéoporose.
Indications et posologie Contre l'anxiété, l'agressivité, les crampes liées à la grossesse, la dépression, les règles abondantes ou douloureuses, l'adénome de la prostate et les rhumatismes, prendre 500 mg par jour ; pendant la ménopause, prendre 1 g par jour.
Attention En cas de grossesse, ne pas prendre de compléments en calcium sans l'accord préalable du médecin traitant.

❑ COMPLEXE VITAMINÉ B
Sources Présent dans une vaste gamme d'aliments, dont les céréales complètes, les fruits oléagineux, les légumes secs, la levure, le poisson, les abats, le pain complet, les produits laitiers et les légumes verts.
Propriétés Indispensable au métabolisme des graisses, des protéines et des glucides, ainsi qu'à la formation des neurotransmetteurs et des globules rouges.
Indications et posologie En cas d'acné, d'eczéma, d'anxiété, d'irritabilité et d'agressivité, de dépression, de sinusite, de rhinite, de chute des cheveux, d'aphtes, de laryngite, d'amygdalite, de diarrhée, d'arthrose, de syndrome des jambes sans repos, de ménopause et de règles douloureuses, prendre un complément journalier qui ne contienne pas plus de 25 mg des vitamines B1, B5 et B6.

❑ COMPLEXES MULTIVITAMINÉS ET MINÉRAUX
Sources Tous les aliments.
Propriétés Reconstituent les réserves de vitamines et de minéraux.
Indications et posologie En cas d'aménorrhée, de fatigue et de syndrome prémenstruel, prendre un supplément en vitamines B1, B5 et B6 n'excédant pas 25 mg par jour pour chacune des trois vitamines.

❑ CUIVRE
Sources Rognons, foie, oléagineux, crustacés, cacao, fruits à noyau et eau du robinet.
Propriétés Contribue à la fabrication des globules rouges et au bon fonctionnement du squelette.
Indications et posologie En cas d'arthrose ou de fatigue chronique, demander l'avis du médecin traitant. En principe, les besoins en cuivre sont couverts par les nombreux aliments qui en contiennent, ainsi que par l'eau qui circule dans les canalisations de cuivre.
Attention Limiter la consommation de cuivre en cas de dépression.

❑ EXTRAIT DE MOULE VERTE
Source Moules vertes de Nouvelle-Zélande.
Propriété Anti-inflammatoire efficace contre les douleurs articulaires.
Indications et posologie Contre l'arthrose, respecter la posologie conseillée sur la notice.

❑ FER
Sources Poisson, œufs, foie, viande rouge, légumes secs, flocons d'avoine, orge, blé et pain complet, mélasse de sucre de canne, légumes verts, fruits oléagineux et germes de céréales.
Propriétés Prévient l'anémie ; indispensable à la formation de l'hémoglobine, qui transporte l'oxygène dans les globules rouges.
Indications et posologie Contre la rhinite, la fatigue passagère ou chronique, la chute des cheveux, les règles abondantes, la laryngite, l'arthrose, le syndrome des jambes sans repos, la sinusite et l'amygdalite, prendre jusqu'à 14 mg par jour.
Attention Si les suppléments en fer provoquent quelque constipation, les prendre sous la forme d'un tonique aux plantes.

❑ HUILE DE FOIE DE MORUE
Source Foie de morue.
Propriétés Renferme une grande quantité de vitamine A (voir ce mot) et vitamine D (voir ce mot).
Indications et posologie Contre l'arthrose, se conformer à la posologie recommandée sur la notice.

❑ HUILE D'ONAGRE
Sources Légumes, haricots en grains et céréales complètes.
Propriétés Renforce les parois des cellules ; indispensable à la fabrication des prostaglandines (acides gras), qui ont une action anti-inflammatoire.
Indications et posologie Contre la fatigue chronique, la migraine, les règles douloureuses et le syndrome prémenstruel, 2 g par jour ; contre l'eczéma, prendre la même dose par voie orale et étaler le contenu d'une gélule sur la peau saine.
Attention Évitez l'huile d'onagre en cas d'épilepsie et associez-la toujours à des compléments multivitaminés et minéraux.

❑ HUILES DE POISSON
Sources Tous les poissons, en particulier les poissons gras, comme le maquereau.
Propriétés Renforcent les parois des cellules ; indispensables à la production des prostaglandines (acides gras), qui ont une action anti-inflammatoire.
Indications et posologie En cas de fatigue chronique, respecter la posologie indiquée sur la notice.
Attention Si vous souffrez de troubles de la coagulation du sang, ne prenez pas d'huile de poisson sans l'accord de votre médecin.

❑ JUS D'AIRELLE
Propriété Empêche les bactéries d'adhérer à la paroi de la vessie et de l'appareil urinaire.
Indications et posologie Contre la cystite, boire 1 verre chaque jour jusqu'à disparition des symptômes.

❑ LÉCITHINE
Sources Graines de soja, huiles végétales et de grains, fruits oléagineux, germe de blé, jaune d'œuf, foie.
Propriété Émulsifie les graisses.
Indications et posologie En cas d'adénome de la prostate, prendre 1,2 g par jour.

❑ LYSINE
Source Protéines, surtout d'origine animale.
Propriété Acide aminé qui transporte les acides gras dans les cellules.
Indications et posologie Contre l'herpès labial, prendre au maximum 1,2 g par jour.
Attention Peut faire monter le taux de cholestérol et de triglycérides.

❑ MAGNÉSIUM
Sources Graines de soja, crevettes, légumes verts, eau du robinet, céréales complètes et fruits oléagineux.
Propriétés Indispensable au métabolisme des protéines et des hydrates de carbone.
Indications et posologie Contre l'anxiété, la dépression, la fatigue chronique, la constipation, les crampes, les crampes liées à la grossesse, le rhume des foins, l'agressivité, l'irritabilité, les règles douloureuses, l'adénome de la prostate et les rhumatismes, prendre 300 mg par jour.
Attention En cas de grossesse, ne pas prendre de compléments en magnésium sans l'accord du médecin.

❑ MANGANÈSE
Sources Fruits oléagineux, thé, céréales complètes et légumes.
Propriétés Accroît la fécondité et contribue à prévenir les malformations congénitales ; intervient dans le développement et le fonctionnement du système nerveux ; participe au métabolisme des graisses, des minéraux et des hormones.
Indications et posologie En cas de fatigue chronique, de crampes liées à la grossesse et d'arthrose, prendre jusqu'à 500 mg par jour.
Attention En cas de grossesse, ne pas prendre de compléments en manganèse sans l'accord du médecin.

❑ POTASSIUM
Sources Farine de soja, fruits, lait, bœuf, légumes et céréales complètes.
Propriétés Indispensable au bon fonctionnement des muscles et des nerfs et à l'équilibre en eau.
Indications et posologie En cas de crampes liées à la grossesse, de dépression et de céphalées, prendre jusqu'à 900 mg par jour.
Le potassium peut également être fourni par les substituts de sel à base de chlorure de potassium et/ou de sodium. Ces produits s'utilisent de la même façon et dans les mêmes proportions que le sel ordinaire.
Attention En cas de grossesse, ne pas prendre de compléments en potassium sans l'accord du médecin.

❑ SÉLÉNIUM
Sources Ail, levure de bière, œufs, poisson, crustacés, abats et légumes.
Propriétés Indispensable au bon fonctionnement du cœur et du foie ainsi qu'à la fabrication des globules blancs.
Indications et posologie Contre la fatigue chronique, l'arthrose et les troubles liés à la ménopause, prendre jusqu'à 200 µg par jour.
La chute des cheveux peut être le symptôme d'un excédent ou d'une carence en sélénium.
La dose recommandée est de 45 à 75 µg pour l'homme et de 45 à 60 µg pour la femme.

❑ VARECH
Source Algues.
Propriété Source d'iode, un minéral indispensable au bon fonctionnement de la glande thyroïde, qui intervient dans l'équilibre métabolique.
Indications et posologie Contre l'arthrose, respecter les doses recommandées sur la notice.

❑ VITAMINE A
Sources Fromage, œufs, beurre, margarine, abats, huiles de poisson et légumes.
Propriétés Accroît la résistance à certaines maladies ; indispensable au bon fonctionnement des yeux ainsi que des membranes cellulaires.
Indications et posologie Contre les rhumes et la grippe, l'acné, les règles abondantes, l'arthrose, les troubles de la croissance et la peau squameuse, prendre jusqu'à 4,5 mg par jour.
La chute des cheveux peut être le symptôme d'un excédent ou d'une carence en vitamine A.
La dose recommandée est de 700 µg pour l'homme et 600 µg pour la femme.
Attention En cas de grossesse ou de projet de grossesse, ne pas prendre de vitamine A sans l'accord du médecin ; éviter également la vitamine A si l'on souffre de maux de tête.

❑ VITAMINE B1 (thiamine)
Sources Fruits oléagineux, haricots, petits pois, légumes secs, levure, porc, bœuf, foie et pain complet.
Propriété Indispensable au métabolisme des hydrates de carbone.
Indications et posologie Contre la dépression, la fatigue et l'insomnie, prendre jusqu'à 25 mg par jour.

❑ VITAMINE B2 (riboflavine)
Sources Lait, fromage, œufs, poisson, légumes verts et extrait de levure.
Propriétés Intervient dans le métabolisme des graisses, des protéines et des hydrates de carbone.
Indications et posologie
En cas de lèvres gercées ou d'inflammation de la langue, prendre jusqu'à 25 mg par jour.
Note La coloration des urines en jaune est un phénomène normal.

❑ VITAMINE B3 (niacine ou acide nicotinique)
Sources Céréales complètes, viande, poisson, légumes secs, abats et fruits oléagineux.
Propriété Indispensable au métabolisme général.
Indications et posologie En cas de céphalée, prendre jusqu'à 25 mg par jour.

❑ VITAMINE B5 (acide pantothénique)
Sources Présente dans de nombreux aliments, en particulier la viande, les œufs et les céréales complètes.
Propriétés Intervient dans le métabolisme des acides aminés, des glucides et des graisses.
Indications et posologie
Contre la fatigue chronique, prendre jusqu'à 25 mg par jour.

❑ VITAMINE B6 (pyridoxine)
Sources Fruits oléagineux, germes de céréales, légumes verts, bananes et la plupart des fruits, céréales complètes, foie et avocats.
Propriétés Intervient dans le métabolisme des minéraux, de certains corps chimiques et des nutriments.
Indications et posologie En cas de règles abondantes, de migraine, de syndrome prémenstruel et de rhumatismes, prendre jusqu'à 25 mg par jour.

❑ VITAMINE B12 (cyanocobalamine)
Sources Abats, poisson, porc, œufs, fromage, yaourts, lait et levure de bière.
Propriétés Indispensable à la production d'hémoglobine et au bon fonctionnement du système nerveux. Les symptômes de la carence sont l'anémie, la fatigue, le manque de coordination. La carence n'est pas toujours due à une alimentation mal équilibrée : elle peut être le résultat d'une mauvaise absorption de la vitamine par l'intestin.
Indications et posologie
En cas de fatigue, se conformer à la posologie recommandée sur la notice. (Dans le cas d'une anémie pernicieuse, le médecin administrera la vitamine par injection.)

❑ VITAMINE C (acide ascorbique)
Sources Légumes et fruits crus, en particulier les agrumes et les légumes verts à feuilles, poivrons, pommes de terre nouvelles, myrtilles, cynorhodons, brocolis, lait, foie et rognons.
Propriétés Accélère la cicatrisation et prévient les infections ; indispensable au métabolisme cellulaire ; facilite l'absorption du fer. Les personnes âgées, les fumeurs, les femmes sous contraceptif oral, les gros buveurs et les sujets sous aspirine, stéroïdes et antibiotiques ont des besoins accrus en vitamine C.
Indications et posologie En cas d'acné, d'anxiété, de rhinite, de rhume des foins, d'herpès labial, de constipation, de dépression, d'eczéma, de chute des cheveux, d'insomnie, d'irritabilité et d'agressivité, de ménopause, de migraine, d'arthrose, de règles douloureuses, de mal de gorge et de varices, prendre jusqu'à 500 mg par jour ; en cas de fatigue chronique, de sinusite aiguë, de rhume, de grippe, de laryngite et d'amygdalite, prendre jusqu'à 2 g par jour. Si des diarrhées surviennent, diminuer la dose de 500 mg.

❑ VITAMINE D (calciférol)
Sources Produits laitiers, huiles végétales, graisses animales et huiles de foie de poisson. Elle est synthétisée par la peau en cas d'exposition au soleil.
Propriété Indispensable à l'absorption et au métabolisme du calcium. Une carence peut provoquer un rachitisme.
Indications et posologie En cas de fatigue chronique, prendre 400 µg par jour.
Attention À éviter en cas de diarrhée ou de dépression.

❑ VITAMINE E (tocophérol)
Sources Beurre, céréales complètes, huiles végétales, germe de blé, graines de tournesol et œufs.
Propriétés Intervient dans la décomposition des graisses ; indispensable chez les femmes sous contraceptif oral.
Indications et posologie En cas de migraine, d'arthrose, de règles douloureuses et de syndrome des jambes sans repos, prendre jusqu'à 100 u.i. (unités internationales) par jour. En cas de fatigue chronique, de syndrome prémenstruel, de ménopause et de varices, prendre jusqu'à 400 u.i. par jour pendant 1 mois au maximum.
Attention En cas d'hypertension, ne pas prendre plus de 100 u.i. par jour sans avis médical ; les diabétiques éviteront les doses supérieures à 50 u.i. par jour.

❑ VITAMINE P (flavonoïde)
Sources Présente dans les aliments qui contiennent de la vitamine C, comme les fruits et les légumes crus – surtout les agrumes et les pommes de terre nouvelles –, ainsi que dans les rognons et le foie.
Propriétés Optimise les propriétés de la vitamine C, a un rôle antiviral.
Indications et posologie
Contre l'herpès labial, la dépression, les règles abondantes, l'irritabilité, l'agressivité et les varices. Respecter la posologie indiquée sur la notice.

❑ ZINC
Sources Levure, légumes secs, légumes verts, huîtres, viande, gingembre, lait, œufs, fruits oléagineux et germes de céréales.
Propriétés Intervient dans l'absorption et le métabolisme des vitamines, des hydrates de carbone et du phosphore ; une carence provoque des troubles de la croissance et de la fécondité ainsi que des affections cutanées, des taches blanches sur les ongles et la perte de l'ouïe, du goût ou de l'odorat.
Indications et posologie En cas d'acné, de rhinite, d'herpès labial, d'eczéma, de chute des cheveux, de règles abondantes et douloureuses, de rhume, de grippe, d'insomnie et d'arthrose, prendre jusqu'à 15 mg par jour ; en cas de fatigue chronique, de laryngite, de sinusite, de mal de gorge et d'amygdalite, prendre jusqu'à 30 mg par jour.
Attention Prendre les compléments en zinc le soir au coucher, plusieurs heures après les repas ou la prise d'autres compléments. En cas de brûlures d'estomac, prendre les compléments avec des aliments.

PRÉPARATIONS HOMÉOPATHIQUES À BASE DE PLANTES ET DE SELS MINÉRAUX

Les teintures, crèmes, pommades, oligoéléments et préparations à base de plantes dont la liste suit sont disponibles dans les magasins de diététique et les pharmacies homéopathiques.

Le système des sels minéraux fut développé entre 1872 et 1898 par Wilhelm Schuessler. Selon la théorie de ce médecin allemand, de nombreuses maladies résultent d'une carence en substances inorganiques ou en minéraux vitaux, chaque carence étant caractérisée par certains symptômes et chaque maladie pouvant être guérie en administrant le minéral vital manquant, ou oligoélément, à dose infinitésimale. Schuessler a identifié 12 sels minéraux vitaux. Vous trouverez ci-dessous la liste des sels minéraux recommandés dans le chapitre *Traitement des affections courantes* (pp. 151-219). Pris seuls ou en association avec d'autres minéraux (par exemple combinaison H), les sels minéraux permettent de soigner seul et sans aucun danger la plupart des affections courantes.

REMARQUES IMPORTANTES

- Évitez les sels minéraux pendant les 14 premières semaines de grossesse ; passé cette période, ne les prenez qu'en cas d'absolue nécessité (voir pp. 208-209).
- La posologie recommandée est valable pour les adultes et les enfants, sauf indication contraire.

À BASE DE PLANTES

❏ CRÈME AU CALENDULA
Source *Calendula officinalis.*
Propriété Désinfecte les plaies grâce à ses vertus antiseptiques.
Mode d'emploi Une application toutes les 4 heures sur la zone atteinte, ou plus souvent si nécessaire.

❏ GÉLULES D'HARPAGOPHYTUM
Source *Harpageophytum procumbens.*
Propriétés Réduisent l'inflammation et soulagent la douleur rhumatismale.
Mode d'emploi En cas d'arthrose, se conformer à la posologie indiquée sur la notice.

❏ POMMADE À LA PIVOINE
Source *Paeonia officinalis.*
Propriété Anti-inflammatoire.
Mode d'emploi 2 applications par jour sur la zone affectée.

❏ POMMADE À L'ORTIE
Source *Urtica urens.*
Propriétés Calme les irritations cutanées et soulage la douleur.
Mode d'emploi 4 applications par jour sur la zone affectée.

❏ POMMADE AU TAMIER
Source *Tamus communis.*
Propriété Calme les engelures.
Mode d'emploi 4 applications par jour.
Attention Ne pas utiliser sur les plaies.

❏ SOLUTION À L'ARNICA
Source *Arnica montana.*
Propriété Favorise la résorption des ecchymoses et des contusions.
Mode d'emploi Ajouter 10 gouttes de teinture à 300 ml d'eau bouillie. Badigeonner la zone atteinte avec cette préparation.
Attention Ne pas utiliser sur les plaies.

❏ SUPPOSITOIRES À L'HAMAMÉLIS
Source *Hamamelis virginiana.*
Propriété Réduit l'inflammation.
Mode d'emploi En cas d'hémorroïdes, un suppositoire au coucher.

❏ SOLUTION AU CALENDULA ET AU MILLEPERTUIS
Sources *Calendula officinalis* et *Hypericum perforatum.*
Propriétés A des vertus à la fois antiseptiques et analgésiques.
Mode d'emploi Ajouter 5 gouttes de teintures de calendula et de millepertuis à 300 ml d'eau bouillie. Utiliser en gargarisme ou appliquer sur la zone affectée quatre fois par jour.

❏ TEINTURE DE THUYA
Source *Thuja occidentalis.*
Propriété Détruit les verrues.
Mode d'emploi Appliquer 2 gouttes de teinture sur un pansement adhésif et le poser sur la verrue. Ajouter 1 goutte matin et soir jusqu'à ce que le pansement ait besoin d'être changé. Renouveler l'opération.

❏ TEINTURE D'EUPHRASIA
Source *Euphrasia officinalis.*
Propriétés Soulage les inflammations oculaires ; utilisée pour laver l'œil d'un corps étranger.
Mode d'emploi Mettre 1 cuillerée à café de sel dans 300 ml d'eau bouillie. Ajouter 2 gouttes de teinture d'euphrasia. Baigner l'œil toutes les 4 heures pendant 4 jours.

À BASE DE SELS MINÉRAUX

❏ CALC. FLUOR.
Composition *Calcium Fluoratum.*
Propriétés Soulage les douleurs de la percée dentaire et les problèmes circulatoires, comme les varices.
Posologie En cas de crise sévère, 2 comprimés toutes les 30 minutes jusqu'à disparition de la douleur, puis prendre 2 comprimés trois fois par jour.

❏ CALC. PHOS.
Composition *Calcium phosphoricum.*
Propriétés Soulage les douleurs de la percée dentaire ; facilite la digestion et l'assimilation des nutriments.
Posologie 2 comprimés toutes les 30 minutes jusqu'à disparition de la douleur, puis 2 comprimés trois fois par jour.

❏ COMBINAISON H
Composition *Mag. phos., Nat. mur.* et *Silicea.*
Propriété Soulage le rhume des foins.
Posologie Adultes : 4 comprimés trois fois par jour. Enfants : 2 comprimés trois fois par jour. Commencer le traitement 6 semaines avant l'apparition présumée des premiers symptômes.

❏ COMBINAISON Q
Composition *Ferrum phos., Kali. mur., Kali. sulf.* et *Nat. mur.*
Propriétés Soulage la rhinite, la sinusite, le rhume et la grippe.
Posologie En cas de crise sévère, 4 comprimés (2 chez l'enfant) toutes les 30 minutes jusqu'à soulagement des symptômes, puis même dosage trois fois par jour.

❏ COMBINAISON R
Composition *Calc. fluor., Calcarium phos., Ferrum phos., Mag. phos.* et *Silicea.*
Propriété Soulage la douleur de la percée dentaire.
Posologie 2 comprimés toutes les 30 minutes jusqu'à soulagement des symptômes, puis même dosage trois fois par jour.

❏ MAG. PHOS.
Composition *Magnesium phosphoricum.*
Propriétés Soulage les crampes intestinales et colites aiguës, ainsi que les douleurs névralgiques brusques.
Posologie 4 comprimés toutes les 30 minutes jusqu'à soulagement des symptômes, puis même dosage trois fois par jour.

LES RÉGIMES SPÉCIAUX

Une alimentation équilibrée, un sommeil de bonne qualité et la pratique régulière d'un exercice physique ont une influence bénéfique sur les processus naturels de guérison de l'organisme. Les médicaments homéopathiques ont la réputation d'être plus efficaces si le corps n'est pas surchargé de toxines. Avant de prescrire un traitement, il arrive que l'homéopathe désintoxique l'organisme afin de renforcer le métabolisme et d'optimiser l'absorption du produit.

Pour faciliter cette désintoxication, ne fumez pas, ne buvez pas d'alcool et réduisez votre consommation de caféine. Lisez attentivement les étiquettes des aliments en boîte afin de traquer le sucre, le sel et les additifs à éviter. Certains homéopathes recommandent de réduire également la consommation de viande.

Le régime alcalin ou le régime pour le foie peuvent soulager les indispositions aggravées par certains aliments. Ils sont sans danger tant que votre alimentation est diversifiée. En revanche, si vous souffrez d'une maladie grave ou si vous suivez un traitement allopathe, ayez soin de consulter un médecin avant d'entreprendre un de ces régimes.

Le régime alcalin et le régime pour le foie doivent être suivis pendant 1 mois. À l'issue de cette période et si vous constatez une amélioration de votre état général, réintroduisez progressivement et deux fois par semaine les aliments évités pendant le régime. Inscrivez vos remarques. Si les symptômes réapparaissent, reprenez le régime pour une durée de 1 mois, puis réintroduisez graduellement des aliments spécifiques. Si vos problèmes persistent, consultez un homéopathe ou un nutritionniste.

LE RÉGIME ALCALIN

Il est recommandé en cas d'affection liée à des troubles de l'équilibre acide comme l'arthrose, les rhumatismes et la cystite.

Les acides déversés par les intestins sont généralement neutralisés puis éliminés par le foie, les poumons et les reins. Les désordres surviennent lorsque l'organisme produit trop d'acide ou quand les processus métaboliques ne le désintoxiquent pas.

L'équilibre acide-base de l'organisme est de 20 % d'acides pour 80 % d'alcalins. Lorsque ce rapport est modifié, le métabolisme est submergé d'acides et ne remplit plus son rôle. Un excès d'acides dans les tissus provoque douleurs et inflammations.

L'efficacité des mécanismes de désintoxication et la quantité maximale d'acide supportable par l'organisme varient d'un individu à l'autre. Les aliments autorisés dans le régime alcalin peuvent réduire le taux d'acidité de l'organisme.

ALIMENTS AUTORISÉS

- Le poisson, de préférence frais et à chair blanche
- Les produits laitiers à base de lait de chèvre ou de brebis
- Le lait de soja
- Les légumes secs (pois cassés, haricots, lentilles)
- L'avoine, le riz complet, le maïs, les pâtes au blé complet, le millet, les pains suédois 100 % seigle, ainsi que le pain sans gluten
- Les galettes d'avoine sans sucre et le muesli, le tapioca et le pain au riz blanc
- Tous les fruits secs et frais, à l'exception des agrumes et des tomates, dont la consommation sera limitée à deux fois par semaine
- Tous les légumes
- Tous les fruits oléagineux non grillés, en particulier les noisettes, les amandes, les noix de cajou et les noix
- La mélasse de sucre de canne et la confiture sans sucre
- Le café soluble, la tisane et les jus de fruits et de légumes sans sucre
- Les substituts de sel et les bouillons-cubes végétariens
- Les huiles végétales, ainsi que les pâtes à tartiner à base d'huiles végétales ou d'huile d'olive
- Le caroube

ALIMENTS AUTORISÉS DEUX FOIS PAR SEMAINE

- Le poisson fumé ou en conserve
- La viande maigre et la volaille
- Les œufs
- Les tomates
- Les agrumes (bien qu'ils soient acides initialement, ils deviennent alcalins une fois digérés)
- Le beurre et la margarine non végétale (le moins possible)

ALIMENTS À ÉVITER

- Les parties grasses de la viande de bœuf, de porc et d'agneau
- Les produits laitiers à base de lait de vache
- Les aliments contenant de la farine complète, comme le pain et les gâteaux (les pâtes au blé complet sont autorisées)
- Le son
- Tous les produits qui contiennent de l'amidon ou des protéines de céréales
- Les fruits oléagineux grillés, les chips et les biscuits salés
- Le sucre, le sirop, le miel, la mélasse et tous les aliments contenant un de ces produits
- Le café, le café décaféiné, le cacao et le thé
- Le sel, le poivre et le vinaigre
- Le chocolat
- L'alcool
- Les aliments épicés
- Les aliments frits
- Les aliments raffinés ou ayant subi un traitement industriel

Remarque La farine blanche, les sandwichs et les hamburgers seront supprimés dès le début du régime et ne seront pas réintroduits par la suite.

LE RÉGIME POUR LE FOIE

Il a pour but d'optimiser le fonctionnement du foie en supprimant les aliments qu'il a du mal à métaboliser, au profit de ceux qu'il transforme plus facilement. Cette insuffisance du foie ne signifie pas qu'il est malade, mais qu'il ne fonctionne pas comme il le devrait. Ce régime soulage de nombreuses indispositions, et plus particulièrement les hémorroïdes, l'acné, l'eczéma et les règles abondantes ou douloureuses.

ALIMENTS AUTORISÉS

- Le poisson, de préférence frais et à chair blanche
- Tous les légumes, frais et secs (pois cassés, haricots, lentilles)
- Le pain complet, les céréales complètes, le riz complet, ainsi que les pâtes au blé complet
- Les confitures sans sucre et sans levure (à garder au réfrigérateur après ouverture)
- Le tofu
- Les ananas, pommes, raisins, melons, frais ou en conserve et dans leur jus naturel
- Les amandes, les graines de sésame et de tournesol et les pignons de pin
- Le café soluble, la tisane, le lait de soja et les jus de fruits non sucrés tirés des fruits cités plus haut
- Le caroube
- L'huile d'olive, l'huile de tournesol et les pâtes à tartiner à base d'huile végétale pressée à froid
- Les aromates et la sauce au soja

ALIMENTS AUTORISÉS EN QUANTITÉ LIMITÉE

- Les fruits rouges (groseilles, fraises, framboises...), les abricots, les pêches, les raisins secs (Smyrne ou Corinthe) et les dattes : deux fois par semaine
- Le sel : 1 pincée par jour
- Le poisson en conserve (égouttez l'huile s'il n'est pas en saumure)
- Le café, le cacao et le thé : 2 tasses par jour au maximum

ALIMENTS À ÉVITER

- La viande, la volaille et les œufs
- Le pain à base de farine raffinée
- Le sucre, les sirops, la mélasse et le miel ou tous les aliments contenant l'un de ces produits
- Tous les produits laitiers à base de lait de vache ou de chèvre
- Les tomates, les agrumes, les avocats, les bananes et tous les fruits trop mûrs
- Les fruits oléagineux, à l'exception des amandes
- Le chocolat
- Les aliments frits
- Les épices
- L'alcool

LES GLUCIDES COMPLEXES ET LES PROTÉINES

Ils sont recommandés pour la ménopause, la migraine et le syndrome prémenstruel. Une baisse du taux de sucre dans le sang peut déclencher une migraine ou être à l'origine d'un déséquilibre hormonal.
Pour éviter l'hypoglycémie, faites plusieurs petites collations plutôt que des repas copieux. Évitez les glucides raffinés que l'on trouve dans les aliments à base de sucre raffiné, dans les produits laitiers (à l'exception du lait et des yaourts), dans la caféine et l'alcool. Préférez-leur des aliments riches en protéines, comme le poulet, le thon, les sardines, et en glucides complexes, tels que les pommes de terre, le pain complet, les légumes secs, les pâtes au blé complet, le riz complet et toutes les céréales complètes.
En cas de petit creux, mangez des fruits oléagineux non grillés, des germes de céréales, un yaourt, des galettes d'avoine sans sucre, ou buvez un verre de lait.

LES GROUPES D'ALIMENTS

Tout en admettant que les goûts alimentaires varient d'un individu à l'autre, les homéopathes considèrent que certains aliments peuvent provoquer ou aggraver des indispositions et que chaque type constitutionnel a des préférences et des aversions.

CLASSIFICATION DES ALIMENTS

ALIMENTS ACIDES

- La viande rouge, la viande blanche, la volaille
- Les produits laitiers à base de lait de vache
- Le blé
- Les fruits oléagineux grillés
- Le sel, le poivre, le vinaigre
- Le sucre et les aliments sucrés, le chocolat
- Le café (avec et sans caféine), le thé, les colas et autres boissons contenant de la théine et de la caféine

Remarque Les agrumes ne seront pas consommés plus de deux fois par semaine pendant le 1er mois du régime alcalin (voir p. 229). Ils sont acides initialement, mais deviennent alcalins une fois digérés.

LES PRODUITS LAITIERS

- Ils regroupent tous les produits fabriqués à partir de lait de vache, de brebis ou de chèvre, y compris le beurre, le fromage et les yaourts.

LES ALIMENTS GRAS

- Les viandes grasses
- Le beurre et le fromage
- Les aliments frits ou ayant subi un traitement industriel

LES ALIMENTS SALÉS

- Les aliments dans lesquels on a rajouté du sel ou des agents de sapidité, comme le glutamate de monosodium
- Les viandes contenant des conservateurs

Remarque Remplacez le sel de table par un substitut de sel à base de chlorure de potassium ou de sodium.

LES ALIMENTS ÉPICÉS

- Les curries, les piments et les plats très relevés

LES FÉCULENTS

- Le pain, les pommes de terre et les céréales

LES SUCRES

- Les sucres, le miel, le sirop, le glucose, le sirop de glucose, le fructose, et tous les aliments qui contiennent un de ces produits (comme les gâteaux, les entremets, les biscuits et les bonbons).

LES ALIMENTS À ÉVITER DANS CERTAINES AFFECTIONS

ACNÉ

- Les fruits de mer, les algues, le varech, le sel iodé et les huiles de foie de poisson

BALLONNEMENTS ET FLATULENCES

- Les légumes secs
- Les oignons
- Le chou
- Les fruits oléagineux

HERPÈS LABIAL

- Les aliments qui contiennent de l'arginine, tels que les cacahuètes, le chocolat, les germes de céréales et les céréales

MIGRAINE

- Les aliments salés et frits
- Les additifs industriels
- L'alcool
- Les fèves
- Le chocolat
- Le fromage
- Les produits laitiers
- Les agrumes
- Le café, le thé, les boissons à base de cola, le cacao
- Les oignons
- La choucroute
- Les crustacés
- Le blé, l'extrait de levure
- La viande, surtout le foie et le porc (notamment lard, saucisson, saucisses)

CONSULTER UN HOMÉOPATHE

L'automédication homéopathique est un moyen efficace et sans danger de soigner la plupart des affections bénignes. Cependant, si les symptômes persistent ou récidivent, la maladie dont vous souffrez nécessite un bilan médical : une visite chez un homéopathe s'impose alors.

Le succès croissant de l'homéopathie a rendu le choix d'un praticien plus facile. Demandez conseil à votre pharmacien ou contactez un syndicat professionnel de l'homéopathie (voir p. 232), qui vous transmettra la liste des homéopathes de votre région.

QU'EST-CE QU'UN HOMÉOPATHE ?

Dans certains pays, dont la France, l'homéopathe est un médecin qui, après ses études de médecine ou une spécialité, a suivi un cycle d'enseignement de plusieurs années pour s'initier à la connaissance puis à la pratique de l'homéopathie. Il continue la plupart du temps à participer à des séminaires de formation ou à des groupes de travail réunissant praticiens et chercheurs.

En France, seuls les docteurs en médecine, qu'ils soient généralistes ou spécialistes, sont autorisés à pratiquer l'homéopathie. Au niveau européen, les médecins homéopathes se sont groupés au sein du Comité européen pour l'homéopathie (ECH), qui a pour objectifs de définir l'éthique médicale de l'exercice de l'homéopathie, de promouvoir la recherche dans cette discipline et de faciliter l'évaluation de la thérapeutique homéopathique.

Dans des pays comme le Canada ou les États-Unis, tous les homéopathes ne sont pas forcément médecins.

LA MÉTHODE DES HOMÉOPATHES

Votre première consultation sera consacrée à un bilan complet de votre état de santé. Le diagnostic de la maladie – nécessité absolue pour tout médecin – étant établi, le praticien va procéder à une étude plus personnalisée de chaque cas. Il vous posera différentes questions sur les symptômes de votre maladie, les facteurs qui les aggravent ou les améliorent (modalités), vos antécédents médicaux et familiaux, la régularité de vos fonctions organiques, vos désirs et aversions alimentaires, votre sommeil. Des questions concernant votre métier, vos loisirs, vos réactions émotionnelles et comportementales aideront à déterminer de quels personnalité et tempérament vous vous rapprochez le plus. L'homéopathe vous prescrira un ou plusieurs remèdes. Il pourra aussi vous donner quelques conseils pour modifier ou changer votre mode de vie ou vos habitudes alimentaires.

Lors de la deuxième consultation, surtout s'il s'agit d'un traitement de fond, l'homéopathe évaluera vos réactions aux remèdes et décidera de la suite du traitement ou d'un nouveau choix médicamenteux.

La durée d'une consultation est variable mais, lorsque le médecin doit définir un traitement de fond ou que son patient souffre d'une maladie chronique, la première visite exige un minimum de 40 minutes à 1 heure. La durée des consultations ultérieures ainsi que leur nombre dépendront de la complexité de votre cas.

L'HOMÉOPATHIE EN FRANCE

Au cours de plus de 150 ans d'existence, l'homéopathie s'est progressivement structurée sur les plans pharmaceutique et médical. En France, c'est en 1948 qu'eut lieu la première inscription du médicament homéopathique à la Pharmacopée française. En 1965, ce fut l'inscription officielle à la même Pharmacopée, puis la reconnaissance de l'homéopathie par la Sécurité sociale. Aujourd'hui, on estime que 5 % des patients se soignent exclusivement avec des remèdes homéopathiques et que 40 % y ont recours occasionnellement. L'homéopathie ne peut être qu'une médecine généraliste dans la mesure où elle s'intéresse à la totalité de l'individu. Cependant, des spécialistes allopathes (cardiologues, dermatologues, gynécologues, etc.) peuvent intégrer l'homéopathie à leur pratique, en considérant l'individu dans son ensemble. Les pédiatres pratiquant l'homéopathie sont très recherchés par les familles en raison de la non-toxicité des remèdes et de l'efficacité de cette thérapeutique qui respecte la sensibilité des tout-petits. Certains hôpitaux, dont l'hôpital Saint-Jacques, à Paris, ont des attachés de consultation homéopathes. L'École française d'homéopathie dispense un enseignement de 3 ans consacré par un diplôme à l'échelon national. Il existe aussi un enseignement universitaire donné dans plusieurs facultés. Au niveau européen, c'est en France que l'homéopathie est le plus développé.

L'HOMÉOPATHE DANS LE MONDE

En Allemagne, berceau de l'homéopathie, il est fréquent de consulter un homéopathe tandis que, en Angleterre, des hôpitaux spécialisés et de nombreux cabinets privés rendent cette thérapeutique de plus en plus populaire. Dans le reste de l'Europe, on note une bonne implantation de l'homéopathie en Belgique et en Suisse et une progression en Espagne, au Portugal, en Grèce et en Italie. Dans les pays de l'Est – Pologne, Hongrie, République tchèque, Slovaquie, Roumanie, Russie –, l'homéopathie suscite un vif intérêt après les longues années durant lesquelles son enseignement et sa pratique furent interdits. En revanche, la Scandinavie et l'Islande restent encore très réticentes. Au Canada, tout comme aux États-Unis, la pratique de l'homéopathie n'est pas réglementée et aucune province ni aucun État américain ne reconnaît de formation en homéopathie. En revanche, les préparations homéopathiques sont réglementées par le Bureau des médicaments en vente libre de Santé Canada et par la Food and Drug Administration aux États-Unis. Pourtant, au XIXe siècle, la pratique de l'homéopathie fut assez importante à Montréal pour qu'on y fonde un hôpital homéopathique en 1894. Mais la charte du Collège homéopathique fut abrogée en 1967. Depuis, avec le regain d'intérêt pour l'homéopathie au Canada, environ 40 professionnels de la santé se spécialisent chaque année en ce domaine. Au Québec, on peut se procurer des remèdes homéopathiques dans près de 2 000 pharmacies. L'homéopathie est tenue en haute considération en Inde, où elle est considérée comme l'une des trois médecines officielles à côté de la médecine allopatique et de la médecine ayrvédique. Elle rencontre un succès grandissant en Israël. En Australie, le nombre d'adeptes de l'homéopathie augmente de façon régulière. D'autres pays, comme l'Afrique du Sud et les États arabes, ne la reconnaissent pas encore officiellement.

ADRESSES UTILES

FRANCE
SYNDICATS ET GROUPEMENTS

Syndicat national des médecins homéopathes français
79, rue de Tocqueville
75017 Paris
Tél. : 01 44 29 01 31

Syndicat de la médecine homéopathique
72, avenue du Général-Leclerc
94700 Maisons-Alfort
Tél. : 01 43 96 59 45

Fédération nationale des sociétés médicales homéopathiques de France
104 *bis*, rue de l'Avenir
94380 Bonneuil-sur-Marne
Tél. : 01 43 99 03 24

Association de défense et d'information des utilisateurs de médecines douces (ADIMED)
2, rue Isly
75008 Paris
Tél. : 01 43 87 88 59

Association française de recherche en homéopathie
Laboratoire Boiron
20, rue de la Libération
69026 Sainte-Foy-lès-Lyon
Tél. : 04 72 32 91 29

Association Internationale d'homéopathie vétérinaire
6, rue de Brindejonc-des-Moulinais
ZI de la Plaine
31400 Toulouse
Tél. : 05 62 47 77 00

Homéopathes sans frontières
Place Saint-Martin
31160 Aspet
Tél. : 05 61 88 50 60

Hôpital Saint-Jacques
37, rue des Volontaires
75015 Paris
Tél. : 01 53 58 40 80

ÉCOLES

École française d'homéopathie
Hôpital Saint-Jacques
37, rue des Volontaires
75015 Paris
Tél. : 01 53 58 40 75

Centre d'études homéopathiques de France
228, boulevard Raspail
75014 Paris
Tél. : 01 43 20 78 96

Institut national homéopathique français (INHF)
60, rue Saint-Lazare
75009 Paris
Tél. : 01 40 16 55 99

Centre d'études homéopathiques Nice-Côte d'Azur (CEHNCA)
3, avenue Principal-Pastour
06600 Antibes
Tél. : 06 07 46 57 06

UFR Santé, médecine et biologie humaine de Bobigny
74, rue Marcel-Cachin
93000 Bobigny
Tél. : 01 48 38 76 76

Faculté des sciences pharmaceutiques et biologiques
3, rue du Pr-Laguesse
BP 83 – 59006 Lille cedex
Tél. : 01 48 38 76 76

BELGIQUE
Union des homéopathes belges
Chaussée de Bruxelles, 132
BP 1190 Bruxelles
Tél. : 02/345 58 03

Association des patients « Les amis de l'homéopathie »
Avenue Père-Damien, 85
BP 1150 Bruxelles
Tél. : 02/660 60 18

CANADA
Syndicat professionnel des homéopathes du Québec (CSN-FPPSCQ)
1600, rue de Lorimier – bureau 382
Montréal (Québec) H2K 3W5
Tél. : (514) 525-2037 / 1 800 465-5788

FOURNISSEURS DE MÉDICAMENTS

Association pharmaceutique homéopathique du Canada
1127-90, rue Sparks
Ottawa (Ontario) K1P 5B4
Tél. : (613) 594-5965

Boiron Canada Inc.
816, rue Guimond,
Longueuil (Québec) J4G 1T5
Tél. : (450) 442-2066

Dolisos Canada Inc.
1400, rue Hocquart
Saint-Bruno (Québec) J3V 6E1
Tél. : (450) 441-2121

Homéocan Laboratoires homéopathiques
3025, boulevard de l'Assomption
Montréal (Québec) H1N 2H2
Tél. : (514) 256-6303

Bio Lonreco Inc.
667, rue Meloche
Dorval (Québec) H9P 2T1
Tél. : (514) 631-0006

Vetnat
Produits homéopathiques vétérinaires
1273, rue St-Louis, CP 120
Terrebonne (Québec) Canada J6W 3L5
Tél. : (450) 471-1379 ou 1 800 361-1502

BIBLIOGRAPHIE

Dr. J. Boulet, *Dictionnaire de l'homéopathie 2002*, Éditions du Rocher, 2001
Dr. W. Stumpf, *Homéopathie pour les enfants*, Éditions Vigot, 2001
P. Ody, *les Plantes médicinales*, Sélection du Reader's Digest, 2001
T. Sandoz, *la Vraie Nature de l'homéopathie*, Éditions PUF, 2001
Dr. B. Chemouny, *le Guide de l'homéopathie*, Éditions Odile Jacob, 2000
Dr. J.-P. Salva, *Choisir l'homéopathie*, Éditions Le Phare, 2000
P.-M. Servais, *Larousse de l'homéopathie*, Éditions Larousse, 2000
A. Horvilleur, *le Grand Livre de l'homéopathie*, Éditions Les Créations du Pélican, 2000
Dr. E.-A. Maury, *Dictionnaire familial d'homéopathie*, Éditions Marabout, 1998

INDEX

Les chiffres en caractères **gras** renvoient aux pages du chapitre « Dictionnaire des remèdes homéopathiques », qui traite de la source, de l'historique et des indications des médicaments, ainsi que des types constitutionnels.

Les chiffres en *italique* renvoient au chapitre « Traitement des affections courantes », qui répertorie les symptômes des maladies, les médicaments homéopathiques appropriés, les remèdes d'appoint et les précautions à prendre.

REMÈDES : tous les médicaments sont répertoriés sous leur appellation homéopathique abrégée, avec leur nom latin entre parenthèses. Des renvois au nom des remèdes sont indiqués aux appellations courantes.

TYPES CONSTITUTIONNELS : la description d'un type constitutionnel comprend des indications sur sa personnalité et son tempérament, ses préférences alimentaires, ses peurs, son apparence physique, ainsi que sur les traits généraux propres à chacun.

A

B

C

D

E

F

G

H

Q

R

S

T

U

V

W, Y, Z

REMERCIEMENTS

Remerciements des auteurs
Le Dr Andrew Lockie remercie Barbara Lockie pour sa compréhension, son soutien et ses recherches ; David, Kirsty, Alastair et Sandy pour leur aide, leurs encouragements et leur patience, ainsi que Denis et Mary Thomson pour leurs recherches sur la phytothérapie. Le Dr Nicola Geddes remercie Donald pour ses encouragements et sa patience, ainsi que le Dr Caragh Morrish et le service des consultations externes d'homéopathie de Baillieston. Les deux auteurs remercient les professeurs et les élèves de l'Homeopathic Physicians Teaching Group, Oxford, et en particulier les Drs Charles Forsyth, John English, Brian Kaplan et Dee Ferguson ; les élèves de troisième année qui ont servi de cobayes pour le questionnaire ; tous les médecins qui ont lu et approuvé les études cliniques ; tous ceux qui ont accepté d'être pris en photo, en particulier Lesley Adams ; le Dr David Riley pour sa participation à l'édition américaine, le Dr John Hughes-Games, de Bristol, pour avoir aimablement proposé ses services ; David Warkentin pour avoir autorisé les auteurs à utiliser les derniers travaux de référence ; Michael Thomson pour son aide et ses encouragements ; Minerva Books pour leurs ouvrages de référence ; le Dragon's Health Club pour ses conseils en matière de sport et d'exercice physique ; l'équipe de fabrication pour son aide et son soutien, et notamment Pat Webb, Ann Slaymaker et Chris Donne, Clare Lindsay, Lesley Holloway et Marjorie Edmonds ; les agents, Lutyens & Rubinstein ; et tous les collaborateurs de Dorling Kindersley, en particulier Blanche Sibbald et Rosie Pearson.

Dorling Kindersley remercie Karen Ward pour ses recherches iconographiques et ses photographies de plantes et de minéraux ; Millie Trowbridge pour ses recherches iconographiques ; Michele Walker pour le choix des mannequins et la mise en scène ; Thomas Keenes, Toni Kay et Deborah Swallow pour leur collaboration artistique ; Helen Barnett pour ses connaissances en matière de médecines parallèles ; Antonia Cunningham, Valerie Horn et Constance Novis et Frank Ritter pour leur participation à la rédaction ; et Sue Bosanko pour l'index.
Nous remercions les pharmaciens et les laboratoires pour leur précieuse collaboration, notamment Matthew Edwards, chez A. Nelson & Co. Ltd. ; Tom Kelly, Michael Bate et tout le personnel de Weleda (UK) Ltd. ; ainsi que Tony Pinkus et Evelyn Eglington, de Ainsworths Pharmacy.
Nous remercions également Ainsworths Pharmacy, Droopy & Browns, Covent Garden, Duncan Ross, de Pointzfield Herb Nursery, Kings College Pharmacology Department, The Liverpool School of Tropical Medicine, A. Nelson & Co. Ltd. et Weleda (UK) Ltd. qui nous ont prêté les plantes photographiées.
Pour leur participation générale au projet, nous remercions : Elvira Bury, Cally Hall, Mark O'Shea, Mair Searle et Enid Segul.
Nous remercions les mannequins Robert Clarke, Alastair Lockie, Peter Jessup, Rachel Gibson, Lesley Adams, Françoise Morgan, Peter Murphy, Christopher Nugent, Shareen Rouvray, Maddy Kaye, Steve Gorton, Eloise Morgan, Lorraine Gunnery, Susannah Marriott, Jade Lamb, Kenzo Okamoto, Leslie Sibbald, Antony Heller, Emily Gorton et Jane Mason.

Illustrations
Tracy Timson ; Sarah Ponder.
Abréviations : h = haut ; b = bas ; c = centre ; g = gauche ; d = droite.
Crédits photographiques
Toutes les photographies de l'intérieur sont de Andy Crawford et Steve Gorton, sauf : Heather Angel : p. 76 cd ; Michael Bate : p. 138 hg ; The Bridgeman Art Library, Londres : p. 50 bd / *Biblioteca Nazionale*, Turin, p. 108 hg ; Elvira Bury (avec son aimable permission) : p. 15 h ; Jean Loup Chatmel : p. 94 hg ; Bruce Coleman : pp. 97 c, 133 b / Dr. Frieder Sauer p. 90 c ; E.T. Archive : p. 96 hg ; Faculty of Homeopathy : pp. 16 h, 16 b, 17 d, 60 d, 92 c, 93 hg, 104 hg, 122, 125 bg, 127 hg, 136 cd, 143 hd ; Garden Matthew Photographic Library © John Feltwell : p. 100 hg ; Geoscience Features Picture Library : pp. 18 h, 68 cg, 87 c, 91 cg ; Gregory, Bottley & Lloyd : pp. 131 c, 134 b, 146 b ; Pat Hodgeson Library : pp. 52 hg, 54 hg, 68 hd, 95 cd ; The Mansel Collection : pp. 10 hg, 11 hd, 12 hg, 13 bg, 56 hg, 60 hg, 76 hg, 97 hg, 98 bd, 106 hg, 108 cd ; Mary Evans Picture Library : pp. 5, 11 bd, 12 bg, 66 hg, 70 hg, 72 hg, 78 hg, 82 hg, 83 bd, 84 hg ; 85 hg, 86 hg, 87 hg, 88 hg, 92 hg, 103 hg, 109 hg, 90 hg, 110 hg, 111 hg ; National History Photographic Library : © Andy Callow p. 118 h ; Peter Newark : p. 101 hg ; Mark O'Shea : pp. 20 cg, 62 c, 127 hg, 136 bg, 149 hg ; Oxford Scientific Films Ltd. – Scott Camazine : p. 25 h / Michael Fogden p. 135 b ; Ann Ronan, de Image Select : pp. 89 hg, 102 hg ; Science Photo Library – Bill Longcore p. 99 hg / Vaughan Fleming p. 104 c / Prof. P. Motta p. 105 bd / Arnold Fisher p. 141 bd ; Seven Seas Ltd. : p. 105 hg ; Harry Smith Collection : pp. 93 cd, 110 cd, 123 h ; South American Pictures : p. 94 cd ; Weleda : pp. 91 hg, 138 hg ; Zefa Pictures.

Toutes les photographies de couverture sont de Andy Crawford et Steve Gordon, sauf : Getty Images – Britt Erlanson : 1re de couverture hd / Elizabeth Simpson : 1re de couverture bd ; Science Photo Library – Vaughan Fleming : 4e de couverture bd.

HOMÉOPATHIE
Encyclopédie pratique
Publié par Sélection du Reader's Digest
DEUXIÈME ÉDITION
Premier tirage
Achevé d'imprimer : septembre 2002
Dépôt légal en France : octobre 2002
Dépôt légal en Belgique : D-2002-0621-73
Imprimé en Espagne
Printed in Spain